TERAPIA COGNITIVO-COMPORTAMENTAL

PARA PACIENTES SUICIDAS

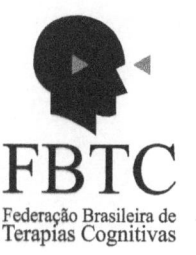

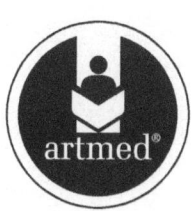

A Artmed é a editora oficial
da Federação Brasileira de
Terapias Cognitivas

SOBRE OS AUTORES

Amy Wenzel, Ph.D., é professora da Universidade da Pensilvânia. Recebeu prêmios nos Estados Unidos da National Alliance for Research on Schizophrenia and Depression, da American Foundation for Suicide Prevention e do National Institutes of Health.

Gregory K. Brown, Ph.D., é pesquisador e professor associado de psicologia clínica e psiquiatria da Universidade da Pensilvânia. Recebeu nos Estados Unidos o Prêmio Edwin Shneidman em 2007, da American Association for Suicidology.

Aaron T. Beck, M.D., é professor emérito de psiquiatria da Universidade da Pensilvânia e é conhecido como "o pai da terapia cognitiva". Recebeu nos Estados Unidos o Prêmio Lasker (conhecido como o "Prêmio Nobel Americano"), em 2006.

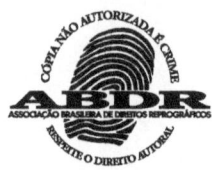

W482t   Wenzel, Amy.
         Terapia cognitivo-comportamental para pacientes suicidas / Amy Wenzel, Gregory K. Brown, Aaron T. Beck ; tradução: Marcelo Figueiredo Duarte ; revisão técnica: Neri Maurício Piccoloto. – Porto Alegre : Artmed, 2010.
         304 p. ; 25 cm.

         ISBN 978-85-363-2346-6

         1. Psiquiatria – Suicídio. 2. Terapia cognitiva. I. Brown, Gregory K. II. Beck, Aaron T. III. Título.

CDU 616.89-008.441.44

Catalogação na publicação: Ana Paula M. Magnus – CRB-10/Prov-009/10

TERAPIA COGNITIVO-COMPORTAMENTAL
PARA PACIENTES SUICIDAS

AMY WENZEL
GREGORY K. BROWN
AARON T. BECK

Tradução
Marcelo Figueiredo Duarte

Consultoria, supervisão e revisão técnica desta edição:
Neri Maurício Piccoloto
Psiquiatra. Mestre em Psicologia Clínica
Vice-presidente da Federação Brasileira de Terapias Cognitivas (FBTC)

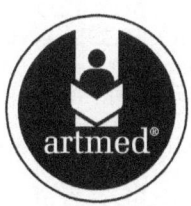

2010

Obra originalmente publicada sob o título (Originally published in English under the title of:)
Cognitive Therapy for Suicidal Patients: Scientific and Clinical Applications

ISBN 9781433804076

An original publication of the American Psychological
Association in the United States of America.

© 2009 by the American Psychological Assocation (APA).
This translation is made and published by permission of the APA.
This translation cannot be republished or reproduced by any third party in any form
without express written permission of the APA. No part of this publication may be
reproduced or distributed in any form or by any means, or stored in any database
or retrieval system without prior permission of the APA.

Capa
Paola Manica

Preparação do original
Rafael Padilha Ferreira

Leitura final
Josiane Tibursky

Editora sênior – Ciências humanas
Mônica Ballejo Canto

Editora responsável por esta obra
Amanda Munari

Projeto e editoração
Armazém Digital® Editoração Eletrônica – Roberto Carlos Moreira Vieira

Reservados todos os direitos de publicação, em língua portuguesa, à
ARTMED® EDITORA S.A.
Av. Jerônimo de Ornelas, 670 - Santana
90040-340 Porto Alegre RS
Fone (51) 3027-7000 Fax (51) 3027-7070

É proibida a duplicação ou reprodução deste volume, no todo ou em parte,
sob quaisquer formas ou por quaisquer meios (eletrônico, mecânico, gravação,
fotocópia, distribuição na Web e outros), sem permissão expressa da Editora.

SÃO PAULO
Av. Embaixador Macedo Soares, 10.735 - Pavilhão 5 - Cond. Espace Center
Vila Anastácio 05095-035 São Paulo SP
Fone (11) 3665-1100 Fax (11) 3667-1333

SAC 0800 703-3444

IMPRESSO NO BRASIL
PRINTED IN BRAZIL

AGRADECIMENTOS

Gostaríamos de oferecer nossos sinceros agradecimentos aos muitos pesquisadores e médicos que influenciaram nosso pensamento enquanto desenvolvíamos a terapia cognitiva para pacientes suicidas. Nossa equipe de pesquisa trabalhou incansavelmente para administrar as intervenções cognitivas, recrutar e avaliar pacientes nos intervalos de acompanhamento para monitorar o seu progresso e proporcionar os serviços necessários para manter os pacientes em nossos testes clínicos. Nossos amigos do pós-doutorado e os professores que serviram de terapeutas e assessores nesses estudos incluem Michele Berk, Sunil Bhar, Jason Chapman, Danielle Farabaugh, Randy Fingerhut, Evan Forman, Dara Friedman-Wheeler, Gregg Henriques, Marjan Holloway, Julie Jacobs, Elizabeth Jeglie, Willem Kuyken, Kenneth Laidlaw, Jennifer Mayer, Christine Ratto, Sabine Schmid, Ian Sharp, Megan Spokas, Shannon Stirman, Debbie Warman e Joseph Wright. Os médicos e professores que facilitaram o recrutamento de participantes para nosso estudo incluem Dwinght Evans, Joseph J. Gallo, Judd Hollander, Ira R. Kartz, David Oslin, Susan Rappaport, Frank Sites, Jeffrey Staab e os muitos outros médicos, enfermeiros e acadêmicos integrantes do Sistema de Saúde da Universidade da Pensilvânia e do U. S. Department of Veteran Affairs. Também apreciamos a assistência da polícia, serviços médicos de emergência e centros de resposta a crises na área da Filadélfia.

Outra equipe de pesquisa que contribuiu para nossos estudos inclui Mark Carey, Sarah Charlesworth, Michael Crooks, Amy Cunningham, Brian Dearnley, Maureen Endres, Nicholas Finstrom, Allison Fox, Carly Gibbons, John Guerry, Jessie Handelsman, Pamela Henderson, Nathaniel Herr, Heath Hodges, Ellen Jørstad-Stein, Bambi Juryea, Rachel King, Kathryn Lou, Brianna Mann, Joseph Moldover, Carly Romeo, Carlene Ryan, Daniella Sosdjan, Lisa Starr, Sarah Tarquini, Rolando Vega, Robert Wheeler, Blair Wisco, James Yadavaia e David Zembroski. Além disso, nossos estudos não teriam sido possíveis sem a nossa dedicada administradora executiva, Barbara Marinelli. Estendemos um agradecimento especial a Amy Cunningham por sua extensiva edição dos vários rascunhos deste livro.

Os capítulos clínicos deste volume foram baseados, em parte, no não publicado *Cognitive Therapy Treatment Manual for Suicide Attempters*, que foi usado em nossos testes clínicos na Universidade da Pensilvânia. Gostaríamos de agradecer aos muitos terapeutas a quem oferecemos supervisões continuadas sobre essas intervenções e que as estão utilizando em *settings* de saúde mental comunitária por toda Filadélfia. Outros médicos nos Estados Unidos participaram em oficinas e proporcionaram um excelente *feedback* sobre o modo como as intervenções funcionariam em seus contextos de atuação. Também gostaríamos de agradecer à equipe de terapia cognitivo-comportamental do estudo "Treatment of Adolescent Suicide Attempts", incluindo David Brent, John Curry, Tina Goldstein, Jennifer Hughes, Betsy Kennard, Kim Poling, Margaret Schlossberg, Barbara Stanley e Karen Wells, bem como outros colegas que fizeram contribuições valiosas para o nosso trabalho, incluindo David Jobes e M. David Rudd. Os pertinentes *insights* de todos esses profissionais da saúde muitas vezes nos inspiraram a modificar nossas estratégias específicas, a desenvolver novas estratégias e a adaptar nossas estratégias para populações especiais.

Muitas instituições de fomento nos Estados Unidos apoiaram a pesquisa descrita neste livro. As instituições que apoiaram nossos estudos recentes incluem a American Foundation for Suicide Prevention, Centers for Disease Control and Prevention (National Center for Injury Prevention and Control), National Alliance for Research on Schizophrenia and Depression, National Institutes of Health (National Institute on Drug Abuse e National Institute of Mental Health) e o Department of Veteran Affairs. Agradecemos especialmente o apoio de Jane Pearson, do National Institute of Mental Health.

Nossos agradecimentos não estariam completos sem a menção à equipe editorial da American Psychological Association, particularmente Susan Reynolds. Você fez desta experiência de escrever algo muito positivo para todos nós.

Finalmente, gostaríamos de agradecer às nossas famílias pelo apoio enquanto empreendíamos este grande projeto. Somos gratos por seu amor e comprometimento. Dedicamos este livro àqueles que continuam a batalhar contra o desejo suicida, e nossa esperança é de que este trabalho possa ajudar a aliviar sua dor e sofrimento e, em última análise, salvar vidas.

SUMÁRIO

Introdução 9
Aaron T. Beck

PARTE I
Teoria cognitiva e pesquisa empírica

1 Classificação e avaliação da ideação suicida e dos atos suicidas 19

2 Correlatos de atos suicidas e fatores de risco 32

3 Um modelo cognitivo dos atos suicidas 50

4 Tratamentos baseados em evidências para a prevenção de atos suicidas 72

PARTE II
Aplicações clínicas

5 Terapia cognitiva: princípios gerais 93

6 A fase inicial do tratamento 112

7 A conceituação cognitiva de caso dos atos suicidas 135

8 A fase intermediária do tratamento 150

9 A fase avançada do tratamento 171

10 Desafios no tratamento de pacientes suicidas 184

PARTE III
Aplicações para populações especiais

11 Terapia cognitiva para adolescentes suicidas 199

12 Terapia cognitiva para idosos suicidas 222

13 Terapia cognitiva para pacientes suicidas
com transtornos relacionados ao uso de substâncias 239

14 Conclusão: um modelo de saúde pública para a prevenção do suicídio 263

Apêndice: Delineamento da Terapia Cognitiva para Pacientes Suicidas 269

Referências 271

Índice onomástico 291

Índice remissivo 299

INTRODUÇÃO

O suicídio é um grande problema de saúde pública, responsável por mais de 32 mil mortes nos Estados Unidos em 2005. É a 11ª principal causa de mortes entre todos os grupos etários e a 2ª nos adultos entre as idades de 25 e 34 anos (Centers for Disease Control & Prevention, 2008). O número de mortes por suicídio reflete apenas uma porção limitada do efeito de atos suicidas na sociedade. Ainda que não haja um banco de dados nacional sobre as tentativas de suicídio, estudos de levantamento epidemiológico indicaram que aproximadamente 2,7% da população dos Estados Unidos já realizou uma tentativa de suicídio com a intenção de morrer (Nock e Kessler, 2006), e aproximadamente 13,5% da população dos Estados Unidos já experimentou pensamentos ou desejos suicidas em algum ponto de suas vidas (Kessler, Borges e Walters, 1999).

Essas frias estatísticas nada mostram dos efeitos trágicos nas vidas daqueles próximos às vítimas do suicídio. Amigos e família agonizam, "Como pudemos não ter visto os sinais?" e "O que poderíamos ter feito para prevenir isso?". Os terapeutas que trataram esses pacientes se fazem as mesmas perguntas. O presente livro foi elaborado para responder a ambas as questões, incluindo meios de detectar pacientes em risco de suicídio e meios de prevenir o suicídio por meio de psicoterapia. O nosso material é derivado de um corpo cumulativo de conhecimento construído pelo nosso grupo e por outros investigadores. Até a metade do século passado, as abordagens de prevenção do suicídio baseavam-se largamente na experiência clínica. Contudo, as abordagens mais recentes à prevenção do suicídio são baseadas em sólidas evidências científicas empíricas, e é esta segunda abordagem que será enfatizada neste livro.

Esta introdução foi escrita para atender a três propósitos. Primeiro, proporciono uma contextualização histórica a respeito do desenvolvimento de uma abordagem empiricamente embasada no entendimento do comportamento suicida. Segundo, delineio as principais contribuições do meu grupo de pesquisa no entendimento de muitas das variáveis psicológicas que contribuem para o comportamento suicida. Por fim, descrevo a organização do livro e saliento os capítulos que se seguem.

HISTÓRICO

O primeiro grande programa institucional desta disciplina nos Estados Unidos ocorreu no Los Angeles Center for Suicide Prevention, estabelecido em 1958. Entre as principais figuras do programa estavam Edwin Schneidman, geralmente considerado o pai da suicidologia, Robert Litman e Norman Farberow. Impressionei-me muito na época com a tentativa deles de proporcionar um programa de pesquisa organizado para entender os aspectos psicológicos e clínicos do comportamento suicida e, particularmente, dos suicídios consumados. Eles refinaram as ferramentas investigativas usadas na explanação dos motivos que levam ao suicídio com o desenvolvimento da "autópsia psicológica", que envolve entrevistas aprofundadas com os parentes do falecido e a coletânea de dados a respeito das circunstâncias acerca da tentativa, incluindo a análise de bilhetes de suicídio (se existirem).

Quase concomitantemente, progressos consideráveis na abordagem empírica a esse problema estavam sendo realizados em outros países, particularmente no Reino Unido. Em seu livro *Attempted Suicide: Its Social Significance and Effects*, Stengel e Cook (1958) enfatizaram a importância de se considerar as intenções ao avaliar o comportamento suicida, pois a intenção é a variável central que é utilizada para determinar se uma pessoa que teve um comportamento autoagressivo realmente tentou ou cometeu suicídio. Entretanto, mantendo a abordagem dos comportamentalistas sociais, Norman Kreitman, em Edimburgo, Escócia, aplicou o termo *parassuicídio* para descrever uma ampla categoria de autoagressões, que incluem o que seria geralmente considerado como tentativas "genuínas" de suicídio e deliberada autoagressão ou autoenvenenamento sem intenção suicida (Kreitman e Philip, 1969). Em contraste com Stengel e Cook (1958), Kreitman e seu grupo notaram que a intenção suicida como um estado subjetivo, não observável, não poderia ser avaliada confiavelmente, em contraste com o comportamento observável da autoagressão. Após o nosso grupo demonstrar a utilidade da Escala de Intenção Suicida (SIS – Suicide Intent Scale), o grupo de Kreitman reconheceu que a intenção suicida poderia de fato ser avaliada (Dyer e Kreitman, 1984). Não obstante, a controvérsia sobre se a intenção suicida poderia ser identificada como um meio de se classificar "verdadeiras" tentativas de suicídio ainda não foi plenamente resolvida, e os termos *parassuicídio* e *autoferimento* ainda são usados na Europa e, ocasionalmente, na América do Norte para incluir todos os casos de autoenvenenamento ou autoagressão, independentemente do grau de intenção da pessoa de se matar.

A investigação científica do comportamento suicida recebeu um grande incentivo nos Estados Unidos quando o Center for the Study and Prevention of Suicide foi estabelecido dentro do National Institute of Mental Health, com Schneidman como seu primeiro diretor, e munido de fundos suficientes para lançar um número de iniciativas para promover essa disciplina em seus primórdios e dar concessões a projetos individuais. Um dos projetos iniciados por Harvey Resnik, o segundo diretor do centro, foi uma exploração das causas da taxa relativamente alta de suicídio entre a tribo indígena Papago em Phoenix, Arizona, representativa de uma generalizada alta taxa entre as tribos de índios americanos do sudoeste. O alcoolismo foi identificado como o mais comum precursor das tentativas de suicídio nessa população. Várias recomendações foram feitas e subsequentemente implementadas para reduzir a taxa de suicídios. Paralelamente, Resnik convocou uma conferência de vários investigadores interessados no estudo do suicídio para avaliar o corrente estado do campo e para fazer recomendações de políticas. Entre os vários comitês que se formaram havia um sobre a classificação de comportamentos suicidas, que eu liderava. Os membros da força-tarefa chegaram a várias conclusões:

a) que a multiplicidade de termos como *suicídio histérico*, *pseudossuicídio* e *tentativas histriônicas* era confusa e limitava o progresso não somente da ajuda dos pacientes como também do estabelecimento de uma estruturação para a pesquisa; e
b) que não havia um sistema satisfatório para a classificação de comportamentos suicidas (suicídios consumados eram frequentemente associados a tentativas de suicídio na literatura de pesquisa) e que um novo sistema separando a ideação suicida, a tentativa de suicídio e o suicídio consumado deveria ser construído.

Também sugerimos que variáveis descritivas, graus de intenção suicida e letalidade médica deveriam ser adicionados ao sistema (com a letalidade médica aplicada, é claro, apenas às tentativas).

Embarquei, então, em uma longa jornada através do labirinto dos problemas associados à pesquisa nessa área. Um dos meus principais objetivos era colocar os vários fatores associados ao comportamento suicida em uma fundamentação quantitativa, em contraste com a existente abordagem qualitativa. Nessa tarefa, fui auxiliado substancialmente por um talentoso grupo de pesquisadores. Meu plano era focar sucessivamente na classificação, na avaliação, na predição e na intervenção. Muito do nosso tempo e energia foi devotado a desenvolver e a validar uma variedade de instrumentos para medir as variáveis relevantes.

Inicialmente, conduzimos uma série de estudos planejados para medir as variáveis descritivas relevantes do sistema de classificação. Para implementar esse objetivo, desenvolvemos a SIS clinicamente administrada, de 20 itens (ver Capítulo 1 para uma descrição abrangente dessa mensuração). Os itens da SIS foram derivados de autodescrições dos estados mentais de pacientes antes de uma tentativa de suicídio e seu real comportamento no momento da tentativa. Os primeiros oito itens avaliam as circunstâncias objetivas acerca do ato suicida, tais como escrever um bilhete de suicídio, tomar precauções para não ser descoberto e fazer ameaças recentes de suicídio. Essa subescala também pode ser utilizada para inferir o grau de intenção em pessoas que já morreram, para determinar se sua morte poderia ser classificada como suicídio. A outra subescala avalia as percepções subjetivas sobre seus comportamentos suicidas, incluindo variáveis como expectativas de letalidade e reações à tentativa.

Havia uma série de questões específicas que abordamos com nossos dados empíricos para esclarecer o papel da intenção suicida no comportamento suicida. Por exemplo, estávamos inicialmente intrigados com a fraca correlação entre intenção suicida e letalidade médica. Entretanto, quando as correlações foram feitas para levarem em consideração as expectativas dos pacientes a respeito da potencial letalidade da tentativa, a escala correlacionou-se bem com a letalidade médica (A. T. Beck, Beck e Kovacs, 1975; G. K. Brown, Henriques, Sosdjan e Beck, 2004); ou seja, quando os pacientes tinham expectativas precisas a respeito do grau de letalidade de suas tentativas, então

a intenção estava fortemente correlacionada com a letalidade. Além disso, perguntávamo-nos se os indivíduos que haviam feito tentativas com uma forte intenção de morrer teriam as mesmas características daqueles que efetivamente morreram por suicídio. Descobrimos que este era o caso (Lester, Beck e Mitchell, 1979), o que sugere que é possível extrapolar achados de tentativas associadas com uma forte intenção de morrer para tentativas consumadas. Outra questão que levantamos era se aqueles que faziam tentativas interrompidas (por exemplo, quando pacientes começavam, mas não completavam suas tentativas, geralmente pela interferência de outras pessoas) estavam em risco de um eventual suicídio. Descobrimos que o seu risco era tão grande quanto os daqueles que foram até o fim com suas tentativas. Durante o período de tempo em que estávamos estudando as características de indivíduos que haviam feito tentativas de suicídio, havia uma crença popular de que tentativas de suicídio representavam um grito de ajuda. Avaliamos essa hipótese ao examinarmos a comunicação da intenção (um item na SIS). Concluímos que

a) o desejo de morrer do suicida era transmitido mais como uma função do seu estilo pessoal de comunicação do que como um motivo para uma tentativa de suicídio ou
b) não era relacionado com o verdadeiro desejo de morrer (Kovacs, Beck e Weissman, 1976).

Além disso, um estudo de seguimento demonstrou que os pacientes que não comunicavam a sua intenção suicida estavam em maior risco de um eventual suicídio do que aqueles que o faziam (A. T. Beck e Lester, 1976). Juntos, esses estudos demonstraram que a intenção suicida é um componente crucial das tentativas de suicídio e dos suicídios consumados.

O próximo passo na nossa investigação foi avaliar a validade da categoria de ideação suicida no sistema de classificação. Para avaliar a intenção suicida entre pacientes que estavam hospitalizados por apresentarem ideação suicida sem a ocorrência de tentativa de suicídio, adaptamos os itens da SIS que eram administrados aos que realizaram tentativas. Descobrimos que essa Escala de Ideação Suicida (SSI – Scale for Suicide Ideation) também tinha uma boa validade concorrente e de construto (ver Capítulo 1 para uma descrição abrangente dessa mensuração). Em resumo, ambas as escalas contribuíram para a adequação do novo sistema de classificação. Também acreditávamos que elas poderiam servir como úteis instrumentos clínicos e de pesquisa.

CARACTERÍSTICAS PSICOLÓGICAS DO COMPORTAMENTO SUICIDA

Um grande tema de nossa pesquisa não era simplesmente validar o sistema de classificação, mas também identificar aquelas variáveis psicológicas que contribuem para a intenção suicida e que eram passíveis de modificação. Como terapeutas, bem como pesquisadores, estávamos ansiosos por encontrar meios de reduzir os riscos de suicídio em nossos pacientes. No início do meu trabalho, tornei-me consciente do papel central da desesperança, ou expectativas negativas para o futuro, em meus pacientes depressivos suicidas. Observei que, quanto maior a desesperança, maior o desejo desses pacientes de se matarem. Também descobri que se abordasse com sucesso a desesperança dos pacientes na terapia, seus desejos suicidas pareciam se dissipar. Para confirmar essas observações clínicas, era importante desenvolver uma medida de desesperança. Reuni uma lista de afirmações pessimistas dos pacientes, selecionei-as e preparei uma escala de 20 itens (a Escala de Desesperança de Beck [BHS – Beck Hopelessness Scale]), com 10 itens encadeados positivamente (por exemplo, "Meu futuro parece negro para mim") e 10 encadeados negativamente (por exemplo, "Eu anseio pelo futuro com esperança e entusiasmo"). As propriedades psicométricas da BHS foram adequadas, com uma grande consistência interna e uma confiabilidade de uma semana de teste-reteste (A. T. Beck e Steer, 1988), e significativas associações com as avaliações clínicas de desesperança (A. T. Beck, Weissman, Lester e Trexler, 1974), intenção suicida (por exemplo, A. T. Beck, Steer e McElroy, 1982) e ideação suicida (por exemplo, A. T. Beck, Steer, Beck e Newman, 1993).

Nós então investigamos se a BHS se correlacionava com a intenção suicida em uma amostra de indivíduos que haviam tentado o suicídio. Descobrimos que a intensidade da intenção suicida era mais altamente correlacionada com a desesperança do que com a depressão (Minkoff, Bergman, Beck e Beck, 1973). Um estudo de validação descobriu que a desesperança era responsável por 76% das associações entre depressão e intenção suicida em 384 pacientes que foram hospitalizados por tentativa de suicídio (A. T. Beck, Kovacs e Weissman, 1975). Quando foram estudados pacientes que haviam sido hospitalizados por depressão ou risco de suicídio em vez de por uma recente tentativa de suicídio, descobrimos que a desesperança, e não a depressão em si, era um determinante da intenção suicida (Bedrosian e Beck, 1979). A desesperança também se correlacionava mais fortemente com a intenção suicida do que com a depressão entre indivíduos que tentaram o suicídio e foram diagnosticados como dependentes de álcool (A. T. Beck, Weissman e Kovacs, 1976) e entre indivíduos que haviam feito uma tentativa de suicídio e foram diagnosticados como dependentes de drogas (Weissman, Beck e Kovacs, 1979).

Como a predição de eventuais suicídios era e continua sendo uma questão significativa de saúde pública, perguntei-me se a alta desesperança em entrevistas preliminares poderia prever tentativas consumadas de suicídio em algum ponto no futuro. Para investigar esse problema, estudamos intensivamente 207 pacientes hospitalizados entre 1970 e 1975 por ideação suicida, em vez de por uma recente tentativa de suicídio, no momento da admissão. Durante um período de acompanhamento de 5 a 10 anos, 14 pacientes cometeram suicídio. De todos os dados coletados à época da hospitalização, apenas a BHS e o item de pessimismo do Inventário de Depressão de Beck (Beck Depression Inventory) predisseram os eventuais suicídios. Um escore de 10 ou mais na BHS identificou corretamente 91% dos eventuais suicídios (A. T. Beck, Steer, Kovacs e Garrison, 1985). Tomados em conjunto com os estudos anteriores demonstrando a relação entre desesperança e intenção suicida, esses achados indicam a importância da desesperança como um indicador de risco de suicídio a longo prazo em pacientes depressivos previamente hospitalizados.

Também abordamos a questão da desesperança como possível preditora de suicídio em uma amostra de pessoas que realizaram alguma tentativa; 413 pacientes que foram hospitalizados por tentativas de suicídio entre 1970 e 1975 foram acompanhados até 1982. Usamos uma análise de regressão logística múltipla para predizer o risco de um eventual suicídio. O diagnóstico de alcoolismo foi o melhor indício de um eventual suicídio – o risco de pacientes alcoolistas eventualmente cometerem suicídio era mais de cinco vezes maior do que o de pacientes não alcoolistas. Uma subescala recentemente formada da SIS – Precauções – também predisse eventuais suicídios, o que indicou que pacientes que haviam cuidadosamente planejado suas tentativas malsucedidas para prevenir interrupções estavam em maior risco de serem bem-sucedidos em outra tentativa. A BHS, entretanto, não era preditiva de suicídio neste estudo de indivíduos que haviam tentado o suicídio (A. T. Beck e Steer, 1989). Esse achado foi uma surpresa e me deixou perplexo por muitos anos. Na seção de discussão do artigo de A. T. Beck e Steer (1989), entretanto, propusemos que muitas pessoas que realizaram tentativas poderiam ter experimentado uma queda na depressão e desesperança após uma tentativa malsucedida de suicídio, o que poderia responder por esse achado nulo. Alguns pacientes, por exemplo, expressam sentimentos de euforia por ainda estarem vivos depois de uma tentativa. Essa observação sugere que os sentimentos dos pacientes a respeito da tentativa podem ter confundido os resultados.

Revisando esse artigo 15 anos depois, Gregg Henriques determinou que tínhamos informações em nosso banco de dados que poderiam responder essa questão. Ele descobriu que, ao se analisar as reações dos pacientes à tentativa – ou triste ou feliz de que tenha sido malsucedida –, o problema estaria resolvido. A desesperança estava alta no grupo triste, e esse grupo era significativamente mais provável de cometer suicídio do que o grupo feliz (Henriques, Wenzel, Brown e Beck 2005).

Minha equipe de pesquisa e eu também investigamos variáveis psicológicas associadas com suicídios eventuais em amostras de pacientes ambulatoriais. Dois agrupamentos que se intercalavam no Centro de Terapia Cognitiva (CCT) na Universidade da Pensilvânia foram estudados entre 1978 e 2004. Essas duas amostras (*ns* = 1.958 e 6.891) consistiam em pacientes que se apresentaram no CCT para avaliação e tratamento. Um estudo do primeiro agrupamento no CCT descobriu que uma linha de coorte ótima de 9 ou acima na pontuação da BHS identificava corretamente 16 dos 17 pacientes que cometeram suicídio. O grupo de alto risco tinha uma probabilidade 11 vezes maior de cometer suicídio do que o grupo de baixo risco (A. T. Beck, Brown, Berchick, Stewart e Steer, 1990). Esses resultados confirmaram os achados anteriores com pacientes da internação que eram suicidas e depressivos. Um estudo posterior de G. K. Brown, Beck, Steer e Grisham (2000) do segundo agrupamento identificou 49 mortes por suicídio. Análises de sobrevivência com apenas uma variável revelaram que a severidade da desesperança, ideação suicida e depressão eram fatores de risco significativos para o eventual suicídio. A consistência de se achar a desesperança como um preditor de um futuro suicídio levou a especulações de que a desesperança nesses pacientes possuísse características de "traço". Se a desesperança é alta em algum ponto, é provável que ela seja alta logo antes de um suicídio consumado. Na verdade, encontramos uma correlação de 0,69 entre sucessivas aplicações da BHS separadas por uma semana (A. T. Beck e Steer, 1988).

Integrando os achados de pacientes com ideações e pacientes que haviam tentado suicídio, tanto ambulatoriais quanto hospitalares, concluímos que essas variáveis psicológicas e clínicas eram fatores de risco significativos para o suicídio ao longo da vida dos pacientes e, o mais importante, que elas poderiam ser o principal foco de uma intervenção terapêutica. Antes de embarcar em um teste clínico para prevenir o comportamento suicida, entretanto, decidimos examinar vários outros fatores de risco clínico-psicológicos. Ocorreu-me que muitos dos pacientes que não eram especialmente suicidas no momento de suas admissões na clínica poderiam ter sido mais suicidas no passado, e que poderia ser essa história pregressa de tendência ao suicídio que fosse particularmente forte na predição de futuros comportamentos suicidas. Para testar essa hipótese, reelaborei a tabela temporal do SSI para ser aplicável no momento mais suicida da vida do paciente (ou seja, a SSI – Pior Momento ou SSI-W). Em um acompanhamento de longo prazo de 3.701 pacientes, descobrimos que altos escores na SSI-W eram melhores preditores de um eventual suicídio do que a atual ideação suicida e desesperança (A. T. Beck, Brown, Steer, Dahlsgaard e Grisham, 1999).

Também notei em meu trabalho com pacientes que os desejos suicidas não eram unidimensionais. Pacientes suicidas frequentemente entravam em conflito sobre razões para viver e para morrer, e esse conflito se expressava como uma batalha interna entre o desejo de morrer e o desejo de viver. Concluí que esses pacientes para quem o desejo de morrer excedia o desejo de viver estariam em alto risco de um eventual suicídio. Essa observação foi sustentada por Kovacs e Beck (1977) em um estudo de uma amostra de pacientes internados que haviam recentemente tentado o suicídio. Outra replicação foi feita com pacientes ambulatoriais no CCT (C. K. Brown, Steer, Henriques e Beck, 2005), na qual os pacientes que endossavam um maior desejo de morrer do que de viver tinham cerca de seis vezes mais probabilidade de se matarem.

Uma questão clínica importante era se a associação entre essas variáveis psicológicas, particularmente a desesperança e o suicídio, pode ter significado em termos de tratamento. Uma aplicação do modelo cognitivo de terapia foi conduzida por Rush, Beck, Kovacs, Weissenburger e Hollon (1982). Descobrimos que a terapia cognitiva tinha um impacto significativo na redução de desesperança. Então especulei que uma resposta fraca à terapia cognitiva poderia ser preditiva de um eventual suicídio. Em uma análise retrospectiva, descobrimos que aqueles pacientes que eventualmente cometeram suicídio haviam demonstrado evolução mínima – que eles possuíam altos e estáveis escores na BHS e saíam do tratamento prematuramente, contra o desejo de seus terapeutas (Dahlsgaard, Beck e Brown, 1998). Esse achado sugere que a desesperança deve ser um alvo-chave no tratamento, e que uma tentativa vigorosa deve ser feita para tentar manter esse grupo de alto risco em tratamento.

Observando mais de 35 anos de pesquisas anteriores, acredito que não só estabelecemos a validade e a viabilidade de um sistema de classificação do comportamento suicida com suas variáveis qualitativas (por exemplo, intenção e letalidade) e um número de mensurações para abranger vários aspectos do comportamento suicida, mas também proporcionamos um número de estratégias para avaliar o risco de suicídio. De especial valor para identificar indivíduos de alto risco é o uso da SSI-W e da BHS. Mais ainda, questionar os indivíduos com ideações suicidas a respeito de seus desejos de morrer *versus* seus desejos de viver e perguntar aos indivíduos que já tentaram se matar a respeito de suas reações à tentativa são métodos eficientes disponíveis a qualquer profissional. Também descobrimos que os pacientes cuja desesperança não melhora durante a terapia necessitam de atenção especial e monitoramento de longo prazo.

Existem também aplicações promissoras de intervenções terapêuticas para pacientes suicidas. Já é bem estabelecido que a terapia cognitiva reduz a depressão e a ideação suicida tão bem quanto a farmacoterapia e reduz significativamente a probabilidade de recaídas. Que efeito isso tem na taxa de suicídio permanece por ser visto. Em nosso recente trabalho com indivíduos que haviam recentemente tentado o suicídio, planejamos uma intervenção de 10 sessões em pacientes ambulatoriais para servir a dois propósitos:

a) focar a terapia primeiramente na ideação suicida e proporcionar ao paciente estratégias para lidar com crises suicidas e
b) estruturar a terapia de modo que ela possa ser administrada em um número relativamente breve de sessões comparando-se com a duração do tratamento geralmente disponível em centros de saúde mental.

Descobrimos que a taxa de reincidência no grupo de tratamento foi reduzida quase em 50% em comparação com os pacientes que estavam recebendo os cuidados usuais (G. K. Brown et al., 2005). É essa intervenção que está descrita extensivamente na Parte II deste livro.

A EDIÇÃO ATUAL

Este livro cristaliza nossas investigações básicas, clínicas e terapêuticas do comportamento suicida ao longo de várias décadas. Incluímos nossos próprios estudos dentro de uma revisão abrangente da literatura relevante para a classificação, avaliação, predição e tratamento do comportamento suicida. Pela primeira vez, apresentamos nosso modelo cognitivo do comportamento suicida, que serve como guia para terapia e para pesquisa. Como os pacientes que tentaram previamente o suicídio estão em um risco maior de se matarem de fato, concentramo-nos particularmente nesse grupo em nossa apresentação do plano e das estratégias de tratamento. Os mesmos procedimentos, entretanto, podem ser adotados para o tratamento de quaisquer pacientes que confirmem ideações suicidas.

Este livro está divido em três partes. Na primeira, revisamos e integramos a literatura científica que proporciona a lógica para as áreas de foco em nosso tratamento. O Capítulo 1 descreve o sistema de classificação que discuti anteriormente e que corresponde aos inventários para avaliar os importantes construtos do sistema de classificação. O Capítulo 2 resume a extensa literatura sobre os correlatos e os fatores de risco do comportamento suicida, focando-se nas categorias gerais das variáveis demográficas, variáveis diagnósticas, variáveis do histórico psiquiátrico e variáveis psicológicas. No Capítulo 3, empregamos a literatura sobre os fatores de risco para o comportamento suicida, particularmente para aqueles que são de natureza psicológica (por exemplo, a desesperança), no desenvolvimento de um modelo cognitivo para o comportamento suicida. Finalmente, o Capítulo 4 descreve intervenções para reduzir o comportamento suicida que foram avaliadas até hoje e adianta aspectos dessas intervenções que estão incluídos em nossa própria abordagem cognitiva. Após a leitura dessa parte, o leitor deverá ser capaz de ter um entendimento sólido da literatura empírica contemporânea sobre o comportamento suicida e uma noção dos aspectos do comportamento suicida que requerem mais estudos.

A segunda parte do livro proporciona um guia extensivo para os terapeutas que desejam aplicar nossa intervenção com seus pacientes suicidas adultos. O Capítulo 5 proporciona uma visão básica dos princípios gerais da terapia cognitiva, incluindo o modo como as sessões e as estratégias cognitivas e comportamentais comuns são estruturadas. Do Capítulo 6 ao 9 são descritas as quatro fases da intervenção, da fase inicial do tratamento para a conceituação cognitiva do caso, até as fases intermediárias e avançadas do tratamento. Ao longo desses capítulos, apresentamos o caso de Janice, que representa uma composição de muitos dos pacientes suicidas que passaram por nossos testes clínicos. Essa parte encerra-se no Capítulo 10, que apresenta desafios comuns experimentados por terapeutas cognitivos no tratamento de pacientes suicidas e expõe o modo como as estratégias de terapia cognitiva podem ser usadas para abordar esses desafios.

A parte final do livro descreve os modos como o protocolo apresentado na Parte II pode ser aplicado a populações especiais, incluindo adolescentes (Capítulo 11), adultos idosos (Capítulo 12) e pacientes com dependência química (Capítulo 13). As modificações descritas nesses capítulos estão sendo atualmente avaliadas em testes clínicos em nossa própria unidade e em outras nos Estados Unidos. Casos de exemplo representando composições de pacientes que receberam essas intervenções são apresentados para ilustrar a aplicação dessas estratégias de terapia cognitiva. No final do livro, colocamos a nossa pesquisa em um contexto mais amplo do programa norte-americano de prevenção ao suicídio e identificamos futuros direcionamentos desse campo.

Os capítulos neste livro foram preparados pelos meus outros dois colaboradores, Amy Wenzel e Gregory K. Brown. Trabalhamos juntos em muitas investigações e estamos felizes de poder compartilhar os frutos do nosso trabalho com a comunidade profissional. Contribuí com minhas próprias ideias para cada capítulo e fiquei pessoalmente satisfeito com os resultados gerais. Esperamos que os terapeutas sejam capazes de aproveitar nossas investigações e nossa experiência para prevenir o suicídio, e que os pesquisadores sejam estimulados a construir sobre as fundações científicas e a expandir o trabalho em novas áreas. Finalmente, quero expressar minha estima ao grande grupo de profissionais brilhantes, incluindo os doutores Wenzel e Brown, que colaboraram comigo durante os anos na investigação e na terapia do comportamento suicida.

Aaron T. Beck

PARTE I

Teoria cognitiva
e pesquisa empírica

1
CLASSIFICAÇÃO E AVALIAÇÃO DA IDEAÇÃO SUICIDA E DOS ATOS SUICIDAS

Janice, uma mulher de 35 anos que tem um transtorno depressivo maior recorrente, ingeriu aproximadamente 20 pílulas de um remédio para dormir após um pequeno conflito com seu padrasto. Sua mãe e o marido estavam em casa quando ela engoliu as pílulas. Nos dias que se seguiram a ela ser estabilizada pelos médicos, Janice relatou que se tornou tão desencorajada pelas circunstâncias da vida que acreditava que uma tentativa de suicídio era a única saída. Ela expressou ambivalência quanto a ter feito sua tentativa; ainda que ela tenha indicado algum alívio por ter sobrevivido, continuou a relatar desesperança sobre sua habilidade de realizar mudanças positivas em sua vida. Essa foi a primeira vez que Janice foi hospitalizada após uma tentativa de suicídio, apesar de ela ter relatado que fizera três outras tentativas que não exigiram atenção médica.

Nick, um homem de 25 anos com múltiplas dependências químicas, já fez diversas tentativas de suicídio desde os 15 anos. Em sua mais recente tentativa, saltou de uma ponte após fumar um cristal de metanfetamina. Nick geralmente indica que espera morrer antes de chegar aos 30 anos e que não tem medo da morte. Mesmo quando nega sentir-se suicida, ele se engaja em comportamentos de risco, como usar drogas excessivamente, dirigir sua motocicleta em alta velocidade na rodovia ou entrar em brigas nos bares. Nick tinha problemas em se lembrar do que estava pensando na hora do incidente e não podia negar que havia feito uma tentativa de suicídio. Não cooperava com a equipe médica que o estava tratando após sua recente tentativa e se recusava a responder muitas das questões, perguntando: "Posso sair daqui agora?".

Chad é um menino de 13 anos que foi levado à unidade de emergência após sua mãe tê-lo visto fazendo pequenas lacerações no seu pulso esquerdo. Os ferimentos eram superficiais, tendo recebido um encaminhamento a profissionais de saúde mental de ambulatório. Ainda que sua tentativa não tivesse causado danos físicos, Chad indicava claramente que estava tentando se matar porque estava cansado de sofrer *bullying** na escola. Ele é o menor menino de sua classe e por muitos anos foi provocado e agredido pelos outros meninos da vizinhança enquanto caminhava de volta para casa depois da escola. Chad relatou que tentaria se matar outra vez se continuasse a sofrer *bullying*.

Essas são apenas algumas representações das circunstâncias acerca do compor-

---

* N. de T. *Bullying* é um termo inglês utilizado para descrever atos de violência física ou psicológica, intencionais e repetidos, praticados por um indivíduo (*bully* ou "valentão") ou grupo de indivíduos com o objetivo de intimidar ou agredir outro indivíduo (ou grupo de indivíduos) incapaz(es) de se defender.

tamento autoagressivo que traz as pessoas às unidades de emergência. Dado que este é um livro sobre terapia cognitiva para pacientes suicidas, o leitor provavelmente verá essas vinhetas como três descrições de diferentes tipos de tentativas de suicídio. Entretanto, como será visto neste capítulo, existe uma grande variabilidade na maneira com a qual os médicos determinam se um caso de autoagressão realmente constitui uma tentativa de suicídio. Por exemplo, Janice sabia que sua mãe e seu padrasto estavam em casa quando ingeriu as pílulas; isso indica que ela estava esperando que eles a encontrassem antes que fosse tarde demais? Nick tem um histórico de tentativas de suicídio, abuso de drogas e outros comportamentos de risco, mas ele alegou que não conseguia se lembrar do que o incitou a saltar da ponte; ele realmente queria morrer com essa tentativa ou seria esse um caso de comportamento de risco desencadeado por um estado alterado de consciência? Chad, por outro lado, foi o caso mais explícito dos três em sua intenção de cometer suicídio; entretanto, seus ferimentos eram apenas arranhões superficiais; poderia esse caso realmente ser chamado de uma tentativa de suicídio se não resultou em danos físicos? Os pesquisadores descobriram que os médicos, mesmo aqueles que se especializaram no trabalho com pacientes suicidas, demonstram muito pouca concordância em suas categorizações de quem tentou e de quem não tentou o suicídio (Wagner, Wong e Jobes, 2002).

Neste capítulo, apresentamos definições aceitas de várias manifestações da ideação suicida e de atos suicidas. Obviamente, uma nomenclatura padrão é imperativa para que o leitor compreenda os termos usados nos demais capítulos do livro. Mas, em um contexto mais amplo, os especialistas em suicidologia têm demandado por uma nomenclatura padrão para facilitar:

a) avaliações de risco precisas e sistemáticas;
b) comunicações precisas entre terapeutas e entre terapeutas e pacientes; e
c) a habilidade de comparar achados de pesquisa entre estudos que estão presumivelmente tentando se debruçar sobre fenômenos similares (O'Carroll, Berman, Maris, Mościcki, Tanney e Silverman, 1996; Rudd, 2000; Silverman, 2006).

Além disso, discutimos um sistema que pode ser usado para classificar comportamentos relevantes ao suicídio (A. T. Beck, Resnik e Lettieri, 1974). Finalmente, descrevemos ferramentas de avaliação com características psicométricas estabelecidas que quantificam a posição de um paciente em várias dimensões desse esquema de classificação.

UMA NOMENCLATURA PADRÃO PARA A SUICIDOLOGIA

De acordo com O'Carroll e colaboradores (1996, p. 240), *nomenclatura* é "um conjunto de termos compreendidos comumente e logicamente definidos. Os termos de qualquer nomenclatura podem ser considerados um tipo de atalho por meio do qual a comunicação a respeito de classes de fenômenos mais sutis é facilitada". Em outras palavras, a nomenclatura facilita a comunicação ao usar uma linguagem que será amplamente reconhecida por médicos, pesquisadores, gestores de saúde, familiares de indivíduos que realizaram atos suicidas e pelos próprios pacientes. Em contraste, um esquema de classificação é tipicamente mais intrincado, incluindo

> compreensibilidade; um arranjo sistemático de itens em grupos ou categorias, com subcategorias ordenadas ou hierarquizadas; validade científica (por exemplo, biológica ou etiológica); exaustividade; acuidade suficiente para a pesquisa ou prática clínica; e um conjunto de regras claro para designar itens a um único lugar no esquema classificatório. (O'Carroll et al., 1996, p. 240)

Nesta seção, focamos uma recente tentativa de proporcionar uma nomenclatura padrão para o campo e consideramos uma abordagem para a classificação na próxima seção.

O Quadro 1.1 resume os termos e definições que compreendem o espectro de comportamentos relevantes ao suicídio. Definimos *suicídio* como morte causada por ferimentos autoinfligidos com qualquer intenção de morrer como resultado desse comportamento (Crosby, 2007). Essa definição ilustra três componentes importantes –

a) que a pessoa está morta;
b) que o comportamento dessa pessoa causou sua própria morte; e
c) que a pessoa tinha a *intenção* de causar sua própria morte.

O terceiro critério, a intenção de matar a si mesmo, tem sido o foco de uma considerável controvérsia, mas provavelmente é a variável mais precisa que distingue entre aqueles que morreram por suicídio e aqueles que morreram por outras causas (Andriessen, 2006). Definições similares de suicídio foram descritas na literatura (Silverman, Berman, Sanddal, O'Carroll e Joiner, 2007; ver Silverman, 2006, para uma revisão abrangente).

O conceito de intenção suicida também é central para nossa definição de *tentativa de suicídio*, que é um comportamento não fatal, autoinfligido, potencialmente danoso, com qualquer intenção de morrer como seu resultado (Crosby, 2007). Uma tentativa de suicídio pode resultar ou não em um ferimento. Além disso, as evidências de intenção de morrer podem ser explícitas ou implícitas. A intenção explícita é a comunicação direta da pessoa de sua intenção de terminar sua própria vida. A intenção implícita pode ser inferida a partir das circunstâncias do comportamento ou das crenças da pessoa de que o comportamento poderia ter resultado em morte (Crosby, 2007). Assim como outras definições de uma tentativa de suicídio (por exemplo, O'Carroll et al., 1996; Silverman et al., 2007), essa definição indica que há duas dimensões separadas que precisam ser consideradas na identificação de tentativas de suicídio:

a) o grau em que havia um potencial para um ferimento real; e
b) o grau de intenção de cometer suicídio no momento do comportamento.

Ambas as dimensões requerem mais discussão, dada a dificuldade na avaliação da intenção suicida e da letalidade médica.

A intenção suicida pode ser avaliada simplesmente ao se pedir às pessoas que

QUADRO 1.1

DEFINIÇÃO DOS TERMOS

Termo	Definição
Suicídio	Morte causada por comportamento danoso autoinfligido com qualquer intenção de morrer como resultado desse comportamento.[a]
Tentativa de suicídio	Comportamento não fatal, autoinfligido, potencialmente danoso, com qualquer intenção de morrer como seu resultado. Uma tentativa de suicídio pode resultar ou não em um ferimento.[a]
Ato suicida	Comportamento autoinfligido, potencialmente danoso, com qualquer intenção de morrer como seu resultado. Um ato suicida pode resultar ou não em morte (suicídio).
Ideação suicida	Quaisquer pensamentos, imagens, crenças, vozes ou outras cognições relatadas pelo indivíduo sobre terminar intencionalmente com sua própria vida.

Nota: O termo *suicídio* pode ser utilizado intercambiavelmente com os termos *suicídio consumado* ou *morte por suicídio*.
[a] Dados de Crosby (2007).

relembrem se elas pretendiam se matar no momento do ato. A presença ou ausência da intenção suicida, entretanto, é algumas vezes difícil de determinar, pois as pessoas podem relatar ambivalência sobre o fato de se elas desejavam viver ou morrer no momento em que tentaram o suicídio, ou porque sua rememoração da intenção é imprecisa ou não confiável. Uma abordagem para avaliar a intenção é inferi-la a partir das circunstâncias acerca da execução do ato suicida, como tentar o suicídio de uma forma que torne mais difícil ser resgatado ou descoberto, fazer preparações finais antes da morte (por exemplo, completar um testamento ou comprar armas), ou deixar um bilhete de suicídio (A. T. Beck, Resnik et al., 1974). Entretanto, a avaliação da intenção inferida a partir de circunstâncias objetivas também é alvo de um viés de avaliação. Por exemplo, uma pessoa pode propositadamente fazer preparações para o suicídio ou engajar-se em comportamentos autoagressivos para aparentar que ela tentou o suicídio, quando na verdade não havia qualquer intenção (Freedenthal, 2007). Inferir a intenção a partir da letalidade médica do ato também é problemático. Como foi mencionado na Introdução deste livro, nosso grupo de pesquisa encontrou uma associação mínima entre o grau de intenção suicida e a extensão da letalidade médica para pacientes que tentaram o suicídio (A. T. Beck, Beck e Kovacs, 1975; G. K. Brown, Henriques, Sosdjan e Beck, 2004). Foram apenas os pacientes que possuíam expectativas precisas sobre a probabilidade de morrer a partir de suas tentativas que exibiram o padrão esperado, ou seja, que o grau de perigo resultante às suas vidas seria proporcional ao grau de intenção suicida.

Uma característica importante da nossa definição de uma tentativa de suicídio é a presença de *qualquer* intenção suicida. Pacientes seriam considerados como tendo realizado uma tentativa de suicídio mesmo se houvesse apenas um sutil desejo de se matarem. Em outras palavras, profissionais que são chamados para classificar um caso de comportamento autoagressivo fazem sua avaliação da intenção com base na existência de alguma intenção de morrer *versus* absolutamente nenhuma intenção de morrer. Uma tentativa de suicídio é distinguível de um *comportamento intencional autoagressivo não suicida* que é um comportamento autoinfligido, potencialmente danoso, com nenhuma intenção de morrer de seu resultado. Quando uma pessoa tenta ou comete suicídio com alguma intenção de morrer, dizemos que aquela pessoa engajou-se em um *ato suicida*.

Outro aspecto de nossa definição de uma tentativa de suicídio que merece mais discussão é o grau de lesão física que ocorre como resultado do comportamento. Especificamente, a definição indica que um dano físico de fato não precisa necessariamente ocorrer para um comportamento ser classificado como uma tentativa de suicídio; em vez disso, a definição indica que precisa haver um *potencial* para causar ferimentos. Considere o caso em que a pessoa coloca uma arma carregada em sua boca e puxa o gatilho, mas a arma trava e falha em descarregar-se. Esse comportamento seria classificado como uma tentativa de suicídio de acordo com essa definição, mesmo que nenhum real ferimento autoinfligido tenha ocorrido.

Essas definições podem ser aplicadas ao entendimento dos casos apresentados no início deste capítulo. Durante sua avaliação com um médico, Janice indicou que ela tinha muitas motivações para engolir as pílulas, incluindo querer escapar, querer punir sua mãe e o padrasto, e querer morrer, pois ela não via uma solução para seus problemas. Ainda que a fuga talvez fosse a mais saliente dessas razões, seu comportamento autoagressivo foi classificado como uma tentativa de suicídio porque possuía alguma intenção de morrer. Nick, em contraste, não se lembrava de suas intenções no momento em que saltou de uma ponte, por causa de seu estado alterado de consciência. Contudo, havia evidências indiretas para inferir que ele possuía alguma intenção de morrer quando saltou da ponte, como seu histórico de diversas tentativas, sua previsão de que ele morreria antes de alcançar os 30 anos, e o fato de que outros não estavam presentes, fazendo do resgate algo improvável. Mais ainda, durante sua avaliação psicológica, Nick não negaria que seu comportamento era uma tentativa de suicídio. Portanto, o comportamento de Nick também é considerado como uma tentativa de suicídio, ainda que com menos certeza do que no caso de Janice. Chad claramente indicava que ele queria morrer no momento em que fez os ferimentos superficiais em seus braços. Ainda que não tenha infligido ferimentos clinicamente significativos em si mesmo, seu terapeuta considerou-o como tendo feito uma tentativa de suicídio porque:

a) cortar sua pele tinha o potencial de causar ferimentos; e
b) ele tinha a intenção de se matar no momento do ato.

Tal como listado no Quadro 1.1, definimos *ideação suicida* como quaisquer pensamentos, imagens, crenças, vozes ou outras cognições relatadas pela pessoa sobre terminar com sua própria vida (por exemplo, cometer suicídio). Entretanto, alertamos aos leitores a respeito de concluir que um paciente é acometido por ideação suicida simplesmente porque pensamentos sobre matar a si mesmo são evidentes, pois há casos em que uma pessoa tem um pensamento intrusivo de matar-se (por exemplo, uma pessoa com transtorno obsessivo-compulsivo), mas não possui qualquer desejo ou intenção de cometer suicídio. Portanto, a ideação suicida é considerada como sendo mais próxima dos atos suicidas quando é acompanhada por um desejo de acabar com a própria vida. Além disso, como mencionado anteriormente neste capítulo, a *intenção suicida* se refere a ter o desejo de se matar *e* ter alguma intenção de agir em relação a esse desejo.

Existem vários outros comportamentos suicidas que recentemente têm sido usados em análises de dados de testes clínicos (Posner, Oquendo, Stanley, Davies e Gould, 2007) que são de natureza exploratória e que necessitam de mais investigações. Esses comportamentos envolvem qualquer intenção de se matar que não seja classificada como uma tentativa de suicídio ou um suicídio. Uma pessoa realizou uma *tentativa interrompida* quando ela começa a engajar-se em um ato potencialmente danoso com a intenção de acabar com a própria vida, mas é interrompida por outra pessoa ou alguma circunstância externa. Nesse caso, uma tentativa de suicídio teria ocorrido se o ato potencialmente danoso não tivesse sido interrompido ou prevenido. Um exemplo de uma tentativa interrompida é quando uma pessoa tem uma arma apontada para si mesmo e pretende puxar o gatilho para se matar, mas a arma é tirada de sua mão por outra pessoa. Uma pessoa realizou uma *tentativa abortada* quando ela pretende matar a si mesma e começa a avançar na direção de fazer uma tentativa, mas para antes de realmente engajar-se em qualquer comportamento autoagressivo. Um exemplo de uma tentativa abortada é quando uma pessoa se posiciona para saltar de uma ponte com a intenção de se matar, mas se vira e se afasta por vontade própria. Um *comportamento preparatório* acontece quando uma pessoa engaja-se em um comportamento com a intenção de se preparar para se matar, como reunir elementos para um método específico de suicídio (por exemplo, estocar pílulas, comprar uma arma) ou fazer outras preparações para acabar com a própria vida (por exemplo, doar objetos importantes, escrever um bilhete de suicídio). Consideramos a atividade mental de planejar uma tentativa como associada ao desejo suicida e à intenção de cometer suicídio.

Um dos termos que não faz parte da nomenclatura padrão, mas que usamos ao longo deste livro é *crise suicida*. Definimos uma crise suicida como um discreto e intenso episódio de ideação suicida acompanhado de desejo suicida, uma tentativa de suicídio, ou outros comportamentos relevantes ao suicídio. Nosso protocolo de terapia cognitiva é projetado para prevenir futuros atos suicidas em pacientes que já tiveram alguma crise suicida.

CLASSIFICAÇÃO DE IDEAÇÃO SUICIDA E DE ATOS SUICIDAS

Uma classificação pressupõe uma nomenclatura estabelecida, da mesma maneira com que a validade pressupõe a confiabilidade. Como os suicidologistas continuam a revisar a nomenclatura que compreende a ideação suicida e os atos suicidas, não há um esquema de classificação que seja amplamente adotado e implementado por profissionais trabalhando com pacientes suicidas. Ainda assim, existe um esquema de classificação, desenvolvido há mais de 30 anos, que tem tido tremenda influência no campo da suicidologia (A. T. Beck et al., 1972). Presentemente, é esse esquema que tem o maior corpo de pesquisa empírica respaldando sua importância no entendimento e definição dos parâmetros dos atos suicidas. De acordo com tal esquema, os fenômenos suicidas são descritos como *suicídios consumados, tentativas de suicídio* ou *ideação suicida*. A maior parte dos suicidologistas contemporâneos agora se referem ao suicídio consumado como *suicídio* ou *morte por suicídio* (confira Silverman et al., 2007). Cada construto é qualificado por variáveis específicas, incluindo a certeza da estimativa, a letalidade da tentativa, a intenção de morrer, circunstâncias atenuantes e o método.

A. T. Beck e colaboradores (1972) consideravam a *certeza* como sendo útil principalmente para propósitos de pesquisa, para estabelecer a confiabilidade entre as estimativas. Nesse esquema, a certeza é quantificada em uma escala contínua que vai de 1 a 100%. A *letalidade* é definida como "um perigo à vida em um sentido médico e biológico" e se refere à "periculosidade do ato suicida ou do ato contemplado" (A. T. Beck et al., 1972, p. 9). A gradação é baseada no perigo médico objetivo associado ao ato, não no grau de dano que a pessoa previu que seria associado ao ato. Ela está associada a uma tentativa de suicídio anterior, e não ao risco de futuros atos suicidas, e é classificada em uma escala de 4 pontos (*zero, baixa, média* e *alta*). Na próxima seção, descrevemos uma mensuração que quantifica o grau de letalidade associado a tentativas de suicídio.

Como afirmado anteriormente, a *intenção* de morrer é um aspecto chave que distingue entre atos suicidas e não suicidas. Como a letalidade, a intenção é medida em uma escala de 4 pontos (*zero, baixa, média* e *alta*). Ainda que uma indicação verbal de intenção possa ser a maneira mais direta para determinar o grau no qual a pessoa pretendia morrer como resultado de sua tentativa de suicídio, ela pode ter uma acuidade potencialmente questionável, em função dos vieses do relato. Portanto, a intenção deveria também ser considerada no contexto de outras características, como os comportamentos associados ao ato suicida (por exemplo, se a pessoa se precaveu para que outras pessoas não a achassem), a disposição da pessoa no período que levou ao ato suicida (por exemplo, depressão, desesperança), e o histórico relevante da pessoa que fornece um contexto para o ato suicida (como um estilo evitativo de resolução de problemas ou um histórico de tentativas anteriores). Na próxima seção, descrevemos uma mensuração que quantifica muitos desses aspectos de intenção.

As duas dimensões finais propostas por A. T. Beck e colaboradores (1972) são as *circunstâncias atenuantes* e o *método da tentativa*. De acordo com A. T. Beck e colaboradores (1972), circunstâncias atenuantes incluem "aqueles aspectos da idade, inteligência, toxicidade e doença orgânica ou funcional que pode alterar a ciência do paciente das consequências de suas ações, ou que pode temporariamente agravar sua propensão ao comportamento voluntário autodestrutivo" (p.10). A presença de um fator atenuante implica que o ato suicida poderia não ter acontecido se não fosse por isso. Assim como a letalidade e a intenção, eles são classificados em uma escala de 4 pontos (*zero, baixo, médio* e *alto*). Finalmente, A. T. Beck e colaboradores (1972) indicam que o método da tentativa deveria ser documentado, pois alguns métodos de tentativa são associados a diferentes graus de letalidade, intenção e circunstâncias atenuantes. Por exemplo, é bem estabelecido que as pessoas são muito mais capazes de morrer por suicídio se elas usarem armas de fogo do que se provocarem uma *overdose* de medicamentos (Shenassa, Catlin e Buka, 2003). O método da tentativa é antes um indicador descritivo (por exemplo, "arma de fogo") do que uma gradação feita em uma escala contínua ou ordinal.

A Tabela 1.1 resume os modos nos quais os atos suicidas dos três casos apresentados no início deste capítulo seriam classificados de acordo com este esquema. Janice admitiu que havia feito uma tentativa de suicídio com alguma intenção de morrer por *overdose* de medicamentos para dormir; portanto, estamos 100% certos ao considerarmos seu comportamento como uma tentativa de suicídio. Não havia circunstâncias atenuantes, pois ela é uma mulher de meia-idade de inteligência média que não estava sob a influência de álcool ou drogas e seria esperado que compreendesse as consequências de suas ações. Seu nível de intenção foi considerado médio. Por um lado, sua tentativa foi séria, e ela experimentou uma sensação de desesperança e desespero exacerbados imediatamente antes da tentativa. Ela mencionou que viu o suicídio como a única saída para seus problemas. Por outro lado, depois que foi estabilizada pelos médicos, admitiu que não pensou que a dose da medicação que havia tomado seria letal. Além disso, ela sabia claramente que sua mãe e seu padrasto estavam em casa, o que levanta a possibilidade de que ela tivesse alguma esperança de ser encontrada.

Ainda que o fato de Nick saltar de uma ponte pudesse ser altamente letal, ele recebeu uma classificação de letalidade média, pois o único ferimento que teve foi uma pequena fratura na perna. Ele foi classificado como tendo um alto nível de intencionalidade devido a:

a) ter um histórico de múltiplas tentativas;
b) antecipar que morreria jovem e não ter medo da morte; e
c) engajar-se em muitos comportamentos de risco que poderiam ser considerados compatíveis com o desejo suicida.

Entretanto, existem também circunstâncias atenuantes acerca da tentativa, já que Nick estava sob a influência de drogas e não se lembra realmente dos eventos que o levaram à tentativa. Portanto, o nível de atenuação foi considerado alto, e, como resultado, o nível clínico de certeza foi considerado 50%. Ainda que muitos aspectos do histórico de Nick sugiram que ele havia realizado uma tentativa de suicídio, é provável que a intoxicação por drogas tenha influenciado seu comportamento significativamente.

Finalmente, o caso de Chad é um exemplo muitas vezes visto por clínicos que se especializam no trabalho com crianças e adolescentes. Ainda que Chad tenha deixado claro que pretendia se matar sangrando até a morte, o nível de letalidade que foi designado a ele é zero, pois ele produziu apenas arranhões de superfície sem qualquer sangramento, o que exigiu pouquíssi-

TABELA 1.1 Esquema de Classificação: Aplicação

Dimensão	Classificação
Janice	
Classe principal	Tentativa de suicídio
Letalidade	Alta
Intenção	Média
Atenuação	Zero
Método	Overdose
Certeza	100%
Nick	
Classe principal	Tentativa de suicídio
Letalidade	Média
Intenção	Alta
Atenuação	Alta
Método	Salto de uma ponte
Certeza	50%
Chad	
Classe principal	Tentativa de suicídio
Letalidade	Zero
Intenção	Alta
Atenuação	Média
Método	Corte
Certeza	100%

Nota: Dados obtidos de Beck et al. (1972).

mos procedimentos curativos. Assim como é discutido mais profundamente no Capítulo 11, crianças e adolescentes que fazem tentativas de suicídio associadas com nenhuma ou pouca letalidade devem ser monitoradas de perto em busca de futuros comportamentos suicidas, já que as crianças muitas vezes subestimam a letalidade de seus atos suicidas (H. E. Harris e Myers, 1997). Portanto, a terapeuta de Chad considerou que ele fez uma tentativa com 100% de certeza, pois o menino claramente expressou intenção, mas ela indicou que sua pouca idade é uma circunstância atenuante, já que seu estágio de desenvolvimento cognitivo provavelmente o impediu de compreender inteiramente as consequências de suas ações. Seu nível de atenuação foi considerado mediano, pois sua tentativa estava claramente associada a um fator atenuante, ainda que ele também afirmasse ter tomado uma decisão consciente e refletida.

AVALIAÇÃO DE DIMENSÕES SUICIDAS

Beck e seus colaboradores projetaram várias mensurações padronizadas que correspondem às dimensões de classificação, incluindo o grau de intenção associado a uma tentativa anterior, a letalidade de uma tentativa anterior e a severidade da ideação suicida. Ainda que essas escalas tenham sido usadas primariamente em contextos de pesquisa, encorajamos os terapeutas a considerarem suas implementações como uma forma padrão de avaliar pacientes de alto risco, pois proporcionam uma abordagem sistemática à determinação das características da ideação suicida e dos atos suicidas.

A intenção suicida

A Escala de Intenção Suicida (SIS; A. T. Beck, Schuyler e Herman, 1974) é uma mensuração da seriedade da intenção de cometer suicídio, administrada clinicamente a pacientes que já tenham tentado o suicídio. A SIS consiste em 20 itens que quantificam o comportamento verbal e não verbal antes e durante a mais recente tentativa de suicídio. Cada item é classificado em uma escala ordinal que vai de 0 a 2, e os primeiros 15 itens são somados para obter um escore total que vai de 0 a 30. A primeira parte da SIS (Itens 1-8) cobre as circunstâncias objetivas acerca da tentativa de suicídio e inclui itens sobre a preparação e o método de execução da tentativa, o ambiente e as pistas anteriores dadas pelo paciente que poderiam facilitar ou impedir a descoberta da tentativa. A segunda parte da SIS (Itens 9-15) cobre as percepções subjetivas da pessoa que realizou a tentativa a respeito da letalidade do método, expectativas sobre a possibilidade de um resgate ou de uma intervenção, a extensão da premeditação e o propósito alegado da tentativa. A entrevista leva cerca de 10 minutos para ser administrada. Uma versão em autorrelato da escala, o Questionário de Intenção Suicida, também está disponível e se correlaciona fortemente com a versão conduzida por um entrevistador ($r = 0,87$; Strosahl, Chiles e Linehan, 1992).

A SIS possui propriedades psicométricas sólidas, incluindo alta consistência interna ($\alpha = 0,95$, A. T. Beck, Schuyler et al., 1974) e alta confiabilidade entre as mensurações, indo de 0,81 (Mieczkowski et al., 1974) até 0,95 (A. T. Beck, Schuyler et al., 1974). Diversos estudos concluíram que a seção das circunstâncias objetivas da SIS diferencia as tentativas de suicídio fatais das não fatais. (A. T. Beck, Schuyler et al., 1974; R. W. Beck, Morris e Beck, 1974). Mais evidências da validade são encontradas em correlações moderadas com mensurações de depressão ($rs = 0,17\text{-}0,62$; Minkoff, Bergman, Beck e Beck, 1973; Silver, Bohnert, Beck e Marcus, 1971) e desesperança ($rs = 0,31\text{-}0,41$; Kovacs, Beck e Weissman, 1975; Weissman, Beck e Kovacs, 1979).

Numerosos investigadores concluíram análises fatoriais da SIS para identificar subescalas significativas. Por exemplo, A. T. Beck, Weissman, Lester e Trexler (1976) identificaram quatro fatores:

a) expectativas e atitudes;
b) premeditação;
c) precauções contra intervenção; e
d) comunicação oral.

Ainda que essa estrutura fatorial tenha sido posteriormente replicada (Wetzel, 1977), Mieczkowski e colaboradores (1993) conduziram análises sugerindo que a SIS é composta de duas dimensões – um fator de Intenção Letal e um fator de Planejamento. A. T. Beck e Steer (1989) criaram subescalas para três dos quatro fatores identificados por A. T. Beck, Weissman, Lester e colaboradores (1976):

a) seriedade;
b) precauções; e
c) planejamento.

A subescala Seriedade foi calculada somando-se gradações nos itens avaliando o propósito alegado, as expectativas de fatalidade, a seriedade da tentativa, a atitude em relação à própria morte e a concepção de resgatabilidade. A subescala Precauções foi calculada somando-se as gradações nos itens avaliando o isolamento, o momento e as precauções contra ser descoberto. A subescala Planejamento foi calculada somando-se as gradações nos itens avaliando os atos finais, a preparação ativa, o fato de escrever um bilhete de suicídio, as comunicações declaradas de intenção e o grau de premeditação. Os coeficientes *alfa* para as subescalas Seriedade, Precauções e Planejamento foram 0,86, 0,73 e 0,61, respectivamente.

A validade preditiva da SIS para o suicídio foi investigada em um número de estudos que incluíram amostragens comunitárias epidemiológicas (De Leo et al., 2002; Hjelmeland et al., 1998) e pacientes hospitalizados (A. T. Beck e Steer, 1989; Harriss, Hawton e Zahl, 2005; Hawton e Harriss, 2006; Holmstrand, Niméus e Träskman-Bendz, 2006; Lindqvist, Niméus e Träskman-Bendz, 2007; Niméus, Alsen e Träskman-Bendz, 2002; Pierce, 1987; Samuelsson, Jokinen, Nordstöm e Nordsöm, 2006; Skogman, Alsen e Ojenhagen, 2004; Tejedor, Diaz, Castillon e Pericay, 1999). Vários desses estudos concluíram que os escores na SIS predisseram morte por suicídio (Harris et al., 2005; Hawton e Harriss, 2006; Niméus et al., 2002; Pierce, 1987). Ainda que A. T. Beck e Steer (1989) tenham concluído que o escore total da SIS não prediz um eventual suicídio, eles determinaram que a subescala Precauções da SIS estava associada a um maior risco de um eventual suicídio. Além disso, existe alguma evidência de que o suicídio é mais fortemente associado aos escores da seção de circunstâncias objetivas do que aos escores na seção sobre as percepções do paciente a respeito da tentativa (por exemplo, Harriss et al., 2005).

A SIS pode ser usada como um guia na determinação do nível de intenção associado às tentativas de suicídio descritas no início deste capítulo. Não há pontos de coorte estabelecidos na SIS que indiquem níveis zero, baixo, médio e alto de intenção. Entretanto, os dados objetivos levantados por essa escala podem facilitar a aplicação de julgamentos clínicos embasados. Por exemplo, as respostas de Janice durante a administração da SIS indicaram que ela havia feito uma tentativa caracterizada como de intencionalidade média. Ainda que ela estivesse isolada em seu quarto quando fez a tentativa, os membros de sua família estavam por perto, e uma intervenção era provável. Por não ter cogitado realizar a tentativa antes daquele momento, ela não fez atos finais em preparação para sua morte ou tentou compor um bilhete de suicídio. Entretanto, ela sabia que a morte era uma possibilidade, e queria morrer para escapar de seus problemas. As respostas de Nick durante a aplicação da SIS indicaram que ele havia feito uma tentativa caracterizada como de intencionalidade alta. Ninguém estava em contato com ele quando saltou da ponte, e uma intervenção era improvável. Ainda que a certeza de suas percepções seja questionável, em função de ele estar sob influência de drogas no momento de sua tentativa, ele não podia negar que havia pretendido cometer suicídio (e, mais tarde, na entrevista, ele concluiu que era provável), e que esperava que a morte fosse um evento certo, mesmo que fosse resgatado por outros. As respostas de Chad durante a aplicação da SIS também indicaram que sua tentativa foi caracterizada como de alta intencionalidade. Ele se preparou para sua tentativa roubando uma faca da cozinha e guardando-a no banheiro do porão, longe do movimento. Ele contemplou o suicídio por diversos dias e compôs um breve bilhete de suicídio. Além disso, ele repetidamente indicou que queria morrer, pois não podia mais suportar sofrer *bullying*.

A SIS é uma mensuração da intenção de se cometer suicídio durante uma tentativa de suicídio amplamente utilizada para auxiliar os terapeutas a determinar se um paciente realizou uma tentativa de suicídio que é consistente com a nomenclatura descrita neste capítulo. A pesquisa descrita nesta seção defende o uso da SIS como parte da avaliação do risco de suicídio. Na verdade, entendemos a intenção suicida como uma das variáveis mais importantes a serem consideradas na determinação do risco de suicídio de pacientes individuais.

Letalidade

As Escalas de Letalidade (LS; A. T. Beck, Beck, et al., 1975) foram desenvolvidas para mensurar a letalidade médica do ferimento. Esse instrumento consiste em oito escalas separadas, que são classificadas pelo médico de acordo com o método da tentativa (por exemplo, arma de fogo, salto, *overdose* de drogas). Cada escala vai de 0 (inteiramente alerta e consciente) a 10 (morte). As gradações são baseadas em um exame das condições físicas do paciente no momento de sua admissão no serviço médico, cirúrgico ou psiquiátrico, e são determinadas por uma revisão do prontuário médico e em uma consulta com o médico que o atendeu. Lester e Beck (1975) relataram que as LS têm alta confiabilidade entre categorias ($r = 0,80$). Ainda que menos estudos tenham usado as LS do que as outras medidas descritas neste capítulo, defendemos seus usos em ambientes clínicos, visto que os registros médicos estejam disponíveis, pois elas proporcionam uma abordagem objetiva e sistemática à quantificação da dimensão letalidade.

As LS foram usadas para determinar a letalidade das tentativas de suicídio de Janice, Nick e Chad. Janice recebeu a Escala de Letalidade para Drogas Indutoras de Coma. Sua mãe descobriu-a algumas horas após ela ter feito a tentativa, em um momento no qual estava em coma e não respondia, mas respirava normalmente. Essas circunstâncias levaram o clínico a avaliar o nível de letalidade como sendo 8, o que corresponde a uma tentativa altamente letal. Avaliações mais baixas nesta escala são designadas para pessoas que ficaram letárgicas ou desnorteadas, ou que pegaram no sono, mas são facilmente despertadas. Como dito previamente, a tentativa de Nick resultou em uma pequena fratura que necessitou ser engessada, mas não houve grande dano ao tendão e uma recuperação completa era esperada. Esses ferimentos correspondem a um índice de letalidade de 4 usando a Escala de Letalidade para Saltos. Uma classificação mais elevada seria designada se Nick tivesse danificado o tendão, ficasse com hemorragia interna ou lesasse áreas vitais, ou se uma recuperação completa não fosse esperada. Chad, em contraste, recebeu um 0 na Escala de Letalidade para Cortes, pois ele fez apenas arranhões superficiais. Níveis mais altos nesta escala seriam designados a pessoas que houvessem danificado nervos calibrosos ou que tivessem perdido muito sangue.

Ideação suicida

A Escala de Ideação Suicida (SSI; A. T. Beck, Kovacs e Weissman, 1979) é uma escala de classificação de aplicação clínica, composta por 21 itens, que mensura a atual intensidade de comportamentos, planos e atitudes específicas do paciente para cometer suicídio, no dia da entrevista. Cada item consiste em três opções, classificadas de acordo com a intensidade da ideação suicida em uma escala de 3 pontos, que vai de 0 a 2. Os níveis dos primeiros 19 itens são somados para a obtenção de um escore total que vai de 0 a 38.

Os primeiros cinco itens da SSI são considerados itens de mapeamento. Três desses itens avaliam o desejo de morrer e o desejo de viver, e os outros dois avaliam o desejo de cometer suicídio por métodos passivos ou ativos (por exemplo, *overdose* de drogas *versus* parar de tomar medicações necessárias para permanecer vivo). Ambos os itens são consistentes com a definição de ideação suicida relatada na Tabela 1.1. Se o paciente relatar algum desejo ativo ou passivo de cometer suicídio, então os demais 14 itens são aplicados. Esses itens avaliam as características do pensamento suicida e dos atos preparatórios, como a duração e a frequência da ideação, a sensação de controle sobre realizar uma tentativa, o número de obstáculos e a quantidade de efetiva preparação para uma tentativa contemplada. Dois itens adicionais não incluídos no escore total são a incidência e a frequência de tentativas de suicídio anteriores. A SSI leva aproximadamente 10 minutos para ser aplicada. Uma versão em autorrelato dessa escala, a Escala Beck para Ideação Suicida (A. T. Beck e Steer, 1991), correlaciona-se com a versão clínica (*rs* = 0,90-0,94), e possui boa consistência interna e validade concorrente com mensurações de construtos correlacionados (A. T. Beck, Steer e Ranieri, 1998; Steer, Rissmiller, Ranieri e Beck, 1993).

A SSI é um instrumento particularmente versátil e já foi testada em muitos contextos. Especificamente, a SSI foi padronizada com pacientes psiquiátricos adultos em contextos de internação (A. T. Beck, Steer, Kovacs e Garrison, 1985) e contextos ambulatoriais (A. T. Beck, Brown e Steer, 1997). Ela também foi aplicada em casos de atenção primária, unidades de emergência, programas de reabilitação e práticas privadas (por exemplo, Bruce et al., 2004). Além disso, a SSI já foi aplicada em indivíduos representando muitas faixas etárias, como estudantes universitários (por exemplo, Clum e Curtin, 1993), adolescentes (por exemplo, de Man e Leduc, 1994) e idosos (por exemplo, Bruce et al., 2004; Szanto et al., 1996).

A SSI possui excelentes propriedades psicométricas. Por exemplo, ela tem boa consistência interna, com coeficientes *alfa* indo de 0,84 (A. T. Beck et al., 1997) a 0,89 (A. T. Beck, Kovacs et al., 1979). A SSI também possui grande confiabilidade entre as categorias, com correlações indo de 0,83 (A. T. Beck, Kovacs et al., 1979) a 0,98 (Bruce et al., 2004). A SSI se correlaciona positivamente com itens sobre suicídio do Inventário de Depressão de Beck e com a Escala de Classificação de Depressão de Hamilton (por exemplo, A. T. Beck, Kovacs et al., 1979; Hawton, 1987), com tentativas de suicídio anteriores, com a severidade da depressão (por exemplo, A. T. Beck, Beck et al., 1997) e com monitoramentos diários da ideação suicida (Clum e Curtin, 1993). A SSI discrimina pacientes internados suicidas de pacientes ambulatoriais deprimidos (A. T. Beck, Kovacs et al., 1979) e pessoas que tentaram o suicídio daqueles que não tentaram (Mann, Waternaux, Haas e Malone, 1999). Além disso, mudanças no escore da SSI se correlacionam moderadamente com mudanças nos níveis de depressão (r = 0,65) e desesperança (r = 0,57) do pré ao pós-tratamento (A. T. Beck, Kovacs et al., 1979).

A SSI é uma das poucas mensurações de ideação suicida com validade preditiva estabelecida para suicídio consumado. Em um estudo prospectivo, descobrimos que os pacientes que pontuaram mais do que 2 neste inventário eram aproximadamente sete vezes mais propensos a cometer suicídio do que aqueles que pontuaram 2 ou menos (G. K. Brown, Beck, Steer e Grisham, 2000). Ainda que a ideação suicida seja um critério para o diagnóstico de um episódio depressivo maior, o estudo de G. K. Brown e colaboradores (2000) determinou que a presença da ideação suicida é uma estimativa independente de risco de suicídio, separadamente do risco associado a depressão maior.

A SSI foi utilizada para validar a ideação suicida nos três casos apresentados no começo deste capítulo. Ainda que essa mensuração tenha sido aplicada após suas tentativas, todos os três indivíduos pontuaram de uma forma que sugeria ideação suicida persistente, e que requeria monitoramento cuidadoso (por exemplo, o escore SIS de Janice = 19; o escore SIS de Nick = 26; e o escore SIS de Chad = 28). Os três indivíduos afirmavam um forte desejo de morrer e que seus desejos de morrer superavam seus desejos de viver. Janice e Nick relataram um fraco desejo de fazer outra tentativa de suicídio, e Chad indicou um forte desejo de fazer isso se ele continuasse sofrendo *bullying*. Janice indicou que ela experimentava apenas uma breve ideação suicida, enquanto Chad experimentava ideações suicidas por períodos maiores, e Nick experimentava ideações suicidas quase continuamente. Tanto Janice quanto Nick acreditavam que nada os impediria de fazer outra tentativa, enquanto Chad expressou alguma preocupação de que iria magoar sua mãe ao tentar o suicídio. Janice e Nick possuíam ideias de como iriam tentar o suicídio no futuro, mas os detalhes não estavam bem planejados. Em contraste, Chad tinha um plano bem-formulado (por exemplo, cortar seus pulsos). Janice não tinha certeza se teria coragem de fazer outra tentativa, enquanto Nick e Chad estavam confiantes de que seriam capazes de realizar outra tentativa.

Assim como foi mencionado na Introdução, a SSI foi adaptada para mensurar a intensidade de atitudes, comportamentos e planos específicos de cometer suicídio durante o período em que o indivíduo estivesse mais suicida (Escala de Ideação Suicida – Pior Momento [SSI-W]; A. T. Beck, Brown, Steer, Dahlsgaard e Grisham, 1999). Os pacientes são instruídos a relembrar a data e as circunstâncias aproximadas de quando estavam experimentando o desejo mais intenso de cometer suicídio. Eles então são requisitados a manter essa experiência em mente enquanto o clínico avalia sua resposta para os 19 itens da SSI a respeito de quão suicidas estavam naquele momento. A validade preditiva da SSI-W para o suicídio já foi estabelecida, concluindo que os pacientes psiquiátricos que se encontram na categoria de alto risco (por exemplo, um escore total maior que 16 na SSI-W) são 14 vezes mais propensos a cometer suicídio do que pacientes que pontuaram dentro da categoria de baixo risco (A. T. Beck et al., 1999).

A ideação suicida também pode ser mapeada utilizando-se apenas o item Pensamentos e Desejos Suicidas do Inventário de Depressão de Beck – II (A. T. Beck, Steer e Brown, 1996). Os pacientes assinalam uma dentre quatro gradações para seus desejos de cometer suicídio – 0 ("Eu não tenho pensamento algum sobre me matar"), 1 ("Eu tenho pensamentos sobre me matar, mas eu não os realizaria"), 2 ("Eu gostaria de me matar"), ou 3 ("Eu me mataria se tivesse a chance"). Uma classificação de 2 ou mais neste item é consistente com nossa definição de ideação suicida com desejo suicida. Nosso grupo de pesquisa descobriu que os pacientes psiquiátricos ambulatoriais do estudo de G. K. Brown e colaboradores (2000) que pontuaram 2 ou mais nessa testagem eram 6,9 vezes mais propensos a morrer por suicídio do que os pacientes que pontuaram abaixo de 2. Ainda que a SSI e a Escala de Ideação Suicida de Beck proporcionem uma noção mais global da ideação suicida do paciente, este item sozinho tem o potencial de ser útil no mapeamento de pensamentos e desejos suicidas quando o clínico não possui os meios de conduzir uma avaliação psicológica abrangente.

RESUMO E INTEGRAÇÃO

Este capítulo apresentou a nomenclatura padrão que é utilizada ao longo do restante do livro. A ideação suicida, tentativas de suicídio e o suicídio são categorias mutuamente exclusivas que são diferenciadas por:

a) se a pessoa engajou-se em um ato para se matar (por exemplo, se algum ferimento de fato ocorreu); e
b) se a pessoa ainda está viva.

Em contraste, outros termos apresentados neste capítulo são dimensionais por natureza e caracterizam o grau de seriedade do ato ou do pensamento suicida, como a intenção e a letalidade médica. Todas essas variáveis são importantes para uma avaliação em um contexto clínico, já que, quanto mais alta for a carga do paciente nessas três dimensões, maior a probabilidade de ele engajar-se em um ato suicida no futuro.

Pesquisas demonstraram que existe muita discordância entre os clínicos quando convocados a determinar se um paciente realizou uma tentativa (Wagner et al., 2002). Nossa experiência nos diz que muitos clínicos não possuem definições operacionais desses construtos para guiar suas decisões clínicas. A adesão a definições apresentadas neste capítulo é um importante passo que os terapeutas podem dar na identificação de pacientes suicidas. Também encorajamos o uso de avaliações padronizadas para quantificar a dimensão completa da ideação e da intenção suicida de pacientes individuais. Além das mensurações descritas neste capítulo, existem muitos outros instrumentos disponíveis na literatura que avaliam esses construtos para crianças (ver Goldston, 2003, para uma revisão), adultos e idosos (ver G. K. Brown, 2002, para uma revisão) que podem ser facilmente administrados em contextos clínicos. Muitos itens nesses instrumentos avaliam aspectos dos pensamentos e dos desejos suicidas que podem não vir imediatamente ao pensamento de um clínico (por exemplo, se uma pessoa tomaria precauções para manter-se viva, como tomar medicações prescritas para alguma doença médica). Ainda que essas mensurações tomem um tempo para serem aplicadas, acreditamos que proporcionem informações valiosas que ajudarão os clínicos a julgar com confiança o risco de um paciente engajar-se em futuros atos suicidas, bem como o nível de cuidado que é necessário para manter o paciente seguro.

2

CORRELATOS DE ATOS SUICIDAS E FATORES DE RISCO

Como o profissional determina quem está em risco de tentar o suicídio? Essa questão tem sido central na literatura sobre suicídio por mais de 50 anos. Tal como é mostrado neste capítulo, existem muitas características que distinguem aqueles que se engajam daqueles que não se engajam em atos suicidas. Nenhuma dessas variáveis sozinhas é suficiente para desencadear um ato suicida e, na verdade, esses fatores se acumulam e interagem entre si para aumentar a vulnerabilidade de uma pessoa ao comportamento suicida (Mościcki, 1999). Infelizmente, um conhecimento funcional dessas variáveis geralmente é difícil de ser aplicado em uma avaliação de qualquer paciente, em função da grande maioria dos indivíduos caracterizados por essas variáveis terminar não tentando ou cometendo suicídio (Murphy, 1984; Paris, 2006).

Não obstante, uma avaliação sólida do grau no qual um paciente é caracterizado por variáveis associadas aos atos suicidas pode cumprir dois importantes objetivos clínicos. Primeiro, ela pode guiar o clínico na seleção do nível apropriado de cuidado (por exemplo, visitas ambulatoriais semanais, programa de hospitalização parcial, internação hospitalar) com base no número e na severidade dessas variáveis que um paciente em particular exibe. Segundo, ela proporciona ao terapeuta o início da conceituação cognitiva do quadro clínico dos pacientes (ver Capítulo 7), fazendo com que fatores contextuais distais e precursores imediatos dos atos suicidas possam ser hipotetizados. Esse esquema, por sua vez, proporciona pontos lógicos de intervenção no tratamento subsequente. Discutimos variáveis relevantes para as tentativas de suicídio e para as mortes por suicídio em adultos que dividem-se em quatro grandes categorias:

a) variáveis demográficas;
b) variáveis diagnósticas;
c) variáveis do histórico psiquiátrico; e
d) variáveis psicológicas.

O leitor astuto notará que temos evitado usar o termo *fator de risco* até este ponto no capítulo. De acordo com Kraemer e colaboradores (1997, p. 338), um fator de risco é uma "*caracterização* mensurável de cada *sujeito* em uma *população* específica que precede o resultado da questão de interesse e que pode ser utilizada para dividir a população em dois grupos (o grupo de alto risco e o grupo de baixo risco, que compreendem a população total)". Inerente a essa definição está que a característica precisa preceder o resultado. Em contraste, uma grande parte da pesquisa examinando variáveis únicas a pacientes suicidas usa projetos de pesquisa transversais ou de pesquisa retrospectiva, de modo que os pesquisadores comparam indivíduos que tentaram ou cometeram suicídio com aqueles que não tentaram, para determinar o que é diferente a respeito dos pacientes suicidas. Esses estudos são valiosos e proporcionam informações ricas sobre os concomitantes dos atos suicidas. Entretanto, eles não necessariamente indicam fatores que colocam indivíduos em risco de atos suicidas, pois fatores de risco só podem ser classificados assim se forem empiricamente demonstrados como tendo estado presentes antes do evento sob observação (por exemplo, uma tentativa de suicídio ou morte). Em vez disso, consideramos esses fatores como *correlatos* de atos suicidas, ou como variáveis que se descobriu por meio de pesquisas empíricas que estão associadas a atos suicidas. Usamos o termo *fator de risco* quando variáveis são investigadas em projetos prospectivos, nos quais os participantes da pesquisa são avaliados no momento em que eles se envolvem com o estudo e são acompanhados ao longo do tempo para determinar o grau no qual determinadas variáveis predizem aqueles que eventualmente engajarem-se em atos suicidas (Kraemer et al., 1997). Encorajamos os clínicos a darem aos fatores de risco estabelecidos o maior peso na determinação do risco de suicídio em seus pacientes suicidas.

VARIÁVEIS DEMOGRÁFICAS

As variáveis demográficas associadas aos atos suicidas são, talvez, as de menor interesse para o clínico, pois muitos desses fatores não podem ser modificados em tratamento (por exemplo, idade, gênero). Contudo, os clínicos deveriam estar cientes desses grupos demográficos de alto risco, para que eles considerem esse conhecimento quando determinarem o nível apropriado de monitoramento individual para seus pacientes. Por exemplo, é bem estabelecido que os homens são mais propensos a morrerem por suicídio do que as mulheres (Oquendo et al., 2001; Suokas, Suominen, Isometsä, Ostamo e Lönnqvist, 2001), talvez porque os homens têm maior prababilidade do que as mulheres de usar meios letais (Denning, Conwell, King e Cox, 2000). Ainda que muitos estudos tenham concluído que mais mulheres do que homens tentem o suicídio (por exemplo, Roy e Janal, 2006), outra pesquisa demonstrou que os homens fazem mais tentativas do que as mulheres quando o comportamento é motivado pela intenção de morrer em vez de ser motivado pela intenção de comunicar algo a outros (Nock e Kessler, 2006). Além disso, a morte por suicídio é mais comum entre as populações de mais idade (Loebel, 2005), de menos condições socioeconômicas (Beautrais, 2001; Kreitman, Carstairs e Duffy, 1991) e de veteranos de guerra (Kaplan, Huguet, McFarland e Newsom, 2007). Não existem estatísticas nacionais para a morte por suicídio em função da orientação sexual, pois ela não é identificada nas certidões de óbito. Entretanto, os resultados de pesquisas empíricas demonstram que os homens que tiveram ao menos um parceiro do mesmo sexo nos últimos 5 anos são 2,4 vezes mais propensos a tentar suicídio do que os que relataram terem tido apenas parceiras do sexo oposto durante os últimos 5 anos. Em contraste, não há diferença na prevalência de tentativas com mulheres em função do gênero dos seus parceiros ao longo dos últimos 5 anos (Gilman et al., 2001).

Pesquisas epidemiológicas demonstraram que a morte por suicídio varia tremendamente de acordo com a raça e etnia. A Tabela 2.1 demonstra as taxas de suicídio em função do gênero e da etnia nos Estados Unidos entre 1999 e 2003. Considerando todos os grupos étnicos e raciais, a taxa de suicídio para os homens é substancialmente maior do que a taxa de suicídio para as mulheres, que é também consistentemente mais alta em indivíduos brancos não hispânicos do que em indivíduos de outras etnias. Entretanto, algumas pesquisas sugeriram que as taxas de suicídio estão crescendo dramaticamente entre homens afro-americanos (ver Joe e Kaplan, 2001, para uma revisão). Como visto na Tabela 2.1, a taxa de suicídio entre os indivíduos índios americanos e alasquianos nativos é maior do que para qualquer outro grupo racial ou étnico não caucasiano, ainda que deva ser reconhecido que as taxas variam entre as tribos, com algumas tribos relatando até 150 suicídios por cem mil pessoas e outras tribos relatando zero suicídios por cem mil pessoas (L. M. Olson e Wahab, 2006).

As variáveis como idade, gênero, condições socioeconômicas, orientação sexual,

TABELA 2.1 Taxas de suicídio por gênero e etnia nos Estados Unidos: 1999-2003

Raça/Etnia	Gênero	
	Homens, todas as idades	Mulheres, todas as idades
Brancos não hispânicos	21,1	5,0
Afro-americanos não hispânicos	9,8	1,8
Hispânicos	9,8	1,7
Índios americanos ou alasquianos nativos	16,7	3,9
Asiáticos/ilhéus do pacífico	8,3	3,0

Nota. Todos os valores são reportados em termos de número de suicídios por cem mil pessoas. Dados retirados da fonte http://www.cdc.gov/nchs/health_data_for_all_ages.htm

raça e etnia foram identificadas como fatores de risco em vários projetos de pesquisa prospectivos, e mesmo quando eles emergem como correlatos em projetos retrospectivos ou transversais, geralmente são vistos como fatores de risco para atos suicidas, pois obviamente existem antes do ato suicida ser observado. Kraemer e colaboradores (1997) referem-se a essas variáveis como marcadores fixos. Nós consideramos esses fatores de risco como importantes, porém distantes variáveis contextuais, em contraste com aquelas que exercem grande influência no momento imediatamente anterior à tentativa.

Algumas variáveis demográficas que distinguem indivíduos suicidas de não suicidas podem mudar ao longo da vida de uma pessoa, ainda que sejam muito menos maleáveis do que as variáveis psicológicas que discutimos mais adiante neste capítulo e que são geralmente o alvo na psicoterapia. Por exemplo, vários estudos prospectivos concluíram que o desemprego prediz o suicídio independentemente de outros fatores de risco estabelecidos (A. T. Beck e Steer, 1989; G. K. Brown, Beck, Steer e Grisham, 2000). Alguns estudos demonstraram que os indivíduos que tentaram o suicídio (Mann et al., 1999) e aqueles que morreram por suicídio (Beautrais, 2001) têm menos anos de educação do que os indivíduos não suicidas. Além disso, muitos estudos demonstraram que é mais comum que os pacientes suicidas sejam solteiros (Pokorny, 1983), divorciados (Cantor e Slater, 1995) ou viúvos (Stroebe, Stroebe e Abakoumkin, 2005) em relação aos pacientes não suicidas recebendo cuidados psiquiátricos. Dados do National Longitudinal Mortality Study, um grande estudo epidemiológico com uma amostragem nos Estados Unidos, representativa de adultos, indicou que os indivíduos que são divorciados ou separados são duas vezes mais propensos a cometerem suicídio do que pessoas casadas (Kposowa, 2000). É possível que a relação entre a ausência de um marido ou esposa e os atos suicidas possa ser explicada por um problema mais amplo, como o isolamento social. Pesquisas empíricas demonstraram que o isolamento social é fortemente associado a morte por suicídio (ver Trout, 1980, para uma revisão). A despeito de muitas outras variáveis discutidas nesta seção, o isolamento social é um problema envolvendo muitos fatores psicológicos que pode ser abordado na psicoterapia. Como será visto na Parte II deste livro, um grande componente do nosso programa de tratamento envolve ajudar os pacientes suicidas a desenvolverem suas redes sociais de apoio, o que esperamos que reduza sua sensação de isolamento social.

Portanto, as pesquisas sobre variáveis demográficas associadas com atos suicidas têm sugerido que homens mais velhos, que estão em uma condição socioeconômica baixa e que são solteiros, divorciados ou viúvos encontram-se em um risco especialmente alto de suicídio. É claro, a grande maioria dos indivíduos caracterizados por essas variáveis demográficas não se engaja em atos suicidas, sugerindo que um modelo dos atos suicidas informado apenas por esses fatores estaria longe de ser completo. Além disso, a identificação de variáveis demográficas associadas com atos suicidas não expõe o mecanismo específico por meio do qual as crises suicidas são ativadas nesses indivíduos vulneráveis. Portanto, é imperativo interpretar esses fatores de risco demográficos no contexto dos processos e sintomas psicológicos que se sabe estarem presentes em pacientes suicidas.

VARIÁVEIS DIAGNÓSTICAS

Doenças como a AIDS, o câncer, a doença pulmonar obstrutiva crônica, a dor crônica, a doença renal em estágio terminal e os transtornos neurológicos severos estão associados a um maior risco de ideação suicida, de tentativas de suicídio e de morte por suicídio (Hughes e Kleespies, 2001; Levenson e Bostwick, 2005). Em sua revisão do suicídio e doenças médicas, Hughes e Kleespies (2001) indicaram que entre 30 e 40% dos indivíduos que morrem por suicídio possuem alguma afecção médica; entretanto, essas taxas variam de acordo com a idade, sendo menores em adultos mais jovens que cometeram suicídio e maiores em adultos mais velhos que cometeram suicídio. Ainda que a presença de doenças raramente aumente o risco de suicídio por si só, elas muitas vezes aumentam a vulnerabilidade ao suicídio por meio da ativação da desesperança, da falta de sentido percebido para a vida e da perda de importantes papéis sociais (Levenson e Bostwick, 2005), bem como da insurgência de comorbidades psiquiátricas (E. C. Harris e Barraclough, 1994; Suominen, Isometsä, Heila, Lönnqvist e Henriksson, 2002).

A presença de um ou mais tipos de perturbações psiquiátricas é a variável central na etiologia de atos suicidas, já que 90% ou mais dos indivíduos que morrem por suicídio são diagnosticados com um ou mais transtornos psiquiátricos (por exemplo, Beautrais et al., 1996; Berolote, Fleischmann, De Leo e Wasserman, 2003; Suominen et al., 1996). Definimos *perturbações psiquiátricas* como um caso no qual uma pessoa preenche os critérios para um ou mais transtornos psiquiátricos ou relata ou exibe sintomas psiquiátricos associados a prejuízo funcional, com sofrimento subjetivo ou ambos. Perturbações psiquiátricas podem ser determinadas tanto por uma entrevista diagnóstica, que estabelece diagnósticos psiquiátricos, como por um inventário que forneça um escore em uma dimensão dos sintomas psiquiátricos (por exemplo, o Inventário de Depressão de Beck). Talvez a análise mais abrangente do risco de suicídio associado a perturbações psiquiátricas tenha sido conduzida por E. C. Harris e Barraclough (1997), que reuniu estudos publicados entre 1966 e 1993 que acompanhavam grupos de pacientes com ao menos um transtorno psiquiátrico por pelo menos 2 anos. Eles calcularam taxas padronizadas de mortalidade para cada transtorno psiquiátrico principal, fazendo uma média das taxas observadas de mortes por suicídio em relação às taxas esperadas de morte por suicídio.

De todos os tipos de perturbações psiquiátricas, a relação entre a depressão e os atos suicidas tem sido a mais extensivamente estudada (Lönnqvist, 2000), talvez porque a ideação suicida e as tentativas de suicídio estejam implicadas em um critério que contribui para o diagnóstico de um transtorno depressivo maior. Aproximadamente 15% dos pacientes com transtorno depressivo maior relatam que realizaram uma tentativa de suicídio em algum momento em suas vidas (Chen e Dilsaver, 1996). Entre 2 e 12% dos indivíduos com transtorno depressivo maior morrem por suicídio (Bostwick e Pankrantz, 2000), e, por outro lado, mais de 50% dos indivíduos que morrem por suicídio são diagnosticados com transtorno depressivo maior (Bertolote et al., 2003). Em sua meta-análise do risco de suicídio associado a vários transtornos psiquiátricos, E. C. Harris e Barraclough (1997) determinaram que o risco de um indivíduo depressivo morrer por suicídio é 20 vezes maior do que o que seria esperado para os indivíduos não depressivos com características demográficas similares.

O transtorno bipolar do humor também é fortemente associado a atos suicidas. Por exemplo, Chen e Dilsaver (1996) descobriram que 29% da sua amostra de pacientes bipolares relatou que havia realizado ao menos uma tentativa de suicídio, e E. C. Harris e Barraclough (1997) calcularam que o risco de suicídio entre indivíduos bipolares era aproximadamente 15 vezes maior do que o que seria esperado para indivíduos não bipolares com características demográficas similares. Os resultados da meta-análise de Hawton, Sutton, Haw, Sinclair e Harriss (2005) sugerem que o subconjunto dos pacientes bipolares que são admitidos no hospital por depressão, se apresentam para tratamento em um estado afetivo misto ou são diagnosticados com um transtorno de ciclagem rápida apresentam maior probabilidade de tentarem o suicídio depois de saírem do hospital. Em outras palavras, o transtorno bipolar é associado ao comportamento suicida, mas parece que os pacientes suicidas estão em maior risco de realizarem atos suicidas quando eles estão na fase depressiva ou de humor misto da doença (Maser et al., 2002). Em contraste, uma pesquisa demonstrou que pacientes bipolares tratados a longo prazo com lítio possuem riscos comparativamente baixos de suicídio (Müller-Oerlinghausen, Muser-Causemann e Volk, 1992).

Em acréscimo aos transtornos do humor, os transtornos relacionados ao uso de substâncias também são frequentemente identificados como fatores diagnósticos que colocam os indivíduos em risco de realizarem atos suicidas. De acordo com Inskip, Harris e Barraclough (1998), entre 7 e 8% dos indivíduos com dependência do álcool morrem por suicídio. Um diagnóstico de abuso ou dependência do álcool está associado com um risco de suicídio que é quase seis vezes maior do que o que seria esperado entre indivíduos não alcoolistas com características demográficas similares (E. C. Harris e Barraclough, 1997). Algumas pesquisas indicaram que o risco de suicídio é particularmente alto para bebedores pesados, enquanto o risco de suicídio para bebedores moderados é apenas levemente elevado (por exemplo, Andréasson e Romelsjo, 1988). E. C. Harris e Barraclough (1997) também determinaram que o risco de suicídio entre indivíduos que apresentam abuso ou dependência de drogas é, dependendo da droga em questão, entre 4 e 20 vezes o que seria esperado para indivíduos sem dependência de drogas com características demográficas similares. O risco para atos suicidas aumenta ainda mais no contexto do uso de diversas drogas (E. C. Harris e Barraclough, 1997; Vongoe, Welch, Farrell e Strang, 1999) e da comorbidade com outro transtorno psiquiátrico (Prigerson, Desai, Lui-Mares e Rosenheck, 2003). Voltaremos à questão dos atos suicidas em pacientes com transtornos relacionados ao uso de substâncias no Capítulo 13.

A esquizofrenia e os transtornos do espectro da esquizofrenia também são associados a um elevado risco de tentativas e mortes por suicídio. De acordo com E. C. Harris e Barraclough (1997), os pacientes com esquizofrenia têm um risco de suicídio 8,5 vezes maior do que seria esperado para indivíduos sem esquizofrenia com características demográficas similares. Até 40% dos pacientes com transtornos psicóticos tentam o suicídio em algum momento de suas vidas (Meltzer, 2003), e entre 9 e 13% eventualmente morrem por suicídio (por exemplo, Caldwell e Gottesman, 1990). As variáveis que fazem com que os pacientes esquizofrênicos sejam especialmente vulneráveis a atos suicidas incluem a depressão (por exemplo, Heila et al., 1997; Steblaj, Tavcar e Dernovsek, 1999), a desesperança (Drake e Cotton, 1986), os sintomas positivos (por exemplo, Fenton, McGlashan, Vistor e Blyer, 1997), o isolamento social (Steblaj et al., 1999), a falta de *insight* (Steblaj et al., 1999) e um início agudo (Mortensen e Juel, 1993). Alucinações de comando para machucar a si mesmo também foram associadas com o comportamento autoagressivo (por exemplo, Rogers, Watt, Gray, MacCulloch e Gournay, 2002). Portanto, é possível que o risco de atos suicidas seja elevado em dois tipos de pacientes psicóticos – aqueles que estão deprimidos e aqueles que experimentam abundantes sintomas positivos.

Pesquisas também demonstraram que o risco para atos suicidas é alto em pacientes com certos diagnósticos de Eixo II (por exemplo, Allebeck e Allgulander, 1990; Mann et al., 1999). Em um estudo longitudinal, aproximadamente 20% dos pacientes com transtorno da personalidade *borderline* realizaram uma tentativa de suicídio em um período de 2 anos (Yen et al., 2003). Pacientes com esse diagnóstico relatam uma média de três tentativas de suicídio ao longo da vida (Soloff, Lis, Kelly, Cornelius e Ulrich, 1994). Além disso, indivíduos com transtorno da personalidade antissocial que exibem a característica específica de desvio antissocial estão em um maior risco de se engajarem em atos suicidas (por exemplo, Verona, Patrick e Joiner, 2001). É possível que uma variável comum, como a impulsividade, possa explicar a alta prevalência de tentativas e mortes por suicídio em pacientes com esses transtornos.

A ansiedade é o único tipo de perturbação psiquiátrica para a qual existem evidências conflitantes de que ela elevaria o risco de atos suicidas. Em sua metanálise, E. C. Harris e Barraclough (1997) determinaram que a "neurose de ansiedade" estava associada a um risco de suicídio seis vezes maior do que seria esperado na população geral, que o transtorno obsessivo-compulsivo estava associado a um risco de suicídio 10 vezes maior do que seria esperado, e que o transtorno do pânico estava igualmente associado a um risco de suicídio 10 vezes maior do que seria esperado. Entretanto, essas taxas foram baseadas nos resultados de apenas um ou dois estudos associados a cada tipo de transtorno de ansiedade. Em contraste, A. T. Beck, Steer, Sanderson e Skeie (1991) encontraram evidências sugerindo que o transtorno de pânico é apenas um fator de risco indireto para atos suicidas, e que o risco de suicídio aumenta apenas naqueles pacientes com transtorno de pânico que têm um transtorno comórbido do humor ou relacionado ao uso de substâncias.

Portanto, um número considerável de tipos de perturbações psiquiátricas é associado a tentativas de suicídio e ao suicídio, incluindo depressão maior, transtorno bipolar, transtornos relacionados ao uso de substâncias, transtornos psicóticos e alguns transtornos de Eixo II, particularmente aqueles do *Cluster* B. Na verdade, E. C. Harris e Barraclough (1997, p. 222) concluíram que "virtualmente todos os transtornos mentais apresentam um risco aumentado de suicídio, excetuando-se o retardo mental e possivelmente a demência e a agorafobia". Apesar do fato de a pesquisa empírica ter estabelecido uma associação próxima entre os diagnósticos de transtornos psiquiátricos e os atos suicidas, a presença de um transtorno não explica por que as pessoas tentam o suicídio, já que a maior parte dos indivíduos com transtornos psiquiátricos não se engaja em atos suicidas. No Capítulo 3, explicamos o modo como as distorções cognitivas e perturbações emocionais associadas a perturbações psiquiátricas se acumulam e aumentam a probabilidade de que estruturas cognitivas especificamente associadas aos atos suicidas sejam ativadas.

VARIÁVEIS DO HISTÓRICO PSIQUIÁTRICO

Talvez o mais potente preditor do suicídio seja a presença de tentativas prévias (Beautrais, 2001; Blumenthal, Bell, Neumann, Schuttler e Vogel, 1989; Oquendo et al., 2004; Suokas et al., 2001), especialmente no 1º ano após a alta do hospital por aquela tentativa (Nordstöm, Åsberg, Åbrg-Wistedt e Nordin, 1995). E. C. Harris e Barraclough (1997) estimaram que os indivíduos que já realizaram uma tentativa de suicídio são de 38 a 40 vezes mais propensos a eventualmente morrerem por suicídio do que seria esperado. Tentativas anteriores predizem o suicídio em numerosos contextos, do suicídio cometido enquanto em uma unidade de internação (Kupinski et al., 1998) até anos após a alta do hospital (por exemplo, Goldstein, Black, Nasrallah e Winokur, 1991) ou término de um tratamento ambulatorial (por exemplo, G. K. Brown et al., 2000). Joiner e colaboradores (2005) demonstraram que o histórico de uma tentativa anterior permanece significativamente associado à ideação suicida, mesmo quando uma série de outros fatores de risco bem-estabelecidos para atos suicidas são levados em conta na análise. Múltiplas tentativas de suicídio são particularmente associadas a um aumento no fator de risco para subsequentes comportamentos suicidas (por exemplo, Oquendo et al., 2007). Na verdade, Carter, Reith, Whyte e McPherson (2005) concluíram que muitos indivíduos que realizam tentativas o fazem com crescente severidade, e uma severidade crescente das tentativas é associada a taxas mais altas de morte por suicídio. Uma pesquisa de Rudd, Joiner e Rajab (1996) levantou a possibilidade de que pessoas que realizam múltiplas tentativas estão particularmente em risco de cometerem suicídio, pois elas são caracterizadas por perturbações psiquiátricas mais severas do que os pacientes que realizaram apenas uma tentativa e do que aqueles que relatam ter uma ideação suicida, mas que nunca realizaram uma tentativa.

Ainda que isso não seja um diagnóstico psiquiátrico, um histórico de abuso na infância é associado com níveis maiores de perturbações psiquiátricas e com uma maior chance de engajamento em atos suicidas. Muitos estudos descobriram uma associação entre abuso físico ou sexual na infância e um histórico de tentativas de suicídio (por exemplo, Anderson, Tiro, Price, Bender e Kaslow, 2002; Glowinski et al., 2001; Joiner et al., 2007; McHolm, MacMillan e Jamieson, 2003; Roy, 2003a, 2003b). Indo além, alguns estudos demonstraram que é mais provável que abusos físicos e sexuais na infância sejam relatados por pacientes que já fizeram múltiplas tentativas de suicídio do que por aqueles que realizaram apenas uma tentativa (J. Brown, Cohen, Johnson e Smailes, 1999; Talbot, Duberstein, Cox, Denning e Conwell, 2004; Ystgaard, Hestetun, Loeb e Mehlum, 2004). Em um estudo usando dados da National Comorbidity Survey, Joiner e colaboradores (2007) concluíram que o abuso físico e o abuso sexual violento deveriam ser encarados como maiores fatores de risco para futuras tentativas de suicídio do que outras formas de abuso, como molestamento e abuso verbal. Juntos, esses estudos indicam que o abuso físico e sexual na infância devem ser considerados durante uma avaliação de risco de suicídio.

Características específicas do histórico psiquiátrico e terapêutico de um paciente também são importantes para o entendimento dos atos suicidas. Goldstein e colaboradores (1991) determinaram que a cronicidade do episódio referência para o diagnóstico psiquiátrico no momento da hospitalização era associada a um aumento no risco de suicídio muitos anos depois. Alguns estudos concluíram que os pacientes que estão em tratamento psiquiátrico que cometem suicídio têm maior probabilidade de terem passado previamente por uma farmacoterapia do que pacientes psiquiátricos que não cometem suicídio (por exemplo, G. K. Brown et al., 2000; Dahlsgaard, Beck e Brown, 1998), psicoterapia prévia (G. K. Brown et al., 2000) ou hospitalizações psiquiátricas anteriores (por exemplo, Beautrais, 2001; G. K. Brown et al., 2000). Esses dados sugerem que uma perturbação psiquiátrica persistente por muito tempo, como evidenciado por um transtorno psiquiátrico crônico ou um tratamento anterior, coloca indivíduos em risco de se engajarem em atos suicidas. Dahlsgaard e colaboradores (1998) concluíram que aqueles que haviam morrido por suicídio tinham maior probabilidade do que outros pacientes de terem largado a psicoterapia prematuramente, de terem comparecido a menos sessões e de terem expressado níveis mais altos de desesperança no momento de sua sessão final. Similarmente, Goldstein e colaboradores (1991) concluíram que uma resposta favorável ao tratamento atenuava o risco de um eventual suicídio, levantando a possibilidade de que o sucesso de um paciente em seu atual regime de tratamento possui implicações duradouras para sua segurança. Ainda que a questão não tenha sido bem pesquisada, propomos que as expectativas negativas dos pacientes quanto a tratamentos psiquiátricos – inclusive sua desesperança e ambivalência quanto ao tratamento – provavelmente estão relacionadas ao abandono do tratamento e, em última análise, a atos suicidas. Revisamos as implicações clínicas dessa questão no Capítulo 6.

Finalmente, um histórico familiar de suicídio também está associado a tentativas de suicídio (Murphy e Wetzel, 1982; Sorenson e Rutter, 1991) e a mortes por suicídio (Cheng, Chen, Chen e Jenkins, 2000). Além disso, um histórico familiar de atos suicidas distingue indivíduos que fizeram apenas uma dos que fizeram múltiplas tentativas, sendo aqueles que realizaram múltiplas tentativas mais propensos a terem pelo menos um membro da família que tentou ou morreu por suicídio (Forman, Berk, Henriques, Brown e Beck, 2004). Em comparação aos sujeitos sem histórico familiar de suicídio, indivíduos que tentaram o suicídio e que possuem um histórico familiar de tentativas de suicídio ou mortes são caracterizados por níveis elevados de depressão e desesperança (Jeglic, Sharp, Chapman, Brown e Beck, 2005), o que provavelmente contribui ainda mais para o risco do engajamento em atos suicidas.

Como podem essas variáveis do histórico psiquiátrico fazerem uma pessoa vulnerável a se engajar em atos suicidas? Tal como é descrito no Capítulo 3, quanto mais severas forem as perturbações psiquiátricas de uma pessoa, é mais provável que ela experimente distorções cognitivas negativas e vieses de processamento de informação que exacerbam as distorções de humor e as limitações funcionais. Um histórico de abuso contribui ainda mais para o desenvolvimento de crenças desadaptativas sobre si mesmo, sobre o mundo ou sobre o futuro. De acordo com a teoria cognitiva, um histórico de perturbações psiquiátricas ou de experiências negativas de infância aumenta a facilidade com que esses padrões cognitivos negativos serão ativados no futuro. Quando uma pessoa já tentou o suicídio, isso aumenta a probabilidade de que padrões cognitivos especificamente relacionados ao suicídio serão ativados. Um histórico psiquiátrico de uma família certamente aumenta a probabilidade de que uma pessoa experimentará perturbações psiquiátricas, que são associadas com os padrões cognitivos descritos anteriormente. Além disso, existem evidências de transmissão genética do risco aumentado para atos suicidas, independente da transmissão genética do risco para perturbações psiquiátricas (ver Brent e Mann, 2005, para uma revisão), com aproximadamente 43% da variação no comportamento suicida explicada pela genética (Bondy, Buettner e Zill, 2006). Na verdade, a transmissão genética das tentativas de suicídio é particularmente provável quando há um histórico de abuso sexual, tanto no caso-referência, quanto na prole (Brent et al., 2002). Portanto, é provável que esse histórico psiquiátrico aumente o risco de atos suicidas através de caminhos psicológicos, ambientais e biológicos.

VARIÁVEIS PSICOLÓGICAS

Em contraste com as variáveis demográficas e de histórico psiquiátrico, as variáveis psicológicas (por exemplo, as que são de natureza cognitiva, afetiva ou comportamental) são de fato passíveis de serem modificadas por meio de intervenções psicoterapêuticas focadas. Acreditamos que muitas dessas variáveis explicam, ao menos em parte, a associação entre variáveis demográficas, diagnósticas e de histórico psiquiátrico com a ideação suicida e os atos suicidas. Ou seja, essas variáveis têm o potencial de responder pelo mecanismo pelo qual os atos suicidas se manifestam em uma pessoa em particular. A seguir, apresentamos cinco classes de variáveis psicológicas que foram consideradas extensamente na literatura:

a) desesperança,
b) cognições relacionadas ao suicídio,
c) impulsividade aumentada,
d) déficits na resolução de problemas, e
e) perfeccionismo.

Muitas dessas variáveis são proeminentes em nosso modelo cognitivo que descrevemos no Capítulo 3.

Desesperança

Qualquer pessoa inteligente, quando requisitada a explicar por que alguém tentou ou cometeu o suicídio, apontaria o dedo para a depressão. De fato, como demonstrado anteriormente no capítulo, a depressão é um preditor significativo de tentativas e morte por suicídio. Entretanto, qualquer teoria que explique os atos suicidas precisa levar em consideração que a vasta maioria das pessoas em depressão não tenta tirar sua própria vida, mesmo pensando nisso de tempos em tempos. Essa conclusão levou os pesquisadores clínicos a considerarem se existe algum aspecto específico da depressão que é relevante para o entendimento da experiência do subgrupo dos indivíduos depressivos que são suicidas. Há mais de 30 anos, Beck e seus colaboradores identificaram essa característica da depressão – a desesperança.

Assim como descrito na Introdução, pesquisas transversais realizadas por Beck e sua equipe determinaram que níveis altos de desesperança, independente do nível dos sintomas depressivos, estavam associados com altos níveis de intenção suicida (A. T. Beck, Kovacs e Weissman, 1975; Kovacs, Beck e Weissman, 1975; Monkoff, Bergman, Beck e Beck, 1973). Em acréscimo, uma pesquisa prospectiva revelou que a desesperança predizia eventuais suicídios em pacientes internados que foram hospitalizados por ideação suicida (A. T. Beck, Steer, Kovacs e Garrison, 1985) e pacientes ambulatoriais (A. T. Beck, Brown, Berchick, Stewart e Steer, 1990) até 10 anos depois. Uma meta-análise feita por McMillan, Gilbody, Beresford e Neilly (2007) indicou que a desesperança aumentava o risco de um eventual suicídio pelo menos em três vezes. Além disso, níveis estáveis de desesperança que persistem ao longo do tempo aparentemente são preditores ainda mais fortes de atos suicidas do que a desesperança medida em apenas uma ocasião (Dahlsgaard et al., 1998; Young et al., 1996). No próximo capítulo, propomos uma teoria cognitiva dos atos suicidas que explica a maneira na qual a desesperança crônica ou de traço faz a pessoa vulnerável a se engajar em atos suicidas e a maneira na qual o estado de desesperança opera no momento da crise suicida.

Cognições relacionadas ao suicídio

Como descrito nos capítulos anteriores, a ideação suicida é um componente central dos atos suicidas, e, como seria esperado, pesquisas empíricas demonstraram que a ideação suicida é um forte preditor de tentativas e mortes por suicídio. Por exemplo, a ideação suicida no momento da admissão no hospital foi preditora daqueles que posteriormente morreriam por suicídio enquanto estavam na unidade de internação (por exemplo, Krupinski et al., 1998) e após terem sido liberados do hospital por até 13 anos depois (Goldstein et al., 1991). Como mencionado anteriormente, a ideação suicida é um preditor especialmente poderoso de eventuais suicídios quando os pacientes são solicitados a descrever sua ideação no pior momento de suas vidas, se comparado com a ideação ou a desesperança no momento da avaliação atual (A. T. Beck et al., 1999). Além disso, no capítulo anterior, indicamos que a intenção suicida é um fator crucial na classificação da natureza do comportamento autoagressivo. Como a ideação suicida, a intenção suicida é fundamentalmente uma variável cognitiva, já que é caracterizada por atos mentais associados com a motivação de cometer suicídio. Pesquisas demonstraram que a intenção suicida é positivamente associada com as variáveis demográficas e clínicas conhecidas por colocarem indivíduos em risco de uma tentativa (Pallis e Sainsbury, 1976) e que a intenção suicida associada a uma tentativa referencial predizia eventuais suicídios ao longo de um período de aproximadamente cinco anos (Harriss e Hawton, 2005; Harriss, Hawton e

Zahl, 2005). Portanto, não somente a ideação suicida e a intenção suicida são características centrais de uma atual crise suicida de um paciente, mas também estão associadas à probabilidade de o paciente eventualmente morrer por suicídio. No próximo capítulo, explicamos a maneira pela qual essas cognições relacionadas ao suicídio restringem a atenção dos pacientes ao suicídio como sua única opção durante as crises suicidas e a maneira com que contribuem para o desenvolvimento de estruturas cognitivas relacionadas ao suicídio a longo prazo.

Outra variável cognitiva relacionada aos atos suicidas é a presença de uma ideação ou intenção homicida, pois ambos são associados a agressão e violência. Surpreendentemente, poucos estudos examinaram a associação entre a ideação homicida e o comportamento suicida. Em uma exceção, Asnis, Kaplan, van Praag e Sanderson (1994) indicaram que pacientes psiquiátricos ambulatoriais que realizaram uma tentativa de homicídio anterior relataram taxas elevadas de ideação suicida e de tentativas de suicídio. Apesar da falta de pesquisas nesse tópico, é recomendado que os clínicos procurem por ideações e comportamentos homicidas durante uma entrevista clínica ao avaliarem outras cognições relacionadas ao suicídio (por exemplo, R. I. Simon, 2004), pois eles têm uma responsabilidade ética e legal de proteger a vida dos outros, bem como a de seus pacientes (VandeCreek e Knapp, 2001).

Impulsividade aumentada

A impulsividade talvez seja a variável de diferença individual mais amplamente estudada em pesquisas projetadas para identificar fatores que expliquem por que as pessoas tentam o suicídio. Infelizmente, a maior parte dos pesquisadores que já examinaram a associação entre a impulsividade e os atos suicidas o fez no contexto de um projeto transversal, em vez de um projeto prospectivo, e essa literatura como um todo já produziu achados equivocados que estão longe de serem objetivos. Um grande problema que limita nosso entendimento da relação da impulsividade com os atos suicidas é a mínima concordância entre os pesquisadores a respeito da definição operacional da impulsividade (Endicott e Ogloff, 2006). Alguns consideram a impulsividade como um traço de personalidade caracterizado por uma ênfase no presente, rápida tomada de decisão, falha em considerar as consequências de suas ações, desorganização e/ou incapacidade de planejar (por exemplo, Barratt, 1959). Outros consideram a impulsividade como um estilo comportamental de reação a situações específicas, como a inabilidade de inibir respostas (por exemplo, Dougherty et al., 2004; Swann et al., 2005). Quando ambas as abordagens para mensurar a impulsividade são examinadas no mesmo estudo, elas muitas vezes não estão associadas uma à outra (por exemplo, Swann et al., 2005), o que levanta a possibilidade de que existam muitas facetas do que é tradicionalmente considerado como impulsividade.

A maioria dos estudos empíricos que examinaram a associação entre a impulsividade e os atos suicidas consideram a impulsividade como um traço de personalidade e a mensuram usando um inventário de autorrelato, a Escala de Impulsividade de Barratt (BIS; Barratt, 1959; Patton, Stanford e Barratt, 1995). Os indivíduos que completam a BIS são requisitados a considerar itens como "Eu sou mais interessado no presente do que no futuro", "Eu penso cuidadosamente" e "Eu não presto atenção". Se os indivíduos que tentam o suicídio forem caracterizados por uma impulsividade aumentada, e se a impulsividade for considerada uma característica estável como um traço, então seria de se esperar que os indivíduos com um histórico de tentativas de suicídio pontuariam mais nesse teste do que indivíduos que nunca tentaram o suicídio. Esses achados sugeririam que a impulsividade é um correlato dos atos suicidas.

Os pesquisadores que conduziram tais estudos algumas vezes encontraram essa associação (por exemplo, Mann et al., 1999;

Michaelis et al., 2004), e algumas vezes não encontraram associação alguma (por exemplo, Roy, 2001). Baca-Garcia e colaboradores (2005) dividiram sua amostra de pessoas que tentaram o suicídio entre aqueles que realizaram tentativas impulsivas (definidas como sendo caracterizadas pela falta de premeditação) e aqueles que não haviam feito tentativas impulsivas. Contrário às expectativas, os grupos não diferiram em seus escores da BIS. Sugerimos duas possibilidades para esses achados inesperados:

a) que os pacientes suicidas nesses estudos não possuíam entendimento de suas tendências comportamentais globais, tornando suas respostas em inventários como esse imprecisas (ver Burdick, Endick e Goldberg, 2005) ou
b) que itens na BIS falham em avaliar a impulsividade que se manifesta especificamente em momentos de perturbação emocional, quando um ato suicida ocorreria.

A literatura também aponta para uma terceira opção; existem evidências de que os escores da BIS considerados simultaneamente com escores em testes avaliando agressão e hostilidade distinguem pessoas que tentaram o suicídio de pessoas que não tentaram (Mann et al., 1999), levantando a possibilidade de que a impulsividade é apenas um componente de um amplo construto de uma *psicopatologia desinibitória*, que melhor caracteriza comportamentos externalizados por pacientes suicidas.

Como alguém pode encontrar um sentido nesses resultados conflitantes na literatura? Suspeitamos que os indivíduos suicidas não são uniformemente impulsivos, mas que a impulsividade caracteriza um subgrupo de pacientes suicidas e que ela aumenta o risco por meios indiretos, como ao proporcionar o contexto para fatores de risco mais centrais emergirem, quando eles não emergiriam de outra forma (por exemplo, uso de álcool e drogas). Além disso, é provável que a impulsividade trabalhe conjuntamente com um número de outras variáveis para aumentar a probabilidade de que uma pessoa experimentará sintomas compatíveis com vários tipos de transtornos psiquiátricos e de que tendências cognitivas e comportamentais associadas a ideação suicida e a atos suicidas serão ativadas. Dessa forma, consideramos a impulsividade como sendo um dos muitos *fatores de vulnerabilidade disposicional* que operam em alguns, mas não em todos os pacientes suicidas, e que exacerba o estresse, as perturbações psiquiátricas generalizadas e os processos cognitivos associados ao suicídio. Essa ideia é elucidada mais amplamente no Capítulo 3.

Déficits na resolução de problemas

Os déficits na resolução de problemas por muito tempo foram investigados em suas relações com os atos suicidas, já que é comum encontrar pacientes suicidas que indicam que realizaram suas tentativas por não conseguirem vislumbrar nenhuma outra saída de suas circunstâncias de vida. Na verdade, nosso programa de tratamento para pacientes suicidas descrito na Parte II é baseado na premissa de que uma tentativa de suicídio é, em parte, uma abordagem desadaptativa para a resolução de problemas. Um corpo de pesquisas empíricas tem sugerido que os déficits na resolução de problemas estão de fato associados às variáveis relacionados ao suicídio. Entretanto, praticamente todos os estudos examinando a associação entre os déficits na resolução de problemas e os construtos relacionados ao suicídio se focaram apenas na ideação suicida, não nas tentativas e mortes por suicídio, e, como a impulsividade, os déficits na resolução de problemas foram definidos de muitas formas diferentes.

Uma grande quantidade de pesquisas já demonstrou que indivíduos que confirmam uma ideação suicida são caracterizados por habilidades mais pobres na resolução de problemas do que os indivíduos que não confirmam uma ideação suicida. Esse achado emerge quando a resolução de problemas é conceituada como a inabilidade de gerar soluções para problemas (por exemplo, Priester e Clum, 1993; Schotte e Clum, 1982, 1987), o foco em resultados negativos para soluções propostas (por exemplo, Schotte e Clum, 1987), a evitação de tentativas de solucionar problemas (por exemplo, Orbach, Bar-Joseph e Dror, 1990) e a baixa confiança na própria habilidade de solucionar problemas (por exemplo, baixa autoeficácia na resolução de problemas; Dixon, Heppner e Anderson, 1991; Rudd, Rajab e Dahm, 1994). Um número muito menor de estudos examinou o grau no qual os déficits na resolução de problemas predizem a ideação suicida em um momento posterior. Em uma exceção, Priester e Clum (1993) demonstraram que a habilidade de gerar soluções alternativas interage com o estresse para predizer a ideação suicida em estudantes universitários, de modo que os estudantes que estavam experimentando um alto estresse e tinham dificuldade em gerar soluções alternativas relevantes para problemas apresentavam o mais alto nível de ideação suicida.

Escassos estudos examinaram as habilidades na resolução de problemas em indivíduos que realizaram tentativas de suicídio. Rudd e colaboradores (1994) descobriram que a baixa autoeficácia na resolução de problemas predizia desesperança e ideação suicida em um grau similar tanto em indivíduos que realizaram tentativas de suicídio como naqueles que relataram apenas ideação suicida. Pollock e Williams (2004) relataram que pacientes psiquiátricos que haviam tentado o suicídio geraram menos alternativas para problemas do que os pacientes psiquiátricos que não haviam tentado. Jeglic e colaboradores (2005) descobriram que uma orientação social negativa para a resolução de problemas (como ter uma perspectiva pessimista de que alguém possa resolver problemas difíceis) mediava a relação entre um histórico familiar de tentativas e o *status* de se fazer uma tentativa, levantando a possibilidade de que os indivíduos que realizam tentativas de suicídio são criados em ambientes onde eles aprendem que o suicídio é uma solução aceitável para seus problemas. Desse modo, a associação entre os déficits na resolução de problemas e a tendência ao suicídio em pessoas com ideação suicida foi de fato replicada em amostras de pessoas que já tentaram o suicídio.

No geral, pesquisas transversais demonstraram que a inabilidade na geração de soluções para problemas e as atitudes negativas a respeito da própria habilidade de solucionar problemas são características tanto daqueles que relatam ideação suicida quanto daqueles que realizaram tentativas de suicídio. Por ser um construto raramente incluído em projetos de pesquisa prospectivos, não há evidências neste momento para concluir que os déficits na resolução de problemas são preditivos de futuros atos suicidas. Assim como é descrito em maior detalhe no próximo capítulo, especulamos que os déficits na resolução de problemas constituem um fator de vulnerabilidade disposicional para alguns atos suicidas, de modo que eles estão associados a perturbações psiquiátricas e emocionais e produzem estresse, de uma forma muito similar ao que ocorre com um estilo de personalidade impulsivo. Em acréscimo, também é possível que soluções pobres para problemas desempenhem um papel durante as crises suicidas, como a ideação e a desesperança sendo exarcebadas à medida que o indivíduo suicida encontra dificuldades em identificar meios de abordar e de lidar com adversidades em sua vida. Infelizmente, é difícil para os pesquisadores testarem esta última hipótese, já que a resolução de problemas é geralmente avaliada em um contexto neutro (como um hospital ou um laboratório de pesquisa) e relacionada retrospectivamente a atos suicidas anteriores ou ideações suicidas atuais. No próximo capítulo, propomos um modelo cognitivo que tem o potencial de explicar a maneira na qual uma efetiva resolução de problemas é comprometida em meio a uma crise suicida.

Perfeccionismo

Ainda que pesquisas empíricas tenham identificado muitas facetas do perfeccionismo, a que é mais associada com a desesperança e com a ideação suicida é o *perfeccionismo socialmente prescrito*, definido como "uma dimensão interpessoal envolvendo percepções da própria necessidade e habilidade de atender aos padrões e expectativas impostos pelos outros" (Hewitt, Flett, Sherry e Caelian, 2006, p. 216; ver também Hewitt e Flett, 1991). Os resultados de muitos outros estudos sugerem que o perfeccionismo socialmente prescrito prediz a ideação suicida independentemente da depressão e da desesperança (Dean, Range e Goggin, 1996; Hewitt, Flett e Turnbull-Donovan, 1992; O'Connor et al., 2007; ver O'Connor, 2007, para uma revisão abrangente). Em alguns casos, outra dimensão do perfeccionismo, – o *perfeccionismo voltado para si* (por exemplo, "fortes motivações próprias de ser perfeito, manter expectativas irrealistas para si mesmo, lógica do tudo ou nada e o foco nos próprios defeitos"; Hewitt et al., 2006, p. 216) – também diferencia as pessoas com e sem ideação suicida independentemente da depressão e da desesperança (por exemplo, Hewitt, Flett e Weber, 1994). Existem muitos meios pelos quais o perfeccionismo pode colocar as pessoas em risco de ideação suicida, como gerando estresse, acentuando a aversão ao estresse ou ameaça, ou focando a atenção da pessoa em falhas ou fracassos ao invés de nas capacidades ou sucessos (confira Hewitt et al., 2006).

Em contraste com a pesquisa examinando muitos outros correlatos e fatores de risco para atos suicidas, um número muito menor de estudos investigou o grau no qual o perfeccionismo está associado a tentativas. Usando um projeto transversal, Hewitt, Norton, Flett, Callender e Cowan (1998) descobriram que pacientes alcoolistas internados que haviam feito uma tentativa de suicídio séria pontuavam mais alto no perfeccionismo socialmente prescrito do que pacientes alcoolistas que não haviam feito uma tentativa de suicídio. Hunter e O'Connor (2003) relataram que o perfeccionismo socialmente prescrito discriminava entre participantes hospitalizados parassuicidas (aqueles que se engajaram em comportamentos autoagressivos independente da intenção) e participantes não parassuicidas de controle, independentemente da depressão e da desesperança. Indo além, o perfeccionismo socialmente prescrito é elevado em adolescentes cujas tentativas são caracterizadas por um alto grau de intenção de morrer (Boergers, Spirito e Donaldson, 1998), um achado cuja replicação com uma amostra adulta será importante.

Portanto, traços perfeccionistas, particularmente a dimensão do perfeccionismo socialmente prescrito, parecem ser um fator de vulnerabilidade disposicional para a ideação suicida e é um correlato das tentativas de suicídio. É provável que o perfeccionismo esteja associado a atos suicidas por meio da ativação de pensamentos suicidas, ou da ideação suicida, ainda que pesquisas empíricas não tenham testado esse tipo de modelo de mediação. O perfeccionismo é inerentemente um conjunto de cognições distorcidas sobre as expectativas de outros e as consequências de não atingir esses padrões. Sendo assim, é lógico que as estratégias de terapia cognitiva projetadas para modificar distorções cognitivas (ver Capítulo 5) seriam efetivas na redução de pensamentos perfeccionistas, o que, por sua vez, tem o potencial de reduzir a ideação suicida.

FATORES DE RISCO PROXIMAIS

Os fatores de risco discutidos até este ponto no capítulo são geralmente considerados como fatores de risco distais, ou variáveis que "formam as fundações para suicídios tentados e consumados" e que "podem não obviamente ocorrer imediatamente antes do evento suicida em si" (Mościcki, 1999, p. 44). Fatores proximais, em contraste, são "associados de perto ao evento suicida e podem ser encarados como desencadeantes ou 'gatilhos' para o comportamento suicida" (p. 44). Como é visto na Parte II deste livro, encorajamos os terapeutas a identificarem os fatores de risco proximais que são associados às crises suicidas dos pacientes, para desenvolver estratégias de como administrar problemas similares no futuro.

De acordo com Mościcki (1999), fatores de risco proximais trabalham em conjunto com os fatores de risco distais para criar um ambiente que é fértil para um ato suicida. Talvez o mais potente fator de risco proximal seja a presença de uma arma de fogo em casa (Kellerman e Reay, 1986). Outros fatores de risco proximais incluem a presença de medicações potencialmente letais (Mościcki, 1995), eventos estressores (Rich, Warstadt, Nemiroff, Fowler e Young, 1991) e, para os jovens, exposição aos atos suicidas de outros (por exemplo, contágio; Gould e Shaffer, 1986). Mościcki (1999) considerava as afecções médicas como fatores de risco proximais, ainda que sugiramos que uma doença servirá de fator de risco proximal ou distal dependendo da cronicidade e do prognóstico da condição. Uma doença crônica associada a poucas esperanças de recuperação age como um fator de risco distal, enquanto uma doença associada a dores agudas, desconforto ou limitações funcionais serve como um fator de risco proximal. Levenson e Bostwick (2005) notaram que pacientes doentes estão em maior risco de engajarem-se em atos suicidas perto do momento em que souberem pela primeira vez do diagnóstico, o que sugere que o momento em que uma pessoa recebe pela primeira vez as notícias de ter um problema médico substancial pode servir como um fator de risco proximal para atos suicidas.

Existem muitos eventos negativos na vida que podem ativar uma crise suicida e que podem ser considerados como fatores de risco proximais. Em um grande estudo de abrangência nacional na Finlândia, eventos estressantes nos últimos três meses foram relatados em 80% das pessoas que cometeram suicídio (Heikkinen, Aro e Lönnqvist, 1994). Os eventos mais comuns relatados nesse estudo incluíam problemas relacionados ao trabalho (28%), conflitos familiares (23%), doenças físicas (22%), dificuldades financeiras (18%), desemprego (16%), separação (14%), morte de uma pessoa próxima (13%) e doença na família (12%). Outros tipos de eventos estressores associados à ideação suicida e aos atos suicidas incluíam encarceramento recente (Hayes, 1995), soltura da prisão (Pratt, Piper, Appleby, Webb e Shaw, 2006) e ficar desabrigado (por exemplo, Eynan et al., 2002). Tomados juntos, esses estudos sugerem que qualquer tipo de perda (interpessoal, de saúde, financeira...) que seja percebida como significativa ou altamente valorizada pelo indivíduo pode ser associada a um aumento no risco de suicídio. Entretanto, eventos de vida que são associados a perdas significativas podem ser apenas fatores de risco proximais para crises ou atos suicidas na presença de outros fatores de risco, como fatores diagnósticos ou psicológicos.

Um construto que é intimamente relacionado aos fatores de risco proximais é a noção de um sinal de alerta, que é definido como "o mais precoce sinal que indica um aumento do risco de suicídio a curto prazo (por exemplo, nos próximos minutos, horas ou dias)" e "faz referência a alguma característica do desfecho em desenvolvimento (suicídio) e não a um construto distinto (como um fator de risco) que prediga ou possa estar causalmente relacionado ao suicídio" (Rudd, Berman et al., 2006, p. 258). Recentemente, um grupo de trabalho de especialistas da American Association for Suicidology identificou três sinais de alerta que indicam uma intervenção imediata:

a) ameaçar ferir ou matar a si mesmo;
b) procurar formas de matar a si mesmo, como buscar acesso a pílulas, armas ou outros meios; e
c) falar ou escrever sobre a morte, sobre morrer ou sobre o suicídio (Rudd, Berman et al., 2006, p. 259).

Em contraste, sinais de alerta de que um indivíduo requer tratamento de saúde mental (não necessariamente imediato) para prevenir um ato suicida incluem:

a) desesperança;
b) ira, raiva, ou busca de vingança;

c) ação inconsequente ou engajamento em atividades arriscadas, aparentemente sem pensar;
d) sentimento de aprisionamento;
e) crescente uso de álcool ou drogas;
f) afastamento de amigos, família ou sociedade;
g) ansiedade, agitação, dificuldade para dormir ou dormir o tempo todo;
h) mudanças dramáticas de humor; e
i) nenhum motivo para viver ou nenhum senso de propósito na vida (Rudd, Berman et al., 2006, p. 259).

Esses sinais de alerta foram desenvolvidos para o benefício do público geral, para que pessoas possam saber quando buscar ajuda para alguém próximo que esteja exibindo esses sintomas. Não obstante, também é útil aos clínicos terem esses sinais de alerta em mente quando estiverem trabalhando com pacientes de alto risco, com a clareza de que uma familiaridade mais ampla com a literatura empírica, como a descrita neste capítulo, irá suplementar essa lista de sinais de alerta na determinação do risco para pacientes individuais. Assim como é visto na Parte II, muitas das estratégias da terapia cognitiva para pacientes suicidas são projetadas para modificar esses sinais agudos de alerta.

FATORES DE PROTEÇÃO

Em contraste com a vasta literatura sobre fatores de risco para atos suicidas, um número menor de estudos identificou *fatores de proteção*, ou fatores que são associados a taxas particularmente baixas de atos suicidas. Alguns dos achados mais consistentes na literatura apontam para uma rede social de apoio ou a família como fator de proteção. Especificamente, ser casado (por exemplo, Heikkinen, Isometsä, Marttunen, Aro e Lönnqvist, 1995) e ter filhos, particularmente ser mãe (Hoyer e Lund, 1993; Qin, Agerbo, Westergård-Nielsen, Eriksson e Mortensen, 2000) estão associados a um decréscimo no risco de suicídio.

Uma variável psicológica que tem recebido mais atenção na literatura sobre suicídio do que qualquer outro fator de proteção em potencial é o grau em que o indivíduo consegue identificar razões específicas para viver. É presumido que, quanto mais (ou mais fortes) razões uma pessoa tem para viver, mais baixo é seu risco de tentar o suicídio. Linehan, Goodstein, Nielsen e Chiles (1983) desenvolveram o Inventário de Razões para Viver, uma mensuração em autorrelato com 48 itens que avalia as crenças e as expectativas para não cometer o suicídio. Eles descobriram que quatro das subescalas do Inventário de Razões para Viver – Sobrevivência e *Coping*, Responsabilidade com a Família, Preocupações a Respeito das Crianças, e Objeções Morais – correlacionavam-se negativamente com mensurações de ideação suicida e probabilidade de suicídio tanto em voluntários da comunidade quanto em pacientes psiquiátricos. Além disso, em uma amostra de pacientes hospitalizados por autoagressão, a subescala Sobrevivência e *Coping* (por exemplo, expectativas positivas sobre o futuro e crenças sobre a própria habilidade de lidar com o que quer que a vida tenha a oferecer) correlacionava-se negativamente com a intenção suicida (Strosahl, Chiles e Linehan, 1992). O Inventário de Razões para Viver também distingue entre pacientes que tentaram o suicídio e pacientes psiquiátricos de controle (Malone et al., 2000; Osman et al., 1999). Em outra abordagem para examinar razões para viver, Jobes e Mann (1999) pediram aos estudantes secundaristas suicidas que listassem razões para viver e razões para morrer, e descobriram que as razões mais frequentemente levantadas para viver incluíam a família e os planos para o futuro. Mesmo que as razões para viver ainda não tenham sido estabelecidas como um fator de proteção contra mortes por suicídio ao invés do comportamento suicida em geral, consideramos ajudar os pacientes a identificar e a relembrar suas razões para viver durante uma crise suicida como um importante componente de nosso tratamento.

Pequenas linhas de pesquisa foram desenvolvidas para identificar fatores de proteção que funcionam em certos subgrupos da população caracterizados por taxas particularmente baixas de suicídio. Por exemplo, muitos acadêmicos concluíram que a participação em atividades religiosas diminui a probabilidade de indivíduos afro-americanos, particularmente as mulheres, a engajarem-se em atos suicidas (ver Griffin-Fennell e Williams, 2006; Joe e Kaplan, 2001, para revisões). Griffin-Fennell e Williams (2006) especularam que a participação em serviços religiosos fomenta um senso de comunidade e suporte e reforça a noção de que o suicídio é um pecado, e J. B. Ellis e Smith (1991) relataram uma forte relação positiva entre o bem-estar religioso de um indivíduo (fé em Deus) e a objeção moral ao suicídio. Em seus exames das baixas taxas de suicídio entre indivíduos hispânicos, Oquendo e colaboradores (2005) descobriram que os pacientes latinos são particularmente propensos a relatarem muitas razões para viver e que, tal como os indivíduos afro-americanos, são mais inclinados a serem religiosamente devotados e irem à igreja frequentemente.

Kraemer e colaboradores (1997) consideravam um fator de proteção como uma característica que prediz "resultados bem-vindos". Entretanto, pesquisas são projetadas para identificar casos de tentativas e mortes por suicídio e compará-las com resultados consideravelmente neutros (como nenhum caso de tentativa ou morte por suicídio); portanto, simplesmente não somos informados a respeito de resultados favoráveis nessa população (confira Murphy, 1984). No Capítulo 6, fazemos referência a muitos fatores de proteção, não somente a razões para viver, e nele apresentamos uma abordagem para conduzir avaliações de risco com pacientes suicidas e encorajamos os terapeutas a atentarem a fatores que podem deter um paciente de se engajar em atos suicidas. Reconhecemos que essa noção de um fator de proteção é uma heurística clínica para guiar avaliações de risco que possuem um suporte científico menos sistemático do que há para os muitos correlatos e fatores de risco para os atos suicidas. Entretanto, o clínico descobrirá que os fatores de proteção são úteis no equilíbrio das muitas características apresentadas que devem ser consideradas como um todo na determinação do risco de suicídio para um paciente individual.

RESUMO E INTEGRAÇÃO

Fica claro a partir deste capítulo que existem muitas variáveis associadas aos atos suicidas que podem ser avaliadas pelos clínicos e usadas para formar um entendimento abrangente do atual nível de risco de suicídio de um paciente. Alguns desses fatores proporcionam informações contextuais que o clínico usa para determinar o risco, mas que não necessariamente serão visados no tratamento (por exemplo, demográficas, histórico psiquiátrico). Outros, como os diagnósticos psiquiátricos e variáveis psicológicas, não somente são visados no tratamento, como também proporcionam pistas sobre o mecanismo por meio do qual as crises suicidas são ativadas em uma pessoa em particular. Existe uma grande quantidade de evidências de que a terapia cognitiva é efetiva na redução de sintomas associados com muitos tipos de perturbações psiquiátricas (ver Hollon, Stewart e Strunk, 2006, para uma revisão). Transtornos psiquiátricos proporcionam um contexto para o surgimento dos atos suicidas, e o tratamento para os transtornos psiquiátricos pode diminuir indiretamente a ideação suicida e os fatores de risco ao reduzir a depressão, a desesperança e outros comportamentos problemáticos. Entretanto, como é visto no restante deste livro, acreditamos que tratar os sintomas psicológicos relacionados ao suicídio, como os descritos neste capítulo, é uma abordagem mais focada na redução da ideação suicida e da probabilidade de atos suicidas do que tratar os transtornos psiquiátricos associados. Esses processos psicológicos, identificados largamente a partir da literatura sobre correlatos e fatores de risco para atos suicidas, são de importância central no modelo cognitivo que descrevemos no próximo capítulo.

Ainda que a literatura sobre correlatos de atos suicidas e fatores de risco seja vasta, muitas questões básicas ainda permanecem por ser investigadas adequadamente na predição de atos suicidas. Tal como Pokorny (1983) apropriadamente notou, a maior parte dos estudos sobre os fatores de risco acompanham pacientes ao longo de vários meses ou anos, enquanto os clínicos precisam tomar decisões sobre o risco de um paciente nos próximos minutos, horas ou dias. Além disso, mesmo quando os pesquisadores fazem equações complexas para predizer suicídios, que são baseadas em fatores de risco que emergem como significativos em estudos prospectivos bem delineados, eles fracassam em prever até mesmo um suicídio de fato (por exemplo, Goldstein et al., 1991) em função de sua baixa porcentagem basal. Portanto, um clínico que tenha um entendimento perfeito da literatura pode não ser capaz de predizer um ato suicida cometido por um paciente individual. Acreditamos que esta área tem grande necessidade de pesquisas a respeito dos fatores de risco proximais e dos gatilhos específicos para os atos suicidas para suplementar nosso conhecimento dos fatores de risco distais.

Uma outra limitação da presente revisão é que a maior parte dos estudos publicados são focados em populações não minoritárias adultas, e deve-se ter cautela ao generalizar os resultados desses estudos para grupos etários específicos e para outros grupos étnicos ou raciais. Proporcionamos uma breve revisão de estudos sobre correlatos e fatores de risco para atos suicidas em adolescentes no Capítulo 11 e para adultos idosos no Capítulo 12. A despeito do grupo etário que seja objeto de estudo, entretanto, existe uma falta de estudos que tenham explicado os fatores de risco de suicídio entre grupos étnicos e raciais específicos, e futuras pesquisas com essas populações são especialmente requeridas. Como mencionado anteriormente, a escassa pesquisa já conduzida sugere que pode haver fatores de proteção clinicamente significativos que são exclusivos a alguns grupos raciais ou étnicos, o que sugere que estudos aprofundados do comportamento suicida entre esses grupos seriam de grande benefício.

Finalmente, seríamos relapsos se não reconhecêssemos a literatura florescente sobre a neurobiologia dos atos suicidas. A maior parte das pesquisas nessa área é transversal, o que limita o grau no qual podemos considerar variáveis biológicas como fatores de risco para o suicídio. Ainda assim, como afirmado anteriormente, está claro que existe um componente genético substancial para o suicídio que é independente da transmissão genética de transtornos psiquiátricos como a depressão (Brent e Mann, 2005). É provável que a base biológica específica para o comportamento suicida resida em um sistema serotoninérgico deficiente, particularmente no córtex pré-frontal (Mann, 2004). Pesquisas *post-mortem* examinando os cérebros de vítimas de suicídio identificaram dois genes candidatos a estarem envolvidos nos mecanismos biológicos subjacentes ao suicídio – um que codifica a triptofano hidroxilase 1 (*tryptophan hydroxylase 1*), uma enzima que determina a quantidade de serotonina na fenda sináptica, e um outro que codifica o gene transportador da serotonina, que determina a taxa de recaptação de serotonina na fenda sináptica (Bondy et al., 2006). Esses avanços científicos nos lembram da interação entre fatores biológicos e psicológicos na determinação de um comportamento complexo como um ato suicida. O protocolo de terapia cognitiva descrito neste livro é dedicado a modificar as características psicológicas da ideação suicida e das tentativas de suicídio, e aguardamos futuras pesquisas para determinar o grau no qual tal abordagem terapêutica, por sua vez, modifica esses correlatos biológicos.

Em resumo, ainda que existam muitas limitações no modo pelo qual a literatura sobre fatores de risco se aplica aos pacientes suicidas individuais, ela proporciona um ponto de partida para compreendermos o mecanismo subjacente associado aos atos suicidas, para avaliarmos fatores contextuais relevantes e precursores imediatos dos atos suicidas e para intervirmos em pontos que mais provavelmente reduzirão futuros atos suicidas. No Capítulo 3, incorporamos muitos desses correlatos e fatores de risco em um modelo cognitivo dos atos suicidas. Na Parte II, descrevemos o modo no qual esses fatores são avaliados, incorporados em uma conceituação do paciente e modificados no decurso da terapia cognitiva.

3

UM MODELO COGNITIVO DOS ATOS SUICIDAS

A terapia cognitiva para pacientes suicidas é baseada em um esquema que incorpora a teoria cognitiva geral, a teoria cognitiva que é específica para os atos suicidas e os resultados de estudos empíricos projetados para identificar importantes processos cognitivos associados aos atos suicidas. Neste capítulo, juntamos esses elementos em um modelo coerente, porém flexível, de modo que os construtos possam ter maior ou menor relevância para uma pessoa em particular. Reconhecemos que a categoria dos "pacientes suicidas" não é homogênea e que existem muitos fenótipos diferentes de pacientes que se engajaram em atos suicidas. Alguns suicidologistas, por exemplo, têm argumentado que existem (pelo menos) duas classes de pacientes suicidas – aqueles que são caracterizados por uma sensação penetrante de desesperança e um forte desejo de morrer e aqueles para quem a desesperança e a intenção de morrer não são características salientes, mas que têm dificuldades em regular o humor e o comportamento impulsivo, ou que fazem sua tentativa para comunicar algo aos outros (por exemplo, Apter et al., 1995; Kashden, Fremouw, Callahan e Franzen, 1993; Nock e Kessler, 2006). Como é visto mais adiante neste capítulo, propomos que diferentes esquemas do suicídio correspondem a essas diferentes disposições fenotípicas, mas que

a) a probabilidade desses esquemas serem ativados depende da carga de fatores de vulnerabilidade disposicionais, do grau dos transtornos psiquiátricos e dos estressores e

b) uma vez ativados, esses esquemas são associados a processos cognitivos similares, que são observados nas crises suicidas.

Compreender esse modelo dos atos suicidas irá embasar práticas clínicas com pacientes suicidas. Defendemos que esse modelo é central para a conceituação das apresentações clínicas de pacientes individuais e para a seleção de estratégias particulares de intervenção, um processo que consideramos em mais detalhes no Capítulo 7. Além disso, acreditamos que esse modelo irá ajudar a desmistificar os atos suicidas para o clínico, já que há uma organização sistemática para explicar esse comportamento. Começamos este capítulo com uma descrição do modelo cognitivo geral e explicamos sua relevância para indivíduos suicidas. A seguir, voltamo-nos para uma discussão dos construtos psicológicos relevantes para o suicídio que já receberam atenção na literatura empírica. Por fim, integramos esse material em um modelo cognitivo dos atos suicidas que inclui fatores de vulnerabilidade disposicionais, processos cognitivos gerais associados a transtornos psiquiátricos e processos cognitivos específicos ao suicídio.

A TEORIA COGNITIVA GERAL

A teoria cognitiva geral, tal como aplicada a diferentes tipos de transtornos psiquiátricos, de perturbações emocionais e de comportamentos problemáticos, tem sido descrita em detalhe em quase todos os livros sobre terapia cognitiva. Nós a revisamos brevemente aqui para orientar o leitor em relação à teoria cognitiva e para usá-la como um trampolim para descrever processos específicos que estejam operando nos pacientes suicidas. A Figura 3.1 ilustra os principais conceitos do modelo cognitivo geral.

A premissa central da teoria cognitiva é que o significado que as pessoas atribuem a um estímulo ambiental particular desempenha um papel fundamental, moldando seu humor subsequente, o que, por sua vez, está associado a suas respostas comportamentais (A. T. Beck, 1967). De acordo com essa teoria, eventos adversos, como a perda de um emprego, não causam diretamente experiências emocionais negativas, como depressão, ansiedade e raiva. Em vez disso, as experiências emocionais das pessoas são determinadas, em sua maior parte, pela maneira como percebem, interpretam e julgam as implicações dessas situações. Essas reações emocionais, por sua vez, são perturbadoras por si mesmas e retroalimentam pensamentos adicionais que as pessoas têm sobre a situação e suas consequências, o que tem o potencial para exacerbar ainda mais o humor negativo e o comportamento desadaptativo. Em outras palavras, existe um *looping* de retroalimentação entre cognições e emoções, de modo que existe um potencial para que eles se tornem cada vez mais negativos, ou desadaptativos.

Considere, por exemplo, uma mulher que recentemente descobriu que seu marido está tendo um caso e a está deixando para ficar com sua amante. Se ela percebe a situação como significando que ela ficará sozinha para o resto de sua vida, ela provavelmente experimentará depressão. Se percebe a situação como significando que seu marido a humilhou diante de sua comunidade, ela provavelmente experimentará raiva. Em contraste, se ela perceber a situação como significando que sua qualidade de vida aumentará porque ficará melhor sem ele, ela provavelmente não experimentará reações emocionais tão extremas e negativas. Como é visto no Capítulo 5, uma grande atividade na terapia cognitiva é identificar esses significados, percepções, interpretações e julgamentos e avaliar sistematicamente o grau no qual eles objetivamente caracterizam a natureza da situação. Uma suposição subjacente a esse processo é que a avaliação objetiva das circunstâncias de alguém irá reduzir a extremidade das cognições desadaptativas, o que por sua vez reduzirá o sentimento negativo.

Os antecedentes dessas reações cognitivas, emocionais e comportamentais nem sempre precisam ser situações encontradas na vida cotidiana; eles podem também ser experiências internas. Por exemplo, a mulher descrita anteriormente pode experimentar um aumento no sentimento negativo quando seu marido lhe contar, pela primeira vez, a respeito do caso (por exemplo, antecedente = um evento), quando ela se lembra de momentos em que seu marido não voltou para casa até tarde da noite (antecedente = uma memória), ou quando ela tem a ideia de que um divórcio irá arruinar a vida de seus filhos (antecedente = um pensamento). As cognições eliciadas a partir de antecedentes particulares não precisam ser sempre representadas verbalmente em termos de pensamentos, interpretações ou julgamentos; muitos indivíduos relatam, em vez disso, imagens vívidas, como as de um trauma passado ou de cenários muito pessimistas no futuro. Além disso, as reações não precisam ser sempre restritas a emoções, pois elas podem englobar respostas fisiológicas e comportamentos subsequentes. Nesse cenário, a mulher que teve a ideia de que ficará sozinha para o resto de sua vida pode se sentir como se tivesse um peso no estômago e buscar confirmações excessivas de terceiros sobre seu valor. A mulher que tem a ideia de que seu seu marido a humilhou diante da comunidade pode experimentar um coração acelerado e uma respiração curta, e pode atacar seu marido espalhando rumores vis sobre ele. A mulher que teve a ideia de que estaria melhor sem ele pode se sentir surpreendentemente leve e sair fazendo algumas mudanças adaptativas em sua vida, como abrir sua própria conta no ban-

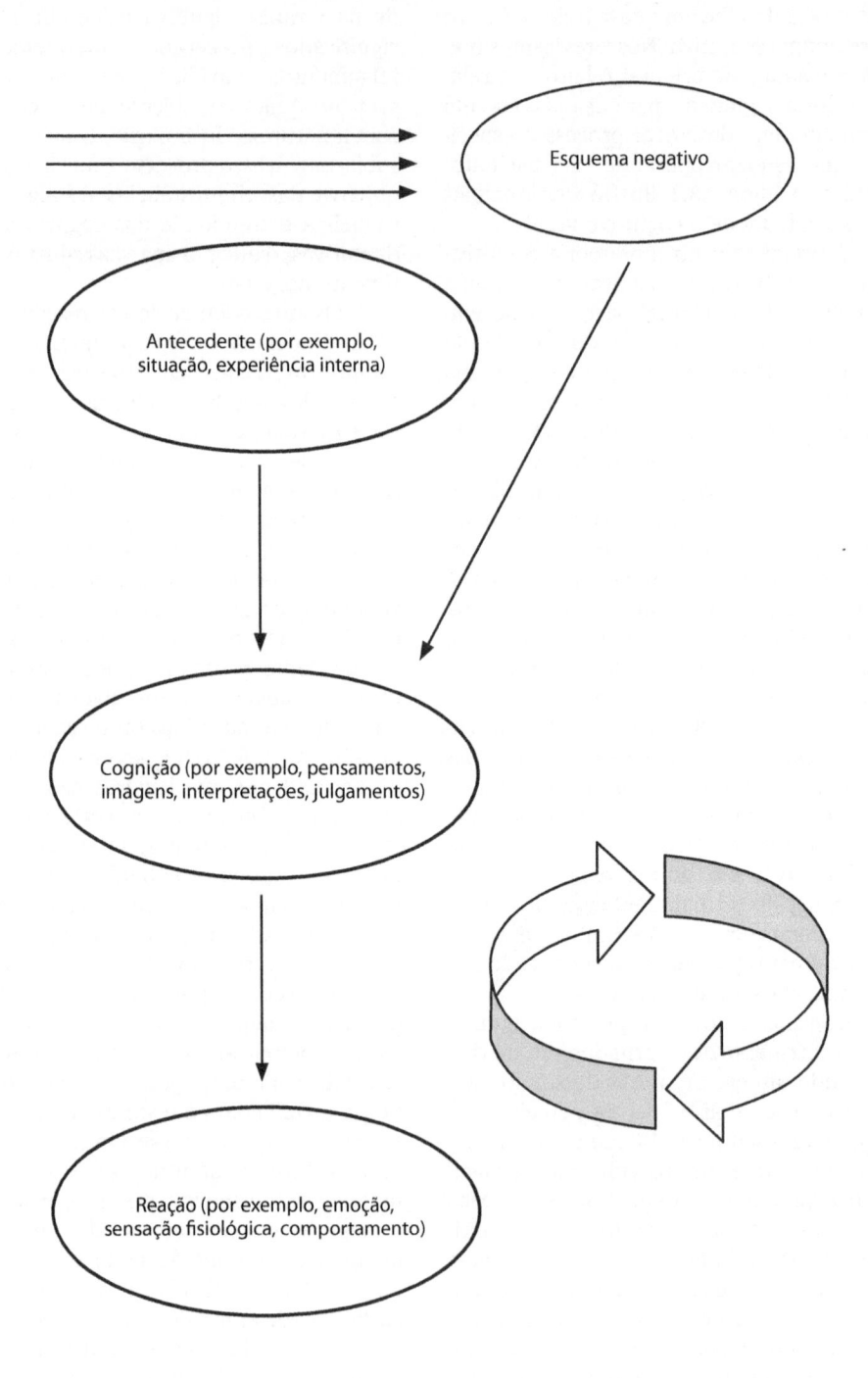

FIGURA 3.1
Teoria cognitiva geral.

co. Em outras palavras, diferentes interpretações da mesma situação podem favorecer respostas emocionais, fisiológicas e comportamentais muito diferentes.

As cognições que as pessoas experimentam em situações particulares não são aleatórias; em vez disso, são determinadas, em parte, pelas experiências anteriores, em parte se elas estão experimentando sintomas de transtornos psiquiátricos e, em parte, se elas estão experimentando um estresse significativo em suas vidas. No canto superior direito da Figura 3.1, incluímos o construto de um esquema negativo. De acordo com D. A. Clarck e Beck (1999, p. 79), os esquemas são "estruturas internas relativamente duradouras de características armazenadas, genéricas ou prototípicas, de estímulos, ideias ou experiências que são usadas para organizar novas informações de uma forma significativa, determinando, portanto, como um fenômeno é percebido e conceituado". Ou seja, os esquemas são estruturas cognitivas hipotéticas que influenciam o processamento da informação ou que guiam a direção na qual as pessoas canalizam sua atenção e codificam, organizam, armazenam e recuperam informações. Quando as pessoas encontram novas informações em suas vidas cotidianas, seus esquemas as ajudam a organizá-las e a fazer sentido delas. Portanto, os esquemas servem como as lentes através das quais as pessoas veem o mundo. Essas lentes não são translúcidas, uma vez que as experiências prévias das pessoas determinam a pigmentação particular de cada lente. Isso significa que as pessoas não veem o mundo de uma forma inteiramente objetiva, mas atribuem significados a estímulos novos como uma função das lentes, ou dos esquemas, que são operacionais naquele momento.

Os esquemas nem sempre distorcem a realidade de forma problemática e, na verdade, são geralmente adaptativos ao ajudarem as pessoas a processar grandes quantidades de informação em um curto período de tempo e a decidir sobre o curso de ação mais apropriado baseado naquela informação. Entretanto, os esquemas negativos são aqueles que estão relacionados aos transtornos psiquiátricos e que resultam em processamentos de informação enviesados, como quando preocupações associadas aos transtornos recebem preferência. Por exemplo, esquemas depressivos incluem posturas negativas diante da perda e fracasso e influenciam indivíduos deprimidos a darem mais importância ao processamento de informações negativas do que de informações positivas (A. T. Beck, 1967). Esquemas de perigo contêm crenças exageradas sobre ferimentos ou sofrimento e a própria habilidade de lidar com isso, o que influencia indivíduos ansiosos a darem mais importância ao processamento de informações sobre ameaças do que indicações de neutralidade ou de segurança (A. T. Beck e Emery, 1985). Portanto, os esquemas estão associados a conteúdos específicos (por exemplo, crenças ou atitudes) e a padrões de processamento de informação (Ingram e Kendall, 1986). Indivíduos suicidas muitas vezes são caracterizados por esquemas negativos associados a numerosos tipos de transtornos psiquiátricos (por exemplo, depressão, ansiedade, abuso de substâncias), o que, por sua vez, exacerba um processamento de informações defeituoso, humor negativo e comportamentos desadaptativos subsequentes. Entretanto, propomos que os indivíduos suicidas também são caracterizados por esquemas de suicídio que atravessam muitos tipos de transtornos psiquiátricos e que são específicos aos atos suicidas. Retornamos a esse conceito de esquemas de suicídio mais adiante neste capítulo.

De acordo com a teoria cognitiva, os esquemas negativos não estão continuamente ativos. Essas estruturas cognitivas se formam a partir de experiências anteriores, muitas vezes durante a infância, mas permanecem latentes até que a pessoa experimente um estresse significativo. O estressor pode assumir a forma de um evento adverso, como o rompimento de um relacionamento, ou pode ser o acúmulo de muitos incômodos adversos que causam desgaste ao indivíduo ao longo do tempo. Quando as características do estressor se aproximam mais da natureza do esquema negativo, aumenta a probabilidade de que o esquema negativo seja ativado (D. A. Clark e Beck, 1999). Uma vez que o esquema negativo seja ativado, informações recebidas são moldadas para se encaixarem no esquema, informações inconsistentes são ignoradas, e o esquema ganha força associando-se com mais e mais informações. Vemos a terapia cognitiva como uma abordagem que ajuda os pacientes a desenvolverem estratégias para avaliar informações novas antes que elas sejam integradas aos esquemas negativos, o que, por sua vez, diminui a força dessas estruturas cognitivas e auxilia os pacientes no desenvolvimento de novas e mais adaptativas estruturas cognitivas.

O modelo cognitivo geral é útil na caracterização da miríade de dificuldades experimentadas por indivíduos suicidas. Conforme descrevemos no Capítulo 2, a maior parte dos indivíduos suicidas é diagnosticada com um ou mais transtornos psiquiátricos, o que, por sua vez, está associado à ativação de um esquema negativo em particular. Além disso, muitos indivíduos suicidas experimentam um ou mais grandes estressores, e esquemas negativos associados com um leque de transtornos psiquiátricos são ativados em meio a essa adversidade. Entretanto, alguns suicidologistas têm defendido que existe algo fundamentalmente diferente sobre os processos cognitivos dos indivíduos suicidas, particularmente quando eles estão em meio a uma crise suicida, se comparados aos processos cognitivos de indivíduos não suicidas (por exemplo, Ellis, 2006). Isso significa que precisamos ir além do modelo cognitivo geral para identificar os processos cognitivos que são exclusivos aos indivíduos suicidas e que explicam o processamento cognitivo específico em operação no momento imediatamente precedente a uma crise suicida. Recentemente, duas teorias psicológicas, ambas de base cognitivo-comportamental, foram propostas para explicar os atos suicidas. Essas teorias são revisadas na próxima seção.

TEORIAS COGNITIVAS DOS ATOS SUICIDAS

Um enquadramento que expande o modelo cognitivo geral é o do *módulo suicida*. De acordo com A. T. Beck (1996, p. 4), módulos "são suborganizações específicas dentro da organização da personalidade que incorporam os componentes relevantes dos sistemas básicos da personalidade: o cognitivo (ou processamento de informação), o afetivo, o comportamental e o motivacional". Esses componentes formam uma "rede cognitivo-afetivo-comportamental integrada" que é ativada em resposta a uma situação particular ou quando alguém está tentando atingir um objetivo. Portanto, crenças sobre si, sobre o mundo e sobre o futuro representam o componente cognitivo do sistema, mas outros sistemas são ativados em conformidade com o sistema cognitivo para facilitar uma resposta coerente. De acordo com Beck, os dados são processados simultaneamente através de todos esses sistemas, e os sistemas permanecem ativos por algum tempo depois que as circunstâncias que o iniciaram tenham se dissipado.

Rudd (2004, 2006; ver também Rudd, Joiner e Rajab, 2001) aplicou a teoria dos módulos com os atos suicidas. Seu modelo é intrincadamente relacionado à literatura sobre fatores de risco descrita no Capítulo 2 – de acordo com Rudd, quanto mais fatores de risco uma pessoa possui, mais provável é que o módulo suicida seja ativado. Os indivíduos de alto risco para atos suicidas em uma avaliação de base são aqueles com crenças penetrantes relacionadas ao suicídio, instabilidade afetiva e falta de habilidades comportamentais de *coping*. Rudd sugere que as crises suicidas são limitadas no tempo e que requerem altos níveis de ativação em todos os quatro sistemas (cognitivo, afetivo, comportamental, motivacional), o que é desencadeado por algum tipo de agravante. A severidade do ato suicida é uma função do grau de vulnerabilidade de uma pessoa, ou risco de linha de base, e a severidade do fator agravante. Considerando que uma valência negativa é vinculada ao evento agravante, existe um aumento na probabilidade de que o módulo suicida seja ativado outra vez no futuro, no contexto de um evento similar.

Uma segunda teoria psicológica dos atos suicidas foi desenvolvida por Joiner (2005) e consiste em três construtos principais, todos eles precisando estar no lugar para um indivíduo engajar-se em um ato suicida. Primeiro, a pessoa precisa ter adquirido a habilidade de executar autoagressões letais. A maior parte das pessoas é prevenida de tentar o suicídio porque teme a dor e a morte. Entretanto, pessoas que tiveram "práticas" com a dor por meio de experiências como ferimentos, comportamentos autoagressivos não suicidas, ou mesmo tatuagens e *piercings*, habituam-se ou acostumam-se a sentir dor. Ou seja, à medida que as pessoas obtêm mais experiência com ferimentos corporais, seu limiar de tolerância à dor aumenta, elas consideram a dor menos aversiva e podem até obter uma sensação de prazer ou alívio a partir dela. Joiner, como Rudd, sugeriu que futuras crises suicidas são desencadeadas mais facilmente após a pessoa ter feito uma tentativa anterior, mas diferentes mecanismos são responsáveis por esse fenômeno – para Joiner, é porque a pessoa adquiriu um comportamento aprendido; para Rudd, é porque cognições suicidas fortaleceram sua associação a outros fatores de risco, de modo que um número cada vez maior de eventos desencadeie cognições suicidas. Além disso, a teoria de Joiner sugere que a pessoa precisa ser caracterizada por dois fatores psicológicos associados ao desejo de morte – o não pertencimento e a percepção de fardo. De modo geral, sua teoria indica que a habilidade de realizar autoagressões letais (por exemplo, um comportamento aprendido) combinada ao desejo de morte em dois grandes domínios (fatores cognitivos) explica as tentativas e as mortes por suicídio.

Tais teorias têm uma sólida base científica e são compatíveis com nossa própria teoria. O construto do módulo suicida é útil na descrição de uma grande quantidade de processos operando em indivíduos suicidas (cognitivos, afetivos, comportamentais, motivacionais) e na especificação do modo no qual os fatores de risco se traduzem para a probabilidade dos indivíduos suicidas engajarem-se em vários graus de comportamentos suicidas (por exemplo, tentativa moderada *versus* severa, tentativa única *versus* múltiplas tentativas). Portanto, isso pode guiar os clínicos na condução de avaliações abrangentes de risco de suicídio (ver Capítulo 6) e na seleção de intervenções específicas para reduzir a probabilidade de que o módulo suicida seja ativado no futuro. A teoria de Joiner (2005) é um quadro parcimonioso, porém alinhado, para os clínicos terem em mente, particularmente quando têm um tempo limitado para fazer um julgamento clínico. Por exemplo, um clínico julgaria que um paciente caracterizado por um não pertencimento e por uma percepção de fardo, mas que não havia adquirido a habilidade de realizar uma autoagressão letal, apresenta um risco mais baixo de realizar uma tentativa do que um paciente que possui todos esses elementos do desejo de morrer em conjunto com um histórico de tentativas anteriores e um comportamento autoagressivo.

Nosso modelo cognitivo se expande a partir desses modelos de quatro maneiras. Primeiro, ele integra o modelo cognitivo geral de A. T. Beck com os processos cognitivos específicos ao suicídio, demonstrando a maneira pela qual os processos cognitivos associados a transtornos psiquiátricos se tornam em geral exacerbados e ativam cognições suicidas. Segundo, ele aborda a maneira na qual os fatores de risco trabalham em conjunto para sustentarem transtornos psiquiátricos em geral, ativam esquemas de suicídio e exacerbam perturbações em tempos de crises suicidas. Ou seja, ele não meramente sugere que o acúmulo de fatores de risco aumenta a probabilidade de que um indivíduo se engaje em um ato suicida, ele especifica múltiplos caminhos pelos quais eles exercem seus efeitos. Terceiro, ele integra outros construtos relacionados ao suicídio que possuem bases científicas na literatura empírica, como a impulsividade e déficits na resolução de problemas. Por fim, ele proporciona *insight* no desenrolar específico de eventos que ocorrem quando uma crise suicida se desenvolve. Acreditamos que é importante especificar esses mecanismos em um modelo cognitivo dos atos suicidas para capturar a experiência subjetiva e fenomenológica do paciente suicida, o que pode fortalecer a conceituação cognitiva do quadro clínico do paciente e ilustrar múltiplos pontos de intervenção. A seguir, descrevemos construtos e processos cognitivos relacionados ao suicídio embasados empiricamente e descrevemos seu lugar em nosso modelo cognitivo do suicídio.

CONSTRUTOS COGNITIVOS RELACIONADOS AO SUICÍDIO EMBASADOS EMPIRICAMENTE

Assim como salientado no Capítulo 2, existem diversos construtos psicológicos que a pesquisa empírica demonstrou serem mais característicos de indivíduos suicidas do que de indivíduos não suicidas. Nesta seção, descrevemos o modo pelo qual esses construtos psicológicos podem explicar como as crises suicidas se desenvolvem.

Desesperança

No Capítulo 2, revisamos estudos sugerindo que a desesperança está singularmente associada à intenção suicida e que ela tem o potencial de predizer suicídios consumados anos mais tarde. Por causa desse forte vínculo entre a desesperança e os atos suicidas, é necessário que a incorporemos em nosso entendimento do suicídio. Em seu nível mais fundamental, a desesperança é uma cognição; é uma crença de que o futuro é sombrio, que seus problemas nunca se resolverão. Como mencionado na seção anterior, conteúdos cognitivos distorcidos são uma parte importante dos esquemas negativos. A partir dessa perspectiva, a desesperança pode ser vista como uma crença associada a um esquema de suicídio que, uma vez ativado, enviesa as pessoas a designar recursos cognitivos para o processamento de sinais que reforcem esse esquema.

Além disso, alguns acadêmicos têm distinguido entre desesperança de estado e de traço. Um estado de desesperança é o grau de desesperança que é ativado em qualquer dado momento (por exemplo, imediatamente antes de uma tentativa de suicídio), enquanto o traço de desesperança é o grau no qual o indivíduo possui expectativas negativas estáveis para o futuro (A. T. Beck, 1986). De acordo com A. T. Beck (1986), quanto mais forte for o traço de desesperança, menos adversidades serão necessárias para desencadear uma crise suicida e a experiência de um estado de desesperança. Ou seja, quando o traço de desesperança é ativado, ele interage com estressores ambientais para escalar a um estado de desesperança. Em nosso modelo, níveis mais elevados do estado de desesperança estão associados a uma ideação suicida cada vez mais aguda.

Ainda que os resultados de estudos empíricos tenham sugerido que a desesperança seja um construto central para o entendimento dos atos suicidas, é importante reconhecer que ela não caracteriza todos os pacientes suicidas. Por exemplo, a desesperança parece desempenhar um papel muito pequeno em tentativas feitas com pouca intenção de morrer, uma falta de premeditação e/ou com a intenção de chamar a atenção ou de comunicar algo a outros (Skogman e Öjehagen, 2003). Nesses casos, é provável que os estressores de vida se acumulem a um ponto em que a pessoa perceba que eles são intoleráveis e não pode suportar o estresse associado, aumentado, portanto, o estado de desesperança. Sendo assim, em nosso modelo cognitivo existem (pelo menos) dois tipos de esquemas de suicídio – um esquema caracterizado pelo traço de desesperança e um esquema caracterizado por percepções de intolerabilidade (Joiner, Brown e Wingate, 2005; Rudd, 2004). Essa ideia é similar à proposta por Fawcett, Busch, Jacobs, Kravitz e Fogg (1997), que especularam que existem múltiplos caminhos para os atos suicidas, sendo que apenas um deles implica em desesperança. As experiências anteriores de uma pessoa determinam como ela vai ser caracterizada por um tipo particular de esquema de suicídio.

A despeito de qual esquema de suicídio estar saliente, sugerimos que uma vez que ele seja ativado, existe uma probabilidade cada vez maior de que a pessoa irá experimentar estados de desesperança em momentos de estresse e adversidade continuados (ver a Figura 3.2). Ou seja, o estado de desesperança é um resultado associado à ativação de qualquer esquema de suicídio, e não somente um esquema de suicídio caracterizado pelo traço de desesperança. O estado de desesperança pode consistir em ideias de que o futuro da pessoa não irá melhorar ("As coisas nunca vão ficar melhores"), o que é indicativo do traço de desesperança, ou então pode consistir em ideias como "Eu não aguento mais isso", o que é indicativo de intolerabilidade. Com o aumento do nível do estado de desesperança, também aumenta a probabilidade de o indivíduo experimentar uma ideação suicida aguda.

Cognições relacionadas ao suicídio

No Capítulo 2, identificamos muitas cognições relacionadas ao suicídio que predizem futuros atos suicidas, como a ideação suicida e a intenção suicida. Conteúdos cognitivos relacionados ao suicídio podem ser associados a qualquer esquema de suicídio, seja ele de desesperança, de intolerabilidade ou de outro tema. Em nosso modelo, a frequência, a duração e a severidade dessas cognições relacionadas ao suicídio se acumulam para determinar a probabilidade de uma pessoa se engajar em um ato suicida, de modo que, quanto mais frequentemente um indivíduo experimentar essas cognições, quanto mais tempo elas durarem e quanto mais severas elas forem, maior a probabilidade de o indivíduo tentar o suicídio. Em nosso modelo, bem como no modelo de Rudd e Joiner, será preciso uma "dose" menor de cognições relacionadas ao suicídio para desencadear atos suicidas em indivíduos que têm um histórico de tentativas de suicídio, pois os esquemas de suicídio se fortalecem com cada ato suicida. A Figura 3.3 resume essa influência das cognições relacionadas ao suicídio na probabilidade de uma pessoa fazer uma tentativa de suicídio, no contexto do histórico de tentativas de suicídio da pessoa.

Impulsividade aumentada

Como visto no Capítulo 2 deste livro, a impulsividade é um conceito esguio. Alguns estudos concluíram que indivíduos que realizaram tentativas de suicídio são mais impulsivos do que aqueles que não realizaram, enquanto outros estudos não concluíram isso. Joiner (2005) levantou a possibilidade de que isso acontece porque a impulsividade é uma causa distal dos atos suicidas, de modo que ela aumenta a probabilidade da pessoa sofrer ferimentos ou lesões. Em outras palavras, Joiner sugeriu que a impulsividade está apenas diretamente associada aos atos suicidas, exercendo seus efeitos por meio de outros mecanismos. Outra razão para que seja tão difícil estabelecer o papel da impulsividade nos atos suicidas é que ela tem sido definida e conceituada de muitas formas diferentes, como um déficit comportamental (uma inabilidade de inibir respostas), um problema cognitivo (inabilidade de planejar para o futuro) e um traço de personalidade (Endicott e Ogloff, 2006). Uma terceira razão para a impulsividade ser apenas ocasionalmente relacionada ao comportamento suicida é o momento da mensuração. Tipicamente, nos pacientes suicidas, aplica-se mensurações de sintomas psicológicos, incluindo a impulsividade, após eles terem realizado a tentativa. A medida da impulsividade após a tentativa, quando em

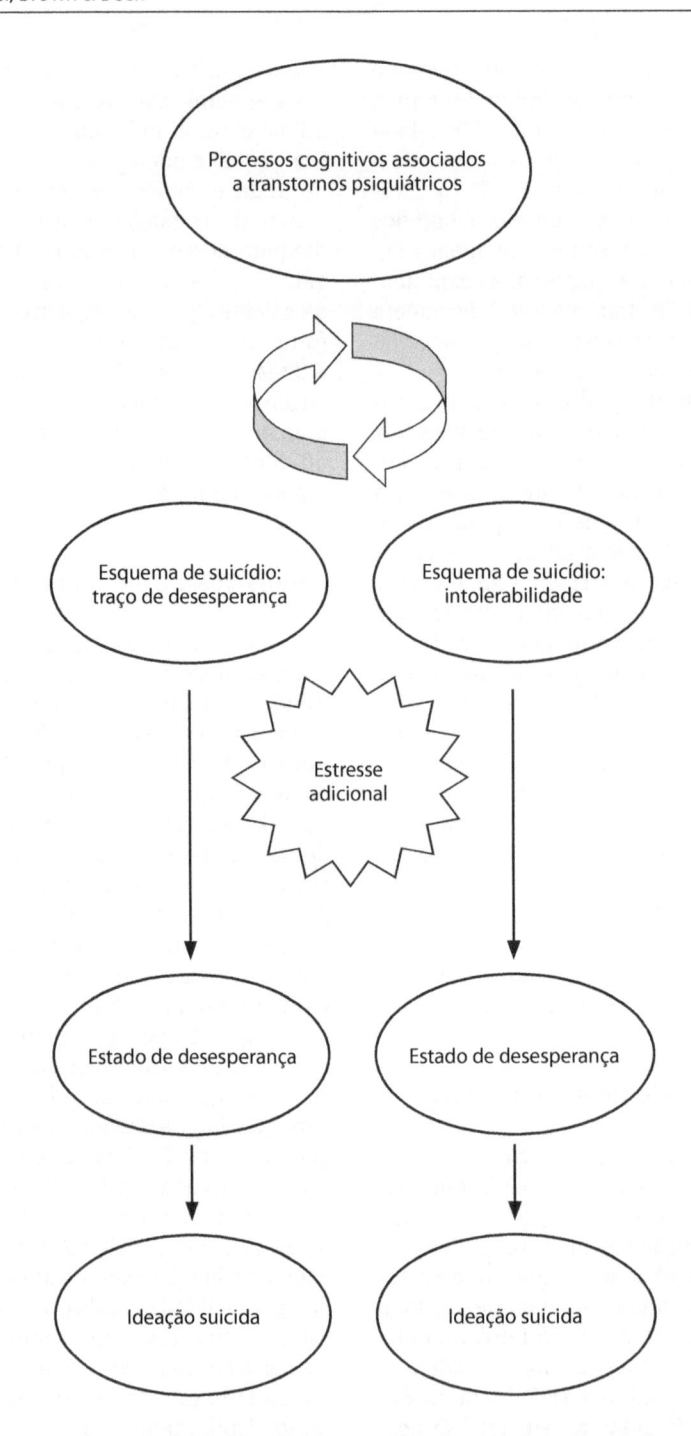

FIGURA 3.2

Esquemas relacionados ao suicídio, estado de desesperança e ideação suicida. De *A Cognitive Model of Suicidal Behavior: Theory and Treatment*, de A. Wenzel e A. T. Beck, 2008, *Applied and Preventive Psychology, 12*, p. 194. © 2008 Elsevier. Adaptado com permissão.

muitos casos a crise suicida já se resolveu, é provavelmente muito diferente da impulsividade experimentada quando a pessoa está agudamente suicida.

Em nosso modelo cognitivo do suicídio, vemos a impulsividade como um fator de vulnerabilidade disposicional para os atos suicidas. Usamos o termo *disposicional* porque vemos esse construto como uma característica duradoura da pessoa, semelhante a um traço de personalidade. Além disso, usamos o termo *fator de vulnerabilidade* porque, teoricamente, acreditamos que esse construto aumente a probabilidade de ocorrência de crises suicidas em alguns indivíduos, mas que o termo *fator de risco* seria enganador, já que a pesquisa empírica ainda não estabeleceu com a metodologia adequada que esse construto aumenta o risco de engajamento em atos suicidas de acordo com a definição que apresentamos no Capítulo 2. Devido aos instrumentos avaliadores da impulsividade disposicional tipicamente incluírem várias facetas (como a impulsividade da falta de planejamento, a impulsividade motora, a impulsividade cognitiva, a impulsividade atencional; ver Barratt, 1985), nós a consideramos como um construto amplo e inespecífico.

Reconhecemos que a impulsividade disposicional não é um fator de vulnerabilidade para todos os pacientes suicidas, pois alguns que tentam o suicídio não são pessoas particularmente impulsivas, e seu ato suicida é cuidadosamente planejado e executado. É possível que a impulsividade disposicional esteja mais relacionada aos atos suicidas que são acompanhados pela percepção de intolerabilidade, ou da vontade de comunicar algo a outros por meio da tentativa, e não à desesperança ou a uma forte intenção de morrer. Ou seja, a impulsividade disposicional pode aumentar a probabilidade de atos suicidas apenas quando esquemas de suicídio caracterizados por percepções de intolerabilidade são ativados. De fato, resultados de estudos empíricos sugeriram que a impulsividade se correlaciona negativamente com a desesperança (Suominen, Isometsä, Henriksson, Ostamo e Lönn-

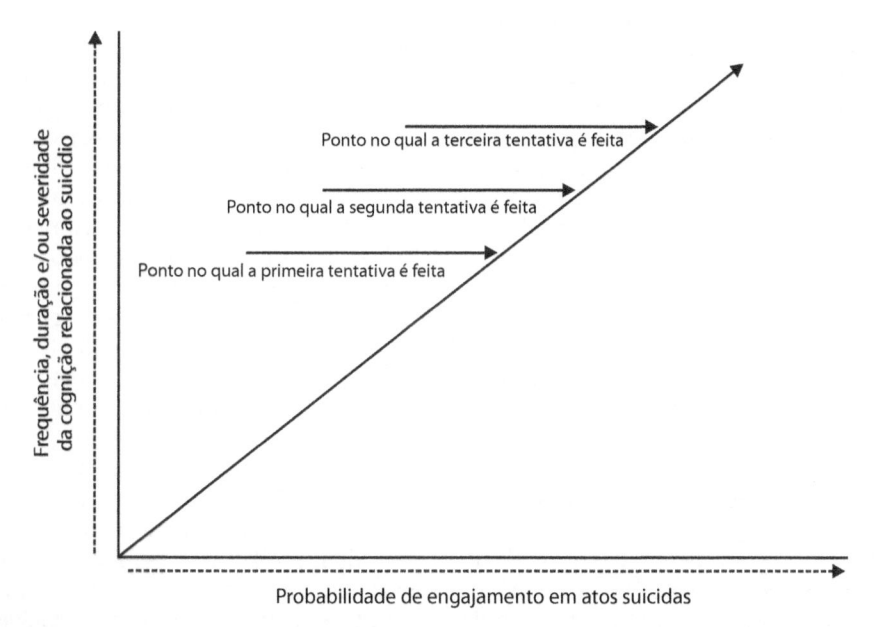

FIGURA 3.3

Cognições relacionadas ao suicídio e à probabilidade de engajamento em atos suicidas.

qvist, 1997) e que aqueles que fazem tentativas impulsivas (como tentativas que foram contempladas por menos de cinco minutos) são menos deprimidos do que aqueles que realizam tentativas não impulsivas (T. R. Simon et al., 2001). Esses achados sugerem que a desesperança é menos importante na explicação dos atos suicidas em indivíduos impulsivos, em comparação com os indivíduos não impulsivos.

Também é importante considerar o fenômeno da impulsividade exibido no momento da tentativa. Algumas tentativas de suicídio são premeditadas, enquanto outras parecem ocorrer com quase nenhum aviso (por exemplo, T. R. Simon et al., 2001), e mensurações disposicionais de impulsividade nem sempre distinguem entre indivíduos que realizam esses tipos muito diferentes de tentativas (Baca-Garcia et al., 2005). Não está claro se os tipos de impulsividade manifestos no contexto de uma tentativa de suicídio são indicativos da impulsividade manifestada em outros momentos das vidas de indivíduos caracterizados pela impulsividade disposicional. Em vez disso, vemos muitos indicadores de impulsividade observados no momento da tentativa como ocorrendo dentro do contexto de um tipo único de disfunção cognitiva, que é experimentada imediatamente antes da tentativa.

Clinicamente, observamos que muitos pacientes descrevem um estado de desorientação cognitiva no momento imediatamente precedente a sua tentativa de suicídio, e parece que eles estão tomando uma decisão impulsiva de tentar o suicídio e que estão impulsivamente se engajando em comportamentos inconsequentes para proporcionar algum alívio a essa perturbação emocional. Eles experimentam pensamentos acelerados, muitas vezes acompanhados por uma inquietude e agitação agudas; experimentam "visão de túnel", focando-se no suicídio como a única resposta a seus problemas, a despeito de opções menos danosas; ficam mentalmente consumidos ou preocupados pela ideia de que não existe uma forma de escapar e fariam qualquer coisa possível para acabar com a dor; relatam que estão em um estado de desespero. Outros observaram um fenômeno similar; por exemplo, Silverman (2006, p. 528) notou que, para muitas pessoas que tentaram o suicídio, suas "cognições estavam limitadas e elas estavam em tamanha dor psicológica que era impossível tomar decisões racionais ou decisões sobre terminar suas vidas". Baumeister (1990) teorizou que as pessoas suicidas exibem uma desconstrução cognitiva, ou um foco estreito no presente que inviabiliza processamentos de informação e resoluções de problemas mais sofisticados. Shneidman (1985, p. 138) observou que os pacientes suicidas são caracterizados por uma constrição cognitiva, de modo que existe um "afunilamento, ou foco ou estreitamento do leque de opções geralmente disponível para a consciência daquele indivíduo". Acreditamos que esses comentários são indicativos de um fenômeno cognitivo chamado *fixação atencional*. A fixação atencional inclui não somente a constrição cognitiva, mas também a percepção do suicídio como uma solução para os problemas da pessoa.

Inicialmente identificamos casos de fixação atencional em pacientes com transtorno de pânico. A. T. Beck (1988, p. 101) descreveu esse fenômeno como uma "dissociação dos processos reflexivos de níveis mais altos do processamento cognitivo automático", notando que os pacientes com transtorno de pânico carecem da habilidade de refletir sobre o que está acontecendo e de distanciarem-se de seus medos no meio de um ataque. Quando instruídos a considerarem seus estados internos no momento de seus ataques de pânico mais recentes, os pacientes com transtorno de pânico assinalam altas pontuações a itens como "Tudo o que eu posso pensar agora é em como eu me sinto" e "Eu imagino o pior", e assinalam baixas pontuações a itens como "Eu permaneço de cabeça fria" e "Eu sou capaz de aplicar lógica ao meu problema" (Wenzel, Sharp, Sokol e Beck, 2006). Acreditamos que o mesmo tipo de processo está em funcionamento nos pacientes suicidas no momento imediatamente precedente a suas tentativas. Existe alguma justificativa empírica relevante para essa afirmação, pois estudos examinando correlatos de suicídios de pacientes internados descobriram que uma ansiedade e/ou agitação significativa nos sete dias anteriores à tentativa são característicos da maioria dos pacientes internados que cometem suicídio (Busch, Clarck e Fawcett, 1993; Busch, Fawcett e Jacobs, 2003; Sharma, Persad e Kueneman, 1998). É provável que a ansiedade e a agitação sejam as expressões emocionais e comportamentais da fixação atencional.

Em outras palavras, sugerimos que o que parece com uma impulsividade cognitiva e comportamental no momento da tentativa na verdade são manifestações da fixação atencional. Ainda que seja concebível que a impulsividade disposicional aumente a velocidade na qual a fixação atencional é ativada e domina a pessoa, percebemos os dois construtos como separados em sua maior parte. Além disso, propomos que a fixação atencional interage com o estado de desesperança para criar uma espiral cognitiva-afetiva decrescente, exacerbando a ideação suicida e criando um contexto que é fértil para uma tentativa de suicídio. Quando os indivíduos suicidas estão em um estado sem esperanças, eles percebem que têm poucas opções para resolver seus problemas. Portanto, hipotetizamos que eles estão em um risco maior de identificar o suicídio como uma solução apropriada, em vez de sistematicamente considerar meios alternativos para solucionar seus problemas. Quanto mais eles se fixam no suicídio como a única solução, mais sem esperança eles estão a respeito de suas circunstâncias de vida, ou mais propensos estão para perceber suas circunstâncias de vida como intoleráveis. Um aumento no estado de desesperança toma conta ainda mais de indivíduos suicidas, obscurece seu julgamento e aumenta a probabilidade de concluírem que não há saída. O estado de desesperança aumenta a fixação atencional, e o foco estreito no suicídio como sendo a única opção aumenta o estado de desesperança.

Ainda que acreditemos que essa caracterização cognitivo-afetivo-comportamental da fixação atencional seja relevante para muitos indivíduos que tentam o suicídio, ela certamente não diz respeito a todas essas pessoas. Por exemplo, alguns indivíduos caracterizados por altos níveis de desesperança de traço planejam cuidadosamente as suas tentativas ao longo de um considerável período de tempo e demonstram alívio, em vez de ansiedade, agitação ou confusão. Ainda cremos que esses indivíduos exibem os aspectos cognitivos da fixação atencional nesses casos, já que estão convencidos de que o suicídio é a única solução, fracassando em explorar outras alternativas. Entretanto, tais indivíduos não possuem muitos dos correlatos afetivos e comportamentais indicativos do desespero associado com a fixação atencional.

Vieses do processamento de informação

As teorias cognitivas de perturbações emocionais e comportamentais de A. T. Beck especificam que não apenas os indivíduos experimentam conteúdos cognitivos distorcidos (por exemplo, desesperança), mas que também processam informações relevantes às preocupações atuais de uma forma enviesada. Em outras palavras, as crenças de um indivíduo influenciam a maneira pela qual ele aborda a informação em seu ambiente, como interpreta informações ambíguas e como recupera informações do passado. Esses tipos de vieses de processamento de informação tornam provável que indivíduos se focarão em informações negativas, ou desadaptativas, à custa de informações positivas, ou adaptativas, o que reforça cada vez mais as crenças desadaptativas. Existem dois domínios de vieses do processamento de informação que têm sido estudados com pacientes suicidas – vieses atencionais e vieses de memória. Esses construtos não foram cobertos no Capítulo 2 deste livro porque eles receberam uma atenção mínima na literatura empírica, e nenhum estudo incluiu esses dados em análises que predizem futuros atos suicidas. Não obstante, eles também estão incluídos em nosso modelo cognitivo dos atos suicidas, pois os vieses do processamento de informação são centrais para a teoria cognitiva geral, e porque nossos pacientes descreveram anedoticamente esse fenômeno como sendo importante no entendimento dos seus atos suicidas.

Dois grupos de pesquisadores usaram as Tarefas de Stroop Emocional para examinar os vieses atencionais envolvidos com estímulos relacionados ao suicídio em amostras de pessoas que tentaram o suicídio. Os participantes que realizam essa tarefa são apresentados a palavras isoladas de várias cores, e eles são instruídos a nomear a cor da palavra o mais rápido possível independentemente do que a palavra signifique. Na Tarefa de Stroop Emocional com pacientes suicidas, os participantes são apresentados a palavras relacionadas ao suicídio (por exemplo, *suicídio*), geralmente a palavras negativas (como *solitário*) e a palavras neutras (como *estátua*). Um viés atencional é demonstrado quando os participantes levam mais tempo para nomear as cores de uma classe particular de palavras, pois presume-se que o conteúdo da palavra captura sua atenção e interfere com a tarefa de nomeação de cores em questão. Pesquisas empíricas sugeriram que pacientes que foram recentemente hospitalizados por uma *overdose* (Williams e Broadbent, 1986b) e pacientes que tentaram o suicídio de um dentre vários jeitos no último ano (Becker, Strohbach e Rinck, 1999) demonstraram efeitos de interferência especialmente salientes ao nomearem cores de palavras relacionadas ao suicídio. Ainda que alguns cientistas clínicos tenham questionado se a *performance* enviesada no Stroop realmente representa um viés atencional e não de outros tipos de vieses, como um viés de resposta (MacLeod, Mathews e Tata, 1986), mantém-se o fato de que esses estudos demonstraram que pessoas que recentemente realizaram tentativas de suicídio processam informações relacionadas ao tema de uma forma diferente do que as informações não relacionadas.

No que diferem os vieses atencionais relacionados ao suicídio das fixações atencionais? Propomos que a fixação atencional é uma disfunção *geral* do processamento cognitivo, pela qual os indivíduos ficam confusos, incapazes de aplicar razão ou bom senso a suas circunstâncias e, em última instância, fixam-se apenas no suicídio. Os vieses atencionais relacionados ao suicídio representam um processamento *seletivo*, de modo que os indivíduos suicidas automaticamente alocam suas atenções para estímulos relacionados ao suicídio em circunstâncias que de outra forma seriam de processamentos cognitivos normativos. Muitos acadêmicos têm visto a atenção seletiva como o resultado de um processamento involuntário e inconsciente (por exemplo, McNally, 1995). Em contraste, a fixação atencional é uma falha do processamento consciente e refletido. Propomos que os vieses atencionais relacionados ao suicídio restringem a atenção dos indivíduos ao suicídio e para longe de indicadores de outras alternativas, segurança ou outras razões para viver. Acreditamos que isso acontece independentemente de o indivíduo estar em um estado agudo de desesperança, pois os participantes de estudos descritos anteriormente demonstraram esses vieses até um ano depois de suas tentativas, quando, presumivelmente, suas crises suicidas já teriam passado. Entretanto, quando estímulos relacionados ao suicídio forem detectados enquanto os esquemas de suicídio estão ativados e os indivíduos estão experimentando um estado de desesperança, eles terão dificuldades de se desvencilharem dos estímulos relacionados ao suicídio, tornado-se dominados por eles (o que exacerba ainda mais o estado de desesperança e a ideação suicida) e fixados na fuga e no suicídio (ver a Figura 3.4). Um limiar é atingido quando os indivíduos suicidas concluem que não podem tolerar essa experiência e tomam a decisão final de cometer suicídio. O limiar de tolerância representa o ponto no tempo em que eles não são mais ambivalentes sobre sua intenção de matarem a si mesmos e tomam uma decisão definitiva de terminar com suas vidas. Portanto, propomos que uma tentativa de suicídio ocorrerá quando a interação entre o estado de desesperança, a fixação atencional e a ideação suicida se espiralarem para além do limiar de tolerância de perturbações, do estado de desesperança e da desorientação da pessoa.

A atenção seletiva, entretanto, é apenas um domínio do viés de processamento de informação associado às tentativas de suicídio. Um corpo ainda maior de trabalho foi acumulado para sugerir que os indivíduos suicidas são caracterizados por uma disfunção em um aspecto de seu processamento da memória – um estilo supergeneralizado de memória (Williams e Broadbent, 1986a; Williams e Dritschel, 1988; ver Williams,

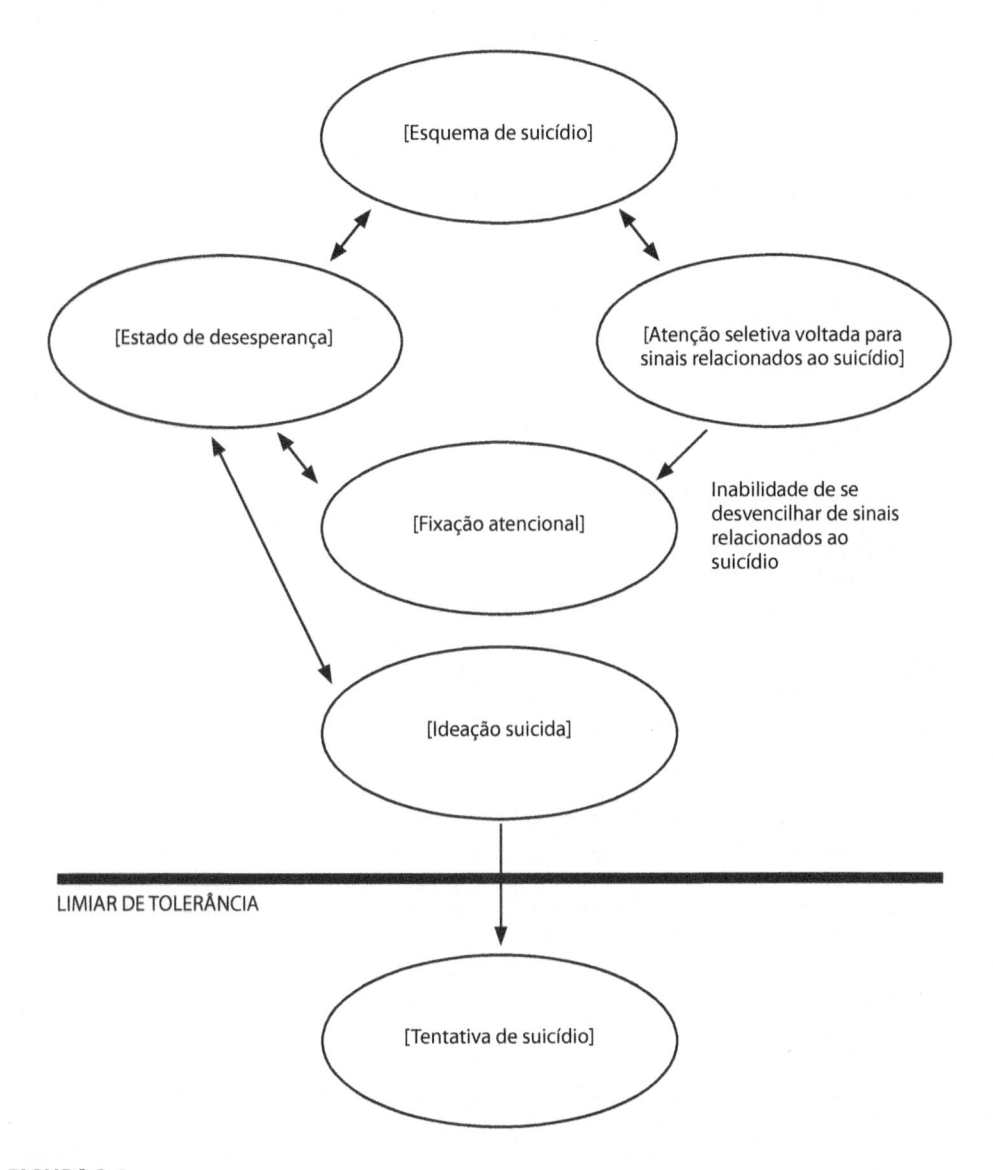

FIGURA 3.4

Modelo proposto de processamento de informação nas crises suicidas. De *A Cognitive Model of Suicidal Behavior: Theory and Treatment*, de A. Wenzel e A. T. Beck, 2008, *Applied and Preventive Psychology, 12*, p. 195. © 2008 Elsevier. Adaptado com permissão.

Barnhoffer, Crane e Duggan, 2006, para uma revisão). Isso quer dizer que, ao receber um estímulo que deveria desencadear uma memória pessoal de seu passado, os indivíduos que já realizaram uma tentativa de suicídio proporcionam uma vaga resposta que parece sintetizar um número de eventos (por exemplo, "quando eu fui para a praia com minha família todos os verões"). Esse estilo de resposta persiste mesmo quando esses indivíduos recebem instruções de articular uma memória específica e fazem ensaios para aprender como fazer isso. Williams e colaboradores (2006) sugeriram que, em casos nos quais os indivíduos suicidas são caracterizados por um penetrante senso de desesperança, uma memória supergeneralizada os previne de acessar informações que lhes ajudariam na resolução efetiva de problemas e no pensar em termos específicos a respeito do futuro.

É provável que um estilo supergeneralizado de memória exacerbe a fixação atencional durante uma crise suicida, já que os indivíduos suicidas teriam dificuldades para lembrar-se de motivos específicas para viver. Além disso, também poderia de três maneiras servir como um fator de vulnerabilidade disposicional para a ativação de esquemas de suicídio. Primeiro, é pouco provável que os indivíduos suicidas lembrem de experiências positivas específicas de seu passado, o que reforça crenças negativas e tem o potencial de levá-los a concluir erroneamente que a vida não vale a pena ser vivida. Esse processo, entretanto, não é exclusivo dos indivíduos suicidas; uma grande quantidade de trabalhos tem sugerido que pacientes deprimidos são também caracterizados por esse processo (ver Williams, 1996, para uma revisão). Segundo, como mencionado anteriormente, a memória supergeneralizada previne os indivíduos suicidas de acessarem informações específicas que são necessárias para uma resolução efetiva de problemas, o que pode criar estressores de vida e adversidades adicionais (Williams et al., 2006). Terceiro, ele promove um estilo supergeneralizado de pensamento como um todo, o que afeta a habilidade de indivíduos suicidas pensarem no futuro em termos específicos (Williams et al., 2006) e que poderia fortalecer o esquema de suicídio baseado na desesperança.

Portanto, os indivíduos suicidas são caracterizados por dois tipos de vieses de processamento de informação. Eles exibem processamentos preferenciais de sinais relacionados ao suicídio e têm dificuldades de recuperar memórias pessoais específicas. Quando o esquema de suicídio é ativado e os pacientes estão em um estado de desesperança, existe uma maior probabilidade de que eles se fixem em sinais relacionados ao suicídio uma vez que estes forem detectados. Seu estilo supergeneralizado de memória irá preveni-los de identificar alternativas específicas à autoagressão. Esse foco no suicídio à custa de outras alternativas aumenta ainda mais o estado de desesperança e a sensação de desespero.

Déficits na resolução de problemas

Uma resolução de problemas ineficaz já foi mencionada em várias das seções anteriores, já que ela é uma possível consequência de um estilo supergeneralizado de memória e é manifestada durante as crises suicidas no contexto de uma fixação atencional. Modelos cognitivos ligando os déficits na resolução de problemas aos atos suicidas sugerem que, em momentos de estresse de vida, os indivíduos suicidas percebem suas situações como intoleráveis e concluem que eles não têm a habilidade de mudá-las, o que leva a um aumento na desesperança e então à ideação suicida (Reinecke, 2006). Uma pesquisa empírica confirmou que, em relação aos indivíduos não suicidas, os indivíduos suicidas geraram menos soluções para problemas (Pollock e Williams, 2004), são mais propensos a julgar que as soluções que geraram terão consequências negativas, são menos propensos a usarem as alternativas que eles geraram (Schotte e Clum, 1987) e são mais propensos a usar estratégias de negação ou de evitação ao lidar com seus problemas (D'Zurilla, Chang, Nottingham e Faccini, 1998; Orbach, Bar-Joseph e Dror, 1990).

Tal como vimos com a impulsividade, a resolução de problemas envolve vários componentes e processos (D'Zurilla, Nezu e Maydeu-Olivares, 2004), e somente alguns desses foram sistematicamente examinados em indivíduos suicidas. Quando a resolução de problemas é conceituada como a habilidade de gerar soluções para problemas, déficits na resolução de problemas estão associados a estressores de vida e à ideação suicida, mas não à desesperança (Priester e Clum, 2993; Schotte e Clum, 1982, 1987). Em contraste, quando a resolução de problemas é conceituada como uma autoeficácia na resolução de problemas, ou como a crença de que a pessoa é capaz de influenciar o desfecho de problemas, então os déficits na resolução de problemas são fortemente associados com a desesperança, e fracamente relacionados à ideação suicida (Dixon, Heppner e Anderson, 1991; Rudd, Rajab e Dahm, 1994). Reinecke, DuBois e Schultz (2001) descobriram que a depressão e a desesperança mediam a relação entre uma baixa autoeficácia de resolução de problemas e ideação suicida. Portanto, a habilidade de gerar soluções para problemas interage com os eventos estressores para desencadear a ideação suicida, ainda que o mecanismo para isso não esteja claro, pois ele não parece estar associado à desesperança. Entretanto, uma baixa autoeficácia de resolução de problemas está associada à desesperança, o que, por sua vez, torna os indivíduos vulneráveis a experimentarem a ideação suicida. É possível que a interação entre a habilidade de gerar soluções e os eventos estressores contribua para a ativação do esquema de suicídio associado à intolerabilidade, enquanto a baixa autoeficácia de resolução de problemas contribua para a ativação dos esquemas de suicídio associados à desesperança.

Ainda que teorias iniciais ligando a resolução de problemas à ideação suicida e aos atos suicidas considerassem a resolução de problemas como um fator de vulnerabilidade de traço (por exemplo, Schotte e Clum, 1982), os resultados de um estudo sugeriram que, ao menos em algum grau, trata-se de um fenômeno de estado que se altera de acordo com variáveis situacionais e de humor (Schotte, Cools e Pavyar, 1990). Clum e Fabbraro (2004) levantaram a possibilidade de que os déficits na resolução de problemas são características de traço apenas em indivíduos cronicamente suicidas (como aqueles que já realizaram múltiplas tentativas). Assim como Reinecke (2006) notou com precisão, os déficits na resolução de problemas provavelmente são tanto fatores de risco proximais quanto distais para o suicídio, já que eles são concomitantes aos transtornos psiquiátricos, bem como preditores de atos suicidas. Propomos que a limitação na resolução de problemas, como a impulsividade, é um fator de vulnerabilidade disposicional para atos suicidas. A inabilidade de gerar soluções para problemas provavelmente coloca os indivíduos em risco de atos suicidas em contextos de eventos estressores e, na verdade, provavelmente gera eventos estressores desnecessários por si só, ativando esquemas de suicídio caracterizados pela desesperança (confira Rudd et al., 1994). Entretanto, também sugerimos que a habilidade de resolver problemas e a autoeficácia ficam ainda mais limitadas durante o período de uma crise suicida, o que aumenta o estado de desesperança e a fixação atencional no suicídio como única solução para os problemas da pessoa. Portanto, não é surpreendente que tratamentos cognitivo-comportamentais para atos suicidas coloquem grande ênfase no desenvolvimento de habilidades de resolução de problemas, pois presume-se que essas habilidades irão reduzir de forma geral a quantidade de estresse na vida do paciente suicida, bem como proporcionar estratégias para sair da fixação atencional em meio a uma crise suicida. Tal como visto em capítulos subsequentes, o foco na resolução de problemas é um componente importante de nossa intervenção cognitiva para pacientes suicidas.

Atitudes disfuncionais

Qualquer clínico que trabalhe com pacientes suicidas sabe que eles muitas vezes expressam crenças distorcidas sobre si mesmos, o mundo e o futuro. Ainda que essas distorções cognitivas certamente não sejam exclusivas dos pacientes suicidas, algumas pesquisas empíricas demonstraram que esses indivíduos apresentam mais atitudes disfuncionais do que outros pacientes psiquiátricos (T. E. Ellis e Ratliff, 1986), que a adoção de atitudes disfuncionais está correlacionada com a ideação suicida (Ranieri et al., 1987), e que alguns domínios de atitudes disfuncionais são particularmente importantes para o entendimento dos processos cognitivos associados à ideação suicida e aos atos suicidas. Por exemplo, pacientes suicidas internados pontuaram mais alto do que pacientes psiquiátricos internados que não eram suicidas em uma testagem de atitudes disfuncionais que avalia domínios como os da demanda por aprovação, senso de reconhecimento e "irresponsabilidade emocional", ou falta de compreensão a respeito das causas do estado emocional de alguém (T. E. Ellis e Ratliff, 1986).

Um tipo em particular de atitude disfuncional que tem recebido muita atenção na literatura é o perfeccionismo. Assim como mencionado no Capítulo 2, uma faceta do perfeccionismo de traço, o perfeccionismo socialmente prescrito, é associada à desesperança (por exemplo, Dean, Range e Goggin, 1996), a ideação suicida (Hewitt, Flett e Turnbull-Donovan, 1992) e a tentativas de suicídio (Hewitt, Norton, Flett, Callender e Cowan, 1998). Indivíduos perfeccionistas são vulneráveis ao fracasso percebido em termos de tudo-ou-nada, ignorando gradações. Além disso, pesquisas recentes levantaram a possibilidade de que o perfeccionismo socialmente prescrito esteja associado à ideação suicida por meio de mecanismos interpessoais. Por exemplo, indivíduos que têm um alto perfeccionismo socialmente prescrito muitas vezes demonstram hostilidade interpessoal (Haring, Hewitt e Flett, 2003), o que tem o potencial de aliená-los dos outros. Em acréscimo, os indivíduos que possuem um forte perfeccionismo socialmente prescrito relatam altos níveis de sensibilidade interpessoal (Hewitt e Flett, 1991), o que tem o potencial de facilitar percepções falhas de desconexão social. A desconexão social, por sua vez, coloca os indivíduos em risco de comportamentos suicidas (Trout, 1980).

Em muitos aspectos, as atitudes disfuncionais apresentadas pelos pacientes suicidas refletem a ativação de esquemas negativos, muitos dos quais estão associados a transtornos psiquiátricos em geral, em vez de serem específicas ao suicídio. Entretanto, o estudo de T. E. Ellis e Ratliff (1996) sugeriu que as atitudes disfuncionais são mais características de pacientes suicidas do que de outros pacientes psiquiátricos não suicidas, o que levanta a possibilidade de que os esquemas negativos dos pacientes suicidas sejam mais fortes ou de que sejam ativados em maior grau. Como delineado na próxima seção, propomos que uma ativação aumentada de um ou mais esquemas negativos associados a transtornos psiquiátricos em geral esteja associada a uma maior probabilidade de ativação de esquemas de suicídio. Além disso, é provável que o perfeccionismo disposicional, tal como mensurado em estudos por Hewitt, Flett e seus colaboradores, seja outro fator de vulnerabilidade disposicional não somente para a ativação de esquemas negativos associados a transtornos psiquiátricos, mas também para a ativação de esquemas de suicídio. Como vimos com a impulsividade e os déficits na resolução de problemas, o perfeccionismo disposicional provavelmente caracteriza apenas um subgrupo de indivíduos. Entretanto, é provável que

a) ele trabalhe com outros fatores de risco disposicionais para aumentar a vulnerabilidade a transtornos psiquiátricos e a atos suicidas, muito da mesma maneira que Rudd (2004, 2006) discutiu em sua teoria do módulo suicida, e

b) ele aumente a probabilidade que um esquema de desesperança seja ativado em momentos em que a pessoa experimenta fracassos.

UM MODELO COGNITIVO DOS ATOS SUICIDAS

Um modelo cognitivo dos atos suicidas precisa ser capaz de incorporar a teoria cognitiva geral, os construtos teóricos relacionados ao suicídio e os construtos psicológicos empiricamente embasados, comprovadamente relacionados a atos suicidas. A Figura 3.5 demonstra nosso modelo cognitivo integrado dos atos suicidas que foi construído para atingir esse objetivo. Três principais construtos são relevantes para esse modelo. A oval do topo representa os fatores de vulnerabilidade disposicionais, incluindo a impulsividade, os déficits na resolução de problemas, o perfeccionismo e outras atitudes e um estilo supergerenalizado de memória. Ainda que salientemos os fatores de vulnerabilidade disposicionais psicológicos neste

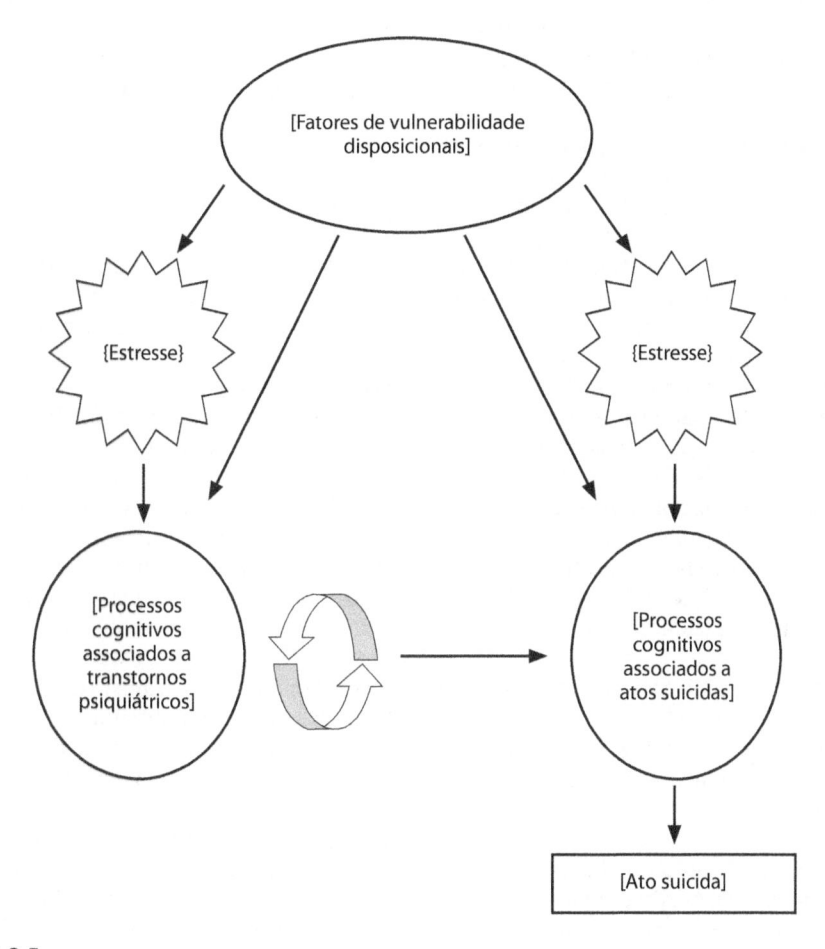

FIGURA 3.5

Um modelo cognitivo integrativo dos atos suicidas. De *A Cognitive Model of Suicidal Behavior: Theory and Treatment*, de A. Wenzel e A. T. Beck, 2008, *Applied and Preventive Psychology, 12*, p. 191. © 2008 Elsevier. Adaptado com permissão.

capítulo, na realidade muitos dos fatores de risco descritos no Capítulo 2 podem ser incluídos nesse construto (por exemplo, baixas condições socioeconômicas, baixo grau de escolaridade). Esses construtos, por si mesmos, não levam diretamente a transtornos psiquiátricos e a atos suicidas. Em vez disso, propomos que eles estão associados aos atos suicidas de três maneiras. Primeiro, eles têm o potencial de ativar esquemas negativos relacionados a perturbações psiquiátricas em momentos de estresse. É provável que os conteúdos específicos dos esquemas negativos emerjam dependendo da combinação particular de fatores de vulnerabilidade disposicionais que um indivíduo possua. Segundo, essas variáveis disposicionais provavelmente geram estresse por si mesmas, ou no contexto de estressores que exacerbam perturbações psiquiátricas, ou no contexto de estressores que são mais diretamente precursores de atos suicidas. Por exemplo, como discutido anteriormente, o perfeccionismo é associado à hostilidade interpessoal, o que tem o potencial de comprometer conexões com outros. Finalmente, essas variáveis disposicionais influenciam o curso do processamento cognitivo durante crises suicidas. Como afirmado anteriormente, uma importante característica da fixação atencional é que os indivíduos são incapazes de usar a razão para seus problemas e focam-se no suicídio como sua única saída. Portanto, a limitação disposicional na resolução de problemas provavelmente aumenta a chance de que o indivíduo suicida irá

a) experimentar uma fixação atencional em momentos de estado de desesperança e
b) realizar uma tentativa de suicídio em vez de engajar-se em alternativas mais adaptativas.

Um estilo disposicional supergeneralizado de memória provavelmente exacerba a fixação atencional, pois reduz a probabilidade de o indivíduo suicida identificar razões específicas para viver. Além disso, uma impulsividade disposicional pode influenciar a velocidade na qual o indivíduo suicida converge para um estado de fixação atencional.

A oval esquerda representa os processos cognitivos associados a transtornos psiquiátricos gerais, ou os processos que são apresentados em maior detalhe na Figura 3.1. Como mencionado anteriormente, os esquemas negativos são ativados em momentos de estresse. Pensamentos desadaptativos, interpretações, julgamentos e imagens remanescentes do conteúdo desses esquemas negativos são desencadeados por antecedentes internos ou externos, ou ambos. A pessoa, por sua vez, exibe reações desadaptativas emocionais, fisiológicas e comportamentais que fortalecem ainda mais o esquema negativo. Entretanto, a grande maioria dos indivíduos que experimentam esse ciclo de retroalimentação negativa, ou que são caracterizados pelos fatores de vulnerabilidade disposicionais, não tenta o suicídio subsequentemente. Portanto, um modelo cognitivo do comportamento suicida precisa explicar o mecanismo pelo qual essas variáveis levam a pensamentos e comportamentos suicidas em apenas um subgrupo de pessoas.

Propomos que, em indivíduos suicidas, o ciclo de retroalimentação negativa entre as cognições desadaptativas e as reações emocionais, fisiológicas e comportamentais insufla, de modo que o esquema negativo assume grande força (por exemplo, o que seria associado a um severo transtorno de Eixo I) ou esquemas negativos adicionais são ativados (por exemplo, o que seria associado a comorbidades de transtornos de Eixo I). Esse ciclo de retroalimentação é representado pela seta para a direita dessa oval. À medida que os esquemas negativos ganham força, e com esquemas negativos adicionais sendo ativados, existe uma maior probabilidade de um esquema de suicídio ser ativado, especialmente quando a pessoa também é caracterizada por fatores de vulnerabilidade disposicionais. Em outras palavras, as consequências das operações dos esquemas negativos se acumulam até um ponto em que o indivíduo experimenta desesperança sobre o futuro, percebe que sua situação é intolerável, ou ambos. Acreditamos que isso caracteriza a maioria dos indivíduos que tentam o suicídio, já que muitos são diagnosticados com ao menos um transtorno psiquiátrico. É provável que aqueles indivíduos que tentam o suicídio, mas que não são diagnosticados com transtornos psiquiátricos, tenham uma carga particularmente alta de fatores de vulnerabilidade disposicionais, ou que estejam experimentando um nível particularmente alto de estresse ambiental.

A oval direita representa os processos cognitivos que são específicos para os atos suicidas, como é representado em maior detalhe nas Figuras 3.2 e 3.4. Quando um esquema de suicídio é ativado, e quando a pessoa está experimentando estresse, é provável que ela vá experimentar um estado de desesperança. Quando a pessoa detecta sinais relacionados ao suicídio e está concomitantemente em um estado de desesperança, existe uma probabilidade aumentada de ela ter dificuldade em se desvencilhar das informações relacionadas ao suicídio, o que serve para restringir o foco atencional, limitando sua habilidade de engajar-se em resoluções efetivas de problemas, exarcebando seu senso de desespero e aumentando sua ideação suicida. Uma tentativa de suicídio acontece quando essa confluência do estado de desesperança, da ideação suicida e da fixação atencional passa de um limiar crítico, representado pelo retângulo na parte inferior da figura. Esse limiar de tolerância é diferente para cada indivíduo e é provavelmente determinado por experiências anteriores com tolerar incômodos, experiências prévias com dor e ferimentos (confira Joiner, 2005) e variáveis disposicionais como a resiliência (ou a falta de). Por exemplo, sendo um histórico de tentativas um forte preditor de tentativas de suicídio futuras, é possível que uma tentativa anterior diminua o limiar de tolerância de uma pessoa.

Um ponto importante que foi salientado ao longo deste capítulo é que esse modelo é dimensional. Em outras palavras, a presença de qualquer um desses construtos não garante que um indivíduo irá se engajar em um ato suicida. Em vez disso, fatores de vulnerabilidade disposicionais, esquemas negativos e estressores de vida interagem e aumentam a probabilidade de que os esquemas de suicídio sejam ativados. Se a pessoa for caracterizada por alguns fatores de vulnerabilidade disposicionais e/ou perturbações psiquiátricas moderadas, uma grande quantidade de estresse será necessária para ativar esquemas de suicídio. Entretanto, se uma pessoa for caracterizada por muitos fatores de vulnerabilidade disposicionais e/ou transtornos psiquiátricos severos, então muito menos estresse de vida é requerido para ativar esquemas de suicídio. Além disso, a ativação de um esquema de suicídio não garante que a pessoa irá se engajar em um ato suicida; na verdade, é a interação de cognições relacionadas ao suicídio (como o estado de desesperança, a ideação suicida) e de processos cognitivos relacionados ao suicídio (como vieses atencionais a respeito de sinais relacionados ao suicídio, fixação atencional) que aumenta a probabilidade de uma pessoa engajar-se em um ato suicida. Além do mais, existem diferenças na maneira com que esses processos cognitivos se desenvolvem na mesma pessoa, visto que a probabilidade de engajamento em atos suicidas irá variar dependendo de se esta é a primeira tentativa ou se é uma reincidência (confira Joiner e Rudd, 2000) e de se o indivíduo desenvolveu estratégias para lidar adequadamente com as crises suicidas. Vemos a intervenção cognitiva descrita na Parte II como capaz de proporcionar aos pacientes as ferramentas necessárias para que modifiquem os esquemas de suicídio, lidem com estados de desesperança e com a ideação suicida e se desvencilhem de sinais relacionados ao suicídio.

Acreditamos que esse modelo cognitivo dos atos suicidas é compatível com as perspectivas teóricas existentes a respeito dos transtornos psiquiátricos e do comportamento suicida; em vez de contradizê-los, ele especifica mais precisamente o mecanismo pelo qual

a) os fatores de vulnerabilidade disposicionais colocam os indivíduos em risco de atos suicidas,
b) os processos cognitivos associados aos transtornos psiquiátricos congregam-se para ativar processos cognitivos relacionados aos atos suicidas, e
c) os eventos psicológicos desenvolvem-se uma vez que a crise suicida esteja ocorrendo.

Concordamos com Rudd (2004) sobre o fato de que a carga de fatores de risco de uma pessoa, como as variáveis disposicionais apresentadas em nosso modelo, aumenta a probabilidade de que o módulo suicida seja ativado. Como Rudd sugeriu, existem características cognitivas (como a desesperança), afetivas (como o estado de desespero), motivacionais (como o desejo de acabar com a própria vida) e comportamentais (como a tentativa de suicídio) das crises suicidas, e suspeitamos que muitas delas são experimentadas enquanto o esquema de suicídio está ativado e então se tornam o foco primário no âmbito de uma fixação atencional. Na verdade, alguém poderia argumentar que os construtos apresentados na Figura 3.5 são uma representação mais precisa dos componentes cognitivos do módulo suicida.

Mais ainda, concordamos com Joiner (2005) a respeito de que as cognições sobre fracassos na vida, como um não pertencimento ou uma percepção de fardo, são necessárias para que uma crise suicida se desenvolva. Essas percepções de fracasso alimentam os esquemas suicidas, particularmente o esquema baseado na desesperança. Ainda que não incluamos explicitamente a habilidade adquirida de realizar uma autoagressão letal em nosso modelo, poderia ser dito que isso é outro fator de vulnerabilidade disposicional. À medida que a habilidade adquirida de uma pessoa para realizar uma autoagressão letal aumenta, torna-se mais provável que o caminho direto dos fatores de vulnerabilidade disposicionais para os processos cognitivos associados aos atos suicidas seja ativado e que esse construto assuma uma importância central com relação a outros fatores de vulnerabilidade disposicionais.

RESUMO E INTEGRAÇÃO

Neste capítulo, descrevemos um modelo cognitivo dos atos suicidas que incorporam a teoria cognitiva geral, os fatores de risco psicológicos que foram identificados na literatura empírica e construtos teóricos adicionais que acreditamos serem únicos aos atos suicidas. O modelo cognitivo dos atos suicidas que descrevemos aqui está longe de estar completo; existe uma grande base de literatura empírica que fundamenta o papel de alguns construtos, como a desesperança e a limitada resolução de problemas, na explicação dos atos suicidas, mas existem outros construtos, como os vieses de processamento de informações, que só recentemente estão começando a receber a atenção dos pesquisadores. Partes de nosso modelo foram derivadas dos relatos dos pacientes a respeito de suas experiências nos momentos imediatamente precedentes a suas tentativas, e encaramos o desafio de projetar metodologias de pesquisa inovadoras para investigar prospectivamente esses processos. Além disso, o modelo como um todo precisa ser subordinado a um escrutínio empírico, pois existe a possibilidade de que alguns construtos, como o perfeccionismo, possam ser explicados por outros fatores, mais gerais, como a tendência a responder à adversidade com atitudes disfuncionais. Também suspeitamos que existam muitas outras variáveis psicológicas disposicionais que colocam os indivíduos em risco de ativar esquemas negativos associados a transtornos psiquiátricos e a atos suicidas. Aguardamos ansiosamente futuras pesquisas para proporcionar uma base empírica que refine esse modelo e possibilite um melhor entendimento dos atos suicidas.

Como esse modelo ajuda o clínico que tem um paciente suicida em seu consultório? Primeiro, acreditamos que ele proporciona um enquadramento lógico para compreender as razões pelas quais um esquema de suicídio foi ativado e a probabilidade de ocorrer um engajamento em atos suicidas (por exemplo, estar em um ambiente em que existem muitos sinais relacionados ao suicídio). Esse conhecimento tem o potencial de situar o clínico em meio a uma sessão que provavelmente é caracterizada por intenso afeto ou comportamentos de atuação. Mais além, como é discutido extensivamente no Capítulo 7, a conceituação cognitiva do quadro clínico do caso advém de teorias relevantes, e é por meio do entendimento dos fatores que são mais relevantes para a ideação suicida e para o ato suicida daquele paciente que o clínico será capaz de identificar intervenções associadas à maior probabilidade de sucesso. Por exemplo, um clínico irá escolher estratégias muito diferentes para um paciente com uma vaga ideação suicida, mas que possui várias vulnerabilidades disposicionais, se comparado a um paciente que estiver em um estado agudo de desesperança. Na Parte II, expandimos a partir das estratégias para intervir nos níveis dos fatores de vulnerabilidade disposicionais, cognições desadaptativas associadas a perturbações emocionais gerais e processos cognitivos que são relacionados ao suicídio e que são evidentes nas crises suicidas.

4

TRATAMENTOS BASEADOS EM EVIDÊNCIAS PARA A PREVENÇÃO DE ATOS SUICIDAS

Antes de apresentarmos nosso protocolo baseado no modelo cognitivo dos atos suicidas, primeiro descrevemos os tratamentos existentes que foram projetados com a intenção de prevenir comportamentos suicidas e autoagressivos, com o intento de informar o leitor sobre o leque de intervenções disponíveis. Existem opiniões diversas sobre se os tratamentos psiquiátricos, incluindo a farmacoterapia e intervenções psicológicas, podem prevenir o suicídio. Alguns especialistas acreditam que o suicídio pode ser prevenido se os indivíduos com transtornos psiquiátricos obtiverem e aderirem ao tratamento recomendado para um transtorno específico (por exemplo, Lönnqvist et al., 1995; Mann et al., 2005), enquanto outros concluíram que o suicídio não é evitável (por exemplo, Gunnell e Frankel, 1994; Wilkinson, 1994). Um motivo para a diversidade de opiniões entre os profissionais de saúde é que poucos estudos empíricos foram conduzidos explicitamente para testar a noção de que o suicídio é um comportamento evitável. Sem tratamentos definitivos e empiricamente fundamentados, os clínicos e pesquisadores tiram suas próprias conclusões baseados em suas experiências clínicas, ou de acordo com o modo pelo qual extrapolam a partir de tratamentos baseados em evidências que demonstradamente reduzem os fatores de risco associados ao suicídio.

Existem muitos estudos clínicos epidemiológicos usando projetos prospectivos e retrospectivos que embasam a conclusão de que indivíduos que recebem tratamento psiquiátrico têm menos chances de morrer por suicídio do que os indivíduos que não recebem um tratamento psiquiátrico (ver Mann et al., 2005, para uma revisão). Entretanto, o projeto de pesquisa mais cientificamente rigoroso para avaliar a eficácia ou a efetividade de um tratamento é o teste controlado randomizado (RCT). Designar aleatoriamente pacientes ou para uma condição de intervenção ou para uma condição de controle e segui-los prospectivamente para determinar as taxas de suicídio em ambos os grupos é o método cientificamente mais estrito para determinar se uma intervenção previne o suicídio.

Infelizmente, muito poucos RCTs examinaram se tratamentos psiquiátricos reduzem o suicídio mais amplamente do que uma situação de controle. RCTs podem abordar essa questão de duas formas. Estudos de *eficácia* são projetados para investigar os efeitos de uma intervenção sob circunstâncias ótimas nas quais um número de variáveis desviantes possa ser controlado. Em contraste, estudos de *efetividade* são construídos em ambientes do "mundo real", nos quais é muito mais difícil controlar as variáveis desviantes. Ao longo do restante deste capítulo, usamos os termos *eficácia* ou *eficaz* para descrever os resultados associados ao primeiro tipo de estudo e *efetividade* ou *efetivo* para descrever resultados associados ao segundo tipo de estudo. Em muitos dos estudos revisados neste capítulo, a condição de controle é o *tratamento usual*, ou o tratamento que os pacientes receberiam usualmente na comunidade. Existem duas importantes vantagens de se usar condições de controle de tratamento:

a) o tratamento de interesse é comparado com um tratamento padrão na comunidade, o que significa que o tratamento será identificado como eficaz ou efetivo apenas se os benefícios superarem aqueles associados ao tratamento que os pacientes tipicamente recebem, e
b) todos os pacientes no estudo estarão recebendo pelo menos o tratamento padrão na comunidade, de modo que nenhum paciente precisa esperar um período de tempo para o tratamento ou ser submetido a um tratamento que é inerte.

Até onde sabemos, Motto e Bostrom (2001; Motto, 1976) conduziram o único RCT demonstrando que uma intervenção pode prevenir o suicídio. Nesse estudo de efetividade, 3.005 pacientes que estavam hospitalizados como resultado de uma depressão ou de um "estado suicida" foram contatados 30 dias após terem sido dispensados para determinar se haviam participado de terapias ambulatoriais como havia sido recomendado. Aqueles pacientes que recusaram ou abandonaram a terapia ao longo do seguimento de 1 mês ($n = 843$) foram randomizados para uma intervenção experimental ou um grupo controle. A intervenção consistiu em uma breve carta que foi enviada aos pacientes pelo membro da equipe de pesquisa que o havia entrevistado enquanto eles estavam hospitalizados. A intenção da carta era simplesmente fazer com que os pacientes soubessem que a equipe de pesquisa estava ciente de sua existência e que mantinha uma atitude positiva a respeito deles. Ela não fazia quaisquer demandas para os pacientes executarem alguma ação e não requisitava qualquer informação específica da parte deles. Um exemplo dessa carta é "Caro ___: Já faz algum tempo desde que você esteve no hospital e esperamos que as coisas estejam indo bem para você. Se desejar nos deixar algum recado, ficaríamos felizes em receber notícias suas" (Motto e Bostrom, 2001, p. 829). Cada correspondência também incluía um envelope endereçado sem selo para que os pacientes pudessem responder se desejassem, e os pacientes que de fato respondiam recebiam cartas adicionais. Os pacientes no grupo de intervenção receberam essas cartas mensalmente por quatro meses, depois a cada dois meses por oito meses, e então a cada três meses por quatro anos. Em contraste, os pacientes no grupo de controle não receberam essas cartas.

O suicídio foi determinado a partir dos registros do Estado, fontes clínicas e relatos de familiares. Os resultados desse estudo indicaram que a taxa de suicídio dos pacientes do grupo de intervenção foi significativamente menor do que a taxa de suicídio para o grupo controle nos primeiros dois anos do seguimento. Entretanto, não houve diferenças significativas nas taxas de suicídios entre os grupos ao longo de todo o período de seguimento de cinco anos, e os achados significativos para os primeiros dois anos não foram replicados. Não obstante, o estudo de Motto e Bostrom (2001) é o único do nosso conhecimento que demonstrou um efeito significativo para uma intervenção focando a morte por suicídio, ao menos ao longo de um período de dois anos. A implicação clínica desse achado é que os clínicos que atingem os pacientes usando cartas que expressem preocupação e apoio, especialmente para aqueles pacientes que não estão engajados em um tratamento, podem ajudar a reduzir o risco de suicídio ao longo dos primeiros dois anos a partir da desvinculação.

Por que existem tão poucos RCTs conduzidos para investigar os efeitos de intervenções para o suicídio? Uma grande dificuldade metodológica associada à condução desses estudos é que o suicídio é um evento raro (Hawton et al., 1998). No geral, quanto mais baixa a linha de base e maior a necessidade de se detectar pequenos efeitos do tratamento, maior é o tamanho da amostra necessário para demonstrar diferenças estatisticamente significativas entre uma intervenção e uma condição de controle. Alguns pesquisadores estimaram que para determinar a incidência total de suicídio na população geral entre mais ou menos cinco indivíduos por cem mil, com um intervalo de confiança de 90%, uma amostragem de cerca de cem mil pessoas seria necessária (Goldsmith, Pellman, Kleinman e Bunney, 2002). Estudos que incluem grandes amostragens podem ser viáveis para intervenções como as descritas em Motto e Bostrom (2001), que impõem custos econômicos mínimos. Entretanto, os custos financeiros associados à condução de um grande e multilocalizado RCT de um tratamento psiquiátrico, como a intervenção farmacológica ou psicológica de 16 semanas, com poder adequado de detecção de um possível efeito da intervenção, seriam exorbitantes.

Uma estratégia alternativa e menos cara para estudar os efeitos de intervenções no suicídio seria selecionar uma mensuração de resultado que seja altamente associado ao suicídio. Assim como descrito no Capítulo 2, uma tentativa de suicídio é um dos maiores fatores de risco para o suicídio; portanto, uma possível mensuração representativa do suicídio é a ocorrência de uma tentativa de suicídio. A ocorrência de tentativas de suicídio é uma medida de resultado mais viável do que a morte por suicídio, porque as tentativas de suicídio acontecem mais frequentemente, especialmente com pessoas que estejam em risco de se engajarem nesse comportamento. RCTs podem, então, ser projetados de modo a que eles tenham o potencial de detectar o efeito de uma intervenção, se incluírem indivíduos que são propensos a cometerem suicídio durante um período de acompanhamento limitado. Estudos como esse em geral recrutam pessoas que recentemente tentaram ou que fizeram múltiplas tentativas de suicídio, pois eles são particularmente propensos a realizar uma repetida tentativa de suicídio durante o período de acompanhamento do estudo.

TRATAMENTOS BASEADOS EM EVIDÊNCIAS PARA A PREVENÇÃO DE TENTATIVAS DE SUICÍDIO

Apesar do valor para a saúde pública de se avaliar tratamentos que diminuam as taxas de tentativas de suicídio, existe uma escassez de testes clínicos que tenham desenvolvido e avaliado novos tratamentos ou avaliado tratamentos existentes para esse problema. Várias revisões de literatura (Comtois e Linehan, 2006; Gunnell e Frankel, 1994; Hepp, Wittmann, Schnyder e Michel, 2004; Linehan, 1997) e metanálises (Arensman et al., 2001; Hawton et al., 1998; Hawton, Townsend et al., 2005; Van der Sander et al., 1997) de RCTs avaliando intervenções farmacológicas e psicológicas focaram a prevenção de tentativas de suicídio ou de comportamentos autoagressivos. Os resultados das RTCs foram ambíguos, com alguns estudos relatando um efeito de uma intervenção específica na redução de tentativas de suicídio e comportamento autoagressivo, e outros estudos não encontrando evidências de um efeito. Metanálises desses estudos são problemáticas porque agruparam estudos com diferentes abordagens de tratamento, diferentes delineamentos de pesquisa, diferentes medidas de resultado e diferentes critérios para a inclusão de estudos. Portanto, as conclusões dessas metanálises variaram de acordo com como esses estudos foram categorizados (Comtois e Linehan, 2006). Por exemplo, uma metanálise concluiu que a terapia cognitivo-comportamental (TCC) era efetiva na redução de comportamentos suicidas (Van der Sande et al., 1997), enquanto outra metanálise concluiu que a TCC era inefetiva na redução de comportamentos suicidas (Hawton et al., 1998). Em função desses resultados de metanálises neste tópico terem sido misturados, e na verdade algumas vezes terem se contradito uns aos outros, revisamos individualmente o projeto e os resultados de cada RCT.

Identificamos estudos que visavam a investigação da eficácia ou da efetividade de uma intervenção farmacológica ou psicológica para prevenir tentativas de suicídio ou comportamentos autoagressivos. Incluímos estudos que focam no comportamento autoagressivo juntamente com estudos que focam nas tentativas de suicídio como variáveis de resultado, pois muitos não diferenciavam entre esses dois tipos de comportamentos (por exemplo, Linehan, Armstrong, Suarez, Allmon e Heard, 1991). Todos os testes clínicos que incluímos nesta revisão precisavam apresentar as seguintes características:

a) ter sido publicado em uma revista revisada por pares,
b) ter incluído participantes que tentaram o suicídio ou se engajaram em comportamentos autoagressivos antes de entrar no estudo,
c) ter designado participantes para situações de controle *versus* situações de intervenção, e
d) ter incluído tentativas de suicídio ou comportamentos autoagressivos como uma das principais variáveis de resultado.

Identificamos o RCT por meio de revisões anteriores e metanálises; por meio de pesquisas no MEDLINE, na Biblioteca de Cochrane e no banco de dados PsycINFO; em referências de artigos publicados; e por meio de comunicações pessoais. Revisamos os seguintes grupos de estudos:

a) farmacoterapia,
b) acompanhamento intensivo e gerenciamento de caso,
c) tratamento em internação,
d) tratamento em atenção primária,
e) tratamento com adolescentes,
f) terapia psicodinâmica,
g) terapia comportamental dialética (TCD),
h) terapia de resolução de problemas (TRP), e
i) terapia cognitiva.

Seguindo essa revisão, proporcionamos uma discussão sobre as implicações para futuras pesquisas. Ainda que essa revisão esteja focada somente na eficácia e efetividade das intervenções para a prevenção de tentativas de suicídio ou comportamentos autoagressivos, reconhecemos que muitos outros estudos relataram achados significativos com outros fatores de risco associados (por exemplo, depressão) ou outras variáveis relacionadas (por exemplo, adesão ao tratamento).

Farmacoterapia

Poucos estudos com farmacoterapia identificaram tentativas de suicídio ou comportamentos autoagressivos como o alvo para tratamento ou avaliaram sistematicamente esses comportamentos durante o acompanhamento. Ainda que a depressão tenha sido comumente observada entre indivíduos que tentaram o suicídio, ela é muitas vezes deixada sem tratamento ou tratada inadequadamente, mesmo após os indivíduos tentarem o suicídio (Oquendo et al., 2002). Metanálises examinando estudos de medicamentos antidepressivos para transtornos do humor concluíram que essa abordagem de intervenção é geralmente inefetiva na prevenção do suicídio (Agency for Health Care Policy e Research, 1999). Os poucos RCTs que examinaram os efeitos dos antidepressivos especificamente no comportamento suicida descobriram que esses medicamentos não eram eficazes na prevenção de tentativas de suicídio ou de comportamentos autoagressivos intencionais (D. B. Montgomery et al., 1994; S. A. Montgomery, Roy e Montgomery, 1983; Verkes et al., 1998). Entretanto, Verkes e colaboradores, (1998) relataram que a paroxetina, um inibidor seletivo da recaptação de serotonina, foi mais eficaz do que o placebo na prevenção de tentativas subsequentes de suicídio, mas apenas para aqueles pacientes que realizaram menos de cinco tentativas de suicídio antes de entrarem no estudo. Os achados dessa análise secundária ainda não foram replicados.

Resultados mais promissores para a prevenção de tentativas de suicídio foram relatados em pacientes com transtorno do humor tratados com lítio e em pacientes com esquizofrenia tratados com clozapina. Thies-Flechtner, Müller-Oerlinghausen, Seibert, Walther e Greil (1996) compararam a eficácia do lítio *versus* a carbamazepina e a amitriptilina. Dos nove suicídios e cinco tentativas de suicídio que ocorreram durante o seguimento, nenhum ocorreu durante o tratamento com lítio. Em um RCT multilocalizado, Meltzer e colaboradores (2003) compararam a eficácia da clozapina *versus* a olanzapina em pacientes diagnosticados com esquizofrenia ou transtorno esquizoafetivo. Os resultados indicaram que um número significativamente menor de pacientes tratados com clozapina tentaram o suicídio durante um período de seguimento de dois anos do que os pacientes tratados com olanzapina. Análises subsequentes sustentaram esse achado quando os efeitos potenciais de medicações psicotrópicas adicionais (ou concomitantes) foram levados em consideração (Glick et al., 2004). A partir dessa breve revisão, podemos concluir que os antidepressivos são geralmente ineficazes na redução da taxa de tentativas de suicídio, mas que o lítio e a clozapina aparentam ser promissores.*

Acompanhamento intensivo e gerenciamento de caso

Vários estudos examinaram a eficácia ou a efetividade do gerenciamento de casos clínicos ou abordagens de acompanhamento intensivo envolvendo serviços de ampla abrangência na redução da probabilidade de novas tentativas ou de comportamentos autoagressivos adicionais. Muitos desses estudos falharam em relatar um efeito significativo dessas intervenções na redução dos comportamentos durante o seguimento (Allard, Marshall e Plante, 1992; Cedereke, Monti e Ojehagen, 2002; Chowdhury, Hicks e Kreitman, 1973; Hawton et al., 1981; Van der Sande et al., 1997; Van Heeringen et al., 1995). Em uma exceção, Welu (1977) descobriu que uma intervenção integrada de seguimento reduzia a repetição de tentativas de suicídio em relação ao tratamento usual. A intervenção do estudo incluía psicoterapia, intervenção de crise, terapia de família e intervenção farmacoterápica de acordo com a avaliação clínica das necessidades do paciente. Os pacientes designados para a circunstância de intervenção eram contatados por um clínico de saúde mental tão logo quanto possível após a alta. Os contatos de seguimento geralmente incluíam uma visita domiciliar, e contatos semanais ou quinzenais ocorreram ao longo de um período de seguimento de quatro meses. Diferentemente de outros estudos que falharam em encontrar um efeito significativo do tratamento, a interpretação no estudo de Welu (1977) proporcionava evidências demonstrando que os programas de ampla abrangência que proporcionam um tratamento integrado de saúde mental e enfatizam o acompanhamento e a continuidade da atenção após a alta do hospital previnem a recorrência de tentativas de suicídio.

Três outros estudos encontraram resultados encorajadores dependendo do tipo e da frequência do contato de seguimento. Primeiro, Termansen e Bywater (1975) conduziram um RCT que comparou um acompanhamento presencial, um acompanhamento por telefone e nenhum acompanhamento após a dispensa do hospital após uma tentativa de suicídio. O estudo encontrou uma redução significativa nas novas tentativas de suicídio para a condição de acompanhamento presencial em relação à condição de nenhum acompanhamento. Além disso, Vai-

---

* N. de R.T. Alguns medicamentos psiquiátricos apresentam nomes comerciais de referência diferentes no Brasil e nos Estados Unidos. Portanto, foram mantidos apenas os nomes das substâncias ativas.

va e colaboradores (2006) concluíram que pacientes que provocaram uma *overdose* intencionalmente e receberam chamadas de acompanhamento de um psiquiatra após um mês tinham menos chance de realizar uma tentativa de suicídio subsequente do que os pacientes que receberam o tratamento usual (ou seja, nenhum contato telefônico). Entretanto, não havia diferenças significativas entre os pacientes que receberam chamadas e os pacientes no grupo de atenção usual na avaliação de seguimento de três meses.

Em uma replicação parcial do estudo de Motto e Bostrom (2001), Carter, Clover, Whyte, Dawson e D'Este (2005) recrutaram pacientes de uma unidade local de toxicologia que haviam se apresentado em unidades de emergência em New South Wales, Austrália. Todos os pacientes buscavam uma avaliação após um autoenvenenamento intencional (por exemplo, fármacos, drogas ilícitas, monóxido de carbono, herbicidas ou venenos para animais, insulina ou outras substâncias desconhecidas). Eles aleatoriamente designaram 772 pacientes para um grupo de intervenção ou um grupo controle. A intervenção foi muito similar à do estudo de Motto e Bostrom (2001), o que envolveu mandar oito cartas não demandantes para os pacientes (em envelopes selados) ao longo de um período de 12 meses após a dispensa. Esse estudo não encontrou nenhuma diferença significativa entre os grupos com relação à *proporção de participantes* que realizaram uma nova *overdose* durante o período de seguimento de um ano. Entretanto, quando foram levadas em consideração múltiplas tentativas realizadas pelo mesmo paciente durante o período de seguimento, os indivíduos que receberam as cartas postais realizaram aproximadamente a metade do *número total* de tentativas repetidas em relação aos indivíduos no grupo controle. Análises de subgrupos demonstraram que a intervenção reduziu predominantemente o número de tentativas feitas por mulheres.

Diversos estudos examinaram a coordenação dos cuidados após a dispensa do hospital (Moller, 1989; Torhorst et al., 1987). Moller (1989) Relatou que a continuidade do tratamento após a dispensa com o mesmo clínico que proporcionou o tratamento na internação era não mais efetiva na prevenção de tentativas de suicídio ou comportamentos autoagressivos do que o tratamento proporcionado por um clínico diferente. Entretanto, Torhorst e colaboradores (1987) relataram que a taxa de tentativas de suicídio e comportamentos autoagressivos no grupo de pacientes que viu a mesma pessoa para o tratamento após a dispensa do hospital era significativamente menor do que a dos pacientes que tiveram uma troca de clínicos após a dispensa.

No geral, temos motivos para ser cautelosamente otimistas quanto à efetividade do acompanhamento intensivo e gerenciamento de caso na redução de tentativas de suicídio e comportamentos autoagressivos. Ainda que nem todos os estudos examinando essa questão tenham concluído que a condição de intervenção reduziu esses comportamentos em um grau maior do que a condição de controle, existe ao menos alguma evidência de que contatos em pessoa, por telefone ou por correspondência após a dispensa do hospital seja benéfica para os pacientes suicidas.

Tratamento na internação

Vários RCTs foram conduzidos com pacientes que foram admitidos em unidades de internação. Entretanto, esses estudos falharam em encontrar um efeito de tratamento significativo com relação às tentativas de suicídio ou comportamentos autoagressivos comparando

a) terapia comportamental e terapia orientada para o *insight* (por exemplo, a condição de controle; Liberman e Eckman, 1981);
b) terapia cognitiva, terapia de resolução de problemas (TRP) e terapia não diretiva (p. ex., a condição de controle; Patsiokas e Clum, 1985); e
c) admissões e dispensas de hospitais gerais para pacientes sem necessidades médicas ou psiquiátricas imediatas (p. ex., a

condição controle; Waterhouse e Platt, 1990).

Outros estudos com pacientes de internação examinaram se dar aos pacientes um "cartão verde" é benéfico na redução de tentativas de suicídio e/ou comportamentos autoagressivos. O cartão verde funciona como um passaporte para garantir a readmissão ao hospital ou para garantir o atendimento de um psiquiatra de plantão. Entretanto, esses estudos concluíram que o acesso à admissão na internação ou a um psiquiatra de plantão era não mais efetivo na prevenção de tentativas de suicídio ou comportamentos autoagressivos do que o tratamento usual para adolescentes (Cotgrove, Zirinsky, Black e Weston, 1995) ou para adultos (J. Evans, Evans, Morgan, Hayward e Gunnell, 2005; Morgan, Jones e Owen, 1993). Portanto, os pesquisadores não foram bem-sucedidos em identificar um tratamento para pacientes em internação que reduza a frequência de comportamentos suicidas ou autoagressivos além do que é obtido com o tratamento usual.

Tratamentos em atenção primária

O tratamento em atenção primária tem o potencial de ser crítico para o gerenciamento de pacientes que tentam o suicídio ou que se engajam em autoagressões intencionais, pois esses pacientes tipicamente aderem mal a tratamentos psiquiátricos ambulatoriais e pode ser mais provável que eles sejam vistos por um clínico geral de atenção primária (Kreitman, 1979; Morgan, Bruns-Cox, Pocock e Pottle, 1975; O'Brien, Holton, Hurren e Watt, 1987). Em um dos poucos estudos conduzidos em um ambiente de atenção primária, Bennewith e colaboradores (2002) avaliaram os efeitos de uma intervenção na incidência de repetições de episódios de comportamento autoagressivo. Em vez de serem os próprios pacientes, as práticas do clínico é que foram randomizadas, no intuito de testar uma intervenção *versus* o tratamento usual. Os clínicos gerais cujas práticas foram designadas para a condição de intervenção receberam cartas informando-os de situações nas quais um de seus pacientes havia se engajado em um comportamento autoagressivo, conforme determinado pela equipe de pesquisa que estava rastreando esse tipo de comportamento, e orientações consensuais para o gerenciamento clínico do comportamento autoagressivo. A carta também incluía outra carta a ser mandada aos pacientes, convidando-os a marcar uma hora para uma consulta. Os resultados indicaram que a intervenção não foi efetiva na redução da incidência de repetições de comportamentos autoagressivos na amostra total, em relação ao tratamento usual. Entretanto, a análise de subgrupos indicou um efeito benéfico nos pacientes com um histórico de comportamentos autoagressivos repetidos, mas um efeito prejudicial naqueles sem tal histórico. Ou seja, para os pacientes sem um histórico de comportamentos autoagressivos, aqueles na condição de intervenção tinham significativamente mais chances de se engajarem em subsequentes comportamentos autoagressivos do que aqueles na condição de tratamento usual. Portanto, não há evidências de que rastrear comportamentos autoagressivos em ambientes de atenção primária seja efetivo na redução desse comportamento e, na verdade, pode até causar o efeito oposto.

Tratamentos psicossociais para adolescentes

Muitos tratamentos psicossociais para adolescentes que se engajam em comportamentos suicidas ou autoagressivos incorporaram elementos de várias abordagens teóricas. Por exemplo, Wood, Trainor, Rothwell, Moore e Harrington (2001) avaliaram a eficácia da terapia de grupo desenvolvimental para adolescentes com comportamentos autoagressivos, o que consistia em estratégias de resolução de problemas e terapia cognitivo-comportamental (TCC), terapia comportamental dialética (TCD) e psicoterapia psicodinâmica de grupo. Os pacientes participaram de seis sessões "agudas" de grupo que foram organizadas em torno de temas específicos (p. ex., relacionamentos, problemas escolares e relações de pares, problemas familiares, controle da raiva, depressão e autoagressão, desesperança e sentimentos sobre o futuro), seguido por uma terapia semanal de grupo. Os resultados indicaram que os adolescentes que receberam terapia de grupo tinham menor probabilidade, se comparados aos que só receberam o tratamento usual, de se engajarem em comportamentos autoagressivos intencionais subsequentes em duas ou mais ocasiões.

Dois estudos, apresentando resultados diferentes, investigaram a eficácia da terapia de família nas tentativas de suicídio entre jovens. No primeiro estudo, Huey e colaboradores (2004) avaliaram a efetividade da terapia multissistêmica (TMS), em relação à hospitalização psiquiátrica usual, com respeito à redução de tentativas de suicídio entre jovens predominantemente afro-americanos (idades entre 10-17) que foram encaminhados para uma emergência de hospital psiquiátrico. A TMS é uma intervenção baseada no domicílio que foca primariamente a família ao

a) empoderar os cuidadores com as habilidades e recursos de que necessitam para se comunicar, monitorar e disciplinar suas crianças efetivamente;
b) auxiliar os cuidadores a engajar suas crianças em atividades pró-sociais, juntamente afastando os jovens de pares desviantes; e
c) abordar barreiras individuais e sistêmicas para uma parentalidade efetiva.

Em acréscimo, a TMS requer que os membros da família removam ou guarneçam quaisquer métodos letais em suas casas. Os resultados desse estudo indicaram que a TMS era significativamente mais efetiva do que a hospitalização psiquiátrica na redução de tentativas de suicídio ao longo de um período de seguimento de 16 meses. Entretanto, uma limitação desse estudo foi que os jovens que foram designados para a condição da TMS tinham taxas significativamente maiores de tentativas prévias de suicídio do que os jovens que foram designados para a condição de hospitalização. Portanto, os achados do tratamento poderiam ser explicados por uma regressão à média, ou pelo fato estatístico de que grupos que demonstram comportamentos extremados em uma ocasião tendem a exibir comportamentos menos extremados quando testados em uma ocasião subsequente.

No segundo estudo, Harrington e colaboradores (1998) investigaram se uma intervenção dada por assistentes sociais especializados em psiquiatria infantil às famílias de crianças e adolescentes que haviam intencionalmente se ferido ao provocarem uma *overdose* reduzia as autoagressões intencionais subsequentes mais do que fazia o tratamento usual. A intervenção consistia em uma sessão de avaliação e quatro visitas domiciliares que se focavam na resolução de problemas familiares. O estudo não encontrou diferenças significativas entre os grupos no que tange episódios de autoagressão intencional durante o período de acompanhamento. Entretanto, os autores levantaram a possibilidade de que, em função de os assistentes sociais necessitarem de algum contato com os pacientes designados para a situação de tratamento usual, alguns aspectos da intervenção foram incorporados ao tratamento usual.

King e colaboradores (2006) investigaram a eficácia da Equipe de Apoio Nomeada por Jovens – Versão 1 com adolescentes suicidas hospitalizados em unidades psiquiátricas. Essa intervenção inovadora consistia em solicitar aos adolescentes que identificassem indivíduos cuidadores em cada um dos domínios de suas vidas, incluindo a escola, a vizinhança, a comunidade e a família. Com a permissão dos pais ou responsáveis, as pessoas de apoio participaram de sessões psicoeducativas que foram projetadas para ajudar no entendimento dos transtornos psiquiátricos dos jovens e de seu plano de tratamento, fatores de risco de suicídio, estratégias para a comunicação com adolescentes e informações de contatos de emergência. Os resultados desse estudo, entretanto, não demonstraram um efeito benéfico na redução das tentativas de suicídio desse tratamento comparado ao tratamento usual. Portanto, os pesquisadores projetaram alguns tratamentos psicossociais inovadores e integrativos para os adolescentes suicidas, mas mais trabalho é necessário para garantir que eles correspondam a reduções significativas de suicídios e comportamentos autoagressivos.

Psicoterapia psicodinâmica

Guthrie e colaboradores (2001) buscaram determinar os efeitos de uma psicoterapia interpessoal psicodinâmica breve em pacientes que intencionalmente se envenenavam. Esse tratamento era voltado a identificar e ajudar a resolver dificuldades interpessoais que contribuíam para atritos psicológicos e se baseava em um "modelo de conversação" de psicoterapia desenvolvido por Hobson (1985). Os pacientes foram designados randomicamente a quatro sessões de terapia realizadas nas casas dos pacientes por uma enfermeira terapeuta, ou a uma condição de cuidado usual que não incluía psicoterapia interpessoal. Os pacientes que receberam a intervenção do estudo foram significativamente menos propensos a se autoagredirem do que os pacientes na condição de controle durante o período de seguimento de seis meses.

Bateman e Fonagy (1999) compararam a efetividade de uma hospitalização parcial embasada psicanaliticamente em relação ao tratamento psiquiátrico usual para pacientes com transtorno da personalidade *borderline* (TPB). O tratamento consistia em terapia individual (semanal), psicoterapia psicanalítica de grupo (três vezes por semana), terapia expressiva orientada por técnicas psicodramáticas (semanal), encontros comunitários (semanal), encontros com um administrador de caso (semanal) e ajuste de medicação (semanal). A terapia foi proporcionada por enfermeiras treinadas psicanaliticamente. Se pacientes faltassem às sessões, recebiam uma chamada telefônica, uma carta ou uma visita domiciliar, se necessário.

Os resultados revelaram uma redução significativa do comportamento autoagressivo e das tentativas de suicídio ao longo de um período de seguimento de 18 meses. Ainda que ambos os estudos revisados nesta seção usaram uma abordagem psicodinâmica para o tratamento e incorporaram visitas domiciliares em seu protocolo, eles diferem no tipo de tratamento (psicoterapia interpessoal, psicoterapia psicanalítica) e na intensidade do tratamento. Não obstante, esses estudos levantam a possibilidade de que uma abordagem integrada ao tratamento que incorpore um foco psicodinâmico reduza o comportamento autoagressivo.

Terapia comportamental dialética

A TCD é uma intervenção cognitivo-comportamental que foi desenvolvida por Linehan (1993a, 1993b) para tratar pacientes suicidas que atendiam os critérios para TPB. TCD visa três tipos de comportamentos na seguinte ordem de prioridade:

a) comportamentos que interferem na vida (por exemplo, tentativas de suicídio, comportamentos autoagressivos),
b) comportamentos que interferem na terapia, e
c) comportamentos que interferem na qualidade de vida.

De acordo com Lineham e colaboradores (2006, p. 759), a TCD atinge suas metas por meio de cinco mecanismos:

1. aumentar as capacidades comportamentais,
2. melhorar a motivação para comportamentos proficientes (por meio de gerenciamento de contingências e redução de cognições e emoções interferentes),
3. garantir a generalização dos ganhos para o ambiente natural,
4. estruturar o ambiente do tratamento de modo que ele reforce os comportamentos funcionais e não os disfuncionais,

5. aumentar a capacidade do terapeuta e a motivação para tratar pacientes efetivamente.

A TCD é proporcionada por meio de quatro modelos de serviço:

a) terapia individual semanal,
b) treinamento semanal de habilidades em grupo,
c) consultas telefônicas conforme o necessário, e
d) reuniões semanais da equipe de consulta.

Linehan e colaboradores (1991) inicialmente estudaram a eficácia da TCD em uma amostra de 44 mulheres que haviam se engajado em pelo menos dois comportamentos autoagressivos, com ou sem intenção suicida, e que foram diagnosticados com TPB. Os pacientes foram randomizados tanto para a TCD quanto para o tratamento usual proporcionado na comunidade. A TCD foi proporcionada ao longo de um intervalo de um ano, e os pacientes de ambas as condições foram acompanhados por um ano após isso. A proporção de pacientes designados para a condição de TCD que se engajaram em comportamentos autoagressivos reincidentes no ano seguinte foi significativamente mais baixa do que a proporção daqueles que se engajaram em comportamentos autoagressivos reincidentes e que foram designados para a condição de tratamento usual. Um teste de replicação foi subsequentemente conduzido para determinar se aspectos únicos da TCD eram mais eficazes que o tratamento oferecido por especialistas não comportamentais em psicoterapia (Linehan et al., 2006). A amostra de estudo consistia em 101 mulheres que se engajaram em recentes tentativas de suicídio ou comportamentos autoagressivos e que foram diagnosticadas com TPB. Os participantes foram randomicamente designados para a TCD ou para o tratamento da comunidade por especialistas durante um período de um ano, e avaliações de seguimento foram conduzidas ao longo de um período de dois anos. Os resultados indicaram que os pacientes que foram designados para a condição de TCD tiveram aproximadamente metade das chances de realizar uma tentativa de suicídio subsequente em comparação com os pacientes designados para a condição de tratamento-na-comunidade-por-especialistas. Pesquisas estão sendo conduzidas atualmente para esclarecer quais componentes da TCD são essenciais e em que grau a fidelidade ao manual da TCD é necessária para obterem-se resultados comparáveis a esse e a outros estudos. A TCD é uma das poucas intervenções para os pacientes suicidas para a qual múltiplos RCTs que embasam a eficácia do tratamento foram conduzidos.

Terapia de resolução de problemas

A TRP é um tipo de intervenção cognitivo-comportamental na qual o clínico e o paciente trabalham juntos para abordar questões usando estratégias de resolução de problemas. A maior parte dos estudos investigando essa abordagem ao tratamento concluíram que ela não é eficaz na prevenção de comportamentos autoagressivos subsequentes ao ser comparada com o tratamento usual (Gibbons, Butler, Urwin e Gibbons, 1978; Hawton et al., 1987; Salkovskis, Atha e Storer, 1990). Em acréscimo, McLeavey, Daly, Ludgate e Murray (1994) não encontraram diferenças entre o treinamento em habilidades de resolução de problemas interpessoais e uma abordagem de crise voltada aos problemas para tentativas feitas com autoenvenenamento. Além disso, Donaldson, Spirito e Esposito-Smythers (2005) não encontraram diferenças entre a resolução de problemas e o gerenciamento de habilidades afetivas quando comparados a um tratamento baseado em relações de apoio para adolescentes que haviam recentemente realizado uma tentativa de suicídio.

Em acréscimo a esses três estudos, dois outros são dignos de nota, porque os investigadores tentaram avaliar uma abordagem de tratamento em dois testes clínicos separados e porque um desses estudos utilizou uma amostragem muito maior do que a maior parte dos outros estudos de eficácia revisados neste capítulo. Esses estudos examinaram a eficácia da TCC auxiliada por manual para o tratamento de comportamentos autoagressivos suicidas e não suicidas. A TCC auxiliada por manual é uma intervenção que combina aspectos da TRP, reestruturação cognitiva e estratégias de redução de abuso de álcool e outras substâncias, bem como algumas estratégias adaptadas da TCD. Os pacientes recebem um manual de tratamento e até sete sessões de terapia individual. Ainda que essa intervenção consista em várias estratégias diferentes, sua característica central é voltada para ajudar os pacientes a lidarem com problemas específicos que são identificados como contribuintes de seu comportamento autoagressivo e que possam ser abordados utilizando-se estratégias de resolução de problemas. Um estudo piloto inicial não encontrou qualquer efeito para a TCC auxiliada por manual quando comparada com a condição de tratamento usual (K. Evans et al., 1999). Subsequentemente, um grande teste clínico ($n = 480$) também fracassou em encontrar um efeito significativo dessa intervenção na redução do comportamento autoagressivo em relação ao tratamento usual (Tyrer et al., 2003).

No geral, os estudos examinando a eficácia de estratégias de resolução de problemas para a redução de comportamentos suicidas e autoagressivos obtiveram resultados decepcionantes. Entretanto, notamos que ainda que Salkovskis e colaboradores (1990) não tenham encontrado um efeito de intervenção para a TRP em tentativas repetidas de suicídio ao longo de um período de seguimento de um ano, esse estudo conseguiu identificar um efeito de tratamento significativo na avaliação de seguimento de seis meses. Esses resultados são particularmente impressionantes, dado que a amostra consistia apenas em 20 pacientes, um tamanho amostral pequeno, que geralmente só consegue detectar grandes efeitos de tratamento, e aqueles efeitos de tratamento também foram encontrados para mensurações de depressão e desesperança. Portanto, os resultados do estudo de Salkovskis e colaboradores (1990) nos inspiraram a desenvolver nossa intervenção cognitiva para os pacientes suicidas ainda mais, com um foco na resolução de problemas e no desenvolvimento de estratégias cognitivas e comportamentais de *coping*, e a avaliar a sua eficácia.

Terapia cognitiva

Em meados dos anos de 1990, começamos a explorar a viabilidade de nossa terapia cognitiva como uma breve intervenção de crise que poderia ser utilizada nas unidades de emergência para os pacientes que chegassem ao hospital após uma tentativa de suicídio. Naquela época, nossa inclinação clínica era que os pacientes que recentemente tentaram o suicídio seriam receptivos a uma breve intervenção de resolução de problemas, porque a maior parte das tentativas de suicídio que observamos foi desencadeada por um recente evento de vida particularmente estressante, o qual tipicamente envolvia uma perda de algum tipo, como o rompimento de uma relação, uma doença física, recaída nas drogas ou desemprego. Observamos que, embora alguns desses pacientes recebessem bem nossa oferta de abordar seus problemas na unidade de emergência, outros eram relutantes em falar conosco. Alguns relataram que haviam "cometido um erro", que a tentativa de suicídio "era coisa do passado", e que nunca iriam fazer outra tentativa. Eles perceberam que não precisavam de tratamento psiquiátrico para seus comportamentos suicidas porque haviam feito um comprometimento definitivo com a vida e, portanto, mais tratamento era desnecessário. Outros pacientes, entretanto, estavam abatidos demais para conversar sobre seus problemas em detalhes e acreditavam que abordá-los diretamente resultaria em uma dor emocional continuada. Outros pacientes ainda foram incapazes de falar conosco, porque estavam fisicamente impossibilitados (por exemplo, semi-inconscientes em função da *overdose* de drogas), e alguns se recusaram a nos dar quaisquer razões para recusar nossa oferta de discutir seus problemas.

Rapidamente percebemos que os pacientes tinham mais chances de serem cooperativos conosco após terem sido admitidos à internação ou dispensados e ficarem mais emocionalmente estáveis; o intervalo de tempo que achamos ser mais oportuno para abordar os pacientes foi aproximadamente entre 24 e 72 horas após a avaliação hospitalar inicial na unidade de emergência. Tipicamente, conduziríamos uma avaliação psicológica enquanto o paciente estava hospitalizado e começaríamos a identificar as motivações do paciente para a tentativa de suicídio. Dado que a extensão da hospitalização geralmente era breve, oferecíamos sessões ambulatoriais após a dispensa. Inicialmente, pensamos que um curso muito breve de terapia cognitiva (aproximadamente quatro ou cinco sessões) seria suficiente para abordar as dificuldades mais imediatas do paciente, mas então percebemos que várias sessões eram requeridas apenas para ganhar um entendimento da linha de tempo dos eventos que ocorreram antes da tentativa, e para formular uma conceituação do quadro clínico do paciente (conforme descrito no Capítulo 7). Além disso, concluímos que os pacientes muitas vezes requeriam mais tempo para construir uma relação de confiança com o clínico, para que pudessem se sentir confortáveis em abordar questões emocionalmente perturbadoras e construíssem um senso de esperança.

Nosso teste clínico preliminar envolvia designar randomicamente pacientes para receberem aproximadamente 10 sessões de terapia cognitiva ou o tratamento usual. Foi permitido que os pacientes em ambos os grupos participassem em quaisquer outros tratamentos que fossem usualmente proporcionados na comunidade. Os pacientes receberam uma avaliação de base logo após terem sido admitidos ou dispensados do hospital, e avaliações de acompanhamento foram conduzidas após 1, 3, 6 e 12 meses.

Após termos conduzido o estudo por cerca de um ano, ficamos preocupados com nossa taxa de desligamentos. Notamos que a maioria dos nossos pacientes não estavam comparecendo às sessões de avaliação do acompanhamento. Essa constatação nos alarmou, pois pode haver grandes diferenças entre aqueles que completam e aqueles que não completam um estudo. Por exemplo, um estado clínico melhorado pode levar os pacientes a concluírem que não há necessidade de continuarem participando do estudo. Por outro lado, pacientes que experimentam uma piora de sintomas podem também concluir que o estudo não é benéfico para eles e abandonar a participação antes de receberem uma "dose" completa do tratamento. A despeito das razões para os desligamentos, taxas baixas de adesão limitam as conclusões a respeito da eficácia e da possibilidade de generalização dos achados.

Dado esse grande problema metodológico, estávamos determinados a aumentar nossos esforços de manter os participantes no estudo e de engajá-los no tratamento. Rapidamente percebemos que precisávamos empregar membros adicionais na equipe, que identificamos como gerenciadores de casos de estudo (GCE). O papel primário dos GCE era de engajarem e facilitarem a participação em andamento dos pacientes no estudo (Sosdjan, King, Brown e Beck, 2002). Os GCE geralmente estabeleciam uma relação com os pacientes durante a hospitalização, enquanto estes estavam na unidade de emergência ou na unidade de internação. Eles ajudavam os pacientes a se manterem engajados no estudo e proporcionavam outros serviços de referência conforme necessário. Nossa esperança era que os pacientes acabariam identificando os GCE como um recurso valioso que estava consistentemente disponível durante toda a duração do estudo.

Ainda que uma das principais tarefas dos GCE fosse a de proporcionar lembretes escritos e/ou verbais de compromissos vindouros, eles também proporcionavam um contato regular e contínuo com o paciente por meio de chamadas telefônicas ou cartas. Em conformidade com os resultados do estudo de Motto e Bostrom (2001), os GCE também enviavam outros cartões e cartas não demandantes para os pacientes apenas para manter contato com eles. Dado o potencial para altas taxas de desligamento e de não cooperação com as sessões de tratamento, nossa equipe priorizou contatar os pacientes diretamente, em vez de deixar recados para eles, pois nossa experiência indicou que essa prática fazia com que a presença nas sessões subsequentes fosse mais provável. Durante esses contatos, os pacientes relatavam muitas dificuldades ou barreiras para participar das avaliações e do tratamento do estudo, incluindo problemas com o transporte, responsabilidades com o cuidado de crianças, deficiências físicas, falta de habilidades de organização e esquecimento. Os GCE ajudavam os pacientes a abordarem e solucionarem os problemas que tinham para comparecerem aos compromissos de terapia ou de avaliação.

Apesar de muitas chamadas e cartas de lembrete, os pacientes ainda assim falhavam em comparecer às entrevistas de avaliação e às sessões de tratamento, independentemente de estarem na terapia cognitiva ou na condição de tratamento usual. Os pacientes muitas vezes relatavam que se sentiam ambivalentes ou relutantes em participar desses compromissos por uma variedade de motivos, incluindo

a) estarem sem esperanças quanto ao tratamento ou percebendo que o tratamento não ajudava,
b) estarem experimentando ansiedade sobre discutir problemas pessoais, ou
c) terem percebido que a tentativa havia sido um erro e que eles não mais necessitavam de tratamento (ver Capítulos 6 e 10 para estratégias que abordam esses desafios).

Os GCE estavam cientes dessas atitudes e ouviam e se sensibilizavam com as preocupações dos pacientes. Uma vez que os pacientes se sentiam compreendidos, os GCE os ajudavam a desenvolver uma postura mais adaptativa em relação ao tratamento ou ao estudo e a vencer obstáculos em potencial. Logo percebemos que o comparecimento nas sessões de avaliação e tratamento aumentou substancialmente.

Dado o sucesso de nosso protocolo de gerenciamento de caso de estudo em manter os pacientes em tratamento e no estudo, prosseguimos com um teste clínico maior para verificar a eficácia da terapia cognitiva para a prevenção de tentativas repetidas de suicídio, em relação ao tratamento usual (G. K. Brown, Tenhave et al., 2005). É o protocolo cognitivo avaliado nesse estudo que é o objeto da Parte II deste livro. Ainda que incluamos a abordagem de gerenciamento de caso nesse projeto de pesquisa, é importante observar que o foco primário desse estudo ainda era a avaliação da eficácia da terapia cognitiva, e não dos efeitos do gerenciamento do caso de estudo, já que todos os pacientes em ambas as condições receberam o gerenciamento de caso de estudo. A seguir, proporcionamos uma breve descrição dos procedimentos do estudo e dos achados para fornecer um contexto que embase a discussão extensiva da intervenção na Parte II deste livro.

A amostra consistia em 120 pacientes que tentaram o suicídio e que receberam uma avaliação médica ou psiquiátrica dentro de 48 horas após a tentativa. Os pacientes foram recrutados em unidades de emergências médicas ou psiquiátricas no Hospital da Universidade da Pensilvânia. Participantes potencialmente elegíveis foram inicialmente identificados na unidade de emergência após uma tentativa de suicídio (por exemplo, *overdose*, laceração, ferimento de tiro). Outros critérios de inclusão foram

a) ter 16 anos de idade ou mais,
b) falar inglês,
c) ter condições de completar uma avaliação de base,
d) ter condições de proporcionar pelo menos dois contatos verificáveis para melhorar o rastreamento para subsequentes avaliações, e
e) ter a condições de compreender e de proporcionar um consentimento informado.

Os pacientes eram excluídos se possuíssem um transtorno médico que os impedisse de participar de um teste clínico ambulatorial.

Após uma avaliação basal, os pacientes foram randomicamente designados para uma das duas condições de tratamento: com terapia cognitiva ou sem terapia cognitiva. Os pacientes na condição de terapia cognitiva foram agendados para receberem 10 sessões de terapia individual de acordo com o manual de tratamento (G. K. Brown, Henriques, Ratto e Beck, 2002). Os pacientes em ambas as condições receberam o tratamento usual na comunidade. Conduzimos avaliações de seguimento em todos os indivíduos ao longo de um período de 18 meses para determinar se eles haviam realizado outra tentativa de suicídio.

A idade dos pacientes variava de 18 a 66 anos, e 61% eram mulheres. De acordo com o que foi avaliado a partir do autorrelato dos pacientes para o propósito de descrever as características raciais da amostra, 60% eram afro-americanos, 35% eram brancos e 5% eram hispânicos, índios americanos ou não especificaram. Na avaliação de base, 92% foram diagnosticados com transtorno depressivo maior e 68% foram diagnosticados com transtornos de dependência de substância. Transtornos específicos de dependência de substância incluíam dependência de álcool (30%), cocaína (23%) e heroína (17%). A maior parte (85%) possuía mais de um diagnóstico psiquiátrico. A maioria (58%) tentou o suicídio por meio de *overdose* de substâncias de prescrição, remédios sem prescrição ou substâncias ilícitas. Outros métodos foram a perfuração ou a laceração da pele (17%); salto (7%); e enforcamento, arma de fogo ou afogamento (4%).

Concluímos que 24% dos indivíduos que receberam a terapia cognitiva realizaram outra tentativa de suicídio, enquanto 42% dos indivíduos que receberam apenas o tratamento usual realizaram outra tentativa. O achado mais importante foi que os pacientes que receberam a terapia cognitiva tinham 50% menos chances de fazer uma tentativa de suicídio repetida durante o período de acompanhamento do que aqueles que não receberam a terapia cognitiva. Também concluímos que os pacientes que receberam a terapia cognitiva foram significativamente menos depressivos e desesperançosos do que os pacientes que receberam apenas o tratamento usual ao longo do período de seguimento de 18 meses. Análises *post hoc* indicaram que os pacientes que receberam a terapia cognitiva possuíam escores menores no Inventário de Depressão de Beck nos períodos de 6, 12 e 18 meses de seguimento, e escores significativamente mais baixos na Escala de Desesperança de Beck no período de 6 meses de seguimento, comparados com os pacientes que só receberam o tratamento usual.[1]

Concluímos que a terapia cognitiva foi eficaz para a prevenção de tentativas de suicídio. Esse efeito foi além do gerenciamento de caso proporcionado pelos GCE, já que os pacientes tanto na condição de terapia cognitiva quanto de tratamento usual receberam esse serviço. Suspeitamos que os pacientes que aprendem meios mais adaptativos de lidar com perturbações agudas são mais bem equipados para evitar futuras crises suicidas. Ainda que o desenvolvimento de estratégias de resolução de problemas seja um foco vital de nossa intervenção, existem outros componentes igualmente importantes, incluindo estratégias comportamentais focadas na melhoria da rede social de apoio dos pacientes e no aumento de sua cooperação com os serviços adjuntos, o que, por sua vez, os engaja em sua comunidade, e estra-

---

[1] Enquanto estávamos nos estágios finais de preparação deste volume, tomamos conhecimento de outro RCT que investigou a eficácia de uma breve intervenção comportamental em episódios repetidos de comportamento autoagressivo, com ou sem intenção suicida, com adolescentes e jovens adultos (Slee, Garnefski, van der Leeden, Arensman e Spinhoven, 2008). Os resultados do estudo concluíram que a intervenção do estudo, que foi em sua maior parte baseada em nosso protocolo de terapia cognitiva (ver Slee, Arensman, Garnefski e Spinhoven, 2007), foi eficaz na prevenção de autoagressão.

tégias cognitivas focadas na modificação de pensamentos e crenças desadaptativas que emergem em crises suicidas e lembram os pacientes de motivos para viver. O restante deste livro é dedicado a descrever os componentes e as aplicações dessa intervenção.

IMPLICAÇÕES PARA FUTURAS PESQUISAS

Em resumo, apenas uns poucos estudos examinaram a eficácia e a efetividade dos tratamentos para a prevenção do suicídio. Com a exceção de um estudo que encontrou um efeito para o envio de cartas de contato não demandantes para os pacientes que não recebiam tratamento após a hospitalização (Motto e Bostrom, 2001), a literatura sobre eficácia e efetividade na prevenção do suicídio é praticamente inexistente. Entretanto, existe um pequeno número de RCTs apoiando a eficácia de várias estratégias de tratamento para a prevenção de tentativas de suicídio e comportamentos autoagressivos intencionais. Intervenções bem-sucedidas em adultos incluem acompanhamento intensivo e gerenciamento de caso (Termansen e Bywater, 1975; Vaiva et al., 2006; Welu, 1977), psicoterapia psicodinâmica (Bateman e Fonagy, 1999; Guthrie et al., 2001), TCD para TPB (Linehan et al., 1991, 2006), terapia cognitiva (G. K. Brown, Tenhave et al., 2005), lítio para transtorno do humor (Thies-Flechner et al., 1996) e clozapina para esquizofrenia (Meltzer et al., 2003). Para adolescentes, terapia de grupo desenvolvimental (Wood et al., 2001) é um tratamento eficaz, e a TMS (Huey et al., 2004) demonstra ser promissora. Apesar desses achados encorajadores, existem evidências insuficientes para fazer recomendações a respeito do tipo de tratamento mais efetivo para pacientes que tentam o suicídio ou que se engajam em comportamentos autoagressivos intencionais, já que a efetividade dessas intervenções não foi diretamente comparada.

Nesta seção, fazemos diversas observações a respeito da literatura existente. A maior parte de nossos comentários possui implicações para o entendimento dos pontos fortes e das limitações dos projetos de pesquisa que foram a base dos estudos revisados neste capítulo. Será importante para os pesquisadores que avaliam tratamentos para pacientes suicidas que considerem essas sugestões enquanto projetam futuros estudos. Entretanto, também cremos que seja importante para os clínicos compreenderem as questões de projeto, para que possam ser consumidores críticos da literatura de pesquisa e avaliar o grau no qual esses achados de pesquisa se aplicam a suas práticas clínicas.

Uma limitação da maioria dos estudos citados nesta revisão é a falta de padrões no relato dos resultados dos testes. Relatórios inadequados, especificamente, fazem a interpretação dos resultados ser difícil, se não impossível, e corre-se o risco de que resultados enviesados recebam falsa credibilidade (Moher, Schulz e Altman, 2001). Para melhorar a qualidade dos relatórios, um grupo internacional de pesquisadores de testes clínicos, estatísticos, epidemiologistas e editores biomédicos publicaram o guia de Padrões Consolidados para o Relatório de Testes (CONSORT) (Begg et al., 1996). O guia CONSORT compreende uma lista de procedimentos e um diagrama de fluxo para ajudar a melhorar a qualidade dos relatórios dos RCTs. A lista de procedimentos inclui itens que deveriam ser abordados no relatório; o fluxograma proporciona aos leitores uma visão clara do progresso de todos os participantes do teste, do momento em que são randomizados até o fim do envolvimento com o estudo. A intenção desse guia é tornar o processo experimental mais claro, seja ele falho ou não, para que os usuários dos dados possam avaliar mais apropriadamente a validade para seus propósitos. Por exemplo, as delimitações requerem que os RCTs relatem os métodos utilizados para gerar a sequência de randomização, bem como quem cadastrou os participantes e quem os designou para os grupos. Muitos testes abordados nesta revisão deixaram de relatar detalhes importantes dos procedimentos de randomização que foram utilizados. O guia

CONSORT tem sido endossado por revistas médicas e psicológicas proeminentes como *The Lancet*, o *Journal of the American Medical Association* e o *Journal of Consulting and Clinical Psychology*. É esperado que futuros testes clínicos na prevenção do suicídio passem a adotar padrões de relatório mais rigorosos.

A principal falha metodológica de quase todos esses testes é que eles incluíram muito poucos participantes para que um efeito potencial de intervenção pudesse ser detectado (Arensman et al., 2001; Hawton et al., 1998). Poucos testes clínicos relataram análises de poder estatístico que tenham sido realizadas antes do estudo, o que teria aumentado a probabilidade de que uma amostragem grande o suficiente fosse recrutada para detectar diferenças significativas entre as condições de controle e de intervenção (mas veja G. K. Brown, Tenhave et al., 2005; Carter et al., 2005; e Linehan et al., 2006, para exceções). Arensman e colaboradores (2001) computaram estimativas de tamanhos amostrais para obterem o número de pacientes necessários para que fosse possível detectar diferenças estatisticamente significativas em taxas de tentativas repetidas e concluíram que, para a maior parte dos RCTs revisada, havia consideráveis discrepâncias entre o número real de pacientes incluídos na amostra e o tamanho da amostra requerido para detectar o efeito.

Um ponto relacionado é que muitos pacientes que foram considerados em um alto risco de suicídio (como os pacientes suicidas necessitando de hospitalização imediata) foram, na verdade, excluídos desses estudos, apesar do fato de eles estarem avaliando a eficácia ou a efetividade dos tratamentos na redução do comportamento suicida! Pesquisadores que têm examinado a eficácia de medicações psicotrópicas rotineiramente excluíram indivíduos que tinham os mais altos riscos para o suicídio. Talvez os pesquisadores estivessem preocupados que fosse arriscado demais que esses pacientes fossem tratados em base ambulatorial, ou que fosse difícil demais de mantê-los em um teste clínico. A despeito disso, dado esse padrão da indústria, investigadores que estudaram os efeitos de outros tratamentos projetados para reduzir o risco de suicídio utilizaram uma abordagem similar. Por exemplo, Linehan (1997) revisou 13 RCTs ambulatoriais que incluíam seis estudos nos quais os indivíduos de alto risco foram excluídos (Allard et al., 1992; Chowdhury et al., 1973; Gibbons et al., 1978; Hawton et al., 1981; McLeavey et al., 1994; Waterhouse e Platt, 1990), e nenhum desses estudos que excluíam pacientes de alto risco encontrou um efeito significativo do tratamento. A inclusão de pacientes de alto risco pode aumentar o poder estatístico e aumentar a probabilidade de que os resultados de estudos de prevenção do suicídio sejam generalizáveis para indivíduos de alto risco (Comtois e Linehan, 2006).

O poder de generalização dos achados de RCTs é baseado no pressuposto de que os participantes da pesquisa representam a população da qual são amostrados. Vieses que partem de padrões diferenciados de alistamento entre subgrupos de pacientes pode levar a uma superestimativa ou a uma subestimativa da efetividade de uma intervenção. Pesquisas envolvendo indivíduos sendo tratados por um problema psiquiátrico podem ser particularmente vulneráveis a vieses de participação (Patten, 2000; Vanable, Carey, Carey e Maisto, 2002), pois a severidade dos sintomas e as circunstâncias sociais (por exemplo, morar na rua, não ter boa condição financeira) pode levar a uma participação diferenciada entre subgrupos de participantes. Especificamente, indivíduos com uma maior severidade de sintomas e com menos recursos sociais podem ter maior probabilidade de participarem de testes de tratamentos de saúde mental (Shadish, Matt, Navarro e Phillips, 2000) e dependência química (Rychtarik, McGillicuddy, Connors e Whitney, 1998; Strohmertz, Alterman e Walter, 1990) em comparação com os indivíduos com menor severidade e mais recursos sociais. Portanto, a informação obtida a partir de testes clínicos que incluíram participantes com uma maior severidade de sintomas, disponibilidade limitada de recursos sociais e risco mais baixo de suicídio provavelmente limitará a possibilidade de generalização desses estudos.

A natureza e grau do viés de participação entre indivíduos que tentam o suicídio ou que se engajam em comportamentos autoagressivos e que são recrutados para estudos de desempenho clínico são virtualmente desconhecidos (Arensman et al., 2001). Por exemplo, entre os RCTs citados nesta revisão, apenas 11 estudos relataram a proporção de pacientes que se recusaram a participar (Allard et al., 1992; G. K. Brown, Tenhave et al., 2005; Carter et al., 2005; Evans et al., 1999; Guthrie et al., 2001; Hawton et al., 1981; Linehan et al., 2006; Verkes et al., 1998; Waterhouse e Platt, 1990; Welu, 1997). Nesses estudos, a proporção de pacientes elegíveis que se recusaram a participar dos testes clínicos variavam de 0 (Waterhouse e Platt, 1990) a 49% (Allard et al., 1992). Além disso, apenas dois estudos examinaram os fatores que estavam associados com os vieses de participação. Welu (1977) descobriu que não havia diferenças significativas nas variáveis demográficas entre os participantes do estudo e os que se recusaram a participar. Em outro estudo, indivíduos brancos tinham aproximadamente 2,6 vezes mais chances do que indivíduos afro-americanos de declinar a participação (G. K. Brown, Tenhave et al., 2005). Outros esforços estão a caminho para examinar as razões e as implicações desse viés em potencial.

Outro problema com muitos desses estudos é o uso de uma nomenclatura idiossincrática, específica ao estudo, para os construtos de interesse. Usar uma nomenclatura comum para descrever as tentativas de suicídio e os comportamentos autoagressivos intencionais é essencial para comparar os resultados através dos estudos. Definições de comportamento suicida, como as descritas no Capítulo 1, muitas vezes não são incluídas no relatório desses estudos. A implicação de não incluir definições de comportamento suicida nos relatórios de testes clínicos é deixar de fora detalhes importantes que são necessários para as potenciais replicações desses estudos ou para a combinação dos resultados dos estudos usando meta-análises, para que conclusões possam ser obtidas acerca da efetividade de um tipo específico de tratamento.

Uma preocupação relacionada é a de que existe uma falta de consistência entre os testes nos tipos de mensurações de resultados que foram usados, e a maior parte dos estudos não descrevem os métodos usados para aumentar a qualidade das mensurações (por exemplo, treinamento de assessores). Ainda mais problemático é que muitos estudos falham inteiramente em usar medidas padronizadas de resultados. Como revisto no Capítulo 1, existem muitas mensurações de resultados de tentativas de suicídio e outras variáveis relacionadas ao suicídio que possuem uma confiabilidade e validade adequadas. Tentativas de suicídio, especialmente aquelas que envolvem um nível mais baixo de letalidade, muitas vezes são difíceis de avaliar confiavelmente e requerem um consenso entre os avaliadores que são cegos à condição do tratamento. Além disso, pouquíssimos estudos descrevem se aqueles resultados de avaliação eram cegos em relação à designação do grupo de tratamento e, em caso afirmativo, como o êxito dos cegos era avaliado. A inclusão de assessores cegos para a condição de tratamento é um componente crítico do projeto para prevenir os assessores de consciente ou inconscientemente ajustarem suas mensurações em função da condição de tratamento para a qual os participantes foram designados. Reconhecemos, entretanto, que conduzir avaliações cegas é particularmente problemático quando os pacientes avaliados estão experimentando uma crise suicida, e quebrar a cegueira pode ser necessário para manejar efetivamente um participante suicida do estudo.

A integridade do tratamento é outra área de preocupação na qual a maior parte das intervenções acaba sendo deficitária. Para que estudos de intervenção sejam replicados, manuais de tratamento são necessários para prevenir um obscurecimento do tratamento. Além disso, a maior parte dos RCTs falha ao não proporcionar quaisquer descrições de como os clínicos foram treinados na intervenção e ao não incluir mensurações de adesão ou competência de habilidades terapêuticas. Para estudos de psicoterapia, as sessões devem ser gravadas em vídeo ou áudio e classificadas usando uma mensuração de competência com uma confiabilidade e validade estabelecidas. Em nossos testes clínicos, usamos a Escala de Classificação de Terapia Cognitiva (Young e Beck, 1980), suplementada por itens adicionais para componentes específicos da intervenção que são focados na prevenção do suicídio. A integridade do tratamento pode ser aumentada ainda mais quando as sessões são classificadas por múltiplos avaliadores independentes.

Também temos várias recomendações para lidar com os dados coletados no contexto de RCTs. Toda a análise de eficácia ou efetividade deveria ser conduzida usando-se um princípio de intenção-de-tratar, o que inclui todos os pacientes randomizados nos grupos de tratamento para os quais eles foram designados, independente de sua adesão ao protocolo, tratamento que realmente recebem ou subsequente retirada do tratamento ou avaliação. Para levar em conta os desistentes, análises de sobrevivência podem ser usadas quando o resultado é a ocorrência de uma tentativa de suicídio ou o tempo até uma tentativa de suicídio. A modelagem linear (ou logito) hierárquica também pode ser utilizada para a estimativa de mudanças em repetidas mensurações sem necessitar que a última observação seja levada adiante ou que os participantes com dados faltantes sejam excluídos. O uso de estratégias analíticas apropriadas para abordar os desligamentos do estudo é crítico para a determinação de se os tratamentos são realmente eficazes e efetivos. Por exemplo, se a análise determina que a eficácia do tratamento inclui apenas aqueles participantes que realmente completam o estudo, então é possível que os pacientes que largaram o estudo o tenham feito por estarem clinicamente piores (ou melhores). Essa estratégia tem o potencial de levar a uma conclusão equivocada sobre a eficácia da intervenção.

Finalmente, notamos que esta revisão inclui estudos que focaram a prevenção de atos suicidas e não inclui pesquisas que focassem a diminuição da ideação suicida. Vários tratamentos promissores estão disponíveis para dissipar a ideação suicida. Por exemplo, a Avaliação e Gerenciamento Colaborativos de Tendência ao Suicídio (Jobes, 2000, 2006) é uma abordagem de avaliação e tratamento com manual específica para suicídio, para o cuidado clínico de pacientes com ideação suicida. A Avaliação e Gerenciamento Colaborativos de Tendência ao Suicídio é baseada no Formulário de Estado Suicida (Jobes, Jacoby, Cimbolic e Hustead, 1997), uma mensuração que serve como guia para a avaliação da tendência ao suicídio dos pacientes e que leva ao surgimento de construtos subjacentes que podem ser usados para informar e formar um plano de tratamento. Existe um embasamento preliminar para os efeitos benéficos dessa abordagem (Jobes, Wong, Conrad, Drozd e Neal-Walden, 2005), e ela está atualmente sendo avaliada no contexto de um RCT.

RESUMO E INTEGRAÇÃO

Os estudos revisados neste capítulo apoiam a visão de que os atos suicidas são evitáveis. Apesar do número limitado de estudos e do fato de que muitos desses estudos são caracterizados por falhas metodológicas, existem vários tratamentos baseados em evidências, como a terapia cognitiva, que demonstraram ser eficazes na redução da taxa de tentativas de suicídio. Recomendamos fortemente que os clínicos que tratam pacientes em risco de suicídio tornem-se conhecedores teóricos e práticos nos tratamentos baseados em evidências. A aplicação dos tratamentos baseados em evidências é especialmente importante para tratar pacientes de alto risco que podem sentir-se ambivalentes ou mesmo desesperançosos acerca do tratamento, já que os clínicos podem comunicar a esses pacientes informações específicas sobre a probabilidade de sucesso do tratamento.

É importante reconhecer que existem diversas limitações para a possibilidade de generalização dos achados desses estudos para outros grupos etários. Ainda que alguns testes de tratamento tenham sido conduzidos com adolescentes, não conseguimos encontrar RCTs que se focaram na prevenção de atos suicidas com populações de idosos ou com jovens adultos em idade universitária. Além disso, poucos testes de intervenção foram conduzidos com minorias étnicas ou raciais; minorias *gays*, lésbicas, bissexuais ou transgêneros; e outras populações vulneráveis (por exemplo, prisioneiros). Intervenções inovadoras ou culturalmente adaptadas adicionais a essas populações especiais precisam ser desenvolvidas e testadas. No que tange às atuais intervenções baseadas em evidências, estudos adicionais são necessários para testar a efetividade desses tratamentos em ambientes comunitários, para entender os mecanismos de mudança associados à resposta ao tratamento e para avaliar a efetividade de se disseminar esses tratamentos para o público.

Projetamos nosso RCT avaliando a eficácia da terapia cognitiva *versus* o tratamento usual na redução da taxa de novas tentativas com pacientes em risco (G. K. Brown, Tenhave et al., 2005) para

a) expandir a partir dos aspectos da TRP que se mostraram promissores e
b) implementar um estudo rigoroso nesse tópico que fosse um avanço em relação a muitas das limitações metodológicas de outros estudos.

Do ponto de vista do tratamento, nossa intervenção incluía não apenas um foco no desenvolvimento de estratégias efetivas de resolução de problemas, mas também um foco no desenvolvimento de outras estratégias cognitivas e comportamentais para gerenciar futuras crises suicidas, desenvolver razões para viver, melhorar as relações sociais e aumentar a conformidade com outros tratamentos médicos e psiquiátricos. Essa intervenção foi derivada dos princípios gerais da terapia cognitiva que serão descritos no próximo capítulo e emergiram no contexto de esforços de pesquisa descritos nos Capítulos 1, 2 e 3. Do ponto de vista metodológico, nosso RCT utilizou um tamanho amostral adequado, manteve padrões rigorosos para garantir que as avaliações fossem confiáveis e que o tratamento fosse administrado com integridade e adotou técnicas estatísticas sofisticadas para caracterizar com precisão as tendências que emergiram do conjunto de dados.

O resultado de nossos esforços foi que identificamos um tratamento que é eficaz em relação ao tratamento usual na redução da taxa de novas tentativas. Conforme descrito neste capítulo, descobrimos que os pacientes que receberam terapia cognitiva e que receberam o tratamento usual na comunidade tinham aproximadamente 50% menos chance de realizar uma tentativa repetida de suicídio durante o período de seguimento de 18 meses do que os que receberam apenas o tratamento usual. Em relação aos pacientes na condição do tratamento usual, aqueles na condição da terapia cognitiva endossaram menos depressão e desesperança, que são duas variáveis que contribuem para o risco dos pacientes se engajarem em atos suicidas. Ainda que continuemos a avaliar a eficácia e a efetividade dessa intervenção (ver Capítulos 11-13 para aplicações inovadores), existe um embasamento empírico sólido para considerar a terapia cognitiva como um tratamento para pacientes suicidas adultos. Na próxima seção, descrevemos a maneira específica na qual esse tratamento é implementado. Proporcionamos um guia sistemático para o leitor receber uma breve orientação da terapia cognitiva (Capítulo 5) e para aprofundar seu entendimento dos objetivos e das estratégias associadas com as principais fases da terapia cognitiva para pacientes suicidas (Capítulos 6-9). Ao longo desses capítulos, ilustramos a aplicação desse protocolo com um exemplo de caso.

PARTE II
Aplicações clínicas

PARTE II

Análise de casos clínicos

5

TERAPIA COGNITIVA: PRINCÍPIOS GERAIS

A terapia cognitiva é baseada em uma fundação sólida composta pela teoria cognitiva, uma estrutura específica de sessões e um leque de estratégias cognitivas e comportamentais a partir das quais o clínico pode escolher, com base na conceituação cognitiva do caso do paciente (ou seja, a compreensão do quadro clínico do paciente à luz da teoria cognitiva). A terapia cognitiva para pacientes suicidas compartilha muitas similaridades básicas com a terapia cognitiva para pacientes que enfrentam outros tipos de dificuldades, como a terapia cognitiva para a depressão (A. T. Beck, Rush, Shaw e Emery, 1979), para transtornos de ansiedade (A. T. Beck e Emery, 1985), para transtornos da personalidade (A. T. Beck, Freeman, Davies e Associates, 2004) e para o transtorno de dependência de substância (A. T. Beck, Wright, Newman e Liese, 1993). Este capítulo delineia os princípios básicos da terapia cognitiva que são comuns à maior parte das intervenções terapêuticas cognitivas (confira J. S. Beck, 1995; Wright, Basco e Thase, 2006), juntamente com sugestões acerca da maneira pela qual esses padrões de estratégias se aplicam a pacientes suicidas. As estratégias que são voltadas especificamente para os pacientes suicidas são apresentadas nos capítulos subsequentes.

Uma característica fundamental da terapia cognitiva é sua estrutura e tempo limitados. Os pacientes compreendem que eles assumirão uma postura ativa e sistemática de resolução de problemas durante a sessão, e que irão trabalhar colaborativamente com seus terapeutas para abordar seus problemas de vida de um modo orientado para o objetivo. Diferentemente da terapia cognitiva com outros tipos de pacientes, a terapia cognitiva com pacientes suicidas envolve o trabalho com problemas de vida, especificamente enquanto eles se relacionam com sua mais recente crise suicida. Ou seja, o foco na prevenção do suicídio é central para a terapia cognitiva com esses pacientes, seja de forma direta (estratégias que modifiquem a ideação e a intenção suicida) ou de forma indireta (estratégias que os pacientes possam usar para encontrar um emprego, o que, por sua vez, irá provocar esperança para o futuro e acrescentar sentido para suas vidas). Os pacientes compreendem que suas tarefas de casa são desenvolvidas colaborativamente com seus terapeutas para que eles possam aplicar as estratégias discutidas nas sessões aos seus problemas de vida que se relacionam às crises suicidas.

Outra característica fundamental da terapia cognitiva é que uma grande parte da intervenção é focada nas interpretações de situações dos pacientes e nos meios de avaliar essas situações de uma forma realista. Os clínicos educam os pacientes sobre o modelo cognitivo e as maneiras pelas quais interpretações ou equívocos interpretativos estão associados com certas experiências emocionais e reações comportamentais. O modelo cognitivo é reforçado usando exemplos da própria vida dos pacientes, que compreendem que irão desenvolver habilidades para identificar e avaliar seus pensamentos negativos relacionados a perturbações e crises suicidas. Eles então irão associar os pensamentos que emergem em situações específicas a crenças mais fundamentais que definem a maneira na qual eles veem a si mesmos, o mundo e o futuro, e trabalharão para modificar essas crenças.

A terapia cognitiva também inclui estratégias que são de natureza essencialmente comportamental. Por exemplo, a pacientes ansiosos geralmente são ensinadas técnicas de relaxamento, e pacientes depressivos geralmente se engajam em um monitoramento de atividades para que possam identificar meios de extrair prazer de suas vidas e participar mais frequentemente nessas atividades. Estratégias comportamentais são úteis na obtenção de alívio de sintomas perturbadores e no desenvolvimento de meios habilidosos de administrar sintomas quando eles emergirem no futuro. Entretanto, estratégias comportamentais também produzem mudanças cognitivas, de modo que demonstram aos pacientes que eles têm a habilidade de tolerar e de administrar perturbações e que seus problemas não são insolúveis.

Ainda que muito da terapia cognitiva seja focado em estratégias ativas para produzir mudanças cognitivas e comportamentais que tenham sentido, ela está baseada na premissa de que uma relação terapêutica sólida está ocorrendo entre o clínico e o paciente. É imperativo que os clínicos demonstrem uma postura calorosa, empática, colaborativa e isenta de julgamentos (A. T. Beck e Bhar, no prelo). O desenvolvimento de uma conceituação integrada de caso que proporcione um mapeamento para o tratamento é derivado de um entendimento detalhado do histórico do paciente e de seus problemas atuais. Essa compreensão é melhor obtida por meio de uma escuta atenta e de empatia. Os clínicos que possuem uma habilidade de escuta e empatia mais refinadas são mais propensos a fomentar mudanças comportamentais do que clínicos menos habilidosos, porque essas habilidades são essenciais para aprimorar a aliança terapêutica. Portanto, o objetivo da terapia cognitiva não é que o clínico aconselhe os pacientes a como abordar melhor os problemas em suas vidas. Em vez disso, ela proporciona os meios para que os pacientes descubram formas alternativas de interpretar e responder aos problemas em suas vidas por meio de um empirismo colaborativo, ou auxilia no processo pelo qual o paciente e o clínico juntos abordam os problemas do paciente a partir de uma metodologia sistemática e científica. Essa meta só pode ser atingida quando o clínico comunica uma postura de aceitação e validação.

Este capítulo está dividido em duas seções principais:

a) a estrutura da sessão e
b) estratégias gerais da terapia cognitiva.

Todo o material nesta sessão é material geral para a maior parte das formas de terapias cognitivas e é descrito em detalhe em livros como *Cognitive Therapy: Basics and Beyound* de Judith S. Beck (1995) ou *Learning Cognitive-Behavior Therapy: An Illustrated Guide* de Jesse H. Wright, Monica R. Basco e Michael E. Thase (2006)[*]. Entretanto, ilustramos a maneira pela qual essas estratégias gerais são aplicadas especificamente com os pacientes suicidas.

A ESTRUTURA DA SESSÃO

As sessões de terapia cognitiva seguem uma estrutura básica de sessão, incluindo uma breve verificação de humor, uma retomada da sessão anterior, o estabelecimento de uma agenda, a revisão da tarefa de casa, a discussão de questões na agenda, as sínteses periódicas, as atribuições de tarefas de casa e, por fim, um resumo e um *feedback*. Seguir essa estrutura de sessão permite uma avaliação contínua dos sintomas do paciente e do risco de suicídio, e oportuniza uma abordagem sistemática às preocupações dos pacientes a partir de uma perspectiva cognitiva. A estrutura da sessão descrita a seguir permite que metas tangíveis sejam realiza-

---

[*] Publicado pela Artmed Editora em 2008.

das dentro de cada sessão e que haja um fio condutor entre as sessões de modo que o tratamento seja voltado a mudanças significativas nas vidas dos pacientes.

Breve verificação de humor

No começo de cada sessão, os terapeutas cognitivos brevemente avaliam o humor de seus pacientes no período entre a sessão anterior e a presente. Um modo eficiente de completar essa tarefa é fazer com que os pacientes cheguem para suas sessões 5 ou 10 minutos mais cedo para que possam completar um inventário padrão de autorrelato como o Inventário de Depressão de Beck – II e a Escala de Desesperança de Beck. Nos primeiros momentos da sessão, o clínico pode rapidamente examinar as respostas dos pacientes nesses inventários e abordar os sintomas que são particularmente problemáticos ou nos quais houve uma marcada melhora ou deterioração.

Reconhecemos que muitos clínicos não possuem um fácil acesso a inventários padronizados de autorrelato e que alguns pacientes expressam frustração por terem que completar esses inventários antes de cada sessão. Nessas circunstâncias, os clínicos podem avaliar verbalmente o humor dos pacientes, pedindo a eles que classifiquem o seu humor em uma escala de 0 a 10 (0 = *humor extremamente ruim* e 10 = *humor extremamente bom*). Também é útil para os terapeutas abordarem os sintomas que são particularmente perturbadores para os pacientes, como transtornos do sono ou fadiga. Como descrito extensamente no próximo capítulo, a breve verificação de humor é um momento para o clínico conduzir uma avaliação de risco de suicídio. Além disso, como os pacientes suicidas muitas vezes estão recebendo vários serviços médicos, de saúde mental, de desintoxicação e serviços sociais, o clínico usa esse tempo para verificar a respeito de sua adesão aos outros protocolos de tratamento, particularmente seu uso de medicações psicotrópicas, e se ele está comparecendo regularmente aos outros compromissos. Finalmente, o clínico que trabalha com pacientes suicidas avalia o uso de álcool e outras substâncias desde a sessão anterior, pois esses fatores estão fortemente relacionados à ideação suicida e ao comportamento de risco.

A breve verificação de humor não deve durar mais do que cinco minutos. Um obstáculo que o clínico pode encontrar é que os pacientes começam a lançar descrições detalhadas das dificuldades que experimentaram no período entre as sessões. Sugerimos que os clínicos gentilmente intervenham nessas situações com o reconhecimento de que seus problemas parecem difíceis e com um convite para colocá-los na agenda para discussão. A intervenção sutil socializa os pacientes na estrutura da sessão da terapia cognitiva e modela uma abordagem sistemática de resolução de problemas para envolver as questões que eles introduzem.

A breve verificação de humor serve a um número de propósitos (J. S. Beck, 1995). Primeiro, ela ajuda o clínico a rastrear o progresso dos pacientes ao longo do tempo e torna-o explícito para os pacientes, o que elicia esperança e constrói um movimento. Ela também proporciona ao clínico a oportunidade de expressar cuidado e preocupação com as questões dos pacientes que são mais salientes para eles. Além disso, a breve verificação de humor revela "alertas vermelhos" que são importantes para o clínico abordar mais adiante na sessão, como um aumento no uso de substâncias, a presença de desesperança ou a não adesão ao uso de medicações.

Retomada da sessão anterior

A retomada da sessão anterior é uma estratégia bastante breve para garantir que os pacientes compreendam adequadamente e lembrem o que aconteceu na sessão anterior. Ela também liga o conteúdo da sessão anterior ao da sessão atual, de modo que o clínico pode seguir questões introduzidas na sessão anterior e trabalhar com os pacientes para obter uma resolução adequada. A retomada da sessão anterior é útil para tecer um fio condutor coerente ao longo do curso do tratamento e para garantir que as sessões progridam de um modo que os objetivos de longo prazo da terapia sejam abordados. Para fazer a retomada da sessão anterior, o clínico pode fazer perguntas como

a) "O que nós conversamos na última sessão que era importante para prevenir uma outra tentativa? O que você aprendeu?"
b) "Houve alguma coisa que lhe incomodou sobre nossa última sessão?" ou
c) "Que tarefa de casa você fez ou deixou de fazer? O que você aprendeu?" (J. S. Beck, 1995).

Algumas vezes, os pacientes admitem que não se lembram de muita coisa sobre a sessão anterior, o que pode ser indubitavelmente frustrante para o clínico. Essa dificuldade é particularmente comum com pacientes suicidas, que muitas vezes vivem com níveis cronicamente altos de perturbações, uso de álcool e outras substâncias, e exibem habilidades decisórias e de julgamento prejudicadas. Encorajamos os clínicos a terem paciência nessas horas e a serem mais diretivos para completar a retomada do que eles poderiam ser com pacientes não suicidas. Ainda que o ideal seja os pacientes assumirem a responsabilidade de fazer essa retomada da sessão anterior, o clínico pode precisar socializá-los nesse processo e guiá-los pelo exemplo.

Estabelecimento da agenda

O estabelecimento da agenda é um processo explícito e colaborativo que ocorre entre o clínico e o paciente para estabelecer as questões que serão focadas na sessão. Tanto o clínico quanto o paciente colocam itens na pauta. Se múltiplos problemas precisam ser discutidos, então o estabelecimento da agenda envolve a ordenação desses problemas por prioridade, incluindo uma indicação de tempo necessário para abordar cada questão. Itens na agenda usualmente se relacionam com os objetivos estabelecidos colaborativamente no começo do tratamento para que exista um fio condutor coerente de uma sessão para a outra. Entretanto, algumas vezes os pacientes introduzirão itens na agenda que não são relacionados aos objetivos do tratamento. Geralmente o melhor para a relação terapêutica é abordar as questões que os pacientes creem que sejam importantes; em muitos casos, quando essas questões são discutidas, o clínico encontra várias formas criativas de ligá-las aos objetivos gerais do tratamento. Ou seja, o clínico gentilmente guia o estabelecimento da agenda para garantir que as necessidades dos pacientes sejam atendidas e que progresso seja feito na direção de atingir os objetivos estabelecidos no começo do tratamento. Conforme os pacientes vão se socializando no processo da terapia cognitiva, eles assumem uma maior responsabilidade por estabelecer e organizar os itens na agenda. Em geral, o estabelecimento da agenda aumenta a eficiência das sessões e modela uma abordagem organizada para priorizar e lidar com os problemas da vida. Na verdade, descobrimos que o estabelecimento de uma agenda provoca esperança em alguns pacientes, pois isso comunica que seus problemas de vida podem ser abordados de forma sistemática.

O estabelecimento de uma agenda com pacientes suicidas envolve determinar quais problemas ou questões específicas terão a maior probabilidade de prevenir uma futura crise suicida. A prioridade deverá ser dada aos problemas ou déficits de habilidades que são percebidos pelo clínico e pelo paciente como os mais ameaçadores ou perigosos. Reconhecemos que os pacientes suicidas muitas vezes possuem problemas crônicos e não resolvidos que os fazem vulneráveis a se engajarem em futuros atos suicidas. Aconselhamos o clínico a primeiro abordar questões que são mais relevantes para a crise suicida recente em vez de se focar em questões mais permanentes. Portanto, o foco primário da terapia cognitiva para pacientes suicidas deveria ser:

a) questões que foram mais proximamente relacionadas com a crise suicida,
b) intervenções que são percebidas tanto pelo clínico quanto pelo paciente como sendo as mais úteis na prevenção de futuros atos suicidas, e
c) pensamentos, crenças ou comportamentos que interfiram com a adesão ao tratamento ou a conformidade ao tratamento.

Consideramos essa uma fase *aguda* do tratamento que é focada na prevenção do suicídio. Questões antigas e crônicas serão eventualmente abordadas durante a fase de *continuação* do tratamento, após estar claro que os pacientes se desenvolveram e podem aplicar estratégias para administrar crises suicidas. No Capítulo 9, discutimos uma abordagem para avaliar quando esse objetivo foi atingido.

O estabelecimento da agenda é uma característica central da terapia cognitiva porque ele organiza os problemas do paciente, relaciona-os aos objetivos do tratamento e garante que o tempo na sessão será usado eficientemente. Entretanto, nem todos os pacientes respondem favoravelmente de início ao estabelecimento da agenda, já que alguns deles acham que esse método é estranho e muito diferente do modo pelo qual têm abordado outras questões em suas vidas. Portanto, no começo do curso do tratamento, é importante para o clínico explicitamente descrever o processo de estabelecimento da agenda e explicar sua lógica. O clínico pode pedir um retorno para avaliar se os pacientes têm alguma reserva sobre o estabelecimento da agenda ou questões sobre como ela funciona. Alguns pacientes não gostam do termo *agenda* porque ele parece formal demais ou relacionado a trabalho. Nesses casos, o clínico pode estabelecer uma agenda perguntando "o que é importante que foquemos hoje?" de uma forma mais casual e, em última análise, atingir o mesmo objetivo.

Identificamos alguns problemas comuns que ocorrem com o estabelecimento da agenda e apontamos estratégias para resolvê-los. Por exemplo, alguns pacientes começam a descrever problemas em grande detalhe quando questionados quais itens gostariam de colocar na agenda. Quando os pacientes entram em uma discussão dos problemas sem maiores estruturas, eles muitas vezes se tornam agitados e associam os problemas de suas vidas a outras questões mais tangenciais, o que, por sua vez, aumenta seu nível de perturbação. Se isso ocorrer, é importante ensinar aos pacientes que o estabelecimento da agenda envolve nomear o problema em vez de descrevê-lo em detalhe. Por exemplo, o clínico pode dizer, "Isso parece um problema importante, e deveríamos colocá-lo na pauta. Deveríamos chamar esse problema de 'problema com seu namorado'? Existe algum outro problema de que deveríamos tratar hoje?" Esse processo modela os pacientes em como identificar claramente o problema e suas fronteiras.

Algumas vezes os pacientes respondem "Eu não sei", quando questionados sobre o que gostariam de colocar na agenda. Existem muitas razões para o porquê dos pacientes darem essa resposta, incluindo que realmente não sabem como melhor abordar seus problemas, que estão desesperançosos sobre a possibilidade de que o tratamento seja de alguma ajuda, ou que estão evitando falar diretamente sobre seus problemas. Nessa circunstância, o clínico pode resumir a sessão anterior para lembrar aos pacientes os objetivos e a trajetória do tratamento até hoje. Se essa estratégia não eliciar quaisquer itens de agenda, o clínico pode oferecer um cardápio de escolhas relacionadas aos objetivos do tratamento ou sugerir tópicos a partir das sessões anteriores que focaram na prevenção do suicídio. Em acréscimo, o clínico pode sugerir que os pacientes pensem sobre o que gostariam de conversar na próxima sessão ou escrevam uma lista de itens de agenda como uma tarefa de casa. O clínico pode até elaborar uma tabela de trabalho com questões sobre as quais os pacientes devem refletir antes de sua próxima sessão. Todas essas estratégias ajudam os pacientes a desenvolverem habilidades de identificação e organização de seus problemas de vida.

Algumas vezes os pacientes têm uma reação emocional negativa quando interrogados sobre a agenda. Se isso ocorrer, o clínico pode identificar os pensamentos dos pacientes ao perguntar a eles, "O que passou pela sua cabeça quando lhe perguntei sobre o que você queria colocar na agenda?" Existe uma variedade de razões para o porquê dos pacientes terem uma reação negativa quanto ao estabelecimento de uma agenda. Por exemplo, eles podem sentir-se desesperançosos sobre o tratamento e acreditar que estabelecer uma agenda seja fútil. Podem perceber a si mesmos como fracos e temerem que as coisas piorem se eles discutirem tópicos emocionais específicos. Uma vez que o clínico reconheça e estabeleça empatia para com as preocupações dos pacientes, poderá ajudá-los a desenvolver uma resposta adaptativa para esses pensamentos. Além disso, o clínico pode ajudar os pacientes a identificarem as vantagens e as desvantagens de discutir tópicos específicos e desenvolver estratégias para lidar com reações emocionais negativas a itens específicos da agenda.

O conteúdo da agenda pode mudar enquanto a sessão progride. Mesmo o clínico mais experiente descobre que ele ocasionalmente faz estimativas imprecisas sobre a quantidade de tempo requerida para discutir um item específico na agenda. Nesses casos, o clínico torna o dilema aparente para o paciente de modo a que eles possam juntos encontrar a melhor forma para fazer os ajustes necessários. Se os pacientes optarem por esperar até a próxima semana para discutir um item específico, então isso é salientado na sessão seguinte durante a retomada da sessão anterior. Além disso, enquanto o clínico e o paciente discutem os itens da agenda, podem descobrir uma questão mais crítica para abordarem no restante da sessão. Nesse caso, o clínico torna explícito que eles irão desviar da agenda e coloca as razões para fazerem isso.

Revisão da tarefa de casa

Conforme mencionado anteriormente, a tarefa de casa é uma parte essencial da terapia cognitiva porque garante que os pacientes terão a oportunidade de aplicar as habilidades desenvolvidas durante a sessão para os problemas que eles experimentam em suas vidas. Muitas vezes descobrimos que os pacientes tornaram-se bastante adeptos de falar sobre os problemas na sessão, mas que a manutenção de uma mudança ocorre apenas quando eles são capazes de traduzir essa discussão para suas vidas de uma forma significativa. É imperativo que os clínicos incluam a revisão das tarefas de casa na agenda e atendam à tarefa desenvolvida na sessão anterior. Se o clínico não revisar a tarefa de casa, então ele arrisca dar aos pacientes a mensagem de que a tarefa de casa não é importante.

Algumas vezes os pacientes podem chegar para a sessão em crise, e, particularmente com pacientes suicidas, essas crises precisam receber prioridade. Se o clínico decide que é do melhor interesse do paciente abandonar a tarefa de casa e se focar na crise, então ele toma essa decisão explicitamente (por exemplo, "É óbvio que este novo problema está lhe causando muita perturbação e precisa ser priorizado em nosso trabalho conjunto. Vamos guardar a discussão da tarefa de casa da semana passada para a próxima semana").

Discussão de itens da pauta

A discussão dos itens da pauta forma o coração da terapia cognitiva. É aqui que os pacientes descrevem as situações que têm sido problemáticas para eles e que os clínicos usam as estratégias da terapia cognitiva geral descritas neste capítulo e as estratégias de terapia cognitiva especificamente relevantes para o suicídio descritas nos capítulos subsequentes para ajudar os pacientes a compreender o significado das situações, a identificar leituras mais balanceadas e meios de resolver os problemas e a lidar com as consequências das situações ou abordar situações similares no futuro. Problemas típicos que os clínicos experimentam nessa parte da sessão incluem discussões sem foco, ritmo inadequado do andamento e fracasso em fazer intervenções terapêuticas adequadas (J. S. Beck, 1995). Esses problemas são facilmente remediáveis com uma supervisão com um terapeuta cognitivo experiente e com uma reflexão baseada na própria experiência profissional do clínico.

Sínteses periódicas

Sínteses periódicas proporcionam um meio para os clínicos e os pacientes resumirem os principais temas desenvolvidos em diferentes partes da sessão de terapia. Muitas vezes as sínteses periódicas ocorrem após a discussão de cada item da pauta e consistem em uma reafirmação do problema, da principal conclusão aprendida a partir da discussão do problema e das maneiras pelas quais os pacientes planejam lidar com ele. As sínteses periódicas garantem que ambos, clínico e paciente, tenham o mesmo entendimento do problema e oferecem a oportunidade do clínico proporcionar empatia. Sínteses periódicas também são úteis para ditar o ritmo da sessão e para proporcionar um tempo para que o clínico e o paciente reflitam sobre os itens discutidos. Assim como com outros aspectos da estrutura da terapia cognitiva, na fase inicial do tratamento, os clínicos, muitas vezes, tomam a liderança em proporcionar sínteses periódicas. Os pacientes assumem uma quantidade cada vez maior de responsabilidade pelas sínteses periódicas à medida que se tornam socializados no processo da terapia cognitiva.

Tarefas de casa

Ainda que discutamos a designação de tarefas de casa mais para o final desta seção do capítulo, as tarefas de casa podem ser abordadas sempre que apropriado durante a discussão dos itens da agenda. A importância de dispensar uma atenção especial ao desenvolvimento das tarefas de casa não pode ser menosprezada. Se os pacientes não investirem em suas tarefas, não irão até o fim delas e, como resultado, a terapia pode não progredir tão adequada ou rapidamente como iria de outra forma. Dada a importância central da tarefa na terapia cognitiva, um tempo suficiente deve estar disponível para que quaisquer problemas com as tarefas possam ser abordados.

Algumas vezes os pacientes acham o termo *tarefa de casa* aversivo, e é útil para eles trabalharem com seus terapeutas para encontrarem uma frase alternativa que facilite, em vez de impedir, a conclusão da tarefa. Algumas vezes os pacientes percebem que a tarefa está sendo designada a eles sem que possam dizer algo sobre seu desenvolvimento. É importante lembrar que a terapia cognitiva é fundamentalmente um processo colaborativo e que todos os aspectos da terapia devem ser abordados a partir de uma postura colaborativa. Às vezes os pacientes acham as tarefas de casa esmagadoras, tanto porque a tarefa é tão complexa que eles não sabem por onde começar quando estão do lado de fora do consultório do terapeuta, quanto porque muitos componentes foram designados. Em nossa experiência, descobrimos que é mais útil desenvolver uma tarefa concreta na qual os pacientes suicidas possam focar inteiramente suas atenções.

O clínico pode adotar um número de estratégias para garantir que as tarefas de casa sejam bem-sucedidas. Por exemplo, o clínico pode pedir aos pacientes que estimem a probabilidade de completarem sua tarefa de casa em uma escala que varia de 0 (*definitivamente eu não pretendo fazer a tarefa de casa*) a 100% (*definitivamente pretendo completar a tarefa de casa*). Se sua estimativa for menor do que 90%, então a tarefa de casa deve ser mais bem discutida até que o clínico e o paciente estejam confiantes de que o paciente a fará. O clínico pode pedir aos pacientes que rememorem a lógica para a designação de tarefas, o que pode ajudar a reafirmar seus compromissos com a obtenção de mudanças positivas ao longo da terapia cognitiva. Uma vez que a lógica para a tarefa esteja claramente compreendida, o clínico pode pedir aos pacientes que antecipem quaisquer obstáculos que possam interferir na realização da tarefa e pensar meios de superá-los. Seguindo essa discussão, o clínico reavalia a probabilidade das expectativas dos pacientes de que a tarefa de casa seja realizada. Se os pacientes continuarem a indicar que estão menos do que 90% confiantes de que irão completar suas tarefas de casa, então a tarefa pode ser modificada ou uma nova tarefa pode ser considerada.

Existem várias outras estratégias para melhorar a chance de os pacientes completarem com sucesso suas tarefas. Se possível, é útil começar a tarefa durante a sessão para que os pacientes tenham um modelo a seguir e para que percebam que eles já deram um passo em direção ao sucesso. O clínico e o paciente também podem discutir uma data e hora específica para fazer a tarefa. Recomendamos fortemente que a tarefa de casa seja escrita tanto pelo clínico quanto pelo paciente. Uma tarefa de casa escrita lembra aos pacientes de completarem a tarefa e clarifica a lógica e quaisquer instruções específicas. Descobrimos que tarefas de casa escritas são pistas visuais que lembram aos pacientes de estratégias adaptativas para lidar com os problemas e que aumentam a probabilidade de eles realmente usá-las durante as crises.

Síntese final e *feedback*

Os últimos cinco minutos da sessão são dedicados a uma síntese final do material abordado ao longo de toda a sessão e são uma oportunidade para os pacientes proporcionarem um *feedback* para o clínico. Algumas vezes os pacientes consideram aversivas ou incômodas as discussões sobre tópicos específicos, especialmente os relacionados ao suicídio. Obter o *feedback* ajuda a identificar tais problemas para que o clínico e o paciente possam identificar estratégias para gerenciar essas emoções. Essas estratégias podem incluir ajudar os pacientes a reconhecer e a responder a quaisquer cognições usando habilidades apresentadas na seção subsequente deste capítulo, ajudar os pacientes a se engajarem em atividades autorreconfortantes ou lúdicas, ou remarcar uma sessão de seguimento ou uma chamada telefônica nas próximas 24 a 48 horas para avaliar o estado do paciente. O *feedback* é outra forma de comunicar que a terapia é um processo colaborativo e que o clínico está disposto a fazer modificações se existir algum aspecto da experiência que não estiver satisfatório.

ESTRATÉGIAS GERAIS DA TERAPIA COGNITIVA

A avaliação de cognições desadaptativas ou que não ajudam é uma atividade central na terapia cognitiva. Após adquirir prática com a identificação desses pensamentos e imagens associados às experiências emocionais negativas, os pacientes sistematicamente desenvolvem estratégias para questionar a validade dessas cognições e incorporar todas as informações disponíveis para o desenvolvimento de uma perspectiva alternativa e mais adaptativa. Com o passar do tempo, temas emergem de cognições típicas que são relatadas, o que é indicativo de pensamentos disfuncionais que os pacientes têm acerca de si mesmos, do mundo e/ou do futuro. Uma mudança cognitiva duradoura ocorre quando essas crenças disfuncionais são identificadas e modificadas ao longo do curso do tratamento. Além disso, estratégias comportamentais podem ser incorporadas na terapia cognitiva conforme indicado. Essas estratégias muitas vezes servem à função de aumentar os níveis de atividade dos pacientes e colocar à prova crenças disfuncionais em seus próprios ambientes. Nas próximas seções, descrevemos algumas dessas estratégias cognitivas e comportamentais padrão em maior detalhe.

Avaliando pensamentos e crenças

Uma atividade proeminente que ocorre na terapia cognitiva é a avaliação de pensamentos e crenças distorcidos ou desadaptativos. Na terapia cognitiva que é especificamente voltada para os pacientes suicidas, a maior parte dos pensamentos e crenças que são abordados na sessão são relacionados à ideação suicida, à intenção suicida e à desesperança. A seção seguinte descreve estratégias padrão para identificar e modificar essas cognições.

Identificando pensamentos automáticos

Pensamentos automáticos são pensamentos que emergem em situações específicas e que são associados a uma mudança negativa de humor. Eles são denominados *automáticos* porque, em muitos casos, aparecem tão rapidamente que os pacientes não estão totalmente conscientes deles e podem não se dar conta de suas consequências comportamentais e emocionais. Um primeiro passo para modificar cognições problemáticas é ajudar os pacientes a desenvolver ferramentas para reconhecer quando eles as estão experimentando.

A forma mais direta de identificar pensamentos automáticos é simplesmente perguntar, "O que estava passando pela sua cabeça naquele momento?" Entretanto, em nossa experiência, os pacientes algumas vezes têm problemas em responder a essa questão, particularmente durante a fase inicial da terapia cognitiva. Outras abordagens para identificar pensamentos automáticos incluem, "O que você suporia que estava passando pela sua cabeça naquele momento?" ou "O que você estaria pensando, _____ ou _____ ?" Os clínicos também devem estar cientes de que os pacientes podem experimentar imagens perturbadoras em acréscimo aos pensamentos automáticos perturbadores. J. S. Beck (1995) proporciona excelentes exemplos de meios de trazer à tona os pensamentos automáticos de um paciente.

Quando os clínicos guiam os pacientes na identificação de pensamentos e imagens automáticas, é importante que eles liguem explicitamente essas cognições às experiências emocionais dos pacientes para reforçar o modelo cognitivo (ou seja, que a cognição está intimamente relacionada ao humor). Em acréscimo, é útil fazer com que os pacientes classifiquem a intensidade de seu humor em uma escala de 0 a 10 ou 0 a 100, com 10 ou 100 sendo a emoção mais intensa que eles já experimentaram. Esse exercício serve a vários propósitos. Primeiro, auxilia os pacientes a desenvolverem uma taxonomia de suas experiências emocionais, de modo que eles se tornam adeptos a diferenciar suas emoções em vez de usar termos globais como *chateado*. Segundo, como é visto na próxima seção, ele proporciona uma base a partir da qual eles podem julgar a efetividade das estratégias para modificar essas cognições. Terceiro, ele proporciona informações para o clínico sobre a seriedade das circunstâncias relatadas e sobre as reações dos pacientes. Por fim, ele ajuda os pacientes a começarem a avaliar a noção de que não podem tolerar fortes emoções sem se engajarem em comportamentos suicidas.

Ao longo dos capítulos clínicos nesta seção, focamos a paciente introduzida no Capítulo 1, Janice, para ilustrar esses princípios da terapia cognitiva. Janice representa uma amálgama de diversas pacientes mulheres típicas que vimos em nossos testes clínicos projetados para avaliar a eficácia da terapia cognitiva para pacientes suicidas. O diálogo a seguir ilustra a maneira pela qual o clínico de Janice começou a identificar os pensamentos automáticos que ela experimentou antes de se candidatar a um emprego, no momento em que ela entregou seu currículo para um supervisor e após ter deixado o prédio. Repare que leva algum tempo para que Janice identifique os pensamentos e imagens que estavam passando por sua cabeça naquele momento. O clínico criativamente usa um número de estratégias para construir uma imagem precisa da situação, das cognições que passaram pela cabeça de Janice e de sua reação emocional subsequente a eles. Além disso, quando Janice proporciona pensamentos que são majoritariamente descritivos do que estava acontecendo na situação (por exemplo, "Há pessoas demais neste ônibus"), o clínico a provoca a discernir o significado subjacente a esses eventos. O clínico verbalmente repete os pensamentos conforme eles são desvelados para que Janice inicie a fazer a conexão entre pensamentos em particular e suas experiências emocionais.

Clínico: Vamos ir mais devagar por um momento e repassar o que aconteceu quando você entregou seu currículo. Está disposta a isso?
Janice: Certo.
Clínico: Imagine você mesma enquanto estava pegando o ônibus para a loja. O que você vê?
Janice: Eu estou no ônibus, e ele está realmente cheio. As pessoas estão saindo em cada parada. Eu me perguntei se eu sequer chegaria lá no horário que eu disse para o gerente que eu apareceria.
Clínico: O que estava passando pela sua cabeça naquele momento?
Janice: Eu estava pensando, há pessoas demais neste ônibus! Eu só quero chegar lá!
Clínico: E o que *significava* que havia pessoas demais no ônibus naquele momento?
Janice: Que eu vou me atrasar.
Clínico: Certo, então você teve a ideia de que iria se atrasar. Que emoção você estava experimentando naquele momento?
Janice: Eu acho que estava triste.
Clínico: Você se sentiu triste. [pausa] Janice, eu estou curioso a respeito de algo. Muitos outros colegas com quem eu trabalho me dizem que, quando eles têm pensamentos de que eles vão se atrasar, eles estão experimentando ansiedade ou talvez frustração. De onde vem a tristeza?
Janice: [lacrimejando] Porque eu sabia que eu seria a última. Eu imaginei que eu provavelmente nem conseguiria o emprego de qualquer forma, e agora isso. Eu estava tipo, qual é mesmo a utilidade de ir até lá?
Clínico: Você está chegando a uma questão bem importante, Janice. Muitas coisas passaram pela sua cabeça naquele momento, como "Há pessoas demais neste ônibus" e "Eu vou me atrasar". Mas o que isso tudo *significa* para você é a previsão de que chegar atrasada selava seu destino – que você não iria conseguir esse emprego.
Janice: Exatamente.
Clínico: Então quando você teve a ideia de que seu destino estava selado, quanta tristeza você sentiu, em uma escala de 0 a 100, com 100 sendo a maior tristeza que você já sentiu?
Janice: Eu estava bem triste. Como um 80 ou 85.
Clínico: E que efeito isso teve sobre você quando andou até o prédio e pediu para falar com o supervisor?
Janice: Eu provavelmente parecia triste.
Clínico: Você acha que isso pode ter afetado o modo pelo qual o supervisor olhou para você?
Janice: Talvez, sim. Eu estava quase chorando. [risada sarcástica] Eu acho que um supervisor não iria querer contratar alguém para o atendimento aos clientes que parece que não consegue falar com pessoas.
Clínico: Então, quando você entregou o currículo, o que estava passando pela sua cabeça?
Janice: Eu não sei. Eu só queria acabar com aquilo.
Clínico: Você acha que poderia estar pensando, "Eu tenho uma boa chance de causar uma boa impressão"? ou em vez disso você poderia estar pensando, "Eu nunca vou conseguir este emprego"?
Janice: Provavelmente a segunda. Tipo, qual era o propósito? Eu estava assim especialmente quando ele me olhou como se não houvesse

	chance no mundo de que ele fosse me contratar.
Clínico:	Então você estava lutando com a ideia de que nunca iria conseguir esse emprego e pensou, "Qual é o propósito?" Que emoção você estava experimentando ali, em uma escala de 0 a 100?
Janice:	Ainda triste, mas agora provavelmente mais ainda, como uns 95.
Clínico:	Então você deu a ele seu currículo, e o que aconteceu?
Janice:	Ele foi realmente curto comigo e disse, "Nós entraremos em contato."
Clínico:	Então você saiu?
Janice:	Sim, eu quase corri dali, tinha tanto medo que eu chorasse ali na frente dele.
Clínico:	O que estava passando pela sua cabeça enquanto você saía do prédio?
Janice:	Nada. Minha mente estava totalmente em branco.
Clínico:	Você se lembra de ter visto quaisquer imagens vívidas ou figuras em sua cabeça?
Janice:	Na verdade, sim. Eu fiquei presa na mesma rotina de sempre, me trancando no meu quarto com meu padrasto gritando comigo do lado de fora da porta do meu quarto.
Clínico:	E que emoção você estava experimentando então?
Janice:	Ainda mais tristeza.
Clínico:	Quanta tristeza, usando sua escala?
Janice:	100.
Clínico:	Foi então que você começou a ter pensamentos suicidas outra vez? [O clínico prosseguiu associando os pensamentos e imagens de Janice com a ideação suicida.]

Avaliando pensamentos automáticos

Uma vez que os pacientes tenham desenvolvido a habilidade de identificar pensamentos automáticos, eles e seus clínicos podem voltar suas atenções para estratégias que modifiquem esses pensamentos e desenvolvam respostas alternativas que reflitam uma apreciação mais balanceada das suas circunstâncias de vida. Na maior parte dos casos, a intensidade da emoção negativa dos pacientes diminui conforme eles abrem suas perspectivas da situação, consideram todas as evidências que suportam ou refutam seus pensamentos automáticos e respondem a eles usando essas informações. Primeiramente, os pacientes e seus clínicos conduzem esses exercícios em sessão para avaliar situações particularmente problemáticas experimentadas no período desde a sessão anterior. Entretanto, ao longo do tempo, os pacientes tornam-se adeptos de usar essas habilidades para modular suas respostas emocionais no momento em que são confrontados com uma situação problemática.

Os clínicos utilizam um *questionamento socrático* para ajudar os pacientes a avaliarem a validade de seus pensamentos automáticos. Ou seja, eles gentilmente conduzem os pacientes a avaliar a evidência que suporta ou refuta os pensamentos automáticos e a probabilidade de os resultados catastróficos que eles predizem realmente ocorrerem. A maior parte das questões que o clínico faz não requer respostas sim-ou-não: em vez disso, elas têm a intenção de estimular o pensamento crítico da parte do paciente. É importante para os clínicos ter em mente que esse, como outros aspectos da terapia cognitiva, é um processo colaborativo. O objetivo do questionamento socrático é não desafiar diretamente as avaliações dos pacientes ou pressioná-los a adotar uma perspectiva diferente, que seja julgada pelo clínico como sendo mais adaptativa. Na verdade, é útil para os clínicos lembrarem-se de que geralmente existe uma porção de verdade nos pensamentos dos pacientes e que seria inadequado adotar a postura de que os pensamentos dos pacientes são uniformemente irrealistas. Em vez disso, os clínicos comunicam um entendimento do modo pelo qual os pacientes chegaram a uma conclusão particular e oferecem modos alternativos de apreciar a situação.

Respostas alternativas são construídas quando os pacientes e seus clínicos usam colaborativamente o questionamento socrático para avaliar a validade de seus pensamentos. Por exemplo, muitos pacientes suicidas relatam o pensamento automático "Ninguém se importa comigo." Em resposta, um clínico poderia fazer questões como "Qual é a evidência que suporta esse pensamento? Qual é a evidência que refuta esse pensamento?" Uma resposta alternativa razoável poderia ser, "Eu gostaria de ter uma rede de apoio mais ampla. Eu não tenho sido bom em manter contato com meus antigos amigos. Mas eles foram bons amigos em algum momento, e eu acho que eu poderia tentar passar um tempo com eles outra vez." Repare que a resposta alternativa não é irrealisticamente positiva, e ela reconhece áreas nas quais o paciente gostaria de ver alguma melhora. Entretanto, ela faz referência a evidência específicas que refutam a afirmação globalmente negativa.

O diálogo que segue é um exemplo do questionamento socrático que ocorre enquanto Janice e seu terapeuta discutem suas dificuldades com sua candidatura a um emprego. O diálogo inicia quando o clínico ajuda Janice a identificar o pensamento automático mais relevante que passou por sua cabeça enquanto ela estava andando no ônibus. Entretanto, em vez de continuar a identificar pensamentos automáticos adicionais relacionados com o aumento de sua tristeza e desesperança, o clínico decide intervir usando o questionamento socrático. Repare que o clínico utiliza vários tipos diferentes de questões para responder à apreciação de Janice da situação.

Clínico: Você está chegando a uma questão muito importante, Janice. Muitas coisas passaram por sua cabeça naquele momento, como "Há pessoas demais neste ônibus" e "Eu vou chegar atrasada." Mas o que tudo isso *significou* para você foi a previsão de que chegar atrasada selaria seu destino – que você não conseguiria o emprego.

Janice: Exatamente.

Clínico: Vamos presumir por um momento que você não consiga o emprego. O quão ruim isso será?

Janice: [lacrimejando] Será horrível. Eu ficarei presa a minha mãe e meu padrasto para sempre.

Clínico: [gentilmente] Você está 100% certa dessas consequências?

Janice: Bem, sim, eu não tenho nenhum dinheiro para pagar a entrada de um apartamento.

Clínico: Você está certa, parece que você não terá como se mudar *este* mês. O que você diria a uma amiga que estivesse nessa situação?

Janice: [seca seus olhos] Provavelmente que sempre existe o mês seguinte, que ela deve continuar tentando.

Clínico: E como isso se aplica a *sua* situação?

Janice: [triste] Eu sei, eu sei. Eu deveria continuar procurando. Que eu *por fim* conseguirei um emprego. [parece sarcástica]

Clínico: O seu tom de voz sugere que você não está convencida. O que está passando pela sua cabeça neste momento?

Janice: Eu não tenho essa capacidade. Nunca conseguirei manter um trabalho respeitável.

Clínico: E quais emoções você está experimentando quando diz isso, que você *nunca* conseguirá manter um trabalho respeitável?

Janice: Tristeza. E muita desesperança.

Clínico: Janice, você não é a única neste mundo que se sente triste ou desesperançosa quando tem a ideia de que nunca será capaz de conseguir um trabalho respeitável. Na verdade, eu apostaria que muitas pessoas se sentiriam assim se elas tivessem a ideia de que nunca vão conseguir um trabalho respeitável. Mas eu estou me perguntando o quão precisa é essa afirmação. Onde está a evidência?

Janice: Bem, eu estive sem trabalho por muito tempo, primeiro quando eu me demiti para voltar à escola, e então nos últimos anos, quando eu estava entrando e saindo do hospital. Isso não é exatamente um sinal de que eu conseguirei manter um bom emprego.

Clínico: Você está certa, esses foram anos difíceis para você. E quanto a antes de você voltar para a escola? Você tinha um trabalho fixo então?

Janice: Bem, sim, eu trabalhei por cerca de 5 anos em uma loja no *shopping*.

Clínico: E o que isso lhe diz?

Janice: Eu acho que eu tive um trabalho *antes*. Mas eu não sei, me sinto tão sem esperança.

Clínico: Você se *sente* sem esperança. Você teve alguns anos difíceis. E se você tivesse que dizer para si mesma, "Existem algumas coisas que eu preciso fazer para garantir que eu vou colocar a minha vida de volta nos eixos e conseguir um trabalho. Mas eu já tive um trabalho fixo antes, então eu sei que eu consigo."

Janice: Bem, eu acho que posso tentar.

Clínico: Janice, você poderia resumir em suas próprias palavras o que eu acabei de dizer?

Janice: Que eu já mantive um trabalho antes, então posso fazer isso novamente. Mas eu acho que eu preciso me recompor e distribuir mais currículos.

Clínico: Quando você faz essas afirmações, que emoção você sente?

Janice: Ainda triste, pois eu penso no quanto eu tenho que fazer para encontrar empregos e ainda preencher os cadastros. Mas eu acho que ainda há um pouco de esperança.

Neste exemplo, o clínico construiu uma resposta alternativa (ou seja, "Existem algumas coisas que eu preciso fazer para garantir que eu coloque minha vida de volta nos eixos e conseguir um trabalho. Mas eu já tive um trabalho fixo antes, então eu sei que eu consigo."). Isso algumas vezes acontece nas sessões iniciais da terapia cognitiva enquanto os pacientes estão aprendendo as habilidades cognitivas. Quando os clínicos assumem a liderança na construção de respostas alternativas, verificam com os pacientes para ter certeza de que elas são relevantes e usam estratégias criativas para garantir que, em última análise, elas serão úteis, como fazer com que os pacientes as repitam com suas próprias palavras. Conforme a terapia progride, os pacientes assumem a responsabilidade por construir respostas alternativas por conta própria.

Crenças

Crenças centrais são as concepções fundamentais que as pessoas têm de si mesmas, do mundo e/ou do futuro. Na maior parte dos casos, essas crenças centrais direcionam os pensamentos automáticos que vêm à tona em situações particulares. Ainda que as habilidades para identificar e avaliar os pensamentos automáticos formem os fundamentos da terapia cognitiva, a mudança cognitiva mais duradoura ocorre quando crenças centrais disfuncionais são identificadas e modificadas. Como é visto no Capítulo 8, as três categorias mais comuns de crenças centrais nos pacientes suicidas incluem crenças centrais de desamparo (por exemplo, "Eu estou encurralado"), crenças centrais de desamor (por exemplo, "Ninguém se importa comigo") e crenças centrais de desvalor (por exemplo, "Eu sou um fardo").

Crenças intermediárias são nomeadas como tais porque são mais facilmente identificáveis e articuláveis e mais amenas de serem mudadas do que as crenças centrais, e elas formam as pontes entre as crenças centrais e os pensamentos automáticos experimentados em uma situação particular. Muitas vezes, crenças intermediárias assumem a forma de atitudes rígidas, regras ou pressupostos sobre como o mundo funciona. Elas muitas vezes assumem a forma de afirmações condicionais, como "Se eu não conseguir A em tudo, então eu sou um fracasso" ou "Se ao menos uma pessoa não gosta de mim, isso significa que eu sou indesejável." Repare que essas afirmações são irrealistas e criam um padrão impossível com o qual o indivíduo precisa se conformar. Não é surpreendente que as pessoas estejam em risco de perturbações emocionais se elas não conseguirem atingir esses padrões, e geralmente o que acontece é que elas não conseguem porque seus padrões são muito grandiosos.

Os pacientes muitas vezes têm dificuldades em articular crenças centrais e crenças intermediárias. Entretanto, conforme descrito no Capítulo 7, compreender essas crenças é uma parte central da conceituação clínica cognitiva do caso e guia a seleção de intervenções ao longo do curso do tratamento. No começo do tratamento, o clínico desenvolve hipóteses sobre as crenças dos pacientes baseado em seu histórico, quadro clínico, problemas articulados e pensamentos automáticos identificados. O clínico então modifica essas hipóteses conforme mais informações são colhidas ao longo do curso do tratamento. Existem diversas estratégias que o clínico pode utilizar para identificar crenças colaborativamente com seus pacientes. Por exemplo, o clínico pode resumir temas que caracterizam os pensamentos automáticos que foram articulados em várias situações diferentes. Além disso, quando os pacientes exibem uma intensa emoção enquanto descrevem os pensamentos que passam por suas cabeças, é provável que eles tenham atingido uma crença central.

A *técnica da seta descendente* é uma abordagem comum para identificar crenças centrais de forma sistemática (Burns, 1980). Quando os pacientes identificam pensamentos automáticos, o clínico pode responder com uma questão como "O que isso significa para você?" Quando os pacientes respondem, o clínico continua insistindo sobre o significado da cognição quantas vezes forem necessárias até que eles colaborativamente cheguem às crenças fundamentais dos pacientes a respeito de si mesmos, do mundo ou do futuro. Considere o seguinte diálogo com Janice.

Clínico: Você sabe, Janice, eu estou impressionado pelo fato de que o supervisor não lhe deu uma resposta absolutamente negativa. O que foi que ele disse quando você lhe entregou seu currículo?

Janice: Que ele entrará em contato. Mas eu *sei* que essa é apenas outra forma de dizer nós não queremos você.

Clínico: Talvez sim, talvez não. Eu tenho uma ideia. E se você fosse atrás do gerente e o questionasse sobre o andamento de sua candidatura ao emprego?

Janice: [horrorizada] Oh, não! Eu nunca poderia voltar lá!

Clínico: O que passou pela sua cabeça quando eu fiz essa sugestão?

Janice: Que não haveria jeito de eu voltar lá. Eu não estou forte no momento, e eu não conseguiria tolerar se ele dissesse que não vai me contratar. [ri sarcasticamente] E não me pergunte sobre a probabilidade de não ser contratada, pois eu acho que é bem grande.

Clínico: Então vamos dizer que você não consiga o emprego. *O que isso significa para você?*

Janice: Que eu nunca mais conseguirei um emprego outra vez.

Clínico: E o que essa ideia de que você nunca mais conseguirá um emprego outra vez *significa para você?*

Janice: [pausa] Bem, significa que eu terei que morar com a minha mãe para sempre.

Clínico: *E o que isso significa?*

Janice: Eu não tenho certeza do que você está perguntando.

Clínico: Deixe-me colocar isso de outra forma. A ideia de você viver com sua mãe para sempre... *o que isso diz sobre você?*
Janice: [lacrimejando] Que eu não sou nada. Uma perdedora. Eu sou um ser humano sem valor.

Neste exemplo, o clínico identificou uma poderosa crença central em Janice – a de que ela não tem valor. O clínico usa essa informação para revisar a conceituação cognitiva do caso, especificamente de que os pensamentos automáticos de Janice derivam da ideia de não ter valor e de que essa crença central a conduz a seletivamente identificar sinais em seu ambiente que confirmem essa ideia e a ignorar sinais que sugerem que ela tem valor. Com base no entendimento de que uma sensação de não ter valor é subjacente a muitas das dificuldades de Janice, o clínico pode começar a tarefa de modificar essa crença ao ajudar Janice a identificar meios de reconhecer áreas existentes de valor próprio, o que, por sua vez, tem o potencial de diminuir seu risco de suicídio.

Muitas das mesmas estratégias para avaliar os pensamentos automáticos podem ser usadas para avaliar as crenças. Por exemplo, o clínico pode guiar os pacientes no exame de evidências que embasam e refutam sua crença e na reformulação de uma crença mais realista e fundamentada. Em nossa experiência, crenças não são modificadas em uma sessão. Em vez disso, o clínico usa estratégias ao longo do tempo e frequentemente avalia o grau no qual o paciente continua a acreditar na antiga crença e o grau no qual agora acredita na nova crença. Os pacientes muitas vezes acreditam 100% em suas antigas e desadaptativas crenças no começo da terapia, mas, pelo final da terapia, eles podem vir a acreditar 20%, ou mesmo não crer nelas em absoluto.

A terapia cognitiva para pacientes suicidas aborda a ideação suicida e a propensão de se engajar em atos suicidas dos pacientes, e ajuda os pacientes a desenvolver estratégias para lidar com crises suicidas no futuro. A fase aguda da prevenção do suicídio da terapia cognitiva é relativamente breve e muitas vezes ocorre em conjunto com um programa de tratamento maior, incluindo intervenções médicas, psiquiátricas, de atendimento a adictos e de serviço social. Como os pacientes suicidas muitas vezes estão batalhando com um número de dificuldades psiquiátricas, interpessoais e situacionais crônicas, não é realista esperar que as crenças serão totalmente modificadas durante o período do tratamento que é diretamente focado nas estratégias de prevenção do suicídio. Não obstante, pelo fim dessa fase do tratamento, muitos pacientes terão as ferramentas para

a) identificar suas crenças e compreender a maneira pela qual elas influenciam os pensamentos automáticos, as reações emocionais e as respostas comportamentais, e
b) implementar estratégias para periodicamente avaliar a força dessas crenças e modificá-las conforme necessário.

Espera-se que muitas dessas crenças sejam focadas na fase de continuação do tratamento, após o risco de futuros atos suicidas ter sido dissipado.

Estratégias comportamentais

Os clínicos podem selecionar entre um grande conjunto de estratégias comportamentais, baseados na conceituação cognitiva do caso clínico, para gerenciar o humor conforme encontram as condições para tanto. Por exemplo, se os pacientes ansiosos se preocupam com seus sintomas tendo reações fisiológicas incontroláveis, então o clínico pode usar um relaxamento muscular como forma desses pacientes reaverem seu senso de controle. Em muitos casos, descobrimos que as estratégias comportamentais reduzem os sintomas ao desencadearem mudanças cognitivas, conforme os pacientes aprendem que podem lidar com seus sintomas e dificuldades da vida e que a pior das hipóteses que eles antecipam é ou muito improvável ou não tão ruim assim.

Uma estratégia comum usada por muitos terapeutas cognitivos é o *experimento comportamental*. Nos experimentos comportamentais, os pacientes experimentalmente testam a validade de suas crenças ou predições defeituosas em situações da vida real. Em outras palavras, os pacientes adotam uma abordagem de testagem de hipóteses, como a em que eles reúnem dados de seus próprios ambientes e objetivamente os analisam antes de fazerem um julgamento ou traçarem uma conclusão. Essa estratégia é poderosa na modificação de pensamentos automáticos, predições e crenças, porque os pacientes veem em primeira mão que suas ideias são incorretas ou exageradas. Esses experimentos muitas vezes são designados como tarefas de casa. No diálogo anterior com Janice, o clínico poderia ter ido em uma direção diferente e proposto o seguinte experimento comportamental para identificar sua crença central.

Clínico: Você sabe, Janice, eu estou impressionado pelo fato de que o supervisor não lhe deu uma resposta absolutamente negativa. O que foi que ele disse quando você lhe entregou seu currículo?

Janice: Que ele entrará em contato. Mas eu *sei* que essa é apenas outra forma de dizer nós não queremos você.

Clínico: Talvez sim, talvez não. Eu tenho uma ideia. E se você fosse atrás do gerente e o questionasse sobre o andamento de sua candidatura ao emprego?

Janice: Eu acho que ele iria me dispensar e diria que ele nunca iria me contratar, nem em um milhão de anos.

Clínico: Então não apenas você prediz que você não conseguirá o emprego, como também prediz que o gerente será rude.

Janice: Sim, eu realmente acho isso.

Clínico: Você estaria disposta a fazer um experimento esta semana? Você estaria disposta a questionar sobre o andamento de sua candidatura ao emprego para ver se sua previsão é precisa?

Janice: [relutantemente] Eu acho que poderia tentar, mas... [interrompe a fala]

Clínico: Eis o porquê de eu estar lhe sugerindo isso. Se você realmente conseguir o emprego, então você aprenderá que a ideia de que você não iria conseguir o emprego era prematura. Se você não conseguir o emprego, mas o supervisor ainda assim lhe tratar com consideração, então você aprenderá que alguns aspectos de sua predição eram precisos e que outros eram exagerados. E se você não conseguir o emprego e perceber que ele lhe tratou de uma forma insensível, então na próxima sessão nós trabalharemos em lidar com isso e continuar a vencer os obstáculos para conseguir uma entrevista bem-sucedida de emprego.

Janice: Eu... acho que... mas eu penso que eu ficaria realmente devastada se ele fosse rude. Isso me faria sentir que eu não valho o minuto dele.

Clínico: Certo, vamos conversar *agora* sobre modos por meio dos quais você pode lidar com isso caso realmente aconteça...

O clínico prosseguiu fazendo com que Janice imaginasse que seu supervisor foi grosseiro e que articulasse as estratégias cognitivas e comportamentais que ela usaria para lidar com sua perturbação associada. Quando Janice retornou para sua sessão subsequente, relatou o seguinte resultado do experimento.

Clínico: Eu estou curioso para ouvir como foi seu experimento.

Janice: Eu não posso acreditar que eu realmente fui até o fim com ele, mas eu de fato fui até a loja e pedi para conversar com o gerente.

Clínico: Isso exigiu muita coragem, Janice. E como foi?

Janice: Bem... eu não consegui o emprego. Mas não foi tão ruim como eu havia pensado. O supervisor disse que eles acabaram contratando alguém que já estava trabalhando na empresa.

Clínico: E como o supervisor comunicou isso? Ele foi rude ou insensível?

Janice: Não, até que não. Ele até se desculpou por ter sido curto quando eu vim trazer o meu currículo, porque ele estava no meio de um problema. E ele também me disse que eu era qualificada para o trabalho, que o fato de eles não terem me contratado teve mais a ver com a outra pessoa já estar lá.

Clínico: Então o que você aprendeu de tudo isso?

Janice: [suspiro] Que eu fico emaranhada demais com o que as outras pessoas pensam e deixo isso atingir minha autoestima. Que as coisas não são tão ruins quanto eu penso que são.

Clínico: Após obter essa nova informação, o quão triste você se sentiu, em uma escala de 0 a 100?

Janice: Na verdade, não houve realmente tristeza alguma. Eu acabei indo a alguns outros lugares para tentar empregos similares, já que o gerente havia me dito que eu era qualificada.

Muitas vezes os pacientes suicidas são depressivos e relatam sentirem um mínimo de prazer em suas vidas, se algum. Nesses casos, o clínico pode usar outra estratégia comportamental, o *monitoramento e a programação de atividades,* para identificar como os pacientes estão realmente passando seu tempo e quando eles poderiam programar uma atividade prazerosa (A. T. Beck e Greenberg, 1974). Os pacientes são solicitados a manter um registro de suas atividades a cada hora do dia durante o tempo entre as sessões. Para cada atividade, eles fazem duas classificações em uma escala de 0 a 10 – a percepção de realização que eles obtêm da atividade e o grau de prazer que sentem ao fazer a atividade. Para garantir que os pacientes não façam vieses de avaliação devido a seu humor depressivo do momento, os clínicos os preparam para essa atividade em sessão, criando âncoras para vários pontos ao longo de ambas as classificações e encorajando-os a usar toda a escala. Após os clínicos reunirem informações sobre as atividades nas quais seus pacientes estão se engajando, eles podem trabalhar com seus pacientes para

a) programarem novas atividades que proporcionem um senso de realização e prazer, e
b) engajarem-se mais frequentemente em atividades que proporcionam um senso de realização e prazer.

Para os pacientes suicidas, isso se traduz ajudando-os a buscar atividades que proporcionem um senso de sentido para suas vidas e criem um senso de conexão com sua comunidade.

O clínico pode implementar uma série de estratégias comportamentais adicionais, como o relaxamento muscular, a respiração controlada e a representação de papéis para aumentar a comunicação e as habilidades sociais. O clínico pode ser criativo ao adotar uma estratégia comportamental para abordar sintomas e dificuldades da vida, desde que isso ocorra a partir da conceituação cognitiva do caso. Recomendamos que essas estratégias sejam introduzidas na sessão e que, como tarefa de casa, os pacientes pratiquem generalizando as estratégias em seus próprios ambientes. Em acréscimo, sugerimos que os clínicos questionem sobre o que seus pacientes aprenderam usando as habilidades para que eles mudem suas crenças sobre o grau no qual eles podem influenciar seus ambientes e lidar com adversidades.

RESUMO E INTEGRAÇÃO

A terapia cognitiva é uma abordagem estruturada e de duração limitada que ajuda os pacientes a desenvolver estratégias cognitivas e comportamentais para gerenciar seu humor, melhorar sua funcionalidade e, em última análise, modificar seus pensamentos e crenças disfuncionais fundamentais. Os terapeutas cognitivos seguem uma estrutura de sessão, que inclui uma verificação de humor, uma retomada da sessão anterior, o estabelecimento da agenda, a discussão dos itens da agenda, as sínteses periódicas, a designação de tarefas de casa, um resumo final e um *feedback*. Dentro da estrutura da sessão, os terapeutas cognitivos têm flexibilidade ao selecionar estratégias para abordar os sintomas e os problemas de vida que eles e seus pacientes colocam na agenda para discussão. A seleção de uma estratégia em particular é guiada por uma conceituação cognitiva do caso, a qual contém informações sobre as crenças e os pensamentos automáticos do paciente que emergem em situações específicas. No Capítulo 7, descrevemos o processo detalhado para se chegar a uma conceituação cognitiva do caso com pacientes suicidas.

Um objetivo da terapia cognitiva é modificar esses pensamentos, imagens e crenças que são exageradas e associadas com altos níveis de afetos negativos. Os clínicos primeiro guiam os pacientes no desenvolvimento de habilidades para identificar essas cognições problemáticas, e estratégias como o questionamento socrático e experimentos comportamentais são utilizadas para avaliá-las de uma forma realista e adaptativa. Cognições que trazem à tona afetos intensos são provavelmente representativas de crenças centrais. Essas crenças influenciam as informações para as quais os pacientes dão atenção ou ignoram em seus ambientes e definem a maneira como os pacientes interpretarão informações neutras ou ambíguas. Portanto, a modificação de crenças disfuncionais é associada a uma mudança duradoura na terapia cognitiva. Em acréscimo às estratégias cognitivas, as estratégias comportamentais geralmente são utilizadas por terapeutas cognitivos para reduzir sintomas perturbadores e implementar mudanças positivas na vida dos pacientes. Não apenas o uso de estratégias comportamentais resulta muitas vezes em uma melhora substancial do sintoma, como também proporciona evidências para os pacientes de que eles são capazes de lidar efetivamente com as adversidades da vida.

Conforme é ilustrado em maior detalhe nos capítulos subsequentes, nosso tratamento de terapia cognitiva para pacientes suicidas compartilha muitas similaridades com abordagens gerais da terapia cognitiva (por exemplo, J. S. Beck, 1995). A conceituação cognitiva do caso é fundamental para guiar a compreensão do paciente e a seleção das intervenções apropriadas. Um dos principais focos do tratamento é a modificação de pensamentos e crenças disfuncionais. As sessões seguem a estrutura descrita anteriormente neste capítulo. O clínico pode usar as estratégias cognitivas e comportamentais descritas neste capítulo quando estiver embasado pela conceituação cognitiva do caso.

Entretanto, diversas características de nosso protocolo são únicas à população dos indivíduos suicidas. O desenvolvimento de estratégias para prevenir crises suicidas é o principal alvo da intervenção nessa abordagem da terapia cognitiva. Ainda que os pacientes possam introduzir um compêndio de questões na sessão, como depressão, abuso sexual ou problemas de relacionamento, é fundamental um foco na ideação suicida do paciente e nas questões associadas à crise suicida mais recente. Vemos isso como sendo a fase aguda da prevenção do suicídio do tratamento, que é o foco deste livro. Uma vez que os pacientes demonstrem evidências de terem desenvolvido as habilidades para gerenciar futuras crises suicidas, o clínico pode então se voltar para tratar dessas questões subjacentes a partir de uma abordagem cognitiva em uma fase de continuação do tratamento. Além disso, como os pacientes suicidas precisam de estímulos diretos e imediatos para baixar o nível de seu estresse, muitas das estratégias da terapia cognitiva foram modificadas para que estejam rapidamente disponíveis em momentos de crise. Portanto, o protocolo de terapia cognitiva para pacientes suicidas foi conceituado a partir dessa estrutura geral da terapia cognitiva e então aprimorado para o uso com pacientes suicidas em momentos de crise.

6
A FASE INICIAL DO TRATAMENTO

Do Capítulo 6 ao 9, descrevemos estratégias específicas para conduzir uma terapia cognitiva com pacientes suicidas, que são baseadas no protocolo de tratamento que concluímos ser eficaz na redução da taxa de novas tentativas em nosso teste clínico (G. K. Brown, Tenhave et al., 2005). Muitas dessas estratégias foram descritas previamente em um manual de estudo de tratamento não publicado (G. K. Brown, Henriques, Ratto e Beck, 2002) e em outros artigos e capítulos de livros que resumem o tratamento (Berk, Henriques, Warman, Brown e Beck, 2004; G. K. Brown, Jeglic, Henriques e Beck, 2006; Henriques, Beck e Brown, 2003); elas estão aqui apresentadas em sua totalidade pela primeira vez. Assim como o protocolo de tratamento que foi implementado durante o teste clínico, concebemos que essas estratégias serão utilizadas durante o tempo em que os pacientes estiverem ativamente suicidas, ou logo após os pacientes terem experimentado uma crise suicida.

Alguns clínicos podem já estar trabalhando com pacientes que relatam um aumento substancial na ideação suicida ou que fazem uma tentativa de suicídio durante o curso do tratamento. Nesses casos, o clínico mudaria o foco do tratamento para as estratégias descritas neste livro para ajudar os pacientes a desenvolverem as habilidades necessárias para administrar futuras crises suicidas. Seu trabalho anterior pode ser retomado quando estiver claro que esses pacientes têm a capacidade de aplicar habilidades de gerenciamento do suicídio em suas vidas. Portanto, essa abordagem pode ser utilizada tanto para novos pacientes que se apresentam para tratamento após uma crise suicida, quanto para pacientes que tenham uma crise suicida enquanto estão em tratamento. De ambas as formas, quando o clínico e o paciente começam a focar as outras áreas problemáticas que não são relacionadas às crises suicidas, eles se deslocam para fora da prevenção aguda do suicídio e para dentro da fase de continuação do tratamento, podendo passar a abordar alguns dos diagnósticos ou questões psicossociais crônicas e duradouras que estejam associadas a perturbações e limitações funcionais.

A terapia cognitiva para pacientes suicidas foi desenvolvida a partir da maior parte do material apresentado até este ponto no livro, incluindo os principais componentes do sistema de classificação dos atos suicidas, o modelo cognitivo geral dos transtornos psiquiátricos, os construtos psicológicos específicos associados aos atos suicidas e as estratégias gerais da terapia cognitiva. Esse tratamento é baseado nas premissas de que os pacientes suicidas

a) carecem de importantes habilidades cognitivas, comportamentais e afetivas para lidar com as situações;
b) falham durante as crises suicidas em usar habilidades aprendidas previamente; ou
c) falham em fazer uso de recursos disponíveis durante as crises suicidas.

Nos dois últimos casos, são muitas vezes os pensamentos automáticos e as crenças centrais desadaptativas que impedem os pacientes suicidas de usar suas habilidades e recursos. O objetivo primário desse tratamento é reduzir a probabilidade de futuros atos suicidas, o que é obtido ao:

a) adquirir estratégias adaptativas de *coping*;
b) desenvolver ferramentas cognitivas para identificar razões para viver e promover esperança;
c) melhorar as habilidades de resolução de problemas;
d) aumentar a conexão dos pacientes com suas redes sociais de apoio; e
e) aumentar a conformidade dos pacientes com as intervenções médicas, psiquiátricas, de tratamento de adictos e de serviço social que estão recebendo paralelamente.

A fase aguda do tratamento que é dedicada à prevenção do suicídio em geral envolve um número limitado de sessões (por exemplo, aproximadamente 10 sessões em nosso teste clínico).

A Figura 6.1 apresenta uma visão geral da progressão de fases que ocorre durante a terapia cognitiva para pacientes suicidas. O tratamento é dividido em quatro principais seções – a fase inicial do tratamento, a conceituação cognitiva do caso clínico e o planejamento do tratamento, a fase intermediária do tratamento e a fase avançada do tratamento. Os Capítulos 7, 8 e 9 correspondem a essas quatro principais fases do tratamento (veja o apêndice para um delineamento dos principais componentes de cada fase). Este capítulo, em particular, foca as tarefas que são obtidas durante a fase inicial do tratamento, representadas pelo primeiro círculo no fluxograma.

Os objetivos da fase inicial do tratamento são os seguintes:

a) obter um consentimento informado e socializar os pacientes na estrutura e processo da terapia cognitiva;
b) engajar os pacientes no tratamento;
c) conduzir uma avaliação do risco de suicídio;
d) desenvolver um plano de segurança;
e) transmitir um senso de esperança; e
f) fazer com que os pacientes proporcionem uma descrição narrativa dos eventos que ocorreram durante a crise suicida recente.

Apresentamos os tópicos de (a) até (e) nesta ordem indicando o tipo de sequência cronológica na qual essas questões são abordadas durante a fase inicial do tratamento. Entretanto, os clínicos podem escolher abordar essas questões em uma ordem diferente ou cobrir uma ou mais dessas áreas ao longo de várias sessões, conforme indicado pelas circunstâncias particulares e pelo quadro clínico do paciente. Reservamos a discussão do tópico (f) até o Capítulo 7, já que ele ocorre através de várias sessões na fase inicial do tratamento e é usado para formular a conceituação do caso clínico.

Muitos desses tópicos podem parecer ao leitor como importantes objetivos a ser atingidos na fase inicial do tratamento com qualquer paciente. Nós os enfatizamos neste capítulo porque acreditamos que sejam particularmente importantes para o tratamento bem-sucedido com os pacientes suicidas. Esses pacientes muitas vezes têm baixas expectativas para o tratamento, acreditando que sua situação não tem saída e que nada pode ser feito para mudar isso. Portanto, o clínico precisa prestar muita atenção para desenvolver uma forte relação terapêutica, modelando uma abordagem sistemática para a resolução de problemas e transmitindo um senso de esperança para o futuro.

CONSENTIMENTO INFORMADO E A ESTRUTURA E O PROCESSO DA TERAPIA COGNITIVA

Um dos primeiros passos em qualquer abordagem à terapia é o clínico obter um consentimento informado do paciente para participar de uma avaliação psicológica e tratamento subsequente (American Psychological Association, 2002). De acordo com esse princípio ético, a informação é proporcionada aos pacientes usando uma linguagem que seja compreensível a eles. Este princípio também presume que os pacientes têm a capacidade de consentirem informadamente e que eles são capazes de livremente proporcionar o consentimento sem

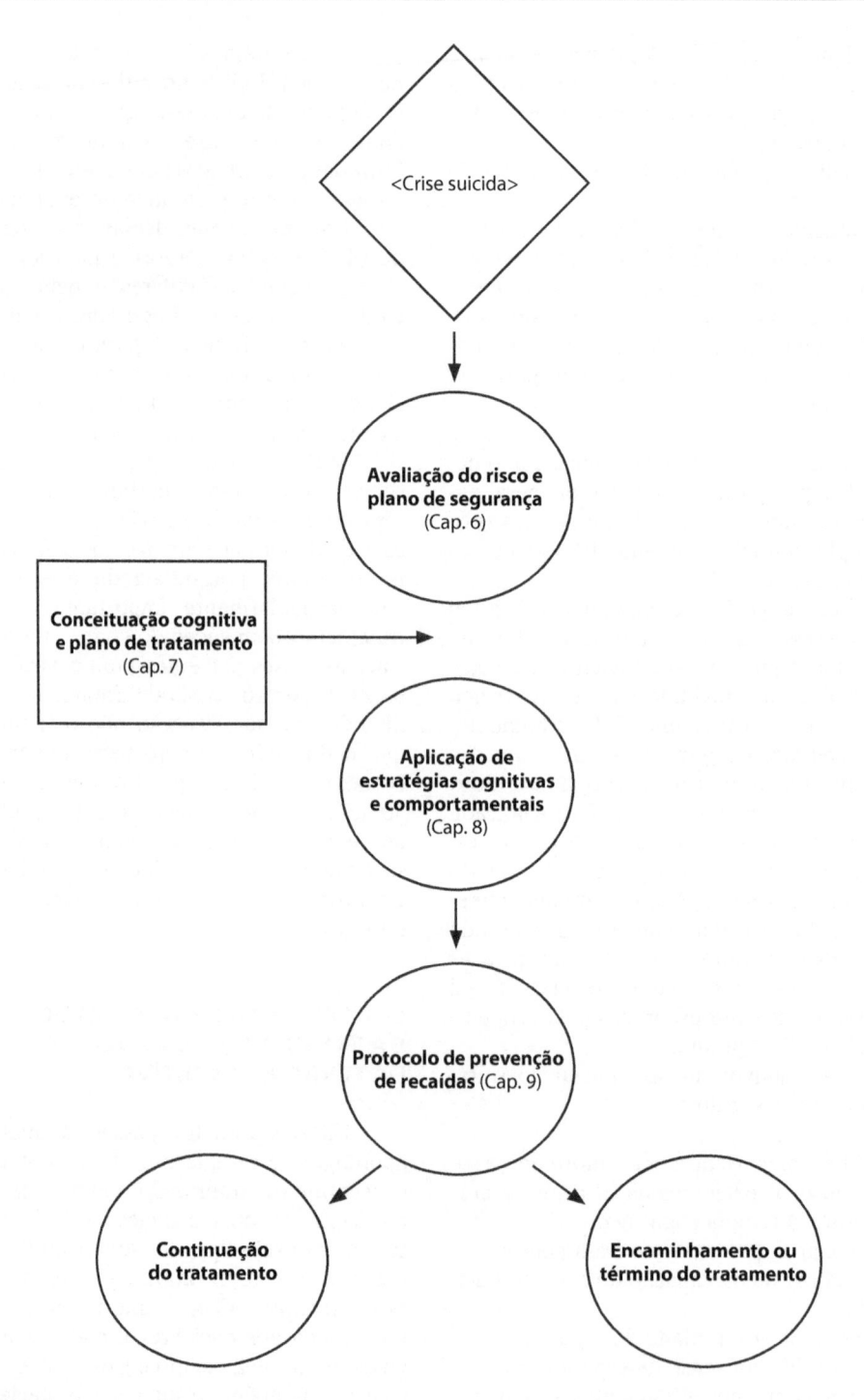

FIGURA 6.1
Fluxograma da terapia cognitiva para pacientes suicidas.

quaisquer influências alheias indevidas. A habilidade de consentir com o tratamento pode ser questionável para pacientes que estejam experimentando perturbações extremas ou que têm déficits cognitivos como o resultado de uma tentativa de suicídio, como no caso de uma *overdose* de drogas. Em casos como esses, é melhor procurar seu assentimento para a intervenção e ter seus melhores interesses em mente. Por exemplo, se uma paciente está intoxicada e espontaneamente relata pensamentos de suicídio, o clínico pode decidir que é para o bem do paciente conduzir uma avaliação de risco para protegê-la de machucar a si mesma e obter um consentimento informado mais tarde quando ela for capaz de proporcioná-lo. Existem vários componentes do processo de consentimento informado, incluindo proporcionar aos pacientes informações sobre:

a) os limites da privacidade e confidencialidade;
b) a estrutura e processo do tratamento;
c) os riscos e benefícios em potencial do tratamento; e
d) tratamentos alternativos.

Cada questão é revisada subsequentemente. Enfatizamos que o consentimento informado não envolve simplesmente proporcionar aos pacientes informações relacionadas a esses tópicos. Uma característica importante do processo de consentimento informado é o diálogo entre o clínico e o paciente para que este possa fazer perguntas sobre o tratamento e para que aquele possa fornecer os esclarecimentos necessários para garantir que o paciente compreenda a informação apresentada.

Uma questão crítica a ser abordada na primeira sessão é a confidencialidade, dado que esses pacientes são caracterizados por um número de fatores que aumentam o risco de se engajarem em futuros atos suicidas. Os pacientes devem saber que a informação é mantida confidencial exceto sob circunstâncias específicas, conforme indicado pela lei local, como quando houver perigo iminente para si mesmo ou para os outros (APA, 2003). Nessas circunstâncias, a confidencialidade pode ser rompida apenas até onde o clínico necessita para tomar as medidas necessárias para garantir a segurança do paciente ou proteger a segurança de outros. A discussão dos limites da confidencialidade pode não ocorrer de forma tão tranquila como com muitos pacientes não suicidas, já que o clínico não tem como prometer confidencialidade a respeito de informações associadas com a própria questão que os trouxe ao tratamento e que será seu foco. Muitos pacientes presumem que, se mencionarem que estão tendo pensamentos sobre se matarem, irão definitivamente ser hospitalizados. Em nosso trabalho com pacientes suicidas, encaminhamos pacientes para o hospital quando determinamos que eles estão em um risco iminente de ferir a si mesmos e não podem ser tratados com segurança em uma rotina ambulatorial. Encorajamos os clínicos a explicar claramente a lógica para esses limites de confidencialidade e proporcionar exemplos do alcance das intervenções que serão usadas, dependendo da severidade de sua ideação e intenção suicida (por exemplo, aumentar a frequência das sessões, programar breves "verificações telefônicas", consultas com membros da família), para que os pacientes compreendam que a hospitalização é apenas uma das muitas opções de tratamento. Se a hospitalização for necessária, encorajamos os clínicos a abordarem a questão com os pacientes o mais colaborativamente possível (por exemplo, a seleção de um hospital em particular).

Como parte do processo de consentimento informado, o clínico deverá descrever o foco e a estrutura da terapia em termos claros e compreensíveis. Portanto, encorajamos os clínicos a ser explícitos ao comunicar a seus pacientes que o objetivo primário do tratamento é prevenir um futuro ato suicida. Os pacientes então são instruídos a respeito das estratégias particulares que serão utilizadas para atingir esse objetivo e da forma com que essas estratégias podem ser aplicadas durante futuras crises suicidas.

Em certos momentos, os pacientes expressam um desejo de focar outras questões que não são relacionadas com sua suicidalidade. Ainda que nosso protocolo em questão não impeça que outras questões sejam o foco do tratamento, sugerimos que elas sejam abordadas a partir da relação que têm com a crise suicida recente do paciente e com o risco para futuros atos suicidas. Conforme discutido no começo deste capítulo, questões e problemas que não são relacionados com a propensão do paciente para o suicídio podem ser estabelecidos como prioridade para o tratamento após os pacientes terem demonstrado uma capacidade de generalizar suas habilidades de gerenciamento do suicídio para suas vidas.

Em acréscimo à discussão da lógica e dos objetivos do tratamento, os clínicos consideram que é útil descrever as características que são exclusivas à terapia cognitiva, visto que muitos pacientes já passaram por diferentes tipos de psicoterapia e podem esperar uma estrutura e formato similares para o tratamento. Por exemplo, os pacientes são informados que as sessões duram aproximadamente 50 minutos, que as sessões são ativas e orientadas para o objetivo, que eles podem ser requisitados a completar inventários antes das sessões começarem (por exemplo, o Inventário de Depressão de Beck) e que tarefas de casa são desenvolvidas para ajudá-los a aplicar habilidades cognitivas e comportamentais em suas vidas diárias. Além disso, eles devem ser informados de que essa fase do tratamento é breve, em função da natureza circunscrita de seu foco no suicídio. Entretanto, como é visto no Capítulo 9, o momento em que ocorre o término dessa fase é flexível, com base no grau no qual os pacientes demonstrarem que podem implementar estratégias cognitivas e comportamentais para administrar futuras crises. Portanto, os pacientes são informados que o progresso será avaliado ao longo do curso do tratamento e que a duração dessa fase será ajustada de acordo com ele. Os clínicos devem estar cientes de que estão apresentando muitos detalhes e que os pacientes, particularmente aqueles que estão em crise, provavelmente não lembrarão de todos eles. É muitas vezes útil ter um material informativo elaborado de forma bem clara para suplementar aquilo que foi apresentado verbalmente. Além disso, os clínicos podem usar as sínteses periódicas, descritas no Capítulo 5, para garantir que os pontos principais sejam compreendidos.

O clínico modela uma abordagem da terapia cognitiva ao estabelecer uma agenda na primeira sessão. Como descrito no Capítulo 5, o clínico explica a lógica do estabelecimento de uma agenda para os pacientes, fazendo com que saibam que isso é um processo colaborativo que ocorre no começo de cada sessão. Entretanto, a agenda para a primeira sessão pode parecer menos colaborativa para os pacientes porque existem muitas questões que precisam ser abordadas antes de se aderir a princípios éticos. Geralmente, o clínico indica que os tópicos para a primeira sessão incluem:

a) uma discussão sobre a estrutura e o processo do tratamento;
b) a ênfase na importância do comparecimento à terapia e de uma participação ativa;
c) o preenchimento de uma avaliação do risco de suicídio; e
d) o preenchimento de um plano de segurança.

O *feedback* é solicitado aos pacientes, e itens adicionais que eles identificam como importantes são incluídos na pauta. Reconhecemos que há muitos itens na pauta para a primeira sessão e que há chance de os pacientes (e clínicos) se sentirem sobrecarregados. Encorajamos os clínicos a reconhecerem que muitos desses itens da pauta são cobertos na primeira sessão, mas que se aplicam a outras sessões (por exemplo, a confidencialidade), para que eles sejam abordados novamente apenas quando necessário.

Após a estrutura e o processo da terapia cognitiva terem sido adequadamente debatidos, o próximo passo no consentimento informado é discutir os benefícios e os riscos do tratamento. Ao discutir os benefícios, os pacientes podem ser instruídos sobre a proporção de pacientes que responderam ao tratamento e a evidência de que essa abordagem é eficaz. Por exemplo, para os pacientes que buscam tratamento após uma tentativa de suicídio, seria apropriado informá-los que uma pesquisa prévia descobriu que a terapia cognitiva ajudava a reduzir a taxa de tentativas subsequentes de suicídio em até 50% (G. K. Brown, Tenhave et al., 2005). O clínico também pode descrever seu próprio sucesso em tratar pacientes suicidas (Rudd et al., no prelo).

Não obstante, os pacientes também devem ser informados dos potenciais riscos do tratamento, como:

a) a possibilidade de desconfortos emocionais;
b) o risco de que um ato suicida possa ocorrer durante o tratamento; e
c) potenciais efeitos negativos da quebra de confidencialidade.

O clínico pode comunicar aos pacientes que falar sobre eventos e sentimentos associados a crises suicidas tem o potencial de ser desagradável, e que ele pode discutir estratégias potenciais que possam ser empregadas caso os pacientes se sintam incomodados após uma sessão de tratamento. Os pacientes suicidas, especialmente os que recentemente tentaram o suicídio, devem compreender também que o tratamento não garante que eles não venham a fazer outra tentativa de suicídio (Rudd et al., no prelo). Proporcionar aos pacientes essa informação ajuda a enfatizar a importância de abordar crises suicidas em potencial e da adesão ao tratamento (Rudd et al., no prelo). Além disso, existem riscos em potencial associados à possibilidade de se quebrar a confidencialidade para garantir a segurança dos pacientes e de outros. Por exemplo, os pacientes podem ser informados sobre os efeitos negativos de ser necessário contatar a polícia, profissionais de emergência ou membros da família quando o risco de suicídio é iminente, e eles não irão consentir em intervenções que reduzam esses riscos. Entretanto, o clínico pode indicar que ele irá avaliar cuidadosamente o potencial efeito negativo da quebra de confidencialidade na relação terapêutica e em outros aspectos da vida do paciente. Além disso, o clínico comunica que irá informar o paciente quando a confidencialidade tiver que ser quebrada, para que o paciente esteja plenamente ciente do que está acontecendo. A exceção a isso é se o clínico utilizar seu julgamento para decidir que explicitar uma quebra na confidencialidade irá aumentar ainda mais o risco dos pacientes ferirem a si mesmos ou a outros.

O passo final no consentimento informado envolve a discussão de alternativas ao tratamento. Os pacientes que recentemente tentaram o suicídio devem ser informados de que outros tratamentos baseados em evidências podem ser efetivos para prevenir tentativas de suicídio, como a psicoterapia interpessoal (Guthrie et al., 2001) e a terapia comportamental dialética (Linehan et al., 2006), conforme descrito no Capítulo 4. Informações a respeito do potencial benefício de medicamentos para a redução da probabilidade de outra tentativa também podem ser proporcionadas, como o benefício do lítio para pacientes com transtorno do humor (Thies-Flechtner, Müller-Oerlinghausen, Seibert, Walther e Greil, 1996) e o benefício da clozapina para pacientes com esquizofrenia (Meltzer et al., 2003). O clínico deve tomar cuidado para fomentar uma discussão sobre as vantagens e as desvantagens de cada intervenção, para que os pacientes possam identificar a abordagem que eles acreditam que irá funcionar melhor para eles. Para os pacientes que estão concomitantemente engajados em outros tratamentos psiquiátricos ou de adicção, o clínico também pode enfatizar a importância da conformidade e da adesão aos tratamentos. Ainda que outras questões possam ser discutidas como parte do consentimento informado, a característica mais importante desse processo é que o clínico obtém o comprometimento do paciente com o tratamento, inclusive sua concordância em atender e em participar das sessões, estabelecer pautas e objetivos de tratamento, completar tarefas de casa, utilizar estratégias de gerenciamento de crises e ativamente participar em outros aspectos do tratamento, conforme descritos.

ENGAJAMENTO NO TRATAMENTO

Obter o comprometimento dos pacientes com o tratamento é especialmente importante porque a pesquisa empírica demonstrou que apenas 20 a 40% dos indivíduos que tentam o suicídio vão até o fim com seus tratamentos ambulatoriais após a hospitalização por sua tentativa (por exemplo, Kreitman, 1979; Morgan, Bruns-Cox, Pocock e Pottle, 1975; O'Brien, Holton, Hurren e Watt, 1987). Fatores que reduzem a conformidade com o tratamento incluem poucos recursos econômicos, atitudes negativas em relação ao tratamento, perturbações psiquiátricas severas, abuso de álcool e drogas, vergonha pelas crises suicidas, preocupações com estigmas e crenças culturalmente negativas sobre os serviços de saúde mental (Berk et al., 2004; ver Capítulo 10 deste livro). Portanto, cabe ao clínico assumir uma postura particularmente ativa quanto ao engajamento e à manutenção desses pacientes em tratamento.

Os pacientes suicidas muitas vezes receberam vários cursos de tratamentos psiquiátricos ou de adicção e podem se surpreender com este curso diferente de tratamento. Os pacientes que tentaram o suicídio enquanto estavam recebendo tratamento podem se sentir especialmente ambivalentes e desesperançosos. Portanto, estratégias que engajem os pacientes no tratamento são fundamentais com essa população, dado seu pobre histórico de tratamentos. Um *rapport* com os pacientes pode ser realizado usando-se muitas das habilidades da terapia cognitiva geral descritas no Capítulo 5, incluindo:

a) demonstrar uma compreensão da realidade interna dos pacientes e demonstrar empatia com suas experiências;

b) colaborar com os pacientes o tanto quanto possível para que clínico e paciente possam funcionar como uma equipe;

c) solicitar o *feedback* dos pacientes e respondê-lo ao longo da sessão; e

d) demonstrar níveis ótimos de calorosidade, genuinidade, preocupação, confiança e profissionalismo.

Os clínicos que trabalham com pacientes suicidas devem ser capazes de estabelecer empatia com as experiências de seus pacientes enquanto focam a resolução de problemas e as habilidades de gerenciamento do suicídio. Além disso, os clínicos modelam esperança em todo momento, mesmo quando uma solução ao problema presente não é imediatamente aparente.

Identificamos diversos fatores que têm o potencial de aumentar a probabilidade de os pacientes se manterem em tratamento. Primeiro, os clínicos devem demonstrar empatia com os pacientes que estiverem falando sobre coisas que são estressantes para eles, especialmente eventos que precederam uma crise suicida, que podem lembrá-los de questões dolorosas ou de eventos sobre os quais eles prefeririam não pensar. Para abordar essa preocupação, o clínico pode explicar a maneira específica na qual falar sobre questões emocionais será benéfico na prevenção de futuros atos suicidas. O clínico também pode trabalhar com os pacientes para identificar estratégias para lidar com a perturbação associada ao falar sobre questões dolorosas, como fazer pausas, falar sobre questões dolorosas por um período limitado de tempo ou usar relaxamento ou controle da respiração para administrar as reações emocionais negativas. Essas estratégias pressupõem que a decisão de falar sobre questões emocionais foi colaborativa entre o clínico e o paciente, e que o clínico está ciente dos potenciais efeitos iatrogênicos do tratamento.

Segundo, os clínicos precisam prestar particular atenção a questões culturais que tenham o potencial de ser uma barreira para buscar seus serviços. Em um de nossos testes clínicos, 60% dos pacientes eram afro-

-americanos, e a etnicidade afro-americana estava associada a uma atitude negativa em relação ao tratamento (Wenzel, Jeglic, Levy-Mack, Beck e Brown, no prelo). Esses pacientes muitas vezes indicam que têm dificuldades em se conectar com o clínico, a quem percebem como pertencendo à cultura majoritária de classe média. O clínico pode usar o questionamento socrático para identificar e abordar as crenças dos pacientes sobre trabalhar com um clínico cujos contextos étnico e econômico possam ser diferentes dos seus. Por exemplo, o clínico pode perguntar: "O que passa pela sua cabeça quando você se imagina trabalhando comigo neste ambiente?" Se os pensamentos automáticos do paciente forem negativos, absolutos ou rígidos, o clínico pode inquirir as evidências que suportam e refutam essas cognições. O clínico também pode propor um experimento comportamental, como comprometer-se apenas com algumas sessões, para os pacientes testarem suas predições negativas a respeito de permanecer em tratamento. É igualmente importante para os clínicos levarem em conta suas próprias crenças sobre trabalhar com pacientes suicidas e pacientes que são de contextos culturais diferentes. Se falta competência aos clínicos no trabalho com pessoas de uma cultura, etnicidade ou orientação sexual em particular, é sua responsabilidade adquirir esse conhecimento por meio de leitura, experiência clínica e consulta com pares ou supervisores.

Terceiro, o clínico pode utilizar estratégias gerais da terapia cognitiva para identificar os fatores que têm o potencial de impedir os pacientes de responder à terapia e para discutir meios de superar esses obstáculos. Esses fatores podem ser de natureza cognitiva (por exemplo, baixas expectativas para o tratamento), comportamental (por exemplo, perde facilmente o cartão do agendamento) ou situacional (por exemplo, não possui meio de transporte). As barreiras cognitivas podem ser particularmente desafiadoras de serem superadas, mas também oferecem a oportunidade de modelar a aplicação de estratégias cognitivas. Por exemplo, os pacientes podem fornecer sinais de que não estão "engolindo" o modelo cognitivo, como respostas apáticas e monossilábicas, falta de contato visual e expressões faciais negativas. Nessas circunstâncias, os clínicos podem fazer vir à tona as crenças dos pacientes sobre sua vinda à terapia, expectativas gerais da probabilidade de sucesso no tratamento e expectativas sobre a utilidade de características específicas da terapia cognitiva. Quando estiver claro que as crenças negativas dos pacientes irão interferir na conformidade ou no comparecimento à terapia, os clínicos podem utilizar o questionamento socrático para ajudar os pacientes a avaliarem o grau no qual suas crenças são realistas. Indo além, os clínicos e os pacientes podem trabalhar colaborativamente para desenvolver um plano específico para abordar os momentos em que os pacientes não comparecem às sessões. Considere este diálogo que Janice teve com seu clínico quando ela expressou ambivalência quanto a se comprometer com a terapia.

Clínico: Janice, o fato de que você está respondendo à maior parte das minhas questões com respostas de uma só palavra sugere para mim que você não está inteiramente presente neste tratamento. Eu estou certo sobre isso?

Janice: [forte suspiro] Eu não vejo como isto vai fazer qualquer diferença. Eu já estou assim por tempo demais.

Clínico: Então você tem a crença de que a terapia não será útil. [Janice acena com a cabeça] O quê, especificamente, faz você pensar isso?

Janice: [exasperada] Tudo! Meus outros terapeutas não ajudaram! Minhas medicações não ajudaram! A verdadeira questão é que meu padrasto faz a minha vida miserável. Mas minha mãe nunca o deixará, e eu não tenho dinheiro suficiente para sair daquela casa. [começa a lacrimejar]

Clínico: Parece que existe algum motivo para ceticismo, visto que você já esteve em tratamento muitas vezes antes e que você não se sentiu muito melhor. Mas eu estou me perguntando se não há alguma evidência de que desta vez possa ser diferente.
Janice: Não há *nenhuma*.
Clínico: [gentilmente] Existe alguma coisa que nós fizemos até este ponto que seja diferente do que você fez com seus terapeutas anteriores?
Janice: [fazendo beiço] Eu não sei, é cedo demais para dizer.
Clínico: Muito justo. Pense em antes, quando eu estava explicando a respeito deste tratamento. Que eu iria ajudar a desenvolver estratégias específicas para lidar com momentos com os quais você não pudesse lidar e quando você sentisse vontade de ferir a si mesma. Você fez isso alguma outra vez em terapia?
Janice: [relutantemente] Eu *acho* que não. Geralmente eu acabava falando sobre meus relacionamentos com minha mãe e meu padrasto interminavelmente.
Clínico: E como a minha abordagem ao tratamento soa para você? Ela tem o potencial de ser de algum auxílio?
Janice: Eu realmente não sei.
Clínico: Você estaria disposta a tentar?
Janice: [relutantemente] Acho que sim.
Clínico: Bom, Janice, eu estou feliz por você poder fazer um comprometimento preliminar com o tratamento. [pausa] Na minha experiência, quando as pessoas têm duvidas sobre se a terapia será útil, é fácil para elas faltar às sessões, pensando "De quê adianta?" especialmente quando elas estão tendo um dia ruim. Isso já lhe aconteceu?
Janice: Sim, é justamente aí que eu simplesmente paro de ir na terapia completamente.
Clínico: Eu me pergunto se nós dois podemos desenvolver um plano para lidar com os momentos em que você começa a se desviar pelo caminho do "De que adianta?".
Janice: Eu não sei como seria isso.
Clínico: Bem, o que você acha deste plano: e se você concordasse em comparecer a quatro sessões, não importando o que aconteça? Ao final da quarta sessão, nós podemos reservar algum tempo para avaliar a questão "De que adianta?" e examinar criticamente se essa terapia *é* de alguma utilidade para você.
Janice: Apenas quatro sessões, e então nós podemos repensar?
Clínico: É isso mesmo, quatro sessões. Ao final da quarta sessão, você pode ter uma ideia melhor do que exatamente a terapia tem a oferecer e como ela será útil em sua vida. Então você será capaz de responder à questão "De que adianta?" mais objetivamente do que você iria se ficasse sentada em casa, chorando as mágoas... Então, teremos as nossas quatro sessões?
Janice: Teremos as nossas quatro sessões.

Por fim, descobrimos que alguns pacientes são ambivalentes quanto a falar sobre suicídio porque colhem ganhos secundários de seu comportamento suicida. Ainda que isso possa não estar imediatamente aparente para os pacientes, muitas vezes eles recebem atenção, cuidado e preocupação de pessoas próximas e prestadores de serviço quando estão suicidas ou perturbados. Ao desenvolver estratégias para gerenciar suas crises suicidas, colocam-se na posição precária na qual eles não mais recebem a atenção dos outros. Em alguns casos, será prejudicial à relação terapêutica explicitamente apontar esse processo, pois os pacientes iriam perceber essa avaliação de seus problemas como acusadora e invalidante. Entretanto, os clínicos podem usar o questionamento socrático para obter entendimento do processo em operação, o qual, por sua vez, proporcionaria uma oportunidade para eles identificarem formas mais adaptativas de receber atenção, cuidado e preocupação dos outros.

Descobrimos que é útil quando os clínicos vão um pouco além para acessar os pacientes suicidas e ajudá-los no agendamento e na observância de compromissos. Técnicas para engajar esses pacientes em tratamento incluem fazer chamadas telefônicas de lembrete, ter uma agenda flexível e ter a disposição para conduzir sessões por telefone, se necessário. Além disso, muitos pacientes suicidas têm recursos sociais e financeiros limitados. Ajudar os pacientes a obter fundos para o transporte (por exemplo, passagens de metrô), vagas em creches e dinheiro emergencial para a alimentação podem ser essenciais para o engajamento no tratamento. Como é mencionado no Capítulo 4, utilizamos gerenciadores de caso de estudo em nossos testes clínicos que ajudaram a manter o contato com os pacientes, lembrando-os de seus compromissos, proporcionando encaminhamentos para serviços de saúde mental e assistência social e servindo como um contato pessoal de apoio (G. K. Brown, Tenhave et al., 2005). Os serviços de um gerenciador de caso são especialmente importantes para os pacientes que têm dificuldades em atender regularmente às sessões ou que demonstram o potencial para terem muitas crises entre as sessões. Outra vantagem de usar esse tipo de abordagem de equipe é que ela ajuda a prevenir os clínicos de se sentirem sobrecarregados ou isolados no tratamento de pacientes de risco. Reconhecemos que nem sempre é possível para os clínicos utilizarem gerenciadores de caso para acompanhar os pacientes, atendê-los com serviços sociais ou permitir uma flexibilização dos agendamentos. Nosso principal recado é sugerir que os clínicos trabalhando com esses pacientes mudem sua mentalidade de que a responsabilidade de ir à terapia é unicamente do paciente.

AVALIAÇÃO DO RISCO DE SUICÍDIO

Em função dos indivíduos suicidas constituírem uma população de alto risco, é de responsabilidade do clínico conduzir uma avaliação abrangente do risco de suicídio no começo do tratamento e avaliações mais breves do risco de suicídio em cada sessão subsequente. Uma avaliação abrangente de risco de suicídio inclui questionar diretamente o atual estado mental dos pacientes, a administração de mensurações de autorrelato e observações clínicas do comportamento do paciente (APA, 2003). A avaliação do risco de suicídio ocorre no contexto de uma avaliação psicológica que é conduzida antes ou durante a fase inicial; o Capítulo 7 discute como usar essa informação para a conceituação cognitiva do caso e para o planejamento do tratamento. Os objetivos desta avaliação abrangente do risco são:

a) identificar os fatores de risco e os fatores de proteção que determinam o nível de risco de suicídio dos pacientes;
b) identificar transtornos médicos e psiquiátricos concomitantes que são especialmente relacionados ao comportamento suicida;
c) determinar o nível mais apropriado de cuidado (por exemplo, tratamento ambulatorial ou de internação); e
d) identificar os fatores de risco que são modificáveis com o tratamento.

As orientações apresentadas neste capítulo são focadas na condução de avaliações de risco com pacientes que estão buscando terapia ambulatorial. Reconhecemos que o protocolo de avaliação de risco pode ser bem diferente para esses pacientes que são avaliados na unidade de emergência ou durante atendimentos de crise (APA, 2003).

A qualidade das avaliações de risco depende de um número de fatores, incluindo o nível de habilidade do clínico, a habilidade e a motivação do paciente para revelar informações precisas e completas (por exemplo, históricos médicos) e a extensão de tempo disponível para conduzir a avaliação. Muitas vezes é útil obter informações a partir da rede social do paciente, como membros da família ou amigos que possam proporcionar informações sobre seu estado mental, suas tentativas de suicídio anteriores e seu histórico de tratamento. O contato com outros clínicos pode fortalecer os recursos do paciente e facilitar a coordenação do caso. Reconhecemos que a informação descrita nesta seção pode nem sempre estar disponível. Em geral, é recomendado que uma avaliação abrangente de risco deva ser conduzida utilizando todas as fontes de informação que estão atualmente disponíveis e que ela deva ser modificada em sessões futuras conforme novas informações vão se tornando disponíveis.

Os pacientes, tanto quanto os clínicos, muitas vezes têm a crença errônea de que falar sobre o suicídio aumenta a probabilidade de se tentar o suicídio. Na verdade, não há dados que embasem essa noção. Justamente o oposto, concluímos que uma discussão franca e aberta minimiza o estigma e misticismo que cercam o suicídio. Muitas vezes os pacientes se sentem aliviados quando os clínicos abordam a questão de uma forma direta, já que muitas pessoas em suas vidas abordam a questão eufemisticamente ou a evitam completamente. Ainda assim, existem ocasiões em que os pacientes se incomodam quando estão discutindo questões pessoais que são relevantes a sua crise suicida recente. Antes de iniciar a avaliação do risco de suicídio, o clínico pode informar aos pacientes que algumas questões que serão feitas podem ser estressantes ou podem lembrá-los de questões ou eventos que eles preferiam não lembrar. O clínico também pode comunicar que ele antecipa que o benefício de fazer essas questões relacionadas a conduzir uma avaliação de risco irá superar os potenciais riscos. Conforme mencionado antes, existem muitas habilidades específicas de *coping* que podem ser invocadas se os pacientes se tornarem perturbados enquanto estão discutindo questões relacionadas a crises suicidas recentes ou passadas.

Avaliação de fatores de risco

A Figura 6.2 exibe os principais domínios de uma avaliação abrangente de risco, incluindo a ideação suicida e o comportamento relacionado ao suicídio, diagnósticos médicos e psiquiátricos, histórico psiquiátrico, vulnerabilidades psicológicas (por exemplo, desesperança) e vulnerabilidades psicossociais (como perdas recentes). Essa figura embasa-se nos construtos identificados no Capítulo 2, de modo que ela sintetiza os indicadores clínicos de alguns desses construtos e identifica fatores situacionais que exacerbam esses construtos. Descobrimos que anotar esses fatores de risco e proteção em uma página é um recurso útil, pois facilita a avaliação eficiente e a pesagem das forças relativas de cada fator. Nesta seção, expandimos alguns dos mais importantes fatores de risco para proporcionar sugestões para sua avaliação clínica.

É de importância fundamental avaliar cuidadosamente as cognições relacionadas ao suicídio, pois essas variáveis foram firmemente estabelecidas como fatores de risco para atos suicidas na literatura de pesquisa. O clínico muitas vezes inicia a avaliação de risco inquirindo sobre questões relacionadas ao suicídio que têm o potencial de serem mais fáceis para o paciente discutir. Por exemplo, o clínico pode perguntar se os pacientes têm um desejo atual de morrer e se esse desejo supera seu desejo de viver. Uma vez que os pacientes tenham começado a falar sobre questões de vida-ou--morte, o clínico pode fazer uma ponte para perguntar aos pacientes se eles atualmente têm algum pensamento suicida (ou outras cognições associadas com o suicídio, como imagens ou comandos alucinatórios de ferir a si mesmos). Se os pacientes relatam que andam pensando sobre suicídio, então o clínico deve avaliar a duração, a frequência e a intensidade da ideação suicida tanto para um período recente (como as últimas 48 horas ou a última semana) quanto para o pior momento na vida dos pacientes, já que as pesquisas demonstraram que a ideação no

Variáveis relacionadas ao suicídio (recentes)	Estado clínico (recentes)
☐ O desejo de morrer supera o desejo de viver	☐ Episódio depressivo maior
☐ Ideação suicida sem intenção ou plano	☐ Episódio misto de humor
☐ Intenção suicida sem plano específico	☐ Abuso ou dependência de substâncias
☐ Intenção suicida com plano específico	☐ Transtorno da personalidade do *Cluster B*
☐ Comando alucinatório para se matar	☐ Desesperança
☐ Tentativa de suicídio ☐ Ao longo da vida	☐ Agitação ou ansiedade severa
☐ Múltiplas tentativas de suicídio ☐ Ao longo da vida	☐ Isolamento social ou solidão
☐ Tentativa interrompida ou abortada ☐ Ao longo da vida	☐ Déficits na resolução de problemas
☐ Comportamento preparatório para se matar ☐ Ao longo da vida	☐ Atitudes disfuncionais (como perfeccionismo)
☐ Comportamento autoagressivo não suicida ☐ Ao longo da vida	☐ Percepção de ser um fardo para a família ou outros
☐ Arrepende-se de uma tentativa fracassada de suicídio	☐ Mudança abrupta no estado clínico (melhora ou deterioração)
Eventos ativadores (recentes)	☐ Comportamento altamente impulsivo
☐ Divórcio, separação ou morte do cônjuge ou parceiro	☐ Ideação homicida
☐ Perda interpessoal, conflito ou violência	☐ Comportamento agressivo com os outros
☐ Problemas legais	☐ Dor física crônica ou outro problema médico agudo (por exemplo, AIDS, doença pulmonar obstrutiva crônica, câncer)
☐ Dificuldades financeiras, desemprego ou mudança na condição de trabalho	☐ Métodos disponíveis para o suicídio (como armas ou pílulas)
☐ Encarceramento pendente ou situação de rua	☐ Abuso físico ou sexual (ao longo da vida)
☐ Outra perda ou outro evento significativamente negativo	☐ Histórico familiar de suicídio (ao longo da vida)
Histórico de tratamento	**Fatores de proteção (recentes)**
☐ Diagnósticos e tratamentos psiquiátricos prévios	☐ Expressa esperança no futuro
☐ Desesperança ou insatisfação com o tratamento	☐ Identifica razões para viver
☐ Falta de conformidade com o tratamento	☐ Responsabilidade para com a família ou outros; morando com a família
☐ Não está recebendo tratamento	☐ Rede social ou familiar apoiadora
☐ Recusa-se a ou não consegue concordar com o plano de segurança	☐ Medo da morte ou de morrer em função da dor e do sofrimento
	☐ Crença de que o suicídio é imoral, forte espiritualidade
	☐ Engajamento no trabalho ou na escola

FIGURA 6.2

Avaliação do risco de suicídio.

pior momento prediz futuros atos suicidas em um grau maior do que a atual ideação suicida (A. T. Beck, Brown, Steer, Dahlsgaard e Grisham, 1999). Se os pacientes relatarem quaisquer pensamentos suicidas, imagens ou alucinações, o clínico determina o nível de desejo e intenção de matarem a si mesmos (por exemplo, "Você tem algum desejo de terminar com sua vida? Esse desejo é forte, moderado ou fraco?"). Subsequentemente, se os pacientes expressarem desejo e/ou intenção de cometerem suicídio, o clínico repara se eles têm algum plano de como se matar ao fazer perguntas como "Você tem pensado em como poderia se matar? Você pretende realizar esse plano?". Essa linha de questionamento pressupõe que os pacientes serão honestos e acessíveis ao responder a essas questões. Os pacientes que estiverem relutantes em revelar para seu clínico seu nível de intenção ou seus planos específicos para cometer suicídio podem estar em um maior risco para suicídio do que aqueles que relatam sua ideação abertamente (APA, 2003).

Além de avaliar os relatos dos pacientes acerca de seus desejos e planos de se matarem, os clínicos devem avaliar indicadores comportamentais de ideação suicida, como atos de preparação para uma tentativa de suicídio. Ainda que esses comportamentos muitas vezes não possam ser observados no consultório, o clínico pode perguntar, "Você realizou de fato alguma coisa para se preparar para uma tentativa de suicídio? O quê?" Exemplos de comportamentos preparatórios incluem comprar uma arma, corda ou mangueira de jardim; estocar pílulas, fazer uma busca na internet para determinar o melhor método; escrever um bilhete de suicídio; preparar um testamento; doar bens altamente valiosos; ou dizer adeus a amigos e membros familiares sem qualquer razão aparente. Conforme é discutido mais adiante neste capítulo, é importante perguntar se os pacientes têm acesso a métodos letais, especialmente se eles descrevem esses métodos como partes de seus planos para se matar. Exemplos de acessos a esses métodos incluem a disponibilidade de uma arma de fogo (especialmente uma arma de fogo em casa) ou a disponibilidade de medicações potencialmente letais.

A avaliação de risco também deve incluir uma indicação de outros comportamentos relacionados ao suicídio como tentativas de suicídio, tentativas interrompidas e tentativas abortadas (ver as definições desses comportamentos no Capítulo 1). Tanto os comportamentos recentes quanto os que ocorreram ao longo da vida do paciente devem ser avaliados, com a compreensão de que uma ocorrência recente desses comportamentos está associada a um aumento na probabilidade de atos suicidas subsequentes (por exemplo, no mês passado ou no ano passado; Hawton, Zahl e Weatherall, 2003). Ao avaliar a ocorrência desses comportamentos, é útil utilizar questões de abrangência ampla, como "No passado, você realizou alguma tentativa de suicídio ou alguma ação para ferir a si mesmo?". Se os pacientes indicarem que realizaram uma tentativa de suicídio ou se engajaram em comportamentos autoagressivos, então questões de seguimento são feitas para avaliar a intenção suicida expressada durante esses atos. Essa linha de questionamento ajuda o clínico a determinar se os pacientes se engajaram em comportamentos autoinfligidos potencialmente danosos e com alguma intenção de morrer como resultado desse comportamento. A Escala de Columbia de Severidade de Suicídio (Posner, Brent et al., 2007) é útil para abranger essas tentativas de suicídio, tentativas interrompidas, tentativas abortadas, comportamentos autoagressivos não suicidas e outras variáveis relacionadas ao suicídio, pois inclui definições precisas e questões que correspondem a essas definições.

Como parte da avaliação de risco, o clínico considera outras características específicas de tentativas de suicídio anteriores, pois, como é descrito nos Capítulos 1 e 2, características específicas de tentativas passadas afetam a probabilidade de futuros engajamentos em atos suicidas. Por exemplo, os clínicos podem usar questões da Escala de Intenção Suicida para avaliar o nível de expectativa de morte como resultado de uma tentativa anterior, se o propósito da tentativa foi escapar de problemas ou resolver problemas e se os pacientes tomaram precauções contra serem descobertos. Dados dessa escala têm o potencial de desempenhar um papel central na estimativa de risco, já que os pacientes que realizaram uma tentativa anterior caracterizada por uma alta intenção de morrer são mais prováveis de fazer outra tentativa do que os pacientes que realizaram uma tentativa anterior caracterizada por baixa intenção (R. W. Beck, Morris e Beck, 1974). Além disso, a Escala de Intenção Suicida mensura se os pacientes lamentam terem sobrevivido à tentativa, o que é importante, porque lamentar o fracasso de uma tentativa indica um risco aumentado de um eventual suicídio (Henriques, Wenzel, Brown e Beck, 2005).

Conforme é dito no Capítulo 2, a vasta maioria dos pacientes suicidas tem ao menos um diagnóstico psiquiátrico. Portanto, uma avaliação abrangente do risco de suicídio inclui uma avaliação dos atuais transtornos psiquiátricos, incluindo depressões maiores, transtorno bipolar (especialmente a presença de episódios mistos de humor), transtornos relacionados ao uso de substâncias e transtornos psicóticos. Características do Eixo II associadas a transtornos da personalidade de *Cluster B*, particularmente as associadas ao transtorno da personalidade *borderline* e comportamentos antissociais, podem ser avaliados utilizando-se o questionamento direto, observações de comportamentos e relatos feitos por outros. Instrumentos de mapeamento para transtornos psiquiátricos, abuso de álcool (por exemplo, o Teste para Identificação de Transtornos do Uso de Álcool; Barbor, Higgins-Biddle, Saunders e Monteiro, 2001) e abuso de drogas (por exemplo, Teste de Verificação de Abuso de Drogas; McGabe, Boyd, Cranford, Morales e Slayden, 2006) proporcionam um método eficiente para determinar se uma avaliação completa desses transtornos é clinicamente apropriada.

Os Capítulos 2 e 3 descrevem muitos outros fatores comportamentais e psicológicos que foram associados a um aumento no risco, incluindo a desesperança severa (especialmente níveis estáveis de forte desesperança), perturbações que são percebidas pelo paciente como intoleráveis, isolamento social ou solidão, déficits na resolução de problemas e atitudes disfuncionais como o perfeccionismo. A presença e a severidade de todas essas variáveis deve ser examinada na avaliação do risco de suicídio. Os pacientes, especialmente os mais velhos, podem ser considerados em alto risco se perceberem a si mesmos como sendo um fardo para os membros da família (Joiner et al., 2002). Observações de agitação ou de ansiedade aguda indicam um risco aumentado (confira Busch, Fawcett e Jacobs, 2003), porque podem ser indicativas de fatores emocionais e comportamentais concomitantes da fixação atencional. Como mencionado previamente, o clínico deve buscar por quaisquer ideações homicidas e agressões ou violências dirigidas aos outros, uma vez que pesquisas demonstraram que esses comportamentos estão associados a um aumento no risco de suicídio (Conner, Duberstein, Conwell e Caine, 2003; Verona et al., 2001). Finalmente, qualquer mudança abrupta no estado clínico do paciente – tanto uma rápida deterioração quanto uma melhora dramática e imprevista no humor – pode indicar um risco aumentado (Slaby, 1998). Para pacientes perturbados que estavam ambivalentes quanto ao suicídio, uma melhora no humor pode indicar uma decisão de se engajar em um ato suicida.

Um histórico de tratamento detalhado pode ajudar na avaliação de risco, pois proporciona informações sobre a resposta do paciente a intervenções anteriores e sobre o grau de engajamento e otimismo associados a essas intervenções. Essa parte da avaliação de risco inclui a identificação de tratamentos psiquiátricos prévios (especialmente hospitalizações psiquiátricas), psicoterapia e tratamentos de adicção. Características específicas de tratamentos prévios podem ser anotadas, incluindo a inconformidade (por exemplo, não tomar a medicação conforme prescrito ou não participar regularmente das sessões) e o relacionamento instável, não colaborativo ou distante com os clínicos. Os pacientes que se resignaram ante a ideia de que não há qualquer tratamento efetivo disponível para seus transtornos psiquiátricos ou médicos, ou outros problemas, podem estar em um risco maior de suicídio.

Avaliação de fatores de proteção

Além da avaliação de fatores de risco para o suicídio, uma avaliação de risco abrangente inclui uma análise dos fatores de proteção que são associados a um risco diminuído de suicídio (ver a Figura 6.2). Conforme mencionado no Capítulo 2, existem muito menos pesquisas empíricas que identificaram variáveis que "protegem" contra atos suicidas *versus* aquelas associadas a um aumento do risco. Entretanto, descobrimos clinicamente que muitas dessas características são importantes forças dos pacientes e que atuam contra algumas das variáveis que aumentam seu nível de risco. Muitos desses fatores de proteção refletem atitudes ou crenças psicológicas, à esperança (por exemplo, Range e Penton, 1994); razões para viver (por exemplo, Strosahl, Chiles e Linehan, 1992); desejo de viver (por exemplo, G. K. Brown, Steer, Henriques e Beck, 2005); autoeficácia na área problemática que está associada à crise suicida (por exemplo, Malone et al., 2000); medo da morte, de morrer ou do suicídio (Joiner, 2005); e crença de que o suicídio é imoral (por exemplo, J. B. Ellis e Smith, 1991). Outro fator de proteção é uma rede social de apoio (por exemplo, Rowe, Conwell, Schulberg e Bruce, 2006), especialmente quando os indivíduos apoiadores estão disponíveis durante o período da crise. Os pacientes que são casados ou vivem com um membro da família podem ter um risco de suicídio diminuído, especialmente quanto eles têm uma responsabilidade com uma criança ou outro membro da família (Heikkinen, Isometsä, Marttunen, Aro e Lönnqvist, 1995). Nossa experiência clínica sugere que estar ativamente engajado no tratamento é outro fator de proteção.

Determinação do risco de suicídio

A determinação final do risco de suicídio é feita após o exame de todas as informações disponíveis, incluindo o autorrelato do paciente, o histórico médico e outras fontes de informação. A determinação envolve:

a) se cada fator de risco ou de proteção está presente ou ausente, e
b) a severidade ou peso de cada fator que está presente na composição do risco.

Pesquisas anteriores sobre fatores de risco oferecem pouca orientação quanto a pesar múltiplos fatores de risco e de proteção para determinar o risco de um paciente específico. Geralmente as características que foram mais consistentemente associadas a um alto risco para suicídio na literatura – como uma tentativa de suicídio anterior, níveis estáveis de desesperança e a indicação de intenção de se matar com um plano específico – são pesadas mais fortemente na estimativa geral do risco. Além disso, a pesagem de cada fator de risco pode ser baseada, em parte, naqueles que causam mais perturbação para o paciente. Entretanto, a determinação da severidade de cada fator de risco não deve ser baseada exclusivamente no autorrelato do paciente; ela também deve envolver um julgamento clínico sólido que seja baseado na experiência profissional, no conhecimento de fatores de risco empiricamente fundamentados, no quadro clínico do paciente e nos relatos de parentes e de outros cuidadores.

Após o clínico ter estimado a força de cada fator de risco e de proteção, a determinação final do risco é feita estimando a força geral de todos os fatores de risco em relação à força geral de todos os fatores de proteção. O risco de suicídio é mais baixo se for considerado que os fatores de proteção ultrapassam os fatores de risco, e o risco de suicídio é mais alto se for considerado que os fatores de risco ultrapassam os fatores de proteção. Os clínicos podem então classificar o risco de suicídio como *baixo*, *moderado* ou *iminente*. Descobrimos que essas categorias são úteis para planejar o tratamento e para determinar o nível apropriado de cuidado. O Capítulo 10 descreve um conjunto de opções de intervenção para pacientes que são caracterizados por vários níveis de risco de suicídio. Além de decidir o nível apropriado de cuidado, o clínico também deve julgar a necessidade de

a) tratamentos adicionais ou encaminhamentos a serviços sociais,
b) avaliações de acompanhamento adicionais para avaliar o andamento do risco,
c) informar do grau de risco a outros clínicos ou estabelecimentos realizando tratamento,
d) contatar membros da família para informá-los do risco de suicídio, e
e) obter informações adicionais de outras fontes (por exemplo, prontuários médicos).

*Debriefing**

Durante e após a avaliação de risco, o clínico deve abordar quaisquer efeitos negativos da avaliação. Para realizar isso, ele avalia o atual grau de perturbação, de intenção de ferir a si mesmo ou de se engajar em um ato suicida e o ímpeto de uso de álcool ou drogas antes e depois da avaliação, bem como durante a avaliação, caso uma perturbação esteja evidente. Se o estado clínico do paciente parece piorar durante a avaliação, o clínico pode encorajá-lo a fazer uma pausa, ajudá-lo a engajar-se em alguma distração para se acalmar, e continuar com a avaliação após seu estado ter melhorado.

---

* N. de R.T. O *debriefing* corresponde a um ajustamento de conduta na entrevista, levando-se em conta aspectos cognitivos, emocionais e comportamentais do paciente, para que os objetos da entrevista possam ser atingidos em benefício do paciente que vivenciou eventos altamente estressantes.

Observações da deterioração dos pacientes podem proporcionar informações valiosas para a avaliação de risco, já que um nível maior de cuidado pode ser indicado para pacientes que não conseguem engajar-se nessa discussão sem experimentarem uma quantidade significativa de perturbação. Ainda que o *debriefing* seja um importante aspecto da avaliação clínica, especialmente para aumentar a colaboração entre o clínico e os pacientes, descobrimos que a maior parte deles é capaz de tolerar quaisquer potenciais efeitos negativos da avaliação se compreendem que a lógica da avaliação de risco é para proteger sua segurança e planejar o tratamento.

PLANOS DE SEGURANÇA

Após o clínico ter feito uma avaliação final do risco e ter determinado que o paciente pode ser tratado com segurança de uma forma ambulatorial, ele trabalha com o paciente para desenvolver um plano de segurança que abordará meios de lidar com os fatores que o colocam em um risco de futuras crises suicidas. O plano de segurança é uma lista escrita de estratégias e recursos priorizados de *coping* que os pacientes concordam em fazer ou em contatar durante uma crise suicida. A lógica do plano de segurança é que ele auxilia os pacientes a diminuírem seu risco de tentar o suicídio no futuro imediato usando uma lista predeterminada de estratégias e recursos de *coping*. Visto que muitas vezes é difícil para os pacientes utilizarem habilidades de resolução de problemas durante um momento de crise, o propósito do plano de segurança é desenvolver um conjunto de estratégias de *coping* enquanto eles não estão em crise para que essas estratégias estejam prontamente disponíveis em momentos de perturbação. O protocolo para o plano de segurança é muito similar a outros protocolos que foram desenvolvidos por Barbara Stanley na Universidade de Columbia e por M. David Rudd e colaboradores (por exemplo, Rudd, Mandrusiak e Joiner, 2006).

Os componentes básicos do plano de segurança incluem:

a) reconhecer sinais de alerta que precedem as crises suicidas,
b) identificar estratégias de *coping* que podem ser utilizadas sem se contatar outras pessoas,
c) contatar amigos ou familiares, e
d) contatar profissionais ou estabelecimentos de saúde mental.

Durante uma crise, os pacientes são primeiro instruídos a reconhecer quando estão em crise e a então seguir cada passo conforme delineado no plano. Se seguir as instruções delineadas no primeiro passo não diminuir a ideação e a intenção suicida, o próximo passo é seguido, e assim por diante. Em nossa experiência, notamos que os melhores planos de segurança são breves, utilizam um formato fácil de ler e geralmente consistem nas próprias palavras do paciente. Também descobrimos que, em algumas ocasiões, os pacientes consideram o nome *plano de segurança* aversivo. Nesses casos, os clínicos e os pacientes podem ser criativos para identificar um novo título. Títulos alternativos gerados por pacientes em nossos estudos incluíram *plano de perigo* e *Plano B*.

Ao formular o plano de segurança, o clínico está pedindo aos pacientes que usem essas estratégias escritas para administrar suas crises suicidas. Entretanto, o plano de segurança não deveria ser apresentado como um *contrato de não suicídio*. Um contrato de não suicídio geralmente assume a forma de um pedido aos pacientes de que prometam não se matar e de que liguem para alguém durante um período de crise (Stanford, Goetz e Bloom, 1994). A despeito de observações anedóticas de que contratos de não suicídio podem ajudar a reduzir a ansiedade dos clínicos a respeito do risco de suicídio, não existem evidências empíricas para embasar a efetividade de contratos de não suicídio na prevenção de atos suicidas (Kelly e Knudson, 2000; Reid, 1998; Rudd, Mandrusiak e Joiner, 2006; Shaffer e Pfeffer, 2001; Stanford et al., 1994). Orientações clínicas alertam contra o uso de contratos de não suicídio como um meio de coagir os pacientes a não se matarem, já que isso pode obscurecer o real estado de risco dos pacientes (Rudd, Mandrusiak et al., 2006; Shaffer e Pfeffer, 2001). Os pacientes podem reter informações sobre sua ideação suicida por medo de desapontar seu clínico ao violar o contrato. Em contraste, o plano de segurança é apresentado como um plano para ilustrar como prevenir uma futura tentativa de suicídio, e ele envolve um comprometimento com o tratamento, já que os pacientes concordam em utilizar estratégias de *coping* e contatar profissionais de saúde em tempos de crise.

O clínico e o paciente colaborativamente constroem o plano de segurança, de forma que ambos os indivíduos ativamente geram itens para incluir no formulário (ver a Figura 6.3 para um exemplo). Concluímos que a colaboração é muitas vezes melhorada quando o clínico e o paciente podem sentar lado a lado e focar no desenvolvimento do plano de segurança. Utilizar um modelo e completar o plano de segurança em um computador é eficiente, mas, se um computador ou um modelo não estiverem disponíveis, o clínico pode construir um utilizando os subtítulos apresentados na Figura 6.3. Os quatro passos seguintes estão incluídos no plano de segurança:

1. *Reconhecer sinais de alerta.* O plano de segurança tem o potencial de resolver uma crise suicida apenas se os pacientes conseguem reconhecer que eles estão realmente experimentando uma crise. Portanto, o primeiro passo no desenvolvimento do plano de segurança envolve o reconhecimento dos sinais que imediatamente precedem a crise suicida. Esses sinais de alerta podem incluir pensamentos automáticos, imagens, estilos de pensamento, humor ou comportamento. Os pacientes são solicitados a listar as coisas que experimentam quando começam a pensar sobre o suicídio. Esses sinais de alerta então são listados no plano de segurança em suas próprias palavras. A Tabela 6.1 sintetiza alguns dos típicos sinais de alerta identificados por pacientes em nossos testes clínicos.

2. *Utilizar estratégias de* coping. Após os pacientes terem identificado sinais que levam a crises suicidas, eles são solicitados a listar algumas atividades que poderiam fazer sem contatar outras pessoas. No começo do tratamento, essas atividades funcionam como um meio de os pacientes se distraírem e de prevenir o aumento da ideação suicida. Exemplos de estratégias de *coping* no começo do tratamento envolvem engajar-se em comportamentos específicos, como sair para caminhar, escutar músicas inspiradoras, tomar um banho quente, brincar com o cachorro ou ler a Bíblia. Outras estratégias comportamentais, afetivas e cognitivas de *coping* são acrescentadas a essa seção do plano de segurança conforme os pacientes aprendem novas habilidades durante o tratamento, como as que são descritas no

---

PLANO DE SEGURANÇA

1. Sinais de alerta (quando eu devo utilizar o plano de segurança)
    - ☐ Querer ir dormir e não acordar mais
    - ☐ Querer me ferir
    - ☐ Pensar "Eu não aguento mais isso"

2. Estratégias de *coping* (coisas que eu posso tentar sozinho):
    - ☐ Escutar *rock*
    - ☐ Embalar-me na cadeira
    - ☐ Sair para dar uma volta
    - ☐ Respirar de forma controlada
    - ☐ Tomar um banho quente ou frio
    - ☐ Fazer exercícios

3. Contatar outras pessoas:
    - ☐ Telefonar para um amigo para me distrair: _____ Telefone: _____
    - Se a distração não funcionar, direi às seguintes pessoas que eu estou em crise e pedirei ajuda:
    - ☐ Telefonar para um familiar: _____ Telefone: _____
    - ☐ Telefonar ou conversar com outra pessoa: _____ Telefone: _____

4. Contatar um profissional de saúde durante o horário comercial:
    - ☐ Telefonar para o meu terapeuta: _____ Telefone: _____
    - ☐ Telefonar para o meu psiquiatra: _____ Telefone: _____
    - ☐ Telefonar para o meu gerenciador de caso: _____ Telefone: _____
    - Os seguintes estabelecimentos podem ser contatados 24 horas por dia em qualquer dia da semana:
    - ☐ Telefonar para a emergência psiquiátrica: _____ Telefone: _____
    - ☐ Telefonar para a Linha Emergencial de Prevenção ao Suicídio   Telefone: _____

Assinatura do Paciente: _____   Data: _____

Assinatura do Clínico: _____   Data: _____

FIGURA 6.3
Exemplo de um plano de segurança desenvolvido durante a fase inicial do tratamento.

TABELA 6.1 Exemplos de sinais de alerta que levam a crises suicidas

Tipo do sinal	Exemplos
Pensamentos automáticos	"Eu sou um ninguém." "Eu sou um fracasso." "Eu não faço diferença." "Eu não consigo lidar com meus problemas." "As coisas não vão melhorar."
Imagens	*Flashbacks*
Processos de pensamento	Ter pensamentos acelerados Pensar sobre um montão de problemas
Humor	Sentir-se realmente deprimido Preocupação intensa Raiva intensa
Comportamento	Chorar Isolar-se Usar drogas

Capítulo 8. Portanto, ainda que o plano de segurança seja desenvolvido durante a fase inicial do tratamento, ele é revisado e atualizado durante as fases intermediárias e finais, conforme habilidades de *coping* mais efetivas são aprendidas.

3. *Contatar familiares ou amigos*. O terceiro passo consiste em uma lista dos familiares ou amigos que os pacientes poderiam contatar durante uma crise. Os pacientes são instruídos a irem atrás desses indivíduos se as estratégias de *coping* que foram listadas no segundo passo não resolverem a crise. A lista de indivíduos que podem ser contatados é ordenada conforme a prioridade, e os números dos telefones são incluídos. Ao contatar outros, os pacientes podem ou não informá-los que estão experimentando uma crise e que necessitam de ajuda. Observamos que socializar com amigos ou familiares sem explicitamente informá-los do seu estado suicida pode ajudar a distrair os pacientes de seus problemas e aliviar a crise suicida. Em contraste, os pacientes podem optar por informar outros amigos próximos ou familiares que eles estão experimentando uma crise suicida, especialmente quando outras estratégias que foram listadas no plano de segurança não foram efetivas. Além disso, uma variação desse passo é os pacientes indicarem os sinais de alerta que outros familiares ou amigos podem observar durante o período de uma crise e a maneira pela qual eles gostariam que os outros respondessem a eles durante o momento de crise. Dada a complexidade de decidir se os pacientes deveriam ou não revelar aos outros que estão pensando sobre o suicídio, o clínico e o paciente devem trabalhar colaborativamente para formular um plano ótimo.

4. *Contatar profissionais ou estabelecimentos*. O quarto passo consiste em listar os números telefônicos de profissionais que poderiam ajudar durante uma crise suicida, incluindo

a) o clínico;
b) o clínico de plantão que pode ser acessado após o horário comercial;
c) o clínico geral de atenção primária, o psiquiatra ou outro médico;
d) o estabelecimento de emergência 24 horas; e
e) outros serviços de apoio locais ou nacionais que trabalham com chamadas de emergência.

Os pacientes são instruídos a contatarem um profissional ou estabelecimento se as estratégias anteriores (como estratégias de *coping* ou contatar amigos e familiares) não funcionarem. O plano de segurança enfatiza que uma ajuda profissional apropriada deve estar acessível durante uma crise e, quando necessário, indica como esses serviços podem ser obtidos.

Após o plano de segurança ter sido concluído, o clínico revisa cada passo do plano e obtém um retorno do paciente. O clínico pergunta se existe alguma outra coisa que possa ser adicionada, no intuito de eliciar mais sugestões de estratégias de *coping*. De forma similar a como avaliar a probabilidade de que os pacientes irão completar suas tarefas de casa, o clínico pode perguntar, "Em uma escala de 0 (*nem um pouco provável*) a 100 (*muito provável*), o quão provável é que você será capaz de realizar este passo durante o momento de uma crise?". Se os pacientes expressarem dúvida sobre sua habilidade de desempenhar um passo específico do plano de segurança, o clínico usa uma abordagem de resolução de problemas para garantir que os obstáculos para desempenhar os passos sejam superados, que as estratégias de *coping* alternativas sejam identificadas, ou ambos. Além disso, se os pacientes indicarem menos de 90% de probabilidade de utilizar o plano de segurança como um todo, então o clínico trabalha com eles para identificar e modificar crenças negativas ou pressupostos acerca do uso do plano de segurança. A não concordância em usar o plano de segurança pode indicar que um nível mais alto de cuidado é necessário, ainda que o clínico deva embasar-se para tomar uma decisão sobre o nível de cuidado utilizando todas as informações disponíveis (ver Capítulo 10), e não apenas a estimativa do paciente da probabilidade de utilizar o plano de segurança.

Uma vez que os pacientes tenham indicado que há pelo menos 90% de chance de eles utilizarem o plano de segurança durante uma crise, então eles e seus clínicos o assinam, e o documento original é dado aos pacientes para ser levado com eles. Uma cópia é mantida com o clínico para que possa ser revisada em sessões subsequentes conforme novas habilidades são aprendidas ou a rede social é expandida. O clínico também pode discutir onde os pacientes irão guardar o plano de segurança e como ele será acessado durante uma crise. O formato do plano de segurança pode ser adaptado dependendo das necessidades idiossincráticas do paciente. Por exemplo, observamos que alguns pacientes podem apresentar mais chances de usar o plano de segurança se a informação for colocada em pequenos cartões de crise (ver a Figura 6.4). Tais cartões consistem em frases bem curtas para lembrar os pacientes de passos específicos que são descritos no plano de segurança. Também estamos cientes de que alguns pacientes podem ter telefones celulares ou outros equipamentos eletrônicos portáteis que eles podem carregar consigo e que permitem que informações sejam armazenadas. A despeito do meio ou do formato específico que for escolhido, a característica mais importante do plano de segurança é que ele seja prontamente acessível e fácil de usar.

Uma característica específica relacionada ao desenvolvimento e à implementação do plano de segurança é a remoção do acesso a armas letais. Anteriormente mencionamos que uma intenção suicida com um plano específico constitui um fator de risco para o suicídio. O risco é amplificado quando o plano específico envolve um método letal facilmente disponível. A urgência de se remover o acesso ao método letal é ainda mais pronunciada quando a arma letal é uma arma de fogo. A quantidade de tempo que leva para se matar utilizando uma arma carregada é geralmente muito menor do que com outros métodos, como a *overdose* ou o enforcamento. Portanto, o gerenciamento seguro de armas é uma questão do tratamento que deve ser abordada durante a fase inicial do tratamento se o paciente estiver em risco de engajar-se em um ato suicida. A discussão dessa questão muitas vezes ocorre no contexto do desenvolvimento do plano de segurança.

Se relevante, o clínico e os pacientes discutem o grau de acesso a métodos letais e concordam em focar os meios de redu-

```
┌─────────────────────────────────┐
│    PLANO DE SEGURANÇA PORTÁTIL  │
│                                 │
│  Sinais de alerta:              │
│  _____    │
│                                 │
│                                 │
│  _____    │
│                                 │
│  Estratégias de coping:         │
│  _____    │
│                                 │
│                                 │
│  _____    │
│                                 │
│  Familiares/amigos:             │
│  _____    │
│                                 │
│                                 │
│  _____    │
│                                 │
│  Contatos de emergência:        │
│                                 │
└─────────────────────────────────┘
```

FIGURA 6.4

Plano de segurança portátil: cartão de crise.

zir o acesso a esses métodos. Os pacientes sempre devem ser questionados se eles têm uma arma em casa ou se têm acesso a uma arma. Eles também podem ser questionados se têm quaisquer planos de comprar uma arma. Para pacientes em risco de suicídio, todas as armas e munições devem ser removidas e armazenadas em um local que não seja acessível a eles (R. I. Simon, 2007). Entretanto, pedir aos pacientes que removam a arma eles mesmos e a entreguem a um familiar ou ao clínico é problemático, porque o risco de suicídio dos pacientes irá aumentar, dado que eles terão contato direto com um método de suicídio altamente letal. Em vez disso, um plano ideal seria ter a arma removida da posse do paciente por uma pessoa responsável designada – geralmente um familiar ou um amigo próximo. Essa pessoa designada precisa ser capaz de remover a arma com segurança da casa ou estar disposta a contatar a polícia ou outra pessoa que o faça (R. I. Simon, 2007). O clínico e a pessoa designada devem discutir como a arma deverá ser removida e onde ela será armazenada com segurança, em um local que não seja acessível ao paciente. O clínico deve ter contato direto por telefone ou em pessoa com o indivíduo designado para confirmar que a arma foi removida com segurança de acordo com o plano que foi desenvolvido (R. I. Simon, 2007).

O plano específico e o momento de remover uma arma de fogo devem ser decididos caso a caso, considerando os fatores de risco e de proteção. Por exemplo, pode haver ocasiões em que o paciente tem a intenção e um plano de utilizar uma arma que está prontamente acessível para se matar, e a pessoa designada não está momentaneamente disponível para remover a arma. Nessas circunstâncias, pode ser clinicamente apropriado hospitalizar o paciente até que a arma seja removida com segurança e a severidade de outros fatores de risco de suicídio tenha sido reduzida. Os clínicos também devem estar cientes de que a remoção de um método letal não garante a segurança do paciente, pois os pacientes podem decidir utilizar outro método. Portanto, o uso de um plano de segurança e o monitoramento continuado da intenção do paciente, do plano e da disponibilidade de métodos letais e de outros fatores de risco são aspectos críticos para diminuir o risco de suicídio ao longo do tempo.

TRANSMITINDO UM SENSO DE ESPERANÇA

Ainda que instigar esperança seja um elemento importante de todas as abordagens de psicoterapia, isso é crucial nesta intervenção, pois a desesperança é um fator preditor significativo de suicídio (G. K. Brown, Beck, Steer e Grisham, 2000). Mesmo durante a primeira sessão, o clínico pode ser capaz de proporcionar aos pacientes algumas habilidades para administrar crises (por exemplo, incluindo essas estratégias no plano de segurança). Ao fazer isso, o clínico ajuda o paciente a transformar a visão de que sua situação de vida não vai melhorar e que não existe utilidade em tentar alterá-la. O clínico ajuda os pacientes a verem que "ter esperanças inteligentemente" é mais funcional do que a desesperança e o desespero, uma vez que tal atitude desencadeia ações e resoluções de problemas adaptativos, em vez de inércia. Considere este diálogo entre Janice e seu clínico, que ocorreu ao fim da primeira sessão, após eles terem desenvolvido o plano de segurança dela.

Clínico: Nós realizamos algo muito importante hoje. Pela primeira vez, você tem um plano para lidar com situações muito desagradáveis, como um conflito com seu padrasto. Qual é a *sua* opinião a respeito do plano de segurança?

Janice: Eu ainda não sei. Nós veremos como ele funcionará na próxima vez em que meu padrasto vier me incomodar.

Clínico: Você alguma vez já teve um plano como esse antes?

Janice: Não, esta é a primeira vez.

Clínico: É preferível ter um plano como esse na próxima vez em que você estiver em crise, ou é preferível lidar com as crises do jeito que você tem feito até o momento?

Janice: Ter um plano é preferível, eu acho. Talvez isso me mantenha calma o bastante para que eu consiga pensar em algo para responder a ele, em vez de desatar em lágrimas.

Clínico: Ah, então você prediz que existe um potencial para que o plano de segurança lhe ajude a lidar com as crises, particularmente as com o seu padrasto, diferentemente do que você tem feito?

Janice: [humor melhora levemente] É, eu acho que sim.

Clínico: Então existe alguma esperança de que haja um meio para as coisas serem diferentes para você?

Janice: Sim, eu me sinto melhor sobre isso.

RESUMO E INTEGRAÇÃO

A fase inicial da terapia cognitiva para pacientes suicidas orienta-os para a abordagem da terapia cognitiva ao focar a recente crise suicida e ao socializá-los no processo da terapia cognitiva (por exemplo, estabelecer uma agenda no começo das sessões). O clínico transmite um senso de esperança para os pacientes de duas maneiras – verbalmente, ao comunicar explicitamente que ele acredita que o paciente pode obter ganhos significativos no tratamento, e não verbalmente, ao modelar uma abordagem sistemática e administrável para lidar com os problemas da vida. O conteúdo das sessões iniciais é voltado para:

a) proporcionar uma descrição do conteúdo e do processo do tratamento, incluindo a obtenção de um consentimento informado;
b) engajar o paciente no tratamento e abordar quaisquer problemas potenciais que possam interferir no tratamento;
c) avaliar o risco de suicídio;
d) desenvolver um plano de segurança; e
e) transmitir um senso de esperança.

Uma atividade final que ocorre na fase inicial do tratamento é a obtenção de uma descrição narrativa detalhada da crise suicida do paciente. Em nossa experiência, a primeira sessão de nosso tratamento de prevenção do suicídio foca a obtenção do consentimento informado, a condução de uma avaliação abrangente do risco de suicídio e o desenvolvimento de um plano de segurança – as estratégias que são o foco deste capítulo. É útil aos clínicos obter alguma ideia das questões acerca das crises suicidas, mas geralmente não há tempo suficiente para o detalhamento apropriado. Portanto, as sessões adicionais da fase inicial do tratamento consistem em avaliações do risco de suicídio mais breves, uma verificação a respeito de o plano de segurança ter tido efeito e requerer ou não revisões e um maior foco na descrição narrativa dos eventos acerca das crises suicidas. Essa descrição forma a base da conceituação cognitiva do caso, que é um entendimento global do quadro clínico do paciente baseado nos aspectos cognitivos, afetivos, comportamentais e situacionais de sua crise suicida e de seu histórico psiquiátrico. O processo de conceituação, particularmente as estratégias para a obtenção da descrição narrativa dos eventos acerca da crise suicida, é descrito extensamente no Capítulo 7. A conceituação cognitiva do caso, por sua vez, forma o cenário para as estratégias específicas da intervenção, que são apresentadas no Capítulo 8.

A CONCEITUAÇÃO COGNITIVA DE CASO DOS ATOS SUICIDAS

Conforme tem sido discutido no livro até este ponto, um conjunto de variáveis interage para aumentar a vulnerabilidade de uma pessoa para se engajar em atos suicidas (por exemplo, variáveis demográficas, diagnósticas, psicológicas e de histórico psiquiátrico), e os atos suicidas podem ser compreendidos através de muitas perspectivas (por exemplo, fatores de vulnerabilidade disposicionais, processos cognitivos gerais associados a perturbações psiquiátricas, processos cognitivos relacionados ao suicídio). Além disso, pacientes suicidas geralmente relatam mais de um, quando não muitos, fatores que contribuem para sua recente crise suicida. Alguns dos fatores envolvem problemas psicológicos ou sociais crônicos (como fatores de risco distais), e outros fatores que são limitados no tempo e ocorrem imediatamente antes da crise suicida (como fatores de risco proximais). Portanto, a aplicação de um tratamento padronizado que aborde apenas algumas dessas variáveis tem menos chance de ser efetivo do que um tratamento que utilize uma abordagem flexível e que seja configurado de acordo com os problemas específicos de cada paciente individual.

Nossa intervenção adota uma abordagem de conceituação de caso que foca os fatores de vulnerabilidade e os processos cognitivos que são associados à ocorrência de uma crise suicida. De acordo com Persons (2006, p. 167), psicoterapias orientadas pela conceituação de caso "convocam o terapeuta a desenvolver uma formulação individualizada de cada caso, que serve como um guia para o planejamento do tratamento e da intervenção, e a utilizar uma abordagem empírica de testagem de hipóteses em cada caso". Ou seja, o clínico aplica a teoria cognitiva para compreender o quadro clínico de seu paciente logo no começo do curso do tratamento e, ao longo do tempo, modifica a conceituação baseado nas novas informações que ele adquiriu. Fatores cognitivos, comportamentais, afetivos e situacionais associados a crises suicidas são integrados na conceituação, e a conceituação, por sua vez, é utilizada para guiar a seleção e a aplicação de estratégias cognitivas e comportamentais específicas que podem ajudar a prevenir um futuro ato suicida. Este capítulo descreve os principais passos dessa abordagem, incluindo:

a) conduzir uma avaliação psicológica, com um foco nas circunstâncias detalhadas acerca da crise suicida;
b) formular uma conceituação cognitiva do quadro clínico do paciente; e
c) desenvolver um plano de tratamento baseado nessa conceituação.

CONDUZINDO UMA AVALIAÇÃO PSICOLÓGICA

Uma avaliação psicológica abrangente deve ser conduzida com qualquer paciente que teve uma crise suicida recente. Ainda que uma avaliação integrada dos fatores de risco e de proteção, como descrito no Capítulo 6, possa já ter sido conduzida para determinar o risco de um futuro ato suicida, uma avaliação psicológica adicional é necessária para o desenvolvimento da conceituação do quadro clínico do paciente e um plano de tratamento detalhado que seja configurado de acordo com as necessidades do paciente. A avaliação psicológica do paciente suicida tem dois componentes importantes. Primeiro, os clínicos reúnem informações que geralmente são coletadas na maior parte das entrevistas iniciais, incluindo diagnósticos psiquiátricos atuais, histórico de tratamento psiquiátrico e de adicção, histórico familiar de transtornos psiquiátricos e atos suicidas, histórico médico, histórico psicossocial e exame do estado mental. Segundo, os clínicos reúnem informações detalhadas sobre as circunstâncias acerca da crise suicida recente.

Existem muitos meios pelos quais os clínicos podem obter as informações padrão sobre os diagnósticos psiquiátricos e vários aspectos do histórico do paciente. Em algumas clínicas, membros da equipe de entrevistas iniciais conduzem avaliações psicológicas, completam um relatório e então designam o paciente a um clínico. Portanto, esse clínico já terá uma grande quantidade de informações relevantes e será capaz de desenvolver uma conceituação de caso preliminar antes mesmo de ver o paciente. Outros clínicos já estarão em tratamento com um paciente de alto risco e redirecionarão o foco do tratamento para abordar a crise suicida e para desenvolver estratégias para administrar futuras crises. Nesse caso, os clínicos já terão muitas das informações do histórico e do contexto de seu paciente a partir do trabalho que realizaram juntos até aquele momento. Em tais circunstâncias, a fase inicial da terapia cognitiva será voltada para colher informações relevantes à crise suicida, e não será necessário reunir mais informações gerais sobre o diagnóstico e o histórico do paciente. Em contraste, os clínicos que receberem casos novos de pacientes suicidas e que não tenham essas informações contextuais necessitarão conduzir uma avaliação psicológica completa durante a fase inicial do tratamento. Muitos pacientes suicidas continuam em perturbação e em risco de futuros atos suicidas; portanto, a avaliação de risco de suicídio, descrita no Capítulo 6, sempre deve tomar a precedência. A avaliação psicológica mais abrangente geralmente é distribuída ao longo de várias sessões, conforme for clinicamente apropriado. Além disso, o clínico pode obter informações úteis a partir de mensurações padronizadas de autorrelato de transtornos psiquiátricos, de ideação suicida e de atos suicidas anteriores, como aquelas descritas no Capítulo 1.

O restante deste capítulo ilustra o processo de conceituação cognitiva do caso utilizando o exemplo de nossa paciente Janice. A seguir, apresentamos as informações sobre Janice que foram obtidas a partir da avaliação psicológica conduzida em sua entrevista inicial.

> Janice tem 35 anos de idade, é uma mulher solteira, branca, residente com sua mãe e padrasto. Obteve um grau de bacharelado em biblioteconomia há alguns anos, mas está desempregada desde a graduação. Foi recentemente hospitalizada após uma tentativa de suicídio por *overdose* (aproximadamente 20 pílulas de medicação para dormir). Janice relatou episódios crônicos de depressão maior severa e recorrente. Seu diagnóstico de Eixo I é transtorno depressivo maior, recorrente e severo. Nenhum diagnóstico é especificado no Eixo II ou III, ainda que a equipe da entrevista inicial tenha reparado que ela exibe algumas características do transtorno da personalidade *borderline*. O desemprego e os problemas nas relações familiares são indicados no Eixo IV. No Eixo V, seu escore AGF (Avaliação Global de Funcionamento) é 40, e seu maior escore AGF no ano passado foi 50.

> Janice relatou que já realizou três tentativas de suicídio anteriores por *overdose*; uma tentativa há seis meses, e as outras duas tentativas há dois e seis anos. Ela afirmou que essas tentativas não foram severas o bastante para despertar atenção médica e que ela não contou a

ninguém sobre elas. Janice já teve duas internações hospitalares anteriores por depressão e ideação suicida, ambas desencadeadas pela ameaça de sua mãe de obrigá-la a procurar outro lugar para morar se ela não fosse buscar tratamento e, em última instância, encontrasse um emprego. Durante os últimos anos, recebeu prescrições para vários tipos diferentes de antidepressivos e benzodiazepínicos, mas ela os considera inefetivos. No momento da entrevista inicial, Janice estava tomando um antidepressivo. Seu psiquiatra não está mais prescrevendo um benzodiazepínico para distúrbio do sono em função de sua potencial letalidade.

O histórico social de Janice revela que ela é socialmente isolada e que se engaja em poucas atividades voltadas para algum objetivo. Ela indicou que teve uns poucos amigos próximos há vários anos, mas que diminuiu seu contato com eles conforme sua depressão piorava. Ela já teve várias relações anteriores com namorados, sendo que a relação mais longa durou cerca de seis meses. Ela não tem filhos. Ainda que Janice viva na mesma casa que sua mãe e seu padrasto, ela interage com eles com pouca frequência e gasta a maior parte de seu tempo no quarto. Seu pai biológico deixou a família quando ela era apenas uma criança, e ela não tem contato com ele. Ela não investe em quaisquer atividades ou interesses.

Janice negou um histórico de abuso físico ou sexual. Sua mãe já esteve em tratamento previamente por depressão, e seu tio materno já tentou o suicídio quando ela era adolescente. Ela negou quaisquer doenças médicas atuais, mas relatou um histórico de asma. Negou também abusos atuais de álcool ou outras substâncias, ainda que tenha admitido já ter passado por vários períodos quando mais jovem nos quais utilizou álcool e maconha regularmente.

Janice recebeu um escore total de 25 no Inventário de Depressão de Beck, indicando um nível moderado de depressão, e pontuou um 2 no item de suicídio desta mensuração, indicando um desejo de terminar com a própria vida. Recebeu um escore total de 15 na Escala de Desesperança de Beck, indicando um alto nível de desesperança. Sua tentativa de suicídio foi considerada altamente letal (por exemplo, perda de consciência e não podia ser estimulada), tal como determinado pelas Escalas de Letalidade. A Escala de Intenção de Suicídio revelou muitas características importantes da tentativa de suicídio de Janice, incluindo um sério desejo de acabar com sua própria vida para escapar dos seus problemas. Ela considerou que a quantidade de medicação que tomou tinha a possibilidade de ser letal, mas negou que a morte era um resultado provável. Ela percebeu a tentativa como sendo impulsiva e fez apenas preparações mínimas para se matar. Negou qualquer comunicação aberta de sua intenção de se matar e não escreveu um bilhete de suicídio ou qualquer outra preparação em antecipação à própria morte. Ainda que tenha feito a tentativa enquanto sua mãe e padrasto estavam em casa, eles não estavam cientes da tentativa até algumas horas após ter ocorrido a *overdose*. Eles a encontraram inconsciente no chão do banheiro e imediatamente buscaram assistência médica para sua condição. Ela foi admitida a uma unidade de internação, onde foi estabilizada. Janice admitiu que estava ambivalente quanto a ter sobrevivido à tentativa, pois tinha dificuldade em visualizar como poderia melhorar suas circunstâncias de vida.

Esses aspectos da avaliação psicológica proporcionam importantes informações sobre os fatores de vulnerabilidade disposicionais e atuais transtornos psiquiátricos que possam ter contribuído para a crise suicida recente. Entretanto, outra parte crucial da avaliação psicológica foca as características da própria crise suicida recente do paciente, como quando o clínico:

a) obtém uma descrição detalhada da crise suicida e

b) constrói uma linha do tempo que indica os principais eventos situacionais e fatores cognitivos, afetivos e comportamentais que foram proximais à crise.

Essa informação é utilizada para compreender o modo específico no qual os fatores de vulnerabilidade disposicionais e trantornos psiquiátricos criam um contexto para a emergência da crise suicida e para identificar os processos cognitivos relacionados ao suicídio que ocorrem no momento da crise e, potencialmente, culminam em um ato suicida.

A descrição narrativa da crise suicida

Um objetivo da fase inicial do tratamento, que suplementa os objetivos descritos no Capítulo 6, é obter um relato preciso dos eventos que transcorreram antes, durante e depois da recente crise suicida que trouxe o paciente ao tratamento. Durante essa parte da intervenção, os pacientes têm a oportunidade de contar sua história sobre a crise. O clínico ajuda o paciente nesta atividade ao aplicar o modelo cognitivo descrito no Capítulo 3 na sequência de eventos que ocorreram, com o clínico e o paciente trabalhando juntos para compreender as cognições, as emoções e os comportamentos que desencadearam a crise suicida, bem como os processos cognitivos específicos ao suicídio que estavam operando quando a crise suicida teve início. Conforme está ilustrado no esquema simplificado apresentado na Figura 7.1, existem dois tipos de pensamentos-chave automáticos que o clínico e o paciente podem identificar:

a) pensamentos automáticos associados ao motivo ou à motivação subjacente à crise suicida e
b) pensamentos automáticos associados à intenção de cometer suicídio.

É importante reconhecer que a abordagem cognitiva representada na Figura 7.1 serve para entender uma tentativa de suicídio. Os pacientes que têm crises suicidas caracterizadas por uma ideação suicida aguda, mas sem uma tentativa associada a ela, podem apenas ter pensamentos automáticos relacionados à razão ou à motivação de fazer uma tentativa de suicídio, ou podem ter alguns pensamentos automáticos associados tanto à motivação quanto à intenção suicida, mas não fazem nada a respeito deles. O procedimento para identificar a sequência de eventos que ocorreu antes, durante e após a crise suicida é muito similar à análise de cadeia comportamental que é utilizada na terapia comportamental dialética (confira Linehan, 1993a).

O clínico estabelece as condições para obter a descrição narrativa dos eventos acerca da crise suicida indicando que o começo da história pode ocorrer em qualquer ponto no tempo – poderia ser no dia da crise, semanas ou até meses antes. O começo da história é o ponto no tempo em que os pacientes experimentaram uma forte reação emocional a um evento específico. O evento específico poderia ser um evento ou situação externa, como uma perda significativa, ou um evento interno, como um pensamento automático. O clínico anota outros fatores precipitantes ou circunstâncias, como o momento, a data, o local e a

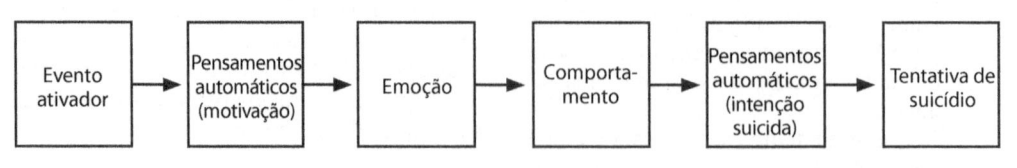

FIGURA 7.1
Abordagem cognitiva básica para a compreensão das crises suicidas.

presença de outras pessoas. Os pacientes são então encorajados a descrever tudo o que ocorreu subsequentemente. Para os que tentaram o suicídio, essa discussão deve ser focada particularmente no ponto em que a decisão definitiva de se matar foi tomada, para identificar cognições importantes relacionadas ao suicídio. Além de descrever o método da tentativa, os pacientes são solicitados a indicar se haviam planejado fazer a tentativa com bastante antecedência em relação aos precipitantes ou se a tentativa foi impulsiva ou reativa (por exemplo, se a decisão de tentar o suicídio foi tomada em questão de minutos). Os eventos que sucederam à tentativa de suicídio também devem ser descritos, inclusive a reação dos pacientes à tentativa e as reações de outros à tentativa para determinar se os pacientes receberam algum reforço positivo de seus comportamentos (como a atenção e preocupação dos outros).

Ocasionalmente os pacientes descrevem apenas o principal evento externo que levou à crise suicida, sem indicar como reagiram ou interpretaram o evento, como "Eu caí nas drogas, e foi então que eu tentei o suicídio". Nesse caso, o clínico revisa a lógica para a obtenção de informações mais específicas e avalia se os pacientes estão relutantes em proporcionar informações mais detalhadas. Se os pacientes estiverem preocupados com proporcionar detalhes, o clínico pode utilizar muitas das mesmas estratégias descritas no Capítulo 6 no contexto da avaliação de risco dos pacientes, como permitir que os pacientes façam pausas quando necessário ou treinar os pacientes no uso de estratégias de relaxamento e respiração para administrar suas perturbações. Se os pacientes não apresentarem ansiedade com relação a proporcionar detalhes, mas tiverem problemas na identificação e na articulação dos mesmos, o clínico pode usar uma abordagem de questionamento socrático para construir questões de seguimento que identifiquem pensamentos, sentimentos e comportamentos específicos. Por exemplo, o clínico pode perguntar uma questão geral como "Você pode me ajudar a compreender exatamente *como* você foi de _____ até a decisão de tentar o suicídio?" Para identificar pensamentos automáticos, o clínico pergunta "O que estava passando pela sua cabeça naquele momento?" Para identificar uma emoção específica, o clínico pergunta, "Como você se sentiu quando aquilo aconteceu?" Para identificar um comportamento específico, o clínico pergunta, "Então o que você fez?"

Conforme os pacientes contam suas histórias, é importante que o clínico escute usando um estilo empático e não julgador. Breves sínteses periódicas e afirmações empáticas muitas vezes ajudam os pacientes a se sentirem compreendidos e facilitam um relato mais detalhado das crises suicidas. Observamos que os pacientes que têm uma relação terapêutica de confiança e colaboração geralmente são mais inclinados a revelar suas respostas cognitivas e afetivas a seu clínico do que aqueles que não têm uma forte relação terapêutica. É imperativo obter uma imagem completa do que aconteceu sem desafiar a precisão ou a razoabilidade da história. Simplesmente permitir que os pacientes descrevam o que aconteceu ajuda a construir um *rapport* e a engajá-los no tratamento. Por exemplo, um paciente afirmou que, quando foi hospitalizado por sua tentativa de suicídio, não percebeu alguém que estivesse preocupado com o que o levou até seu ato suicida. Durante a sessão de terapia cognitiva em que ele estava descrevendo a tentativa, ele disse:

> Esta é a primeira vez que eu digo para alguém o que aconteceu. Na verdade, você é a primeira pessoa que me perguntou o que aconteceu. Parece que a maior parte das pessoas ou não se importa com o que aconteceu, ou se sente desconfortável demais para falar sobre isso.

O seguinte diálogo entre Janice e seu clínico ilustra o processo pelo qual os clínicos ajudam os pacientes a proporcionar uma descrição narrativa detalhada de sua crise suicida recente.

Clínico: Você pode me dizer o que levou à sua crise suicida?

Janice: Por onde devo começar?

Clínico: Em qualquer ponto no qual você ache que a história começa. Geralmente uma história como essa começa quando alguém tem uma forte reação emocional a alguma coisa.

Janice: Certo. No dia em que eu fiz a tentativa de suicídio, eu estava sentada na poltrona e meu padrasto chegou em casa. Ele veio pela porta da frente e começou a caminhar na minha direção. Naquele ponto, eu sabia que ele seria como de costume. Minha mãe estava sentada do outro lado da sala no sofá, e eu pensei, "Mesmo que meu padrasto diga algo, minha mãe não vai me defender porque ela deixa que ele aja como se fosse o rei da casa."

Clínico: Bem, e o que aconteceu?

Janice: Ele foi um cretino, justamente como eu esperava.

Clínico: O que exatamente ele disse?

Janice: Ele disse que eu deveria tirar o meu traseiro preguiçoso da cadeira e preparar o jantar.

Clínico: [faz uma expressão facial não verbal de empatia] E então o que aconteceu?

Janice: Eu fiquei doida por ele ter me atacado assim. Eu gritei alguma coisa de volta para ele e simplesmente saí correndo e subi as escadas para o meu quarto. Eu estava muito furiosa.

Clínico: O que estava passando pela sua cabeça quando você saiu correndo?

Janice: Que ele não tem qualquer respeito por mim.

Clínico: Faz sentido que você se sinta furiosa. O que aconteceu depois?

Janice: Eu comecei a ficar com raiva de mim mesma. Eu sempre deixo ele levar a melhor. Eu pensei, "Eu não aguento mais isso. Eu não posso suportar esse ciclo sem fim."

Clínico: Isso parece ter sido muito difícil. Como você estava se sentindo quando estava sentada no seu quarto e pensando que não podia mais tolerar aquilo? A raiva estava ficando ainda mais intensa?

Janice: Havia muita emoção, tanto raiva como depressão. Eu estava me sentindo esmagada, totalmente sobrecarregada de emoção. E então, em questão de uns poucos minutos, eu fiquei suicida.

Clínico: E o que estava passando pela sua cabeça naquele momento, após ter ficado suicida?

Janice: Eu acho que todos os pensamentos que me ocorreram estavam me deixando louca. Minha cabeça gritava, "Já chega. Eu vou fazer isso. Eu quero morrer. Eu quero que termine. Eu quero parar."

Clínico: Entendo. Deixe-me sintetizar a sequência de eventos que aconteceu antes de você tentar o suicídio para me certificar de que eu compreendo o que aconteceu. O seu padrasto chegou em casa e lhe disse para sair da poltrona. O pensamento "Ele não me respeita" veio em sua mente, você ficou com raiva e correu para o quarto. Uma vez no seu quarto, você ficou sobrecarregada de emoções negativas, foi crítica consigo mesma e pensou, "Eu não aguento mais isso." As emoções tornaram-se cada vez mais intensas, e você pensou, "Eu vou fazer isso. Eu quero que termine." Então, foi nesse ponto que você decidiu se matar?

Janice: Sim, foi aí que eu tomei um vidro de pílulas para dormir do armário de remédios.

Clínico: Que pílulas eram e quantas foram tomadas?

Janice: Cerca de 20 pílulas, eu não me lembro do nome, mas eram para me ajudar a dormir.

Clínico: E então o que aconteceu após ter tomado as pílulas?

Janice: Nada. A próxima coisa que eu me lembro foi ter acordado na sala de emergência do hospital.

Clínico: Então um grande gatilho para se sentir suicida é uma intensa dor emocional?

Janice: É.

Clínico: [Associa a história de Janice com os objetivos possíveis do tratamento] Certo, essa é uma questão importante de abordarmos. Nós precisamos pensar se existem meios de você passar por intensas dores emocionais sem fazer algo para se machucar.

Janice: [Olhar perdido]

Clínico: Então um objetivo do tratamento pode ser que você esteja num ponto em que possa se sentir muito mal, mas também tenha esperança de que existam outras formas de lidar com os seus pensamentos e sentimentos que podem lhe ajudar. Portanto, a minha esperança é que o suicídio não seja mais uma opção para você. Você está aberta a trabalhar com isso?

Janice: Eu acho que sim, mas o motivo pelo qual é difícil não ter o suicídio como uma opção é porque eu nunca realmente tive um momento na vida em que eu me senti bem. Eu nunca fui capaz de passar por isso por tempo o bastante para acabar com os pensamentos suicidas. Eu tenho dificuldade de passar pela questão da dor e saber que coisas boas estão vindo porque eu nunca tive coisas boas. Então é difícil não me sentir suicida.

Clínico: Então, quando você está sentindo muita dor, é difícil de imaginar alguma coisa que vá lhe ajudar a passar por aquilo – é difícil de se imaginar sentindo-se melhor?

Janice: Exato. Porque os bons sentimentos nunca realmente estiveram ali. Geralmente, ou é essa intensa dor emocional quando eu estou suicida, ou é um sentimento vazio e apático. É estranho. Eu nunca realmente fui feliz em minha vida.

Construindo uma linha do tempo da crise suicida

Com base na descrição narrativa dos eventos levando à crise suicida, o clínico constrói uma linha do tempo que incorpora o evento ativador e as respostas cognitivas, emocionais e comportamentais. A Figura 7.2 demonstra uma linha do tempo da sequência de eventos acerca da tentativa de suicídio de Janice. Pensamentos-chave automáticos são anotados na linha do tempo, muitos dos quais são acompanhados por um acréscimo na carga emocional. Como demonstrado na Figura 7.2, a raiva de Janice aumentou quando seu padrasto foi crítico com ela e quando sua mãe falhou em agir de alguma forma para intervir. Naquele ponto, ela experimentou alguns pensamentos automáticos sobre a situação que levou a sua resposta emocional (raiva). A seguir, Janice saiu correndo e se isolou em seu quarto, onde começou a ter vários pensamentos em reação a sua raiva e aos comportamentos subsequentes. Esses pensamentos automáticos (por exemplo, "Eu não aguento mais isso") foram identificados pelo clínico como os mais relevantes na compreensão da tentativa porque eles foram os mais proximais à decisão de Janice de terminar com sua vida.

Ainda que a Figura 7.2 apresente um único evento ativador, muitas linhas do tempo contêm múltiplos eventos ativadores e muitas reações cognitivas, emocionais ou comportamentais a esses eventos. Ainda que o clínico e o paciente possam ser capazes de construir uma linha do tempo completa a partir da história do paciente na primeira tentativa, estes muitas vezes identificam pensamentos, sentimentos ou comportamentos adicionais após revisarem o esboço inicial da linha do tempo. Portanto, vários esboços podem ser necessários para desen-

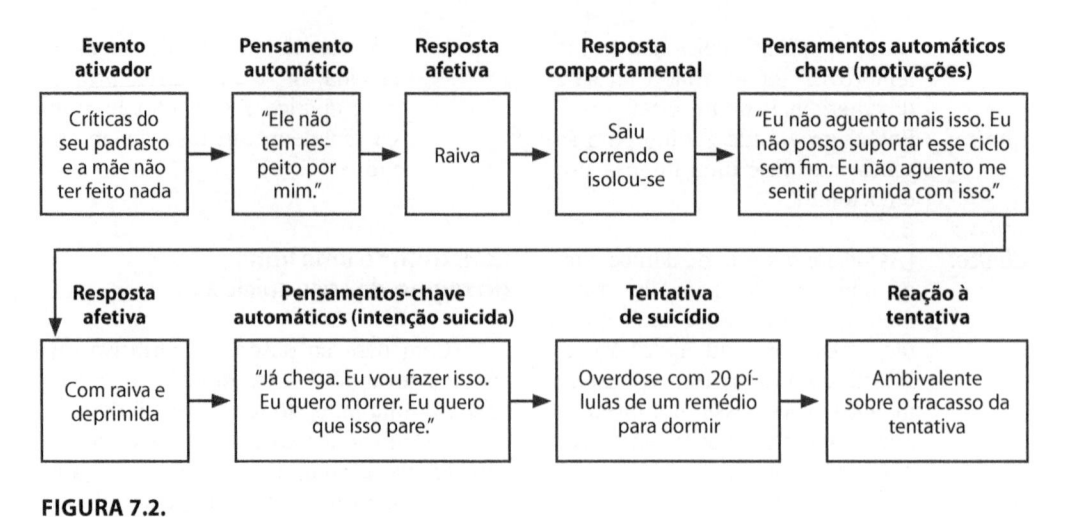

Evento ativador	Pensamento automático	Resposta afetiva	Resposta comportamental	Pensamentos automáticos chave (motivações)
Críticas do seu padrasto e a mãe não ter feito nada	"Ele não tem respeito por mim."	Raiva	Saiu correndo e isolou-se	"Eu não aguento mais isso. Eu não posso suportar esse ciclo sem fim. Eu não aguento me sentir deprimida com isso."

Resposta afetiva	Pensamentos-chave automáticos (intenção suicida)	Tentativa de suicídio	Reação à tentativa
Com raiva e deprimida	"Já chega. Eu vou fazer isso. Eu quero morrer. Eu quero que isso pare."	Overdose com 20 pílulas de um remédio para dormir	Ambivalente sobre o fracasso da tentativa

FIGURA 7.2.
Linha do tempo da crise suicida de Janice.

volver uma linha do tempo mais detalhada, que seja uma representação precisa do que ocorreu. Essa linha do tempo ajuda no desenvolvimento da conceituação cognitiva do caso da crise suicida e na identificação de pontos no tempo em que intervenções ou estratégias de *coping* podem ser utilizadas para prevenir futuras crises. A figura também é um recurso útil na preparação de um protocolo de prevenção de recaídas, o que ocorre na fase avançada do tratamento e é discuta no Capítulo 9.

CONCEITUAÇÃO COGNITIVA DE CASO

A fase inicial do tratamento culmina com o desenvolvimento de uma conceituação cognitiva do caso. Inicialmente, os pacientes podem considerar suas crises suicidas como uma expressão de perturbação extrema em reação a um ou mais eventos próximos. Entretanto, o foco da conceituação cognitiva do caso é o desenvolvimento de uma compreensão mais profunda da crise suicida, que leve em consideração outros fatores que estão presentes no histórico psiquiátrico do paciente (por exemplo, fatores de vulnerabilidade disposicionais, diagnósticos psiquiátricos e fatores contextuais relevantes, como um histórico de abusos) que suplementam as circunstâncias imediatamente ao redor da crise. Portanto, não apenas a conceituação inclui os eventos e os pensamentos automáticos que foram diretamente experimentados na crise suicida como ela também incorpora experiências anteriores e as crenças centrais e intermediárias que estão relacionadas aos pensamentos automáticos, como ilustrado na Figura 7.3.

As experiências iniciais, começando na infância, incluem eventos significativos agudos, crônicos ou recorrentes, que podem ter disposto as condições para o desenvolvimento das crenças centrais e intermediárias. Conforme é afirmado no Capítulo 5, as crenças centrais são ideias nucleares ou verdades absolutas que os pacientes têm sobre si mesmos, sobre o mundo ou sobre o futuro. Elas são processos cognitivos globais e persistentes que, uma vez formados, não são facilmente modificáveis com a experiência. As crenças centrais também influenciam o desenvolvimento das crenças intermediárias, que consistem em atitudes rígidas, regras e/ou pressupostos. As crenças intermediárias são regras implícitas que são seguidas para manter o bem-estar subjetivo ou evitar a dor e geralmente tomam a forma de afirmações condicionais sobre como o mundo funciona.

Nosso tratamento foca na modificação dessas crenças centrais e intermediárias que estão associadas aos esquemas de suicídio. De acordo com a Figura 7.3, as crenças centrais e intermediárias relacionadas ao suicídio influenciam os pensamentos e as imagens automáticas que os pacientes experimentam durante uma crise suicida. Portanto, a sequência de cognição-emoção-reação que faz parte do modelo cognitivo geral (ver o Capítulo 3, Figura 3.1) pode ser aplicada no tratamento para compreender e por fim modificar o conteúdo cognitivo que é ativado nas crises suicidas.

Ainda que o paciente e o clínico possam ser capazes de identificar os pensamentos automáticos que ocorrem durante uma crise suicida, as crenças centrais e intermediárias são, muitas vezes, menos óbvias. Algumas vezes, o clínico pode perguntar diretamente sobre essas crenças ou reconhecer quando uma crença é expressa como um pensamento automático. Entretanto, as crenças centrais e intermediárias muitas vezes são tão fundamentais que os pacientes podem não estar cientes delas ou não serem capazes de articulá-las para si mesmos e para os outros. Nesses casos, o clínico pode examinar os pensamentos do paciente e reconhecer os temas comuns que surgem durante a discussão das crises suicidas, com os temas comuns proporcionando pistas sobre as crenças centrais e intermediárias dos pacientes. Os clínicos podem ser capazes de abordar essas crenças utilizando a técnica da seta descendente. Conforme descrito no Capítulo 5, uma vez que os pensamentos-chave automáticos tenham sido identificados, o clínico pode perguntar ao paciente "O que esse pensamento significa para você?". Para ilustrar essa estratégia no contexto da motivação do paciente de cometer suicídio, considere o seguinte diálogo com Janice:

Clínico: Então um momento crítico ocorreu quando você pensou "É agora. Eu não aguento mais isso. Eu não posso suportar esse ciclo sem fim. Eu deixo ele me afetar demais."
Janice: Sim.
Clínico: O que esses pensamentos significam?
Janice: Não tenho certeza.
Clínico: Deixe-me colocar de outra forma. O que eles *dizem* sobre você como uma pessoa?
Janice: Que existe algo muito errado comigo. Tem que haver, pois ele me provoca constantemente e, no

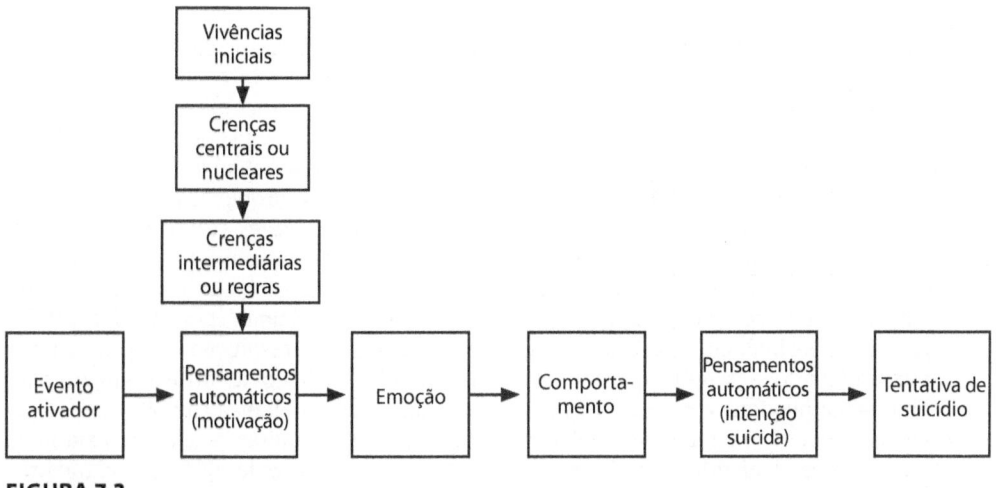

FIGURA 7.3

Abordagem cognitiva expandida para o entendimento das crises suicidas.

entanto, outras pessoas se dão perfeitamente bem com ele. [faz uma pausa e fala mais suavemente] Dizem que eu sou apenas um ser humano sem valor.

Clínico: A partir do que eu sei sobre você, parece que essa desvalorização é uma ideia central que você tem sobre si mesma, a qual esteve presente ao longo de sua vida.

Janice: [suspira] Sim, minha vida realmente tem muito pouco sentido. Não há felicidade em minha vida. Apenas dor e decepção.

Clínico: Eu estou ouvindo duas crenças centrais: "Eu não tenho valor" e "A vida não tem sentido." Isso parece certo para você?

Janice: [começando a chorar] Sim, é assim que é quase todo o tempo. Estou me sentindo suicida.

Mais tarde na sessão, Janice também identificou uma terceira crença central – a de que ela não consegue tolerar dores emocionais. Portanto, as crenças centrais de Janice caem no domínio de dois esquemas de suicídio. Suas crenças de não ter valor e da vida não ter sentido estão associadas ao traço de desesperança, e sua crença sobre a dificuldade de tolerar dores emocionais está associada à intolerabilidade.

Crenças intermediárias (como atitudes, regras e pressupostos) podem ser identificadas de forma similar. No caso de Janice, o clínico usou questionamentos socráticos adicionais para revelar os seguintes pressupostos: "Se eu não consigo controlar minhas emoções, então eu não tenho valor" e "Se os tratamentos anteriores não ajudaram, então não há saída." Determinou-se que essas crenças centrais e intermediárias foram influenciadas pelas experiências iniciais de Janice na infância, como a do pai de Janice deixando a família quando ela era uma criança pequena e os episódios depressivos crônicos recorrentes que ela teve desde os 13 anos. Janice lembrou que sua mãe frequentemente a deixava com uma babá para sair com outros homens, e que a recriminava quando ela expressava o desejo de que sua mãe ficasse em casa com mais frequência. Em alguns momentos ela fazia birras para chamar a atenção de sua mãe, que respondia fazendo com que Janice se envergonhasse de suas demonstrações emocionais. Janice, então, desenvolveu a ideia de que ela não era merecedora da atenção de sua mãe e que não tinha o direito de expressar seu desejo ou demonstrar emoções, o que, por sua vez, a levou a sua baixa autoestima crônica. O tratamento que ela recebeu de seu padrasto reforçou essa crença de desvalia, particularmente porque Janice não o via tratando outros da mesma maneira.

A identificação das experiências iniciais, crenças centrais, crenças intermediárias e pensamentos automáticos chave formam o coração da conceituação cognitiva de caso das crises suicidas. O foco central da terapia cognitiva para os pacientes suicidas é ajudá-los a desenvolver estratégias para modificar essas cognições. Entretanto, é importante que se considerem duas peças adicionais da conceituação à luz do modelo cognitivo apresentado no Capítulo 3. Primeiro, o clínico nota os fatores de vulnerabilidade disposicionais que têm o potencial de

a) ativar esquemas relacionados ao suicídio e
b) exacerbar crises suicidas.

Janice foi caracterizada por um fator de vulnerabilidade disposicional – déficits na resolução de problemas. Ao longo de sua vida, Janice teve problemas para tomar decisões e muitas vezes se viu sobrecarregada ao enfrentar uma tarefa maior. Ela não tinha a confiança de que era capaz de resolver seus problemas (por exemplo, baixa autoeficácia na resolução de problemas), tinha dificuldade em identificar opções para abordar seus problemas (inabilidade de gerar soluções) e muitas vezes não fazia nada (evitação), em vez de agir. Essa característica é evidente no desemprego de Janice, pois ela foi incapaz de identificar os passos que seriam necessários para se obter uma posição como bibliotecária, e foi detida pela ideia de que não seria boa o bastante para conseguir o trabalho em função das notas relativamente baixas em seu curso de biblioteconomia.

Segundo, os clínicos descrevem os processos cognitivos relacionados ao suicídio (como a fixação atencional) operantes durante as crises suicidas, pois estratégias para romper o ciclo descendente também serão focadas na terapia. Anteriormente neste capítulo, apresentamos um diálogo em que Janice indicava que "em questão de uns poucos minutos", ela ficou suicida. O clínico poderia ter escolhido focar mais especificamente no que ocorreu nesse curto período de tempo para identificar a maneira pela qual ela se fixou no suicídio como uma solução para seus problemas em vez de em outras alternativas. Considere o seguinte diálogo:

Janice: E então, em questão de uns poucos minutos, eu fiquei suicida.
Clínico: Você consegue pensar em antes disso, no que especificamente estava acontecendo nesses dois minutos, Janice? Antes de você tomar a decisão final de se machucar?
Janice: Eu não sei... está tudo confuso.
Clínico: O que eu estou me perguntando é como você foi das intensas emoções de raiva e de depressão, e dos pensamentos de não ser capaz de aguentá-las, até a decisão de acabar com sua vida.
Janice: É realmente difícil dizer isso; geralmente, eu apenas fico sobrecarregada e de repente me sinto suicida.
Clínico: Pense no minuto antes, quando você saiu correndo e foi para o seu quarto. [pausa para se certificar de que Janice está pensando naquele momento no tempo] O que você estava fazendo?
Janice: Apenas deitada na cama, me sacudindo.
Clínico: Alguma coisa em seu quarto a lembrava do suicídio?
Janice: Não ... mas, na verdade, no meio de tudo eu tive que ir ao banheiro, e foi aí que eu vi o armário de remédios e pensei que eu poderia, afinal de contas, acabar com tudo.
Clínico: Então o armário de remédios lembrou-lhe de que o suicídio era uma opção?
Janice: Isso.
Clínico: E uma vez que você viu o armário de remédios e pensou no suicídio, você pensou em alguma outra coisa que poderia fazer você se sentir melhor ou se distrair?
Janice: Não, nada funciona quando eu estou com o suicídio na cabeça.
Clínico: Parece que, em vez disso, você fica consumida pela ideia de que a melhor forma de terminar com isso é cometer o suicídio.
Janice: Sim, foi como se eu estivesse enlouquecendo e que o único jeito de escapar disso seria engolir as pílulas. Foi aí que eu decidi simplesmente fazer isso de uma vez.
Clínico: Você acha que teria pensado no suicídio se não tivesse visto o armário de remédios?
Janice: Não imediatamente, pelo menos. Eu provavelmente teria deitado na minha cama e chorado por um tempo.
Clínico: Então estar no banheiro e reparar no armário de remédios pareceu ter levado você além do seu limite, certo?
Janice: É, definitivamente. Eu tenho brigas com meu padrasto o tempo todo, mas eu geralmente não engulo um vidro de pílulas, eu acho. Geralmente eu não tenho energia suficiente para me levantar e pegar as pílulas, eu apenas vou dormir.

Essa linha de discussão revelou que Janice viu um sinal relacionado com o suicídio (o armário de remédios) e tornou-se cada vez mais consumida pela ideia de cometer suicídio (fixação atencional). O clínico avaliou se Janice foi capaz de ver outras soluções para sua perturbação emocional, como fazer alguma coisa para se sentir melhor ou se distrair, e a resposta de Janice indicou que ela foi incapaz de gerar outras soluções depois de ter se focado no suicídio. Portanto, essa linha de questionamento revelou que sua fixação atencional, juntamente com seus pensamentos automáticos associados à intolerabilidade ("Eu não aguento mais isso"), levou Janice para além de seu limiar de tolerância. Se ela não tivesse visto o armário de remédios, provavelmente não teria se fixado em engolir as pílulas. Primeiro, Janice indicou que repentinamente se tornou suicida e que ela não podia se lembrar da sequência específica de eventos porque tudo estava confuso. Somente quando o clínico perguntou questões específicas (por exemplo, "Alguma coisa em seu quarto a lembrava do suicídio?") é que os processos cognitivos específicos operando na crise suicida de Janice se revelaram. Como resultado, o clínico teve uma compreensão completa dos conteúdos cognitivos associados à recente crise suicida de Janice (como os pensamentos associados à intolerabilidade) e alguns vieses no modo pelo qual ela estava processando a informação.

O clínico pode utilizar um formulário como o apresentado na Figura 7.4 para completar a conceituação cognitiva do caso. Esse formulário resume os fatores de vulnerabilidade disposicionais, as experiências iniciais, as crenças centrais, as crenças intermediárias, os pensamentos automáticos chave e os processos cognitivos relacionados ao suicídio que são centrais na compreensão da crise suicida do paciente. O clínico pode não completar todos os quadros se a informação não estiver imediatamente disponível, ou ao contrário, ele pode desenvolver hipóteses sobre o que poderia estar contido em certos quadros da conceituação, o que seria testado conforme ele ganhe mais informações sobre o paciente durante o curso do tratamento. Uma característica importante da conceituação cognitiva do caso é que ela é flexível, de modo que é modificada ou refinada ao longo do curso do tratamento tão logo que mais informações emergirem. Tomadas juntas, tanto a linha do tempo da sequência de eventos que levou à tentativa (Figura 7.2) como a conceituação cognitiva do caso (Figura 7.4) facilitam o desenvolvimento de um entendimento completo dos fatores de vulnerabilidade disposicionais, das crenças e pressupostos subjacentes, dos pensamentos automáticos, dos sentimentos e comportamentos que culminaram na crise suicida. Munido desta informação, o clínico compila um entendimento global dos fatores que criam um contexto para as crises suicidas emergirem e as reações cognitivas, emocionais e comportamentais que ele esperaria que ocorressem em uma crise específica.

PLANEJAMENTO DO TRATAMENTO

Os planos de tratamento resumem os problemas específicos que são apresentados pelos pacientes e os objetivos do tratamento, os quais são informados pela avaliação psicológica, pela conceituação cognitiva do caso e pelas informações fornecidas pelos pacientes. Quando os clínicos desenvolvem um plano de tratamento, eles especificam:

a) os objetivos do tratamento e as estratégias para atingi-los e
b) um plano flexível para as atividades realizadas em cada sessão.

O principal propósito do plano de tratamento é determinar os déficits de habilidades específicos que necessitam ser melhorados e as crenças disfuncionais que precisam ser modificadas. Além disso, as mudanças que são visadas são descritas usando-se uma linguagem que torna os objetivos específicos, mensuráveis e observáveis.

Desenvolvendo objetivos de tratamento

A prevenção de futuros atos suicidas é o mais fundamental dos objetivos do tratamento. Ainda que a maior parte dos pacientes esteja de acordo que a prevenção do suicídio é um objetivo para o tratamento, ocasionalmente alguns pacientes dispensam a prevenção do suicídio como um objetivo do tratamento porque a crise recente está no passado, e eles se sentem confiantes de que nunca terão outra crise. Para esses pacientes, é importante apoiar sua decisão de

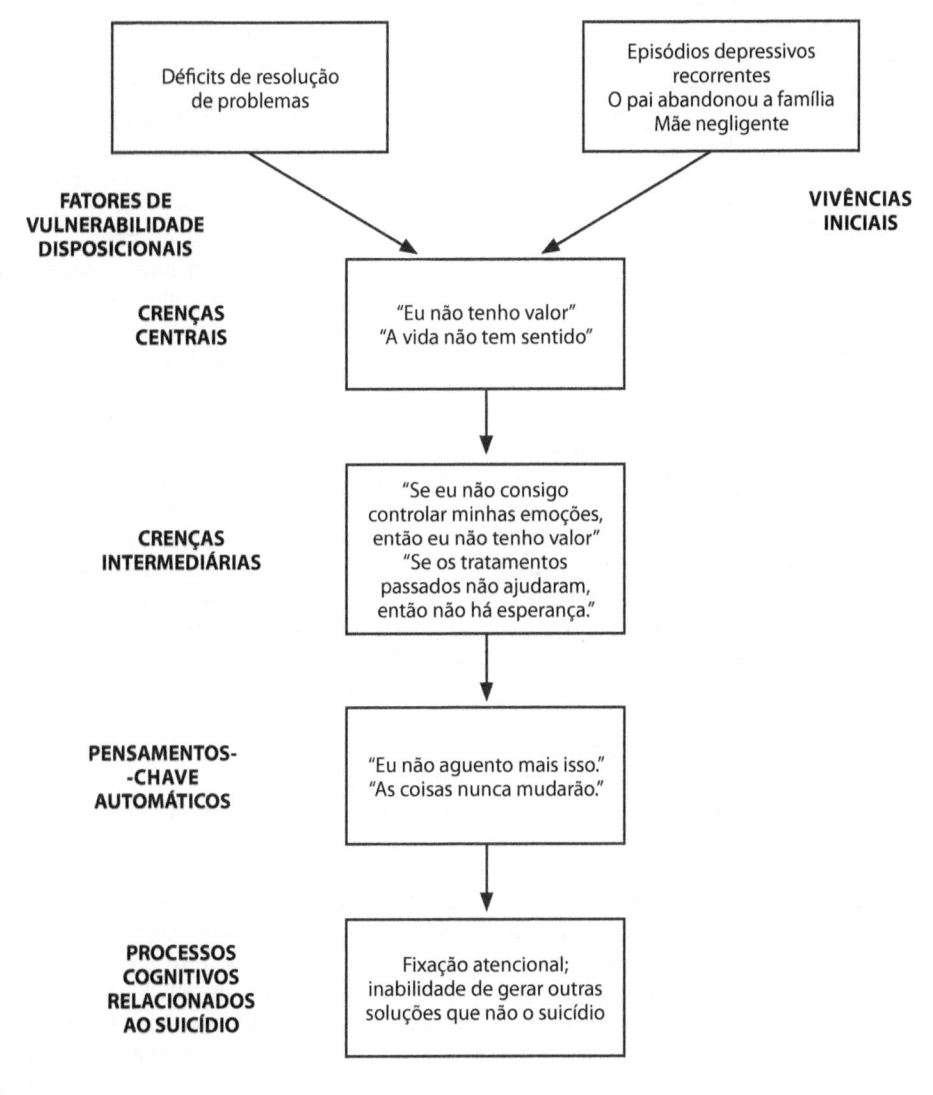

FATORES DE VULNERABILIDADE DISPOSICIONAIS: Déficits de resolução de problemas

VIVÊNCIAS INICIAIS: Episódios depressivos recorrentes; O pai abandonou a família; Mãe negligente

CRENÇAS CENTRAIS: "Eu não tenho valor"; "A vida não tem sentido"

CRENÇAS INTERMEDIÁRIAS: "Se eu não consigo controlar minhas emoções, então eu não tenho valor"; "Se os tratamentos passados não ajudaram, então não há esperança."

PENSAMENTOS-CHAVE AUTOMÁTICOS: "Eu não aguento mais isso."; "As coisas nunca mudarão."

PROCESSOS COGNITIVOS RELACIONADOS AO SUICÍDIO: Fixação atencional; inabilidade de gerar outras soluções que não o suicídio

FIGURA 7.4
A conceituação cognitiva do caso de Janice.

viver e oferecer uma lógica para identificar a prevenção do suicídio como um objetivo do tratamento. Por exemplo, o clínico pode afirmar que a resolução de viver de uma pessoa muitas vezes se dissipa em momentos de estresse ou de desesperança, e que agora é o momento, quando os pacientes estão se sentindo melhores, de aprenderem estratégias específicas para administrar crises suicidas no futuro. Outros pacientes podem recusar a prevenção do suicídio como um objetivo do tratamento porque estão ambivalentes quanto ao desejo de viver e ao desejo de morrer. É essencial abordar os pensamentos automáticos desses pacientes sobre questões de vida-e-morte, com o objetivo de oferecer a eles um senso de esperança de que seus problemas podem ser resolvidos.

Após os pacientes terem concordado que a prevenção do suicídio é um importante objetivo do tratamento, eles e seus clínicos irão identificar objetivos adicionais do tratamento. Esses objetivos geralmente envolvem abordar os fatores de vulnerabilidade disposicionais (por exemplo, déficits na resolução de problemas) que são associados ao risco de suicídio. Muitas vezes, os pacientes irão preferir que objetivos secundários sejam acrescentados ao plano de tratamento, como os transtornos psiquiátricos ou de abuso de substância que foram diagnosticados durante a avaliação psicológica, ou problemas psicológicos que eles estavam experimentando durante o período da crise suicida. Encorajamos os clínicos a abordarem esses objetivos de tratamento no contexto da recente crise suicida do paciente e do risco de futuros atos suicidas. O objetivo primário do tratamento de Janice era prevenir outra tentativa de suicídio, e seus objetivos secundários incluíam desenvolver estratégias para administrar seu transtorno de humor, o que ela identificou como contribuindo com sua ideação suicida, e encontrar um emprego, o que a ajudaria a construir um senso de valor próprio e a se mudar da casa de sua mãe. O clínico esperava que abordar o problema de encontrar um emprego ajudaria Janice a desenvolver habilidades de resolução de problemas, as quais ela poderia então usar para lidar com outros problemas e crises. Além disso, os objetivos do tratamento também podem envolver a modificação de crenças centrais que são identificadas a partir da conceituação cognitiva do caso. Janice esperava modificar as crenças de que ela não tem valor, de que a vida não tem sentido e de que ela não consegue suportar dores emocionais.

Os pacientes podem desejar, ocasionalmente, incluir um objetivo de tratamento que seja vago ou para o qual não esteja claro se ele realmente pode ser atingido. Nessas circunstâncias, o clínico pode pedir aos pacientes que delineiem o objetivo em termos comportamentais. Por exemplo, se os pacientes indicam que o objetivo do tratamento é ser menos depressivo, o clínico pode pedir a eles que descrevam como uma outra pessoa (por exemplo, um amigo ou familiar) saberia que eles estão menos depressivos. Quando Janice foi solicitada a descrever como sua mãe iria reconhecer que ela está menos depressiva, relatou que ela estaria socializando com seus amigos mais frequentemente, chorando menos e fazendo coisas para melhorar sua vida, como conseguir um emprego. O clínico delineou ainda mais o objetivo do tratamento pedindo a Janice que descrevesse o tipo e a frequência dessas atividades sociais. Janice então decidiu que um objetivo razoável para ela era encontrar uma antiga colega de classe para almoçar duas vezes por mês.

Selecionando uma estratégia de intervenção

Após estabelecer os objetivos do tratamento, o clínico e o paciente selecionam as intervenções cognitivas e comportamentais específicas que mais provavelmente irão prevenir um futuro ato suicida. Com base na conceituação cognitiva do caso, o clínico e o paciente determinam quais problemas ou déficits de habilidades são percebidos como sendo os mais ameaçadores e perigosos à vida. Esses problemas geralmente incluem pensamentos automáticos ou comportamentos específicos que coincidem com as decisões dos pacientes de acabarem com suas vidas, que foram identificadas na linha do tempo da crise suicida recente do paciente. Reconhecemos que algumas vezes é difícil determinar quais problemas ou déficits de habilidades são mais perigosos, pois existem muitas variáveis diferentes que contribuem para os atos suicidas dos pacientes, ou porque eles ainda estão em crise. Se os pacientes realizaram mais de uma tentativa de suicídio, eles e seus clínicos podem construir linhas do tempo adicionais de tentativas anteriores para identificar os mais ameaçadores ou perigosos déficits através dos episódios suicidas.

Uma vez que os pensamentos-chave automáticos ou os comportamentos tenham sido identificados, intervenções específicas são escolhidas para lidar com eles. Conforme descrito no Capítulo 8, muitas estratégias de intervenção cognitivas e comportamentais podem ser usadas para contornar um futuro ato suicida. Como o clínico escolhe a mais apropriada? Os clínicos podem se fazer as seguintes perguntas:

a) Qual intervenção é percebida pelo clínico e paciente como sendo a mais útil para prevenir um futuro ato suicida?
b) Qual intervenção teria ajudado a fazer a diferença na prevenção de uma tentativa anterior?
c) Qual intervenção parte dos recursos existentes do paciente? e
d) Qual intervenção faria a diferença mais ampla na vida do paciente?

Essas questões podem ser abordadas diretamente com os pacientes, com os familiares dos pacientes ou com uma equipe de supervisão.

RESUMO E INTEGRAÇÃO

A conceituação cognitiva do caso forma a coluna vertebral da terapia cognitiva para pacientes suicidas. Ela é uma compreensão do quadro clínico dos pacientes suicidas, com base no modelo cognitivo, que incorpora fatores de vulnerabilidade disposicionais, crenças e cognições relacionadas ao suicídio e processos cognitivos que estavam operando no momento da crise suicida. A conceituação cognitiva do caso está sempre evoluindo. Quando um clínico encontra pela primeira vez um paciente, ele pode formar a conceituação com base em uma combinação da informação que o paciente revela, da informação dos prontuários do paciente e da experiência clínica com pacientes similares; ou seja, o clínico gera hipóteses sobre os fatores cognitivos, afetivos, comportamentais e situacionais associados à recente crise suicida do paciente. Entretanto, a conceituação cognitiva do caso é modificada conforme o clínico obtém mais informações, desenvolve uma relação com o paciente e observa os comportamentos do mesmo ao longo do tempo. Uma vez que a linha do tempo de eventos associados à mais recente crise suicida tenha sido construída e uma sólida conceituação cognitiva do caso tenha sido desenvolvida, o clínico e o paciente avançam para a fase intermediária do tratamento.

A conceituação cognitiva do caso serve a muitos propósitos. Acreditamos que os clínicos tomam decisões que são informadas pela teoria, e a conceituação de caso traz a teoria cognitiva à vida no caso de pacientes individuais. Ela ajuda a organizar grandes quantidades de informação e torna os comportamentos do paciente compreensíveis à luz dos esquemas que foram desenvolvidos com base em suas experiências anteriores. A conceituação cognitiva do caso também guia o desenvolvimento do plano de tratamento e das estratégias específicas de intervenção selecionadas pelo clínico. Por exemplo, quando um paciente suicida está em crise, um clínico pode adotar estratégias para modificar pensamentos automáticos como "Eu não aguento mais isso" ou para interromper a fixação atencional. Quando a crise aguda tiver se resolvido, o clínico pode adotar estratégias para modificar a crença central de que não há esperança para o futuro. Como é visto no Capítulo 8, existem numerosas estratégias para alcançar especificamente esses objetivos.

8
A FASE INTERMEDIÁRIA DO TRATAMENTO

Na fase intermediária do tratamento, o clínico visa ajudar os pacientes a desenvolverem habilidades de *coping* cognitivas, comportamentais e afetivas para administrar a ideação suicida e reduzir a probabilidade de eles se engajarem em futuros atos suicidas. As intervenções que são selecionadas na fase intermediária derivam da conceituação cognitiva do caso e do plano de tratamento. Os pacientes suicidas muitas vezes têm muitos problemas, incluindo transtornos psiquiátricos, transtornos relacionados a substâncias, problemas físicos crônicos, problemas psicossociais profundos (como poucos recursos financeiros, rede social limitada) e acesso restrito a serviços médicos e sociais. Esses problemas múltiplos e complexos são desafiadores para o clínico, dado que muitas vezes o tempo e os recursos disponíveis são limitados para abordar todos os problemas que podem estar associados à tentativa de suicídio anterior. Assim como é dito no Capítulo 5, o foco principal da terapia cognitiva para pacientes suicidas deve ser

a) as questões que estavam relacionadas mais proximamente à crise suicida;
b) as intervenções que são percebidas tanto pelo clínico como pelo paciente como sendo as mais úteis para prevenir um futuro ato suicida; e
c) os pensamentos, as crenças ou os comportamentos que interferem na adesão e a conformidade ao tratamento.

A fase intermediária do tratamento deve ser conduzida de modo a estabelecer um equilíbrio entre estrutura e flexibilidade. Por um lado, os clínicos são encorajados a aderir à estrutura da sessão descrita no Capítulo 5 para manter uma abordagem eficiente e focada para prevenir o suicídio. Por outro lado, intervenções específicas devem ser implementadas de forma flexível para que perturbações agudas sejam gerenciadas e para que os pacientes possam tolerar a atenção a questões que têm o potencial de serem dolorosas e embaraçosas para eles. O clínico deve ter em mente o modelo cognitivo dos atos suicidas, a estrutura da sessão da terapia cognitiva, a conceituação cognitiva do quadro clínico do paciente e o atual nível de perturbação deste à medida que direciona a sessão. Além disso, pode-se referir o guia de autoajuda *Choosing to Live: How to Defeat Suicide Through Cognitive Therapy* aos pacientes (T. E. Ellis e Newman, 1996) para suplementar as estratégias visadas no tratamento.

O leitor que já é familiarizado com a terapia cognitiva irá reparar que muitas das estratégias descritas subsequentemente são similares àquelas incorporadas na terapia cognitiva para pacientes não suicidas. Em que sentido este protocolo de tratamento é único? Primeiro, nosso tratamento é uma intervenção direcionada, de modo que o conteúdo da sessão é dedicado ao entendimento da crise suicida mais recente, conceituando-a à luz do modelo cognitivo e desenvolvendo estratégias para reduzir a probabilidade de futuras crises suicidas. O material que os clínicos e os pacientes introduzem na sessão é considerado no contexto da crise suicida mais recente do paciente ou da atual ideação suicida, e fatores específicos que aumentam o risco de futuros atos suicidas assumem uma importância primária no tratamento (ou seja, a fase aguda do tratamento). É somente quando tanto o clínico quanto o paciente estão confiantes de que este será capaz de gerenciar futuras crises suicidas que o foco do tratamento muda para outras áreas de importância, como os sintomas de um transtorno psiquiátrico particular ou um problema psicossocial atual (ou seja, a fase de continuação do tratamento). Segundo, as estratégias utilizadas com os pacientes suicidas são concretas e voltadas para as que podem ser facilmente acessadas em momentos de crise, em vez de aquelas que são mais complexas e requerem atenção sistemática. Por exemplo, uma estratégia cognitiva comum utilizada com pacientes não suicidas é o *Registro de Pensamentos Disfuncionais* (A. T. Beck, Rush, Shaw e Emery, 1979; J. S. Beck, 1995), no qual os pacientes registram situações, pensamentos e emoções em colunas para identificar e avaliar pensamentos automáticos negativos. Em nossa experiência, pacientes suicidas em um estado de desesperança que são consumidos pela fixação atencional muitas vezes não têm a capacidade de se engajar em tal exercício, então é importante para o clínico desenvolver gatilhos que promovam mudanças cognitivas, emocionais e comportamentais imediatas.

ESTRUTURANDO A SESSÃO NA FASE INTERMEDIÁRIA

A estrutura básica das sessões na fase intermediária do tratamento segue o formato apresentado no Capítulo 5. Ou seja, o clínico começa com uma verificação de humor, encoraja os pacientes a fazerem uma retomada da sessão anterior, colaborativamente estabelece uma agenda com os pacientes, revisa a tarefa de casa, discute itens na agenda, faz sínteses periódicas, trabalha com os pacientes para desenvolver novas tarefas de casa, faz um resumo final e obtém *feedback*. Entretanto, existem itens adicionais que são abordados em cada sessão da terapia cognitiva com pacientes suicidas. Esses itens incluem

a) avaliação do risco de suicídio,
b) avaliação do uso de álcool e drogas,
c) avaliação da conformidade com outros serviços, e
d) revisão do plano de segurança.

Avaliação do risco de suicídio

Uma breve avaliação do risco de suicídio deve ser conduzida em cada uma das sessões, pois a avaliação continuada do risco de suicídio é um dos passos mais importantes para garantir a segurança dos pacientes e para desenvolver um plano apropriado para cada sessão. A avaliação é feita como parte da breve verificação de humor; portanto, essa verificação foca mais na ideação e na intenção suicida e menos no humor do que as breves verificações de humor da terapia cognitiva para pacientes não suicidas. Ainda que os clínicos devam monitorar o risco de suicídio em todos os seus pacientes, isso é particularmente importante para pacientes que recentemente tiveram uma crise suicida, porque eles estão em alto risco. Portanto, os clínicos devem fazer uma série de perguntas para avaliar muitos aspectos do risco de suicídio, como

a) "Você tem vontade de morrer ou sente que a vida não vale a pena ser vivida?"
b) "Você tem vontade de se matar?"
c) "Você pretende se matar?"
d) "Você tem um plano para se matar?" e
e) "Você sente que não há esperança para o futuro?"

Outras questões podem ser feitas que são exclusivas a um perfil de risco de suicídio do paciente, como gatilhos, pensamentos, crenças ou comportamentos associados com a recente crise suicida. Alternativamente, os pacientes podem completar inventários padronizados, como o Inventário de Depressão de Beck, antes de cada sessão, e o clínico pode focar-se em suas respostas a itens avaliando os pensamentos e os desejos suicidas e o pessimismo. O clínico também pode verificar com os pacientes sobre seu humor geral, mas isso geralmente será de importância secundária ao relato do paciente de sua ideação e intenção suicida.

Um princípio geral para os clínicos é que qualquer ideação suicida ou desesperança severa, mudança abrupta no quadro clínico, falta de melhora ou piora na condição do paciente a despeito do tratamento, perda significativa ou outros sinais de alerta que foram listados no plano de segurança indicam um aumento no risco de suicídio. Quando for determinado que um aumento no risco está presente, uma avaliação mais detalhada do risco de suicídio, como a descrita no Capítulo 6, deve ser conduzida, e um plano de ação para gerenciar o risco deve ser colocado em primeiro lugar na agenda. Muitas vezes, um plano de ação envolve revisar o plano de segurança e modificá-lo ou acrescentar algo a seus componentes.

Avaliação de álcool e drogas

Muitos pacientes que experimentam crises suicidas abusam de álcool ou drogas (por exemplo, Adams e Overholser, 1992), e, quando estão ativamente usando substâncias, seu risco de tentar o suicídio aumenta, geralmente em função da diminuição de inibição e do julgamento limitado. Os clínicos devem avaliar como foi o uso dessas substâncias no período de tempo desde a última sessão, particularmente com aqueles pacientes que têm um histórico de problemas com álcool e drogas (ver Capítulo 13). Se os pacientes respondem afirmativamente, é importante identificar a frequência do uso da substância, a quantidade utilizada, os efeitos no humor e o risco de comportamentos autoagressivos. O clínico também pode avaliar o desejo dos pacientes de usar álcool e drogas, especialmente nos casos em que uma recaída no uso de drogas foi associada à última crise suicida. Por exemplo, o clínico pode perguntar aos pacientes, "Em uma escala de 0 a 100, com 0 indicando *nenhum desejo* e 100 indicando um *desejo muito forte*, qual é seu atual desejo de utilizar [insira o nome da substância] neste momento?" Os pacientes que relatarem uma recaída nas álcool ou drogas ou que sentirem uma urgência de usar essas substâncias devem ser avaliados mais a fundo quanto à probabilidade desse uso, para que um plano de ação apropriado possa ser desenvolvido. Similarmente à ideação suicida e à desesperança, o uso de álcool ou drogas é avaliado durante a breve verificação de humor.

Avaliação da conformidade ao tratamento

De acordo com o que é afirmado no Capítulo 2, a maior parte dos pacientes suicidas são diagnosticados com pelo menos um transtorno psiquiátrico e, como resultado disso, muitos deles tomam medicamentos psicotrópicos. Portanto, a cada sessão, o clínico interroga os pacientes quanto à ocorrência de alguma mudança em sua medicação. Em acréscimo, o clínico pergunta se houve alguma dificuldade em tomar a medicação conforme prescrito, a data da última consulta com o profissional que prescreveu a medicação e a data da próxima consulta. Se houver algum problema para tomar as medicações ou cumprir com os compromissos agendados relacionados à medicação, essa questão de conformidade é colocada na agenda para uma maior discussão, pois provavelmente assinala um importante problema que tem relevância na prevenção do suicídio (por exemplo, uma atitude negativa em relação ao tratamento, ou desorganização). Finalmente, algumas medicações têm o potencial de serem letais se tomadas em grandes quantidades (como no caso de Janice, com suas pílulas para dormir), então monitorar o uso dessas medicações em particular é uma extensão da avaliação do risco de suicídio.

Os pacientes suicidas muitas vezes necessitam de outros serviços profissionais, como tratamento médico continuado, tratamento para dependência química e serviços sociais. Durante essa breve verificação de humor, os clínicos avaliam se os pacientes estão em conformidade com esses outros serviços. Se os pacientes dão uma indicação de que não estão de acordo, então o clínico acrescenta esse item na agenda e aborda os desacordos usando as estratégias descritas mais adiante neste capítulo.

Revisão do plano de segurança

O clínico revisa, periodicamente, o plano de segurança que foi desenvolvido durante a fase inicial do tratamento para atualizar o plano com as novas habilidades aprendidas, com novos contatos desenvolvidos e com quaisquer problemas que surjam na utilização do plano. Esse processo pode começar durante a avaliação do risco de suicídio, quando o clínico pergunta aos pacientes se o plano de segurança tem sido útil na redução da ideação suicida, ou para ajudá-los a evitar crises suicidas. Entretanto, um trabalho adicional no plano de segurança é incluído como um item na agenda quando necessário. Se os pacientes não usaram o plano de segurança durante uma crise, é importante identificar os obstáculos para o uso do plano de segurança em momentos de necessidade. Os clínicos devem revisar cuidadosamente os pensamentos automáticos dos pacientes, incluindo suas expectativas quanto ao grau no qual o plano de segurança será útil, e usar as estratégias cognitivas descritas no Capítulo 5 para avaliar quaisquer percepções negativas a respeito do plano de segurança. Outras questões a respeito da conformidade podem ser abordadas modificando-se o plano de segurança e garantindo que ele esteja acessível em momentos de crise, para que seja mais amigável ou mais relevante para as crises suicidas dos pacientes.

ESTRATÉGIAS DE INTERVENÇÃO

As intervenções específicas que são aplicadas durante a fase intermediária são classificadas dentro dos domínios comportamentais, emocionais e cognitivos. Estratégias no domínio comportamental incluem aumentar as atividades prazerosas, melhorar o apoio social, aumentar a conformidade com os tratamentos médicos, psiquiátricos, de dependência química e com os serviços sociais. Estratégias no domínio emocional promovem habilidades de *coping* afetivo, o que ajuda a regular a reatividade emocional durante momentos de perturbação. Estratégias no domínio cognitivo incluem modificar crenças disfuncionais, identificar razões para viver, aumentar as estratégias de resolução de problemas e reduzir a impulsividade. Ainda que separemos essas estratégias nessas três grandes classes, na realidade, as estratégias comportamentais, emocionais e cognitivas são utilizadas em conjunto para atingir um resultado desejado. Por exemplo, às vezes os pacientes estão relutantes quanto a implementar as estratégias comportamentais e emocionais discutidas na sessão. Nesses casos, o clínico avalia as atitudes negativas a respeito dessas estratégias e usa estratégias cognitivas para identificar e modificar essas cognições negativas. Além disso, quando os pacientes utilizam com sucesso estratégias emocionais e comportamentais, é importante identificar e articular as mudanças cognitivas concorrentes que ocorrem para aumentar a sensação de domínio do paciente. Uma aplicação bem sucedida das estratégias cognitivas e emocionais muitas vezes proporciona evidências aos pacientes de que eles podem gerenciar as perturbações e diminuir as crises suicidas. Não obstante, estratégias cognitivas muitas vezes requerem uma resposta comportamental dos pacientes, como se engajar em um experimento comportamental para testar a validade de uma crença em particular.

Estratégias comportamentais

Em nossa experiência clínica, muitos clínicos e pacientes escolhem focar-se primeiro no desenvolvimento de estratégias comportamentais para administrar as crises suicidas. Os pacientes comumente são motivados pelas mudanças relativamente imediatas em suas vidas que eles alcançam por meio das estratégias comportamentais, as quais reduzem a reatividade emocional e os colocam em uma melhor posição para avaliar as crenças subjacentes que levam à ideação suicida e aos atos suicidas. Além disso, essas estratégias muitas vezes alcançam alguns dos mesmos objetivos das estratégias cognitivas, pois traz esperança aos pacientes e demonstram que seus problemas são toleráveis.

Aumentando as atividades prazerosas

Conforme é mencionado no Capítulo 5, uma estratégia que pode ser utilizada com pacientes que estão desesperançosos e inativos é aumentar a quantidade de tempo que eles se engajam em atividades prazerosas. Uma vantagem de se focar nessa estratégia comportamental primeiro é que ela tem o potencial de aumentar o engajamento dos pacientes com seus ambientes, aumentar as oportunidades para reforços positivos e prazer, e aumentar suas motivações para abordar outros problemas que são mais complexos. No Capítulo 5, descrevemos uma estratégia na qual os pacientes monitoram as atividades nas quais se engajam a cada hora do dia e designam classificações de prazer e de realização para cada atividade. Propomos uma variação dessa atividade para pacientes suicidas, pois o objetivo é fazer com que eles se envolvam com seus ambientes tão imediatamente quanto possível, em vez de após um período de tempo dedicado ao monitoramento.

O clínico e o paciente colaborativamente geram uma lista de atividades prazerosas que possam ser facilmente realizadas. A lista deve incluir uma mistura de atividades recreativas solitárias e atividades sociais, para que os pacientes não sejam exclusivamente dependentes da presença de outros para usar essa estratégia. Após uma lista de atividades ter sido desenvolvida, os pacientes e os clínicos classificam as atividades que eles veem como as mais prazerosas e as atividades que veem como as que eles têm mais chances de fazer. Atividades que requerem mais esforço, como organizar uma saída de grupo, ou que requerem mais recursos financeiros são geralmente menos desejáveis do que atividades que podem ser implementadas mais facilmente. Ocasionalmente, os pacientes têm dificuldades para gerar uma lista de atividades que considerem prazerosas. Nesses casos, é útil pedir a eles que pensem em um período em suas vidas no qual eram mais felizes, ou quando não estavam sentindo-se suicidas, e lhes pedir para descrever os tipos de atividades de que costumavam gostar. Para garantir mais ainda que os pacientes irão até o fim com a atividade, uma programação ou calendário pode ser usado para registrar as datas e os momentos específicos em que a atividade deve ser realizada. Além disso, os pacientes são encorajados a classificar o grau de prazer proporcionado por cada atividade em uma escala, com 0 indicando *nenhum prazer* e 100 indicando *uma grande quantidade de prazer*. Essas classificações objetivas ajudam a proporcionar evidências aos pacientes de que eles têm a capacidade de experimentar prazer em suas vidas. Obviamente, o engajamento em atividades prazerosas ocorrerá fora da sessão de terapia, então uma tarefa de casa lógica é realizar uma ou mais dessas atividades. Na sessão seguinte de terapia, se os pacientes indicarem que completaram com sucesso as atividades, então o plano de segurança deve ser atualizado para incluí-las, de modo que elas possam ser usadas quando um sinal de alerta para uma crise suicida for identificado.

O que segue é um exemplo da maneira como essa estratégia foi utilizada com Janice. Essa é a terceira sessão de terapia cognitiva; as primeiras duas sessões foram conduzidas completando uma avaliação abrangente de risco de suicídio e uma avaliação psicológica, desenvolvendo um plano de segurança e obtendo uma descrição narrativa dos eventos que a levaram à tentativa. Ela pontuou dentro da área severa no

Inventário de Depressão de Beck no começo dessa sessão e relatou níveis altos de desesperança e melancolia. O clínico decidiu visar um aumento nas atividades prazerosas para modificar sua crença de que "a vida é sem sentido e não tem nada a oferecer." Repare que inicialmente Janice teve dificuldades para identificar atividades prazerosas e que o clínico utilizou estratégias cognitivas para avaliar a ideia de que essas atividades são triviais e serão inúteis.

Clínico: [concluindo a breve verificação de humor] Eu lamento ouvir que as coisas não melhoraram muito para você ao longo das duas últimas semanas. [pausa] Eu tenho uma ideia de algo que podemos fazer juntos e que tem o potencial de melhorar o seu humor e refutar a ideia de que a vida não tem nada a lhe oferecer. Você estaria disposta a colocar isso na nossa agenda?

Janice: [suspira] Eu não sei que bem isso fará. Mas se você quer, vá em frente.

Clínico: [termina a agenda e prossegue para a discussão deste item] Eis a minha ideia. E se nós desenvolvêssemos juntos uma lista de coisas que você gosta de fazer – ou seja, coisas que dão a você uma sensação de prazer. Então, quando você estiver se sentindo especialmente vulnerável, muito depressiva ou até suicida, você pode consultar essa lista e pensar em algo para fazer que possa realmente ajudar você a se sentir melhor.

Janice: Eu não sei, eu já tentei tudo. Não é tão simples.

Clínico: Você está absolutamente certa. Sentir-se deprimida e suicida é muito complexo. Em minha experiência, eu descobri que essa lista é um bom primeiro passo, mas certamente não é o *único* passo. Não irá necessariamente curar todos os seus problemas, mas poderá dar a você um lampejo de esperança de que você pode fazer algumas coisas que a farão sentir-se bem em vez de podre.

Janice: Eu nem sei por onde começar a fazer uma lista como essa. Eu não gosto de nada.

Clínico: Bem, quando você estava sentindo-se melhor, que tipo de coisas você gostava de fazer?

Janice: [assoa o nariz] Eu já lhe disse, eu acho que eu nunca realmente me senti bem.

Clínico: Sim, eu me lembro. O que você está me dizendo é que você nunca gostou de nenhuma atividade em sua vida inteira?

Janice: [pausando] Bem, não, eu acho que houve ocasiões em que pelo menos *algumas* foram divertidas. Mas é tudo diferente agora. Eu não posso fazer essas coisas.

Clínico: [escolhendo ignorar a ideia de que ela não pode fazer essas coisas até que ela descubra que atividades são essas] Em que tipo de coisas você está pensando agora?

Janice: Antes de eu voltar à universidade, no começo dos anos 1990, havia alguns programas de TV de que eu gostava. Mas eles não estão mais passando.... [silencia]

Clínico: Alguma outra coisa?

Janice: Bem, eu acho que eu lia revistas. Eu costumava ter umas duas assinaturas. E eu costumava sair com amigas de vez em quando, para almoçar ou para ver um filme. Mas como eu disse, eu perdi o contato com meus velhos amigos.

Clínico: Você fez algo muito importante. Você identificou três atividades que você acha prazerosas e que têm o potencial de melhorar o seu humor e refutar a ideia de que a vida não tem nada a lhe oferecer. Mas eu também ouvi você dizer que seria mais difícil realizar essas atividades – os programas de TV não passam mais, suas assinaturas acabaram e você não tem mais contato com seus amigos. [pausa] O que eu me pergunto é se existe um jeito de contornar um ou mais desses obstáculos.

Janice: [melancólica] Eu não vejo como.

Clínico: Bem, ler revistas, por exemplo. Uma pessoa precisa ter uma assinatura para ler uma revista?

Janice: Bem... não... Eu acho que eu poderia comprar uma na loja.

Clínico: [demonstrando entusiasmo] Essa é uma ótima ideia. Alguma outra forma de contornar esses obstáculos?

Janice: Eu acho que aqueles programas de TV não passam mais. Mas eu acho que um dos programas saiu em DVD. Talvez eu pudesse alugá-lo.

Clínico: Parece um bom começo. [não insiste na saída com os amigos, reconhecendo que esse é um problema maior que não será resolvido em uma sessão] Vamos começar uma lista. [pega um pedaço de papel e escreve] "1. Ir até uma loja e comprar uma revista. 2. Alugar [nome do programa de TV] em DVD." Estamos indo bem agora, Janice. Você tem certeza de que não há mais nada para a lista?

Após essa abordagem ter sido modelada para Janice, ela identificou três atividades adicionais:

a) cozinhar seu prato de massa preferido,
b) brincar com seu gato, e
c) ir ao cinema com sua mãe.

O clínico tentou garantir que essas atividades fossem simples, objetivas e administráveis, dado o alto nível de depressão e desesperança de Janice. Mais tarde na sessão, o clínico avaliou a probabilidade de Janice engajar-se em pelo menos uma dessas atividades no período entre aquele momento e a próxima sessão e identificou um momento específico em que ela faria aquela atividade. Janice decidiu que ela alugaria o DVD em seu caminho para casa de volta da sessão de terapia e assistiria alguns episódios naquela noite. Quando ela retornou para a próxima sessão, indicou que assistiu a vários episódios da série e foi agradavelmente surpreendida com o quanto ela gostou de assisti-los. Janice também leu parte de uma revista que ela comprou na loja e brincou com seu gato em várias ocasiões. Portanto, o clínico trabalhou com Janice para acrescentar essas atividades ao plano de segurança.

Melhorando os recursos sociais

Muitos pacientes suicidas entram em tratamento com a ideia de que ninguém se importa com eles (Fridell, Ojehagen e Träskman-Bendz, 1996). Portanto, outro objetivo de nosso protocolo de terapia cognitiva é melhorar a rede social de apoio dos pacientes, o que envolve ou fortalecer as relações existentes dos pacientes com a família e os amigos, ou desenvolver novas relações, caso haja uma escassez de pessoas próximas nas vidas dos pacientes. É importante que o clínico não se torne o único apoio social do paciente; em vez disso, é melhor ajudar os pacientes a restabelecerem vínculos com os outros, preferencialmente com as pessoas mais saudáveis que já estejam em sua rede de apoio. Na maioria dos casos, essas redes de apoio não são particularmente fortes ou bem desenvolvidas, mas sua mera existência pode proporcionar aos pacientes um senso de pertencimento e de esperança de que essas relações possam ser fortalecidas. Reconhecemos que não é realista esperar que os pacientes curem todas as feridas nos relacionamentos existentes ou que estabeleçam relações próximas e apoiadoras com muitas pessoas novas em uma intervenção tão focada e de curto prazo quanto esta. Entretanto, o trabalho nessa questão pode ter início na fase aguda do tratamento, e dificuldades relacionais duradouras podem ser abordadas na fase de continuação.

Portanto, encorajamos os clínicos a começarem pedindo aos pacientes que desenvolvam uma lista de pessoas que têm o potencial de serem parte de seu sistema social de apoio, mesmo se esses indivíduos só possam oferecer apoio limitado ou de um tipo específico. Em muitas circunstâncias, os pacientes são prazerosamente surpreendidos ao verem que eles têm algum tipo de rede de apoio disponível. Então, usando um calendário, os pacientes podem ser encorajados a agendar tantas atividades sociais positivas quanto possível com indivíduos em sua lista. Além disso, o clínico pode apoiar os pacientes na retomada de contato com antigos amigos, vizinhos, membros de sua igreja e outros recursos comunitários. Em todos esses casos, o clínico deve utilizar estratégias cognitivas para avaliar ideias irrealistas de que

a) familiares e amigos não ligam para seu bem-estar,
b) familiares e amigos não oferecem assistência em momentos de necessidade, e
c) eles serão uniformemente rejeitados pelos outros.

Em certos momentos, torna-se claro que os pacientes estão se comportando de forma a se autoderrotarem e a sabotarem suas relações próximas. Por exemplo, pacientes suicidas são muitas vezes indiferentes a palavras gentis e interações com os outros em função de seu senso de desespero, desesperança e baixa autoestima. Nesses casos, o clínico pode encorajar esses pacientes a buscarem ativamente por gestos ou palavras gentis de outros e aceitar convites em vez de rejeitá-los automaticamente. O clínico pode também encorajar os pacientes a serem proativos ao dar elogios e fazer convites. Experimentos comportamentais podem ser desenvolvidos para testar seus pressupostos de que seus atos gentis passarão despercebidos, não serão recíprocos ou serão rejeitados. Além disso, muitos pacientes suicidas estão em tal dor emocional que são incapazes de se focar nas necessidades dos outros. Para melhorar seus relacionamentos, é imperativo que os pacientes trabalhem em direção ao objetivo de tratar as pessoas mais importantes em suas vidas com consideração e respeito.

Notamos que os pacientes suicidas, em particular, muitas vezes subutilizam seus recursos familiares. Ainda que esses pacientes algumas vezes concluam que seus familiares não ajudam ou são críticos, em muitos casos é mais tarde revelado que existem vários membros da família que se importam e que fazem um esforço para se envolverem mais na vida dos pacientes. Também observamos que, em certos momentos, membros da família podem desistir por estarem sobrecarregados com seu próprio senso de desesperança ou porque repetidas tentativas não são recíprocas ou sequer notadas. Portanto, concluímos que é útil dedicar uma ou duas sessões para um encontro com a família, quando clinicamente indicado, para compreender e capitalizar a partir dos recursos da família. O encontro com a família ajuda o clínico a determinar o grau no qual a crença dos pacientes de que eles estão sozinhos é verdadeira (*versus* o grau em que ela é uma distorção). Além disso, durante a sessão com a família, o plano de segurança pode ser revisado com os familiares, desde que haja o consentimento do paciente. Aos membros da família pode-se ensinar

a) como reconhecer sinais de alerta de uma crise iminente,
b) questões específicas que podem ser feitas aos pacientes para determinar se eles estão em uma crise, e
c) como ajudar os pacientes a implementar estratégias de *coping* para lidar com uma crise ou ajudá-los a contatar outros profissionais durante um período de crise.

Finalmente, como é mencionado no Capítulo 6, familiares podem ser úteis para tornar o ambiente mais seguro, como tomar a atitude de remover armas letais de suas casas.

Janice claramente tinha déficits em seu sistema de apoio social. Não apenas havia perdido contato com seus amigos, mas tinha relações difíceis com sua mãe e seu padrasto, com quem ela residia. Janice percebia seu padrasto como sendo muito hostil e crítico a respeito dela, e ressentia-se de sua mãe por não lhe auxiliar. O clínico julgou que um primeiro passo lógico para melhorar a rede de apoio social de Janice seria abordar sua relação com a mãe, pois esse relacionamento estava associado à menor quantidade de conflito, era uma relação que já existia (e não uma que teria que ser reconstruída, como com seus amigos) e às vezes Janice mencionava que sua mãe expressava cuidado e preocupação com ela. O diálogo a seguir ocorreu na Sessão 4, após Janice ter algum sucesso em engajar-se em atividades prazerosas.

Clínico: Então, qual foi o resultado de realizar essas atividades?
Janice: Bem, eu não me senti suicida esta semana, se é isso que você está perguntando.
Clínico: Essas são ótimas notícias, Janice. E como fazer essas atividades afetou sua visão de que a vida não tem nada a lhe oferecer?
Janice: Eu ainda acho que não tem. Quero dizer, que tipo de pessoa se fecha em um quarto e lê revistas e assiste DVDs? Eu ainda não tenho amigos. Eu ainda realmente não *vou* a parte alguma com pessoas.
Clínico: Parece que as atividades ajudaram a estabilizar o seu humor e a distraí-la de pensar sobre outros problemas em sua vida, mas que esses problemas ainda estão lá.
Janice: Sim.
Clínico: Você acabou de mencionar amigos e ir a lugares *com pessoas*. Isso sugere que você se sentiria melhor sobre sua vida se seus relacionamentos melhorassem?
Janice: Sim, mas eu não vejo como eu poderia fazer isso.

O clínico prosseguiu avaliando as possibilidades de abordar os relacionamentos de Janice com sua mãe e seu padrasto e reiniciar o contato com seus antigos amigos. Janice por fim concordou que a maior probabilidade de sucesso imediato poderia vir do foco no relacionamento com sua mãe.

Janice: Eu *acho* que eu poderia tentar passar mais tempo com minha mãe. Mas eu acho que as chances de isso ajudar são poucas. Ela *sempre* está com meu padrasto e não tem tempo para mim.
Clínico: Como você sabe que ela não tem tempo para você? Ela disse isso?
Janice: Bem, não, mas parece que todos os dias eles vão sair e fazer coisas, e eu não sou convidada.
Clínico: Oh, eu não percebi que você *queria* ser convidada a ir junto nas saídas deles.
Janice: Na maior parte das vezes eu não quero, mas seria legal ser convidada.
Clínico: Vamos virar o jogo por um momento. Digamos que você é sua mãe, e que sua mãe é você. Sua mãe andou tendo um momento difícil ultimamente e passa a maior parte do tempo no quarto dela. Quando você fala com ela, é bastante tenso. Você acharia que ela iria querer sair com você?
Janice: Eu ... acho que ... não. Eu acho que eu apenas pensaria que ela quer que eu a deixe em paz.
Clínico: Você acha que há uma possibilidade de ela não perguntar porque ela pensa que *você* só quer ser deixada em paz?
Janice: [relutantemente] Provavelmente. Especialmente porque eu realmente disse para ela que só queria ser deixada em paz.

O clínico prosseguiu ajudando Janice a identificar atividades que ela realizou com sua mãe no passado e que gostaria de fazer novamente. Então eles se engajaram em um exercício de interpretação de papéis, com Janice interpretando sua mãe e o clínico interpretando Janice, para praticar modos de pedir a sua mãe para passar um tempo com ela. Ao longo do processo, pensamentos automáticos negativos foram identificados (por exemplo, "Ela vai dizer não") e modificados (por exemplo, "Ela pode não ter como fazer algo no dia em que eu pedir a ela. Mas passamos muito tempo juntas no passado, então não há motivo para pensar que *nunca* passaremos momentos juntas novamente"). Ao longo do curso do tratamento, Janice fez maiores esforços para conectar-se com sua mãe, e próximo ao fim da fase de prevenção do suicídio do tratamento, sua mãe concordou em comparecer a uma sessão. Além disso, o leitor astuto irá reconhecer que Janice teve quatro sessões de terapia cognitiva – a quantidade com a qual ela concordou no início do tratamento. Ainda que Janice continue expressando dúvidas sobre se sua vida pode melhorar, ela optou por permanecer em tratamento, afirmando que gostou da abordagem ser "focada no problema".

Aumentando a conformidade com outros serviços

Como já se afirmou muitas vezes neste livro, os pacientes suicidas frequentemente enfrentam problemas psiquiátricos, de abuso de substâncias e de saúde física, bem como problemas sociais e econômicos. É provável, portanto, que eles se beneficiem de um conjunto de serviços que abordem essas necessidades. Em muitos casos, a necessidade desses serviços é urgente. Por exemplo, uma paciente com um sério problema crônico de saúde pode requerer um encaminhamento para um tratamento com um especialista, um paciente abusando de cocaína pode necessitar de um encaminhamento para um atendimento de dependência química, e um paciente que está desempregado e em situação de rua pode necessitar de um encaminhamento a um serviço social. Em cada caso, aumentar a conformidade dos pacientes com essas referências deve ser uma parte integral do tratamento para pacientes em risco de suicídio, já que esses problemas muitas vezes desencadeiam atos suicidas.

Ao trabalhar com pacientes para aumentar sua conformidade com serviços adjuntos, os clínicos precisam ter um conhecimento extenso do espectro de problemas que os pacientes suicidas apresentam e dos serviços que estão disponíveis a esses pacientes. Entretanto, é provável que os clínicos encontrem problemas e necessidades de serviços com os quais não estão familiarizados, e nesses momentos eles precisarão pesquisar opções de encaminhamento e consultar outros profissionais na comunidade conforme apropriado. Na verdade, consultar profissionais e serviços apropriados é central para se trabalhar efetivamente com essa população de pacientes, já que os tipos de problemas que apresentam dificilmente serão abordadas por um único profissional. Portanto, a integração dos serviços e a inclusão de serviços adjuntos é muitas vezes a chave para o sucesso geral do tratamento. Além disso, quanto mais conhecimento os clínicos tiverem sobre os problemas dos pacientes, os serviços disponíveis e os serviços específicos que estão recebendo, mais eles poderão proporcionar educação a seus pacientes, ajudando-os a avaliar as várias opções de tratamento e a acatar esses serviços.

O clínico e o paciente devem colaborativamente estabelecer objetivos concernentes a problemas de conformidade com serviços médicos adjuntos, psiquiátricos, de dependência química e de assistência social. Como muitos pacientes suicidas já tiveram problemas com a adesão no passado (confira Morgan, Burns-Cox, Pocock e Pottle, 1975; O'Brien, Holton, Hurren e Watt, 1987), é provável que o clínico precise ser proativo. Por exemplo, alguns pacientes não estão em conformidade porque eles têm dificuldade em ligar para o escritório do clínico e agendar uma sessão, o que sugere que lhes falte as habilidades necessárias para completar essa tarefa. Nesses casos, o clínico pode interpretar os passos necessários para ligar e agendar sessões, primeiro modelando os pacientes em como abordar essas tarefas e então interpretando a pessoa do outro lado da chamada telefônica enquanto os pacientes interpretam o que diriam nessa situação. Se o tempo permitir, o clínico pode acompanhar os pacientes em chamadas ou agendamentos de serviços durante a sessão, proporcionando encorajamento e apoio enquanto os pacientes estão realizando as chamadas, assim como uma apreciação imediata após eles terem completado a chamada. Essa atividade também pode ser designada como uma tarefa de casa. Quando os clínicos focam a realização dessas chamadas telefônicas como um material terapêutico, eles devem certificar-se de verificar a cada sessão para determinar se os pacientes mantiveram seus compromissos e estão cumprindo com as recomendações dos tratamentos.

Muitos pacientes endossam crenças desadaptativas sobre a natureza e o tratamento dos seus problemas, as quais podem estar especialmente aparentes em suas preocupações ou resistência à medicação. Algumas dessas crenças que observamos nos pacientes suicidas incluem

a) "Ser forçado a tomar medicações infringe minha liberdade."
b) "Tomar medicamentos implica que eu estou doente e/ou louco."
c) "Se eu tomar meu remédio, estarei admitindo que alguma coisa está seriamente errada comigo," e
d) "Eu nunca vou ficar melhor de qualquer modo, então qual é a utilidade de tomar a medicação?".

Descobrimos que a modificação dessas crenças, usando-se as estratégias discutidas no Capítulo 5, muitas vezes leva a mudanças comportamentais importantes e adaptativas.

Algumas vezes os pacientes mantêm atitudes bastante positivas em relação às medicações que estão tomando, mas ainda assim fracassam em tomá-las adequadamente por falta de concentração ou por desorganização. Em casos como esses, técnicas de controle do estímulo podem maximizar a probabilidade de eles se lembrarem de tomar suas medicações da maneira prescrita (confira O'Donohue e Levensky, 2006). Os pacientes podem ser instruídos a manter programações de atividades que salientem os padrões diários de comportamento. Então, eles poderão notar as atividades nas quais geralmente se engajam durante os momentos do dia em que deveriam tomar sua medicação. Finalmente, podem parear regularmente a atividade com a medicação, levando à formação de uma rotina. Os clínicos também podem ajudar os pacientes a gerarem um sistema de sinais e lembretes para ajudá-los a se ater ao plano, mesmo se seus níveis de concentração não são os melhores. Ainda que essas tarefas possam ser sobrecarregantes para os pacientes em crise, podem ser úteis quando eles tiverem feito algumas mudanças positivas concretas em suas vidas e estiverem se sentindo mais esperançosos quanto a solucionar os problemas de suas vidas.

Um obstáculo final que pode contribuir para a não conformidade com serviços adjuntos é a estigmatização percebida e real. A normalização dos problemas dos pacientes pode permitir que eles superem esse estigma, como por meio da apresentação de estatísticas quanto à percentagem da população que enfrenta problemas similares. Encaminhamentos para organizações de pacientes e grupos de apoio podem ser indicados. Além de proporcionar normalização e apoio, cada organização pode produzir mudanças cognitivas ao proporcionar um contexto para os pacientes verem seus problemas a partir da perspectiva de outros que já tiveram experiências similares.

Estratégias de *coping* afetivo

Estratégias de *coping* afetivo permitem que os pacientes regulem melhor sua emocionalidade sem recorrer a autoagressões e a atos suicidas (confira Linehan, 1993a, 1993b). Essas habilidades são agrupadas em três categorias – autoalívio físico, autoalívio cognitivo e autoalívio sensorial.

Muitos pacientes relatam que engajar-se em atividades físicas rigorosas diminui o estresse, a depressão e a ansiedade. Neurotransmissores estimulantes do humor, aumento da temperatura corporal, relaxamento muscular, distração e um senso de realização contribuem com o efeito da atividade física de diminuir a dor emocional. Os pacientes também podem ser ensinados a executar o relaxamento muscular progressivo e exercícios de respiração controlada para diminuir a excitação fisiológica associada a emoções perturbadoras. É difícil pensar construtivamente e resolver problemas de forma sistemática quando se está fisiologicamente carregado. Portanto, essas estratégias podem ser especialmente úteis para os pacientes à medida que eles aprendem a administrar reações emocionais intensas para usar estratégias cognitivas e de resolução de problemas para abordar seus problemas de vida. Uma demonstração de métodos de relaxamento pode ser conduzida na sessão, e gravações de áudio podem ser fornecidas para que os pacientes pratiquem por contra própria.

De uma perspectiva cognitiva, pode-se ensinar aos pacientes técnicas de distração para contrapor suas emoções voláteis e seus desejos de fugir de situações, focando sua atenção em um número de pensamentos positivos ou neutros. Por exemplo, eles podem tentar evocar memórias positivas ou imaginar uma cena prazerosa. A distração também é atingida quando os pacientes engajam-se em uma outra atividade (como limpar a casa ou telefonar para um amigo). Deve ser enfatizado que a distração é uma estratégia de *coping* de curto prazo, de modo que ela ajuda os pacientes a passarem por perturbações sem se ferirem, mas não aborda o problema que originalmente causou a perturbação (confira Linehan, 1993a). Tempo e cuidado também devem ser dedicados na sessão para ensinar aos pacientes a diferença entre distração e evitação, bem como quando é e quando não é apropriado utilizar estratégias de distração.

A partir de uma perspectiva de autoalívio sensorial, os pacientes podem aprender a administrar o estresse utilizando sentidos como o cheiro, o som e o toque (Linehan, 1993b). Por exemplo, podem tomar um banho morno ou quente, escutar a músicas calmantes ou usar velas aromáticas para se acalmarem. Muitas vezes é útil identificar estratégias de autoalívio que sejam unicamente relevantes para um dado paciente, já que as que são úteis muitas vezes são idiossincráticas. Por exemplo, um jovem homem suicida associava o cheiro de xampu para bebês com sentir-se amado. O seu cuidador passava xampu em sua cabeça quando ele era criança, e ele gostava muito dessa pessoa. Uma estratégia foi divisada na qual ele iria lavar seu cabelo com xampu para bebês para criar um sentimento de ser amado. Ainda que isso não tenha resolvido seus problemas, reduziu a severidade de sua ideação suicida e permitiu tempo para futuras intervenções. Essa estratégia de autoalívio foi incluída em seu plano de segurança.

As estratégias de *coping* afetivo realizam vários objetivos à luz do modelo cognitivo e da conceituação cognitiva do caso. Primeiro, elas têm o potencial de prevenir o surgimento da fixação atencional ou de diminuir sua intensidade ao mudar o foco de atenção dos pacientes. Além disso, abordam crenças sobre a intolerabilidade, de modo que o uso bem-sucedido dessas estratégias demonstra aos pacientes que eles podem superar momentos de perturbação. Considere o seguinte diálogo, no qual o clínico de Janice utiliza diferentes estratégias de *coping* para abordar a crença de que ela não consegue tolerar perturbações em momentos nos quais está se sentindo suicida. Como Janice estava inicialmente resistente a utilizar essas estratégias, o clínico trabalhou para identificar um experimento comportamental (ver Capítulo 5) para ela avaliar, com base em dados, o grau no qual essas estratégias podem ser úteis para atingir esse objetivo.

Clínico: Parece que você realizou muitas mudanças positivas em sua vida, como fazer mais coisas que você acha prazerosas e se aproximar mais de sua mãe. Que efeito você acha que essas mudanças tiveram em sua vida?

Janice: Eles são bons; Eu me sinto melhor às vezes. Mas então existem outros momentos, como há duas noites, quando eu estava me sentindo suicida outra vez. Foi a mesma velha história – meu padrasto estava pegando no meu pé por não ter conseguido aquele emprego. Ele disse que eu deveria estar tentando muito mais.

Ainda que Janice não tenha feito outra tentativa de suicídio, o clínico trabalhou com ela para identificar a sequência de eventos que levou ao episódio de sua ideação suicida de modo similar ao que foi feito quando ele a questionou sobre a sequência de eventos que a levou a sua mais recente tentativa (ver Capítulo 7). Ao longo do exercício, ela identificou um pensamento automático-chave associado à intolerabilidade – "Eu não aguento mais isso".

Clínico: Quando você tem a ideia de que não aguenta mais, o que poderia ajudá-la a reduzir essa perturbação?
Janice: Tomar pílulas. É como um alívio, uma fuga.
Clínico: Você concordaria que tomar pílulas é algo que estamos tentando evitar no futuro?
Janice: [suavemente] Sim.
Clínico: Você estaria disposta a discutir algumas alternativas que você pode usar em um momento de crise como esse?
Janice: Você quer dizer como ler revistas? Eu não acho que isso funcionaria. Eu não consigo me concentrar em nada durante esses momentos.
Clínico: Você está certa; em minha experiência, muitas pessoas têm problemas para se concentrar em tarefas complexas quando estão em perturbações assim. [O clínico prossegue instruindo Janice sobre as estratégias de *coping* afetivo apresentadas nesta seção]
Janice: Eu não sei, elas parecem bastante básicas, e eu duvido que elas resultem em grande benefício. Quando eu me sinto daquele jeito, eu não consigo aguentar, aquilo prossegue por *horas*, e nada pode interromper essa sensação, a menos que eu vá dormir ou desmaie.
Clínico: Eu tenho uma ideia. E se você fosse escolher algumas dessas estratégias para tentar na próxima vez em que você se encontrar nessa situação, para que nós possamos ver com certeza se elas vão diminuir o seu nível de perturbação e reduzir a quantidade de tempo que você fica nesse estado?

Janice concordou relutantemente com esse experimento comportamental. Ela escolheu três estratégias de *coping* afetivo – escutar a música alta usando seus fones de ouvido, brincar com seu gato (o que também a lembrava de um motivo para viver) e tomar um banho quente. É importante reconhecer que essas estratégias de *coping* afetivo são únicas à Janice e que essas mesmas três atividades podem não ser efetivas com outra pessoa. A questão é fazer com que os pacientes identifiquem as estratégias de *coping* que eles preveem que serão as mais aliviantes, a despeito do que pode ser aliviante para outras pessoas. Alguns dias depois, Janice encontrou-se em uma situação similar, e uma vez mais experimentou o pensamento "Eu não aguento mais isso." Ela consultou sua lista de estratégias de *coping* afetivo e tomou um banho quente, seguido de escutar música alta com o seu gato no colo. Ainda que Janice tenha continuado irritada com seu padrasto, sua ideação suicida assentou-se após aproximadamente 10 minutos. O seguinte diálogo ilustra o modo no qual esse experimento comportamental afetou sua crença sobre a intolerabilidade.

Clínico: Eu estou satisfeito em ouvir que você foi capaz de passar por isso, Janice. O que você aprendeu disso tudo?

Janice: [ri] Eu *realmente* preciso ficar longe do meu padrasto e conseguir minha própria casa. [pausa] Mas, falando sério, eu pensava que essas crises basicamente durassem por horas e horas, ou até eu estar tão cansada que eu fosse dormir, ou até eu desmaiar de tanto tomar pílulas. Esta última só durou alguns minutos.

Clínico: E o que isso lhe diz sobre sua habilidade de aguentá-la?

Janice: [pausa] Eu acho que eu *consigo* aguentar se eu me concentrar nisso. É difícil; é muito mais fácil simplesmente tomar um vidro de pílulas e acabar com tudo. Mas eu acho que é isso que eu terei que fazer se quiser ficar melhor.

Clínico: Esse é um ponto importante, Janice. Você *quer* melhorar?

Janice: Sim, eu realmente quero.

Estratégias cognitivas

Modificando crenças centrais

Os terapeutas cognitivos ajudam os pacientes no desenvolvimento de habilidades para identificar pensamentos e crenças negativas e no entendimento do modo no qual essas cognições afetam os sentimentos e os comportamentos. Os pacientes começam a compreender as crenças centrais que estavam ativas no momento de sua crise suicida por meio do exame dos temas recorrentes em seus pensamentos automáticos, de discussões de memórias de infância e de experiências relacionadas aos pontos de vistas deles mesmos e de outros. Crenças centrais em pacientes suicidas muitas vezes refletem um dos três temas – desamparo, desamor e desvalor (ver a Tabela 8.1 para exemplos). É frequentemente útil comunicar aos pacientes que outros já relataram crenças centrais similares, pois às vezes elas são tão potentes e vergonhosas que os pacientes acreditam que eles são os únicos que já viram a si mesmos dessa maneira.

Os clínicos podem usar as estratégias gerais da terapia cognitiva, apresentadas no Capítulo 5, para identificar e avaliar crenças centrais relacionadas ao suicídio, incluindo o questionamento socrático e os experimentos comportamentais. A aplicação de um experimento comportamental para modificar uma crença foi ilustrada no diálogo anterior. O seguinte diálogo ocorreu na Sessão 6 do tratamento de Janice, na qual o clínico utilizou o questionamento socrático para ajudá-la a avaliar sua crença de que a vida não tinha nada a oferecer a ela, o que é representativo do esquema de desesperança.

Janice: As coisas estão ficando um pouco melhores. Eu não estou tão triste e "blah" o tempo todo. Mas, realmente, nada mudou muito. Eu ainda não tenho motivo para viver. Eu não posso ler revistas e assistir TV pelo resto da minha vida.

Clínico: Na semana passada nós identificamos a crença "A vida não tem nada a me oferecer" como sendo importante para compreender os momentos em que você se sente suicida. Estou ouvindo essa crença ativa agora?

TABELA 8.1 Crenças Centrais Comuns em Pacientes Suicidas

Crenças centrais de desamparo	Crenças centrais de desamor	Crenças centrais de desvalor
Eu sou um incompetente.	Eu não sou atraente.	Eu estou quebrado.
Eu estou preso.	Eu serei rejeitado.	Eu sou um desperdício.
Eu sou inferior.	Eu não tenho o que oferecer.	Eu sou um fardo.
Eu não consigo lidar com as coisas.	Eu sou tedioso.	Eu não mereço viver.

Janice: É, eu acho que sim.

Clínico: O que faz você pensar que a vida não tem nada a lhe oferecer?

Janice: Eu tenho 35 anos de idade e ainda estou vivendo com meus pais, não tenho um emprego, não estou em um relacionamento e meu relógio biológico está correndo. Isso não é suficiente?

Clínico: Você identificou três importantes áreas que nós podemos trabalhar a longo prazo, após você ter desenvolvido habilidades para os momentos em que você se sente suicida – residência, emprego e relacionamentos. É verdade que essas áreas não estão indo do jeito que você gostaria. Mas elas podem mudar no futuro?

Janice: Certamente neste momento não parece que podem.

Clínico: Já houve algum momento em sua vida passada em que você pensou que alguma outra área em sua vida não estava indo bem, e que você fez mudanças positivas para reverter isso?

Janice: Bem ... eu acho que quando eu estava nos meus 20 anos e estava trabalhando no *shopping*. Eu sabia que eu nunca iria a lugar algum com aquele trabalho e que eu não gostaria de ficar nas vendas. Então eu voltei à faculdade e consegui o meu diploma para ser uma bibliotecária.

Clínico: Você lembra de sentir-se da mesma forma antes de você voltar para a faculdade, de que a vida não tinha nada a lhe oferecer?

Janice: Sim, foi exatamente por isso que eu voltei para a casa da minha mãe e voltei para a faculdade.

Clínico: Deixe-me ver se eu compreendo tudo isso. Antes, você tinha a ideia de que a vida não tinha nada a lhe oferecer, e você percebeu que voltar para a faculdade lhe daria algum significado na vida, e você fez isso. Está correto?

Janice: Sim.

Clínico: E agora você está novamente em uma situação em que você sente que a vida não tem nada a lhe oferecer. Você consegue pensar em algo que pode mudar essa ideia agora, da mesma forma que voltar para a faculdade mudou aquela ideia na época?

Janice: Bem, claro, conseguir um emprego e um lugar meu para morar. Ugh. Mas isso parece tão trabalhoso agora.

Clínico: Eu concordo, será um trabalho duro. São esses os objetivos que você quer atingir a longo prazo, após nós abordarmos a sua tendência a ficar suicida em momentos de perturbação?

Janice: Sim, eu acho que eu gostaria de trabalhar nisso com você.

Clínico: Já que estamos planejando isso para esses objetivos de longo prazo, o quanto você acredita na ideia de que a vida não tem nada a lhe oferecer?

Janice: Eu ainda penso que a vida tem sido difícil para mim. E eu não estou muito ansiosa por todo o trabalho necessário para mudar as coisas. Mas, eu acho que é como quando eu voltei para a faculdade, há algumas coisas que a vida tem a oferecer, mas eu tenho que sair e pegá-las eu mesma.

A imaginação pode ser uma ferramenta particularmente efetiva para modificar crenças relacionadas à desesperança em pacientes suicidas. Muitas vezes os pacientes relatam que seu futuro parece vazio e que eles não conseguem imaginar como suas vidas parecerão. Imaginar o tempo futuro ajuda os pacientes a criar imagens que são projetadas para melhorar seu humor e motivação. Os clínicos lhes pedem para escolher um momento no futuro e para anotar a data, a idade que terão e o que está acontecendo em suas vidas naquele momento. Podem perguntar aos pacientes onde e com quem eles estão, o que eles veem ao redor deles. Assim como em outros exercícios de imaginação, os pacientes são encorajados a envolver todos os seus sentidos enquanto participam dessa atividade. As imagens podem ser criadas para 1 ano, 5 anos e 10 anos no futuro. O clínico pode então mudar para um modo de resolução de problemas para ajudar os pacientes a considerar o que eles terão que realizar para fazer esses resultados positivos acontecerem. Muitas vezes os clínicos observam que os escores de desesperança dos pacientes diminuem conforme seus futuros tornam-se menos vagos e as imagens positivas vão sendo geradas.

Essas estratégias cognitivas tornam-se um modelo para o modo no qual os pacientes podem lidar com crises em suas próprias vidas. Em vez de ter a reação automática emocional de sentir-se suicida, eles agora têm as habilidades para perguntar a si mesmos o que eles estão pensando, que crenças foram desencadeadas e se pode haver outros meios ou formas mais benignas de ver a situação. Os pacientes têm evidências de que essas estratégias atingiram seu efeito desejado quando a intensidade da ideação suicida diminuir, dissipando a crise emocional.

Identificando razões para viver

Pacientes suicidas são capazes de rapidamente listar várias razões para morrer. Entretanto, muitos deles relatam que, quando estão em um estado emocionalmente carregado, têm dificuldades em pensar nas razões para viver, o que aumenta a probabilidade de engajarem-se em um ato suicida. Portanto, é importante que eles tenham um fácil acesso a lembretes de razões para viver quando estão em crise. Uma maneira objetiva de obter isso é fazendo os pacientes escreverem suas razões para viver quando não estão suicidas, de modo que possam consultá-las em momentos de crise. Essa lista muitas vezes contém razões como os membros familiares e amigos, negócios inacabados, uma meta que esperam alcançar, espiritualidade e/ou atitudes negativas sobre o suicídio. O Inventário de Razões para Viver (Linehan, Goodstein, Nielsen e Chiles, 1983), descrito no Capítulo 2, é uma ferramenta útil que ajuda a atingir esse objetivo.

Entretanto, mesmo quando as razões para viver estão escritas em um pedaço de papel, alguns pacientes consideram que elas não são particularmente convincentes em momentos de crise, e então seus atos suicidas não são detidos. Para abordar essa preocupação, os clínicos que trabalham com pacientes suicidas muitas vezes os encorajam a desenvolver um *Kit* de Esperança. O *Kit* de Esperança é um auxílio para a memória que consiste em uma coleção de itens significativos que lembram aos pacientes de razões para viver e que pode ser acessado em momentos de crise. Os pacientes muitas vezes localizam algo simples, como uma caixa de sapatos, e então armazenam itens como fotografias, cartões-postais e cartas. Os pacientes comumente incluem poemas inspiradores ou religiosos. Por exemplo, um *kit* de uma paciente consistia em figuras de seus filhos e de seu cachorro, uma pintura de dedo que seu neto havia feito para ela, uma carta de um amigo, música inspiradora em um CD, uma passagem da Bíblia e uma carta de oração. Ela decorou a caixa com o seu neto e colou palavras e figuras inspiradoras na parte de fora da caixa. Ela então colocou o *kit* em um local evidente em sua casa com a ideia de que ela poderia usá-lo em momentos de crise. Em nossa experiência, esse exercício é bastante prazeroso para os pacientes e é uma das estratégias mais significativas aprendidas em terapia para abordar os pensamentos e os comportamentos suicidas. Além disso, durante o curso da construção do *Kit* de Esperança, os pacientes muitas vezes identificam razões para viver que anteriormente haviam ignorado.

Como muitos pacientes suicidas, Janice tinha dificuldade em identificar razões para viver nas sessões iniciais da terapia cognitiva. Após ter se tornado mais engajada com seu ambiente, Janice reconheceu que não queria fazer sua mãe passar pela dor de seu suicídio. Ela também encarou o cuidado de seu gato como uma razão para viver, pois ela era seu cuidador primário. Na Sessão 6, após o clínico ter utilizado o questionamento socrático para ajudar Janice a reavaliar a crença de que a vida não tinha nada a oferecer, eles colaborativamente decidiram designar um *Kit* de Esperança como tarefa de casa. Ela incluiu um retrato seu e de sua mãe que havia sido tirado quando ela era mais jovem, algumas fotos de velhos amigos, seu diploma da faculdade, uma descrição de uma oferta de emprego em meio período em uma livraria local e anúncios de aluguel de apartamentos dos classificados.

Algumas vezes, usar uma caixa de sapatos para o *Kit* de Esperança não é prático ou interessante para os pacientes. Nesses casos, o *Kit* de Esperança pode ser construído de outras formas. Por exemplo, os pacientes podem gostar de criar um caderno, uma colagem, uma pintura ou mesmo uma página da internet para identificar razões para viver. Uma paciente obteve tecidos doados por pessoas que eram importantes para ela e fez uma colcha. A despeito da configuração específica do *Kit* de Esperança, sua característica mais importante é que ele serve como uma pista visual para lembrar dos pacientes, sas pessoas, dos lugares ou das coisas que dão significado às suas vidas.

Desenvolvendo cartões de coping

Cartões de *coping* são cartões pequenos, preferencialmente laminados, que contêm lembretes úteis da terapia para lidar com perturbações que têm o potencial de estarem associadas à desesperança e à ideação suicida. Seu propósito primário é facilitar o pensamento adaptativo durante uma crise suicida, particularmente quando os pacientes estão sendo tragados pelo ciclo entre o estado de desesperança e a fixação atencional. Geralmente, o clínico e o paciente trabalham juntos para construir os cartões de *coping* durante as sessões. Observamos que os cartões de *coping* que são breves, objetivos e que usam as próprias palavras do paciente são mais efetivos durante a crise suicida. Além disso, os pacientes são encorajados a ler os cartões enquanto não estão em crise para que possam praticar modos mais adaptativos de pensar e torná-los mais automáticos. Além disso, os cartões de *coping* podem incluir números de emergência para o clínico ou outros serviços de crise.

A Figura 8.1 apresenta quatro tipos de cartões de *coping* que são tipicamente utilizados para essa intervenção, conforme aplicado para as circunstâncias de vida de Janice. Um tipo de cartão de *coping* ajuda o paciente com a avaliação de pensamentos e crenças automáticas negativas. Por exemplo, um pensamento automático relacionado ao suicídio que foi identificado durante a discussão da linha do tempo da crise suicida pode ser escrito em um lado do cartão, e a resposta alternativa e adaptativa é escrita do outro lado. Para ajudar o paciente a desenvolver uma resposta adaptativa, o clínico utiliza as estratégias descritas no Capítulo 5 para construir questões como

a) "Qual é a evidência de que esse pensamento automático é verdadeiro? Ou de que não é verdadeiro?",
b) "Existe alguma explicação alternativa?"
c) "O que é o pior que poderia acontecer? Você conseguiria suportar isso? O que é o melhor que poderia acontecer? Qual é o resultado mais realista?",
d) "Qual é o efeito da minha crença no pensamento automático? Qual poderia ser o efeito de eu mudar meu pensamento?",
e) "O que eu deveria fazer a respeito?" e
f) "Se [nome de um amigo] estivesse nessa situação e tivesse esse pensamento, o que você diria a ele ou ela?" (J. S. Beck, 1995, p. 126).

As respostas adaptativas são formadas ao responder uma ou mais dessas questões. Esse tipo de cartão de *coping* atinge um objetivo similar ao do Registro de Pensamentos Disfuncionais, mas é projetado para ser menos complexo e mais fácil de ser usado durante um período de crise.

Um segundo tipo de cartão de *coping* lista evidências que refutam uma crença central, como a ideia de que o paciente é um fracasso. Um terceiro tipo lista estratégias de *coping* que os pacientes podem escolher quando estão em meio a uma crise suicida (o que é similar ao plano de segurança). Essas estratégias podem incluir telefonar para um amigo ou familiar, praticar uma técnica de distração ou engajar-se em uma atividade prazerosa. Por fim, um quarto tipo de cartão de *coping* contém afirmações que motivam os pacientes a tomar medidas para

---

Pensamento automático: Eu não aguento mais isso.

Resposta alternativa: É verdade que muitas coisas estão difíceis atualmente. Mas eu acabei de provar para mim mesma que eu posso aguentar usando minhas habilidades de autoalívio. E eu vou trabalhar com meu terapeuta as maneiras de sair da minha atual situação de vida.

Razões porque eu não sou um fracasso

- Eu me formei na universidade
- Eu já tive empregos no passado
- Eu estou melhorando meu relacionamento com minha mãe
- Eu já sobrevivi a muitas crises no passado

Estratégias de *coping* para quando eu me sinto suicida

- Revisar o plano de segurança
- Ouvir a música alta em meus fones de ouvido
- Pegar o meu *Kit* de Esperança
- Tomar um banho quente

Passos para tentar uma vaga de emprego

- Procurar por vagas na internet
- Levar meu currículo para lugares que eu penso que seriam boas oportunidades
- Fazer uma ligação uma semana depois para saber o que aconteceu
- Reconhecer que eu estou fazendo algo para me melhorar.

FIGURA 8.1
Cartões de *coping* de Janice.

alcançar objetivos ou para praticar habilidades adaptativas de *coping*. Nossa experiência nos ensinou que os pacientes respondem bem a esses cartões porque eles são gatilhos concretos que atuam contra os processos de pensamentos negativos que levam a perturbações e a crises. Encorajamos os pacientes a manterem os cartões de *coping* em um local de fácil acesso, e muitos pacientes consideram que é melhor mantê-los próximos ao plano de segurança. Alguns pacientes guardam cartões específicos com eles, como em suas carteiras, se sabem que há potencial para que experimentem perturbações naquele dia (por exemplo, indo a uma entrevista de emprego).

Aumentando as habilidades de resolução de problemas

Conforme o tratamento progride, os clínicos trabalham com os pacientes para abordarem problemas de vida associados a sua recente crise suicida. Na fase inicial do tratamento, o clínico e o paciente trabalham para definir claramente cada problema, priorizar a importância e identificar um objetivo concreto que irá começar a abordar cada um desses problemas. O clínico mantém a orientação de resolução de problemas ao longo do restante do tratamento. Aqueles identificados nas sessões iniciais são incluídos como itens da agenda nas sessões intermediárias. Espera-se que a aquisição de habilidades de resolução de problemas aumente a habilidade dos pacientes de lidar com estressores de vida e reduza o grau no qual eles focam o suicídio como a única solução.

Ao abordar um problema específico, a tarefa do clínico é ajudar os pacientes a listarem o maior número possível de soluções potenciais, sem debater sua viabilidade ou chance de sucesso. O clínico deve estar alerta a sinais de que as crenças negativas ou as cognições negativas dos pacientes estão interferindo na geração de alternativas. Quanto mais ideias forem geradas, maior será a probabilidade de que uma solução efetiva seja encontrada. Quando essa atividade de *brainstorming* for concluída, os clínicos encorajam os pacientes a pesar as vantagens e as desvantagens das soluções propostas. Os pacientes podem ser instruídos a considerarem tanto as consequências de curto prazo quanto as de longo prazo, e a maneira na qual suas decisões propostas afetariam as vidas dos outros e suas próprias. Além disso, podem ser encorajados a utilizar ensaios cognitivos para imaginar um número de soluções propostas e seus efeitos. Múltiplas imagens podem ser conjeturadas, e para cada imagem podem ser feitas estimativas de probabilidade para o grau no qual a solução seria bem-sucedida. Tal exercício pode aumentar a confiança do paciente em suas habilidades de resolução de problemas, alertar os clínicos e os pacientes para potenciais armadilhas e dar a ambas as partes um melhor senso do provável resultado para um dado curso de ação. A seguir, o paciente escolhe uma solução e passos curtos envolvidos na implementação da solução são identificados. Uma útil tarefa de casa é antecipar e planejar-se para dificuldades na realização da solução proposta escrevendo potenciais obstáculos que podem surgir na realização de cada passo da solução proposta e levantar ideias para superá-las.

Se o resultado observado for igual ao resultado esperado, o clínico deve encorajar o autorreforço por meio de autoafirmações positivas. O clínico também pode encorajar o paciente a considerar o modo no qual esse sucesso pode ser generalizado a futuros problemas. Entretanto, os pacientes geralmente relatam um sucesso parcial. Essa situação proporciona informações valiosas para facilitar mais discussões sobre o que necessita acontecer de diferente para atingir o objetivo. Ela também proporciona a oportunidade de modificar expectativas exaltadas sobre a resolução de problemas, já que na maior parte das vezes os problemas não são resolvidos de modo ótimo, mas as soluções ainda assim são geralmente desejáveis. Quando uma solução satisfatória tiver sido implementada, os clínicos pedem aos pacientes que reexaminem suas crenças anteriores de que é inútil tentar resolver os problemas ou de que eles não controlam os eventos em suas vidas.

Reduzindo a impulsividade

Conforme mencionado anteriormente, a impulsividade é um fator de risco para atos suicidas, pois os pacientes impulsivos, por definição, não pensam sistematicamente na decisão de ferir a si mesmos. Ainda que a impulsividade seja mais evidente no comportamento do indivíduo, consideramos as estratégias para reduzir a impulsividade como sendo de natureza cognitiva, pois elas requerem que os pacientes apliquem um pensamento cuidadoso a suas ações. Ao trabalhar com pacientes suicidas impulsivos, é importante ilustrar que a crise suicida irá passar e que muitas vezes essas crises vêm em "ondas", de modo que a ideação suicida dos pacientes certamente diminuirá se eles fizerem o comprometimento de "surfar a onda." Alguns pacientes não aceitam rapidamente essa explicação, e, nesses casos, é útil criar um diagrama no qual o clínico mensura o humor do paciente e sua ideação suicida ao longo do tempo. Esse tipo de ajuda visual proporciona evidências convincentes para corroborar a posição do clínico de que o paciente não permanecerá suicida indefinidamente.

Outra estratégia cognitiva para administrar a impulsividade em pacientes suicidas é gerar uma lista sistemática de vantagens e desvantagens de agir pelo impulso. O próprio ato de criar uma lista irá impedir o indivíduo de agir imediatamente em ímpetos suicidas. Além disso, essa abordagem modela a postura de resolução de problemas enfatizada ao longo do tratamento, na qual os pacientes desenvolvem habilidades para avaliar sistematicamente as circunstâncias antes de seguir qualquer curso de ação ou tirar qualquer conclusão. Tal abordagem, às vezes, ajuda os pacientes a pensarem sobre deter atos suicidas, como "procrastinar o suicídio." Por fim, o clínico pode basear-se nas habilidades de *coping* desenvolvidas no curso do tratamento para identificar as estratégias mais potentes para impedir comportamentos impulsivos. Estratégias de *coping* de curto prazo para esse propósito incluem dormir, conversar com outro indivíduo em quem se confia, ligar para o clínico ou engajar-se em tarefas ordinárias. Pacientes suicidas impulsivos são fortemente encorajados a implementar a estratégia de longo prazo de salvaguardar seu ambiente e se livrar de quaisquer meios letais a seu alcance. Ao tornar seu ambiente difícil para o suicídio, os pacientes irão ganhar tempo para superar com segurança os momentos difíceis.

RESUMO E INTEGRAÇÃO

Na fase intermediária do tratamento, clínicos e pacientes trabalham juntos para desenvolver estratégias específicas e concretas para administrar crises suicidas e reduzir os fatores que fazem os pacientes vulneráveis a futuros atos suicidas. As intervenções particulares que o clínico seleciona emergem da conceituação cognitiva do caso da crise suicida mais recente do paciente e de seu quadro clínico. As estratégias de *coping* emocionais e comportamentais geralmente são aplicadas primeiro no tratamento, pois elas têm o potencial de proporcionar alívio imediato à contínua perturbação dos pacientes. As estratégias comportamentais para melhorar a rede de apoio social do paciente e aumentar sua conformidade com os serviços adjuntos reduzem a vulnerabilidade dos pacientes para futuros atos suicidas, conectando-os com sua comunidade. As estratégias cognitivas atingem três objetivos principais:

a) modificam as crenças associadas à crise suicida recente, o que, por sua vez, reduz a força dos esquemas de suicídio dos pacientes;
b) lembram os pacientes de suas razões para viver quando eles estão em uma crise e vulneráveis a focarem-se exclusivamente em razões para morrer; e
c) desenvolvem as habilidades para abordar os problemas – mesmo os impulsos

de engajar-se em futuros atos suicidas – de forma sistemática e refletida.

Conforme mencionado no começo deste capítulo, encorajamos os clínicos a fazerem suas intervenções tão concretas e específicas quanto for possível, para que sejam facilmente aplicadas em momentos de crise. Sinais visuais como o *Kit* de Esperança são especificamente efetivos para lembrar os pacientes de razões para viver durante crises suicidas e removê-los do ciclo de fixação atencional. Ainda que esta fase do tratamento não vá modificar os esquemas negativos associados aos transtornos psiquiátricos comórbidos, ela é projetada para modificar aspectos dos esquemas de suicídio (como a crença de que uma pessoa não consegue tolerar dores emocionais) e barrar processos cognitivos relacionados ao suicídio antes que eles levem os pacientes para além de seus limiares de tolerância, engajando-se em um ato suicida. Na verdade, é provável que essas estratégias modifiquem o próprio limiar de tolerância, ao demonstrarem aos pacientes que eles *podem* aguentar crises por um período de tempo maior do que haviam pensado. Uma vez que seja evidente ao clínico que os pacientes tenham adquirido essas habilidades, eles passam para a fase avançada do tratamento, descrita no Capítulo 9, para conduzir uma avaliação formal das habilidades adquiridas.

9
A FASE AVANÇADA DO TRATAMENTO

Conforme é dito muitas vezes ao longo deste livro, o objetivo primário do tratamento é reduzir a probabilidade de os pacientes engajarem-se em um futuro ato suicida. O principal objetivo durante a fase avançada deste tratamento é avaliar se os pacientes aprenderam e conseguem aplicar habilidades específicas que podem ajudá-los a dissipar uma crise suicida. Portanto, as sessões avançadas da terapia cognitiva consolidam, revisam e aplicam estratégias que foram as mais úteis para os pacientes no *coping* com perturbações ao longo do tratamento. Existem quatro tarefas principais que o clínico assume na fase avançada da terapia cognitiva para pacientes suicidas, incluindo:

a) sintetizar e consolidar habilidades que foram aprendidas durante a fase intermediária do tratamento;
b) aplicar essas habilidades em uma série de exercícios de imaginação guiada;
c) revisar o progresso em direção aos objetivos do tratamento; e
d) planejar para a continuação do tratamento, encaminhar para outro tratamento ou preparar o término do tratamento.

REVISÃO E CONSOLIDAÇÃO DE HABILIDADES

Durante a fase avançada deste tratamento, o clínico e o paciente revisam todas as habilidades que foram aprendidas e praticadas. Essa revisão abrangente é apropriada quando:

a) os pacientes não mais relatam qualquer desejo de cometer suicídio;
b) os pacientes percebem que a maior parte (se não todas) das questões que desencadearam sua crise suicida recente foi abordada;
c) a severidade dos sintomas agudos dos pacientes tenha diminuído, evidenciado pelos escores reduzidos no Inventário de Depressão de Beck e na Escala de Desesperança de Beck; e
d) os pacientes demonstram que adquiriram habilidades para lidar com crises ou perturbações futuras.

Ainda que outros transtornos psiquiátricos ou relacionados a substâncias possam continuar a persistir e a requerer mais tratamento, se as principais áreas problemáticas que eram associadas à crise suicida recente foram adequadamente abordadas, o foco na prevenção do suicídio pode ser encerrado, e problemas e questões mais duradouras podem então assumir o foco primário do tratamento na fase de continuação.

Para facilitar a revisão e a consolidação de habilidades, clínico e paciente revisam o plano de tratamento que foi desenvolvido na fase inicial e o plano de segurança que foi modificado ao longo do tratamento. O clínico pergunta ao paciente quais habilidades foram mais úteis para lidar com as perturbações ou crises que emergiram durante o processo. Se ficar evidente que os pacientes estão tendo dificuldades em gerar uma lista de estratégias cognitivas, emocionais e comportamentais de *coping*, então é provável que eles não estejam prontos para prosseguir para a fase avançada do tratamento. Em contrapartida, se os pacientes rapidamente geram tal lista, então essas estratégias são aplicadas na próxima atividade da fase avançada do tratamento, o protocolo de prevenção de recaídas. Em muitos casos, é útil desenvolver um cartão de *coping* que liste as estratégias mais úteis para lidar com as futuras crises, para que os pacientes tenham um fácil acesso a essas estratégias após a fase aguda do tratamento ter encerrado.

PREVENÇÃO DE RECAÍDAS PARA CRISES SUICIDAS

O protocolo de prevenção de recaídas é um conjunto de exercícios de imaginação guiada, nos quais os pacientes imaginam sua crise suicida anterior e sistematicamente descrevem o modo como eles iriam lidar com os pensamentos, os sentimentos, os comportamentos ou as circunstâncias relacionados ao suicídio. Esse protocolo serve como um meio de ensaiar o *coping* com futuras crises suicidas e de determinar se os pacientes são capazes de responder a esses eventos de forma adaptativa. Ainda que alguns clínicos tenham comparado esse procedimento a um exercício de exposição, nós, pelo contrário, consideramos o propósito desse exercício como sendo o de ganhar prática na aplicação das estratégias de *coping* e de consolidar o que foi aprendido em tratamento. Se o clínico determinar que os pacientes tenham tido dificuldades para aplicar as habilidades desenvolvidas durante o curso do tratamento, então são programadas sessões adicionais que focam o aprendizado para aplicar essas habilidades. O fechamento da fase de prevenção de suicídio do tratamento não é recomendando até que os pacientes sejam capazes de completar com sucesso o protocolo de prevenção de recaídas.

O protocolo de prevenção de recaídas consiste em cinco passos:

a) a fase de preparação;
b) a revisão da crise suicida recente
c) a revisão da crise suicida recente utilizando habilidades;
d) a revisão de uma futura crise suicida; e
e) *debriefing* e seguimento.

Os passos (b), (c) e (d) consistem em exercícios de imaginação guiada nos quais os pacientes imaginam vividamente circunstâncias acerca de uma real ou hipotética crise suicida. O Quadro 9.1 proporciona uma lista resumida das principais atividades que ocorrem em cada passo do protocolo de prevenção de recaídas.

A fase de preparação

Antes de conduzir o primeiro exercício de questionamento socrático, o clínico introduz o protocolo de prevenção de recaídas para os pacientes e obtém seu consentimento para participação. O clínico descreve a lógica do protocolo e explica seus principais componentes. Especificamente, os pacientes são informados que, ao imaginarem as crises suicidas e ao aliviarem a dor que for experimentada, terão a oportunidade de avaliar se as habilidades de *coping* aprendidas na terapia podem ser relembradas e ativadas. O clínico ajuda os pacientes a reconhecerem que o propósito do exercício é prepará-los para uma futura crise suicida e garantir que eles terão as habilidades necessárias para administrá-las. Em outras palavras, os pacientes são informados que terão a oportunidade de testar as habilidades aprendidas durante o tratamento. Considerando-se que essa tarefa será sem dúvida desconfortável para os pacientes, é imperativo que o clínico a aborde da forma mais colaborativa possível e que garanta que os pacientes percebam a sequência de eventos no protocolo de prevenção de recaídas como controláveis e previsíveis.

O clínico e o paciente entram na fase de preparação do protocolo de prevenção de recaídas pelo menos uma sessão antes de realmente se engajarem em um exercício de imaginação guiada. Um motivo para isso é que os pacientes tenham tempo de se familiarizar com os requerimentos do exercício e para se preparar mentalmente. Além disso, dá tempo para clínico e paciente retomarem a linha do tempo de eventos que ocorreram durante a crise suicida e revisarem as habilidades aprendidas durante o tratamento. A revisão cuidadosa da crise e das habilidades aprendidas irá facilitar sua retomada durante o exercício de imaginação guiada.

Em função do sucesso do protocolo de prevenção de recaídas depender da habilidade do paciente de imaginar a crise suicida vividamente, é importante que essa informação esteja facilmente acessível durante os exercícios de imaginação guiada.

Não surpreendentemente, alguns pacientes relutam em participar dos exercícios de imaginação guiada. Nesses casos, o clínico

---

QUADRO 9.1

LISTAGEM DO PROTOCOLO DE PREVENÇÃO DE RECAÍDAS

Passo 1: Preparação

Proporcionar uma descrição lógica e completa dos passos envolvidos neste protocolo.
Confirmar que o paciente compreende o protocolo.
Descrever as potenciais reações emocionais negativas.
Discutir estratégias para lidar com reações emocionais negativas.
Abordar as preocupações e os apontamentos do paciente.
Obter o consentimento do paciente.

Passo 2: Revisão da crise suicida recente

Avaliar se o paciente é capaz de produzir uma imagem vívida, e, se não for, ensiná-lo a fazer isso.
Estabelecer a cena da tentativa ou da crise.
Solicitar ao paciente que descreva, no tempo verbal presente, a sequência de eventos que o levou à crise suicida.
Focar pensamentos, emoções, comportamentos e circunstâncias-chave que foram os mais relevantes para a crise suicida.

Passo 3: Revisão da crise suicida recente usando habilidades

Solicitar, novamente, que o paciente descreva, no tempo verbal presente, a sequência de eventos que o levou à crise suicida.
Estimular o paciente a descrever as estratégias de *coping* e as respostas adaptativas para os eventos ativadores-chave.

Passo 4: Revisão de uma futura crise suicida

Solicitar ao paciente que imagine e descreva a sequência de eventos que pode levar a uma futura crise suicida.
Focar os pensamentos, as emoções, os comportamentos e as circunstâncias-chave que são mais relevantes para provocar a ideação suicida.
Estimular o paciente a descrever as estratégias de *coping* e as respostas adaptativas para os eventos ativadores-chave.

Passo 5: *Debriefing* e seguimento

Solicitar ao paciente que resuma o que aprendeu com esses exercícios.
Descrever a maneira na qual as mudanças que o paciente fez em tratamento foram refletidas em seu manejo das crises suicidas imaginadas.
Identificar quaisquer questões que tenham emergido nesses exercícios que permanecem problemáticas para o paciente.
Determinar se o paciente está experimentando ideação suicida e, se estiver, colaborativamente desenvolver um plano para abordá-la.
Revisar o plano de segurança.
Oferecer sessões adicionais de tratamento ou chamadas telefônicas de acompanhamento conforme clinicamente indicado.

identifica suas preocupações sobre completar o exercício e trabalha com eles para discutir formas de abordar suas reservas. Por exemplo, os pacientes podem estar preocupados que emoções aversivas provavelmente surjam ao rememorar os detalhes de sua crise suicida recente. O clínico deve demonstrar empatia com os sentimentos dos pacientes e lhes garantir que irá ajudá-los a abordar quaisquer pensamentos ou sentimentos desagradáveis que vierem à tona durante o exercício. O clínico também deve garantir que estará disponível para sessões adicionais ou pelo telefone para abordar quaisquer reações adversas que emergirem após a sessão. Além disso, os custos e os benefícios de participar dos exercícios de imaginação guiada podem ser pesados para que os pacientes possam articular seu benefício no gerenciamento de futuras perturbações. Alguns pacientes antecipam que experimentarão sentimentos de culpa ou de vergonha sobre seu comportamento; nesses casos, o clínico pode estruturar os exercícios de modo que foquem o que os pacientes aprenderam com essa experiência, e não o que fizeram de errado.

Algumas vezes os pacientes não somente expressam apreensão quanto à possibilidade de experimentarem emoções dolorosas, mas também temem piorar se revisitarem os detalhes de sua crise suicida anterior. Nessas circunstâncias, o clínico pode aplicar várias das estratégias cognitivas padrão, revisadas no Capítulo 5, para avaliar suas preocupações. Especificamente, pode utilizar o questionamento socrático para testar a validade da noção de que a participação no protocolo de prevenção de recaídas irá tornar as coisas piores, fazendo perguntas como:

a) "Qual é a pior coisa que poderia acontecer? E qual a melhor coisa? E qual é a coisa mais realista?"; e
b) "Se o pior possível acontecer, quais estratégias ou habilidades podem ser utilizadas?" (J. S. Beck, 1995).

Se essas estratégias cognitivas não forem úteis, o clínico pode oferecer como foco do protocolo de prevenção de recaídas apenas um cenário futuro de alto risco, sem discutir a crise suicida anterior. Ainda que acreditemos que o protocolo de prevenção de recaídas proporcione a maior quantidade de consolidação das habilidades, se os pacientes engajarem-se nas tarefas imaginárias guiadas pertinentes às crises passadas e futuras, a conclusão de ao menos um exercício de imaginação é preferível à conclusão de nenhum exercício. Em casos raros, os pacientes escolhem não participar dos exercícios de imaginação guiada, mesmo quando o clínico fez uso das estratégias cognitivas para avaliar a validade de suas preocupações. Nesses casos, o clínico pode pedir aos pacientes que articulem em detalhe a maneira na qual as estratégias cognitivas e comportamentais podem ser implementadas no futuro para avaliar o grau no qual eles adquiriram as habilidades adaptativas de *coping*.

A revisão da crise suicida recente

Durante a sessão na qual o primeiro exercício de imaginação guiada é conduzido, o clínico obtém um consentimento verbal para continuar. Ele deve, uma vez mais, revisar a lógica para esse exercício e pedir aos pacientes que façam um resumo com suas próprias palavras para garantir que o compreenderam. Quaisquer preocupações que os pacientes expressem sobre experimentar pensamentos desagradáveis ou suicidas ou ímpetos suicidas devem ser inteiramente abordadas. O clínico adverte os pacientes de que eles podem ter uma forte resposta emocional a esse experimento, mas que isso é esperado e que haverá tempo para discutir o que aconteceu antes do final da sessão ou, se necessário, em sessões adicionais ou conversas telefônicas nesse meio tempo. Finalmente, o clínico trabalha com os pacientes para identificar estratégias de *coping* afetivo para lidar com pensamentos ou emoções desagradáveis se eles os estiverem experimentando, como:

a) fazer uma pausa;

b) interromper a tarefa e conversar sobre alguma outra coisa; ou
c) demonstrar empatia com os pensamentos e os sentimentos que foram experimentados.

O clínico também pode sugerir o uso de uma "regra de parada", que consiste em uma palavra ou frase que o paciente pode usar para interromper a tarefa imediatamente.

Após obter o consentimento verbal, o clínico usa a imaginação guiada para ajudar os pacientes a imaginar em detalhes os eventos que levaram à crise suicida que os trouxe ao tratamento. O clínico deve ter uma cópia das anotações que foram feitas durante a fase inicial do tratamento para ajudar na identificação de gatilhos apropriados. O seguinte diálogo ilustra como o exercício de imaginação guiada inicial pode ser introduzido.

Clínico: Janice, você estaria disposta a reviver o dia da tentativa e experimentar os sentimentos outra vez?
Janice: Eu não estou exatamente contente com a ideia, mas eu farei.
Clínico: Baseada no que nós discutimos na sessão da semana passada, por que você acha que é importante fazer isso?
Janice: Para enfrentar de cara os meus problemas. Para mostrar a mim mesma que eu consigo superá-los sem engolir um monte de pílulas.
Clínico: Ótimo. Agora eu gostaria que você fechasse os seus olhos e pensasse sobre o dia em que fez a tentativa de suicídio. Eu gostaria que você imaginasse o momento no tempo logo antes do fato que pareceu desencadear a sequência de eventos que a levou à tentativa. Visualize em sua mente o que aconteceu naquele dia e descreva esses eventos e suas reações a esses eventos para mim como se você estivesse assistindo a um filme de si mesma.

O clínico encoraja os pacientes a falarem sobre os eventos no tempo verbal presente, como se estivessem ocorrendo naquele momento. Uma discussão detalhada dos objetos, das pessoas ou de outros aspectos situacionais ajuda a configurar a imagem vívida, como é ilustrado no seguinte diálogo.

Clínico: Onde você está neste momento?
Janice: Eu estou na sala de minha casa.
Clínico: Com quem você está?
Janice: Minha mãe está sentada no sofá.
Clínico: Como se parece a sala?
Janice: Bem, minha mãe está no sofá marrom. Há uma mesa de café na frente do sofá, e há uma televisão em frente à parede adjacente. Há também uma grande poltrona reclinável em frente ao sofá. Eu estou sentada na poltrona.
Clínico: De que cor é a poltrona?
Janice: É um marrom claro, feita de veludo. Muito confortável.
Clínico: Então você está sentada na poltrona agora. O que mais você está fazendo?
Janice: Eu estou assistindo às notícias na TV.
Clínico: Que hora do dia é?
Janice: São cerca de 18h. Eu estou cozinhando o jantar, e meu padrasto chegará logo em casa.
Clínico: Entendo. O que você fez para jantar?
Janice: Espaguete e almôndegas. Está cheirando muito bem.
Clínico: Certo, então você está sentada na grande poltrona confortável e esperando que o seu padrasto chegue em casa. O que acontece então?
Janice: Bem, eu escuto o carro estacionar na entrada.

A seguir, o clínico pede aos pacientes que foquem a sequência de eventos que desencadeou o que os deixou perturbados. Esses eventos podem ser cognições, sentimentos ou comportamentos, mas o mais comum é algum tipo de situação externa, como uma discussão com alguém. Se os eventos acerca do gatilho envolverem um conflito com outra pessoa, então a conversa específica deve ser retomada. Seguindo a descrição detalhada do gatilho, o clínico pergunta aos pacientes como eles responderam ao evento. Por exemplo, o cínico pode perguntar, "O que está passando pela sua cabeça neste momento?" ou "O que aconteceu depois?". Tais questões são projetadas para trazer à tona os pensamentos, os comportamentos, os sentimentos ou as circunstâncias que foram identificados durante a fase inicial do tratamento como estando associados com a linha do tempo de eventos.

Os pacientes devem relembrar o máximo possível sobre o período de tempo que foi proximal à crise suicida. Mais importante, o clínico deve focar os pensamentos, os pressupostos ou os comportamentos-chave que pareceram os mais críticos na escalada da crise suicida. Considere o seguinte diálogo:

Clínico: O seu padrasto chega em casa; o que acontece a seguir?
Janice: Eu fico realmente irritada.
Clínico: Mas como?
Janice: Eu vejo meu padrasto entrar pela porta da frente, e eu simplesmente sei que ele vai me dizer algo realmente prepotente.
Clínico: E ele faz isso?
Janice: Sim, ele chega e fica me olhando.
Clínico: E o que ele diz?
Janice: Ele diz, "Tire o seu traseiro preguiçoso da poltrona e vá fazer o jantar."
Clínico: E o que você faz?
Janice: Eu levanto da poltrona e digo a ele para ir pro inferno. Eu estou fazendo o jantar para eles, e ele me trata como lixo.
Clínico: O que está passando pela sua cabeça?
Janice: Ele não tem qualquer respeito por mim!
Clínico: E então o que acontece?
Janice: Eu corro escada acima, vou para o meu quarto e bato a porta tão forte que derrubo um quadro da parede. E então eu começo a me culpar por ficar tão irritada com o meu padrasto me pedir para sair da poltrona. Eu estou deitada na cama, me sentindo realmente sobrecarregada. Eu acho que deve haver algo realmente errado comigo, pois essas coisas sempre acontecem. E então eu tenho que ir ao banheiro, e enquanto estou lá eu vejo o armário de remédios e decido que eu deveria simplesmente acabar com tudo.
Clínico: E no momento em que você decidiu acabar com tudo, o que estava passando pela sua cabeça?
Janice: Eu sinto que eu não aguento mais isso. A dor é insuportável. Eu estive assim a minha vida toda, e eu não vejo uma maneira das coisas melhorarem.
Clínico: O que acontece a seguir?
Janice: Eu agarro o vidro de remédios para dormir e engulo todas as pílulas do vidro.

O monitoramento dos pensamentos e das imagens relacionados ao suicídio é importante para determinar quando a ideação suicida é mais aguda e para identificar os pensamentos, os sentimentos e os comportamentos associados. Durante o exercício de imaginação guiada, o clínico pede aos pacientes para graduar a ideação suicida em diferentes momentos da sequência. Por exemplo, o clínico pergunta, "Em uma escala de 0 a 100, com 0 indicando *nenhum pensamento sobre o suicídio* e 100 indicando *extremamente suicida*, o quanto suicida você está agora?" O propósito dessa graduação é monitorar a ideação de modo que, quando houver um aumento, ele possa ser alvo de um subsequente exercício de imaginação guiada que incorpore a aplicação de estratégias cognitivas e comportamentais para administrar as crises suicidas. O exercício de imaginação guiada continua até que os pacientes tenham descrito em detalhe todo o evento acerca da crise suicida. Após o exercício ter sido completado, os pacientes são solicitados a abrirem os olhos. O clínico solicita opiniões e *feedbacks* dos pacientes para:

a) identificar quaisquer ideações suicidas residuais e começar a abordá-las antes de seguir para o próximo item da agenda ou para encerrar a sessão;
b) avaliar se os pacientes veem a crise suicida de forma diferente agora do que viam quando entraram em tratamento; e
c) identificar qualquer coisa que o clínico possa fazer em futuros exercícios de imaginação guiada para fazê-los ocorrerem tranquilamente e maximizar sua efetividade.

Em certos momentos, novas informações são reveladas durante o exercício de imaginação guiada. Se isso ocorre, o clínico e o paciente podem discutir como essa informação pode ser utilizada para modificar a conceituação cognitiva do caso ou mudar o plano de segurança (por exemplo, a identificação de sinais de alerta).

A revisão da crise suicida recente utilizando habilidades

Após o exercício de imaginação guiada inicial, o clínico novamente leva os pacientes através da mesma sequência de eventos, mas, desta vez, os pacientes são encorajados a imaginar usando as habilidades aprendidas em terapia para lidar com o evento. Esse segundo exercício de imaginação guiada é geralmente conduzido durante a mesma sessão que o primeiro, para que a sessão seja concluída com um senso de que os pacientes podem ativamente gerenciar essas crises. Quando um pensamento, um comportamento, um sentimento ou uma situação-chave é identificado, o clínico pede aos pacientes que indiquem o atual nível de pensamento suicida usando a escala de 0 a 100. Então o clínico estimula os pacientes a descreverem o que poderiam ter feito de forma diferente. O Quadro 9.2 resume abordagens para ajudar os pacientes a gerarem diferentes formas de *coping* com as crises suicidas durante o protocolo de prevenção de recaídas. A habilidade ou estratégia de *coping* identificada deve ser descrita tão detalhadamente quanto possível para criar uma imagem vívida dessa estratégia colocada em ação, conforme ilustrado no seguinte diálogo:

Clínico: Quando você decidiu que não aguentava mais, o que você poderia ter feito de forma diferente?
Janice: Eu acho que eu poderia pegar o meu plano de segurança.
Clínico: Bom. Imagine agora que você vai pegar o seu plano de segurança. Onde ele está?
Janice: Na gaveta do meu quarto.
Clínico: Imagine que você está lendo o plano de segurança. O que o plano de segurança diz para você fazer?
Janice: Ele diz que um dos sinais de alerta é quando eu sinto que a vida é

QUADRO 9.2

GATILHOS PARA AJUDAR OS PACIENTES A GERAREM MEIOS ALTERNATIVOS DE *COPING*

- Como você lidaria com esse pensamento utilizando as habilidades que aprendeu?
- Existe alguma explicação alternativa para essa ideia?
- De que outra forma você poderia resolver o problema?
- Imagine-se pensando em outras opções agora. Quais poderiam ser elas?
- Quem você poderia chamar pelo telefone?
- O que você faria de diferente?
- O que poderia ser útil em seu plano de segurança?
- Imagine-se usando seu plano de segurança. O que ele diz?

Clínico: intolerável. Ele diz para tentar fazer alguma coisa para me distrair, como ler uma revista, mas eu não acho que isso irá funcionar. Eu não consigo parar de pensar nos problemas.
Clínico: Existem outras sugestões no plano de segurança?
Janice: Sim, ele diz que eu poderia tomar um banho quente.
Clínico: Então, imagine que você está tomando um banho quente; como você se sente?

Após a estratégia de *coping* ter sido descrita, os pacientes novamente graduam o pensamento suicida na escala de 0 a 100 para determinar se a estratégia ajudou a diminuir os pensamentos e os desejos suicidas. Se a ideação suicida continuar sendo alta, ou mesmo se for baixa e ainda assim perturbadora para eles, então o clínico continua a estimular os pacientes a utilizarem estratégias adicionais de *coping* até que a crise tenha se resolvido. Na verdade, em muitos casos é preferível que os pacientes gerem tantas estratégias de *coping* quanto possível para que vejam que existem várias formas adaptativas para lidar com os gatilhos das crises suicidas. Na conclusão desse exercício de imaginação guiada, os pacientes abrem seus olhos e proporcionam um *feedback* ao clínico. Muitas vezes é útil para os clínicos obterem uma estimativa da confiança dos pacientes de que eles serão capazes de utilizar essas estratégias durante uma crise suicida real. Se o nível de confiança dos pacientes estiver baixo, então o clínico reinicia o exercício de prevenção de recaídas ou discute verbalmente formas de tornar essas estratégias ainda mais úteis.

Se os pacientes forem incapazes ou não quiserem usar a imaginação durante o protocolo de prevenção de recaídas, o clínico e o paciente podem simplesmente resumir os eventos que ocorreram antes da crise suicida e descrever a maneira na qual eles usariam as estratégias de *coping*. A lógica e o procedimento durante essa revisão são similares à lógica e ao procedimento para o exercício de imaginação guiada. O clínico retoma com os pacientes as circunstâncias associadas à crise suicida anterior e avalia se eles são capazes de responder a pensamentos, sentimentos e comportamentos desadaptativos de uma maneira adaptativa. Entretanto, isso é atingido de modo objetivo e factual usando o tempo verbal passado, e não por meio do uso de uma imaginação vívida e do tempo verbal presente. Um jogo de interpretação também pode ser usado para solicitar respostas de *coping*. Por exemplo, o clínico pode fazer com que os pacientes imaginem que estão aconselhando um amigo próximo que está suicida, de modo que proporcionem sugestões para lidar com isso, ou o clínico pode realizar uma interpretação de papéis reversos, com o clínico interpretando o papel do paciente e o paciente interpretando o papel do clínico.

Revisão de uma futura crise suicida

O exercício de imaginação guiada no protocolo de prevenção de recaídas é para os pacientes imaginarem uma futura crise suicida e descreverem, detalhadamente, a maneira na qual eles iriam usar as estratégias cognitivas e comportamentais para reduzir a probabilidade de se engajarem em um futuro ato suicida. Esse terceiro exercício de imaginação guiada pode ser conduzido na mesma sessão que os dois exercícios descritos antes. Entretanto, em muitos casos não há tempo restante suficiente na sessão para fazer isso, ou os pacientes estão fatigados dos exercícios anteriores, então é melhor reservar este exercício para a sessão seguinte.

O clínico deve usar a conceituação cognitiva do caso do paciente para desenvolver um cenário realista no qual ele provavelmente iria experimentar uma ideação suicida. Esse exercício de imaginação guiada é conduzido da mesma maneira que os outros descritos neste capítulo, de modo que os pacientes fecham seus olhos, falam no tempo verbal presente e respondem aos estímulos do clínico. Conforme os pacientes geram soluções possíveis e descrevem o modo como iriam utilizar as estratégias de *coping* aprendidas, o clínico os congratula por responder, mas também introduz desafios adicionais. Esses desafios adicionais são inseridos para avaliar a profundidade e a flexibilidade da resposta adaptativa do paciente. Se os pacientes não foram capazes de gerar quaisquer habilidades de *coping*, então o clínico pode estimulá-los mais diretamente para imaginar o uso de ferramentas aprendidas na terapia, como consultar o plano de segurança, ler um cartão de *coping*, ter uma postura de resolução de problemas ou usar a respiração controlada. No caso de Janice, o clínico selecionou outro conflito com seu padrasto como um evento que poderia levar a uma futura crise suicida. Ele propôs essa ideia a Janice, e ela concordou que esse seria um foco relevante para o exercício de imaginação guiada final.

Clínico: Imagine que você está em casa hoje à noite, sentada na poltrona reclinável marrom, e seu padrasto chega em casa. A ruga na testa dele sugere que está de mau humor. Ele está caminhando apressadamente até o armário para pegar o seu casaco e para, olha para você e sacode a cabeça. O que ele poderia dizer agora?

Janice: Ele diz "Nada nunca irá mudar. Você vai viver com sua mãe e comigo para sempre. Eu deveria ganhar um prêmio pelo quanto eu tenho que te aguentar."

Clínico: O que passa pela sua cabeça?

Janice: Eu te odeio! Eu não aguento morar com você!

Clínico: E como você se sente?

Janice: Horrível. Deprimida e envergonhada.

Clínico: E o que você faz a seguir?

Janice: O mesmo de sempre. Corro até o meu quarto, me atiro na cama e choro.

Clínico: Imagine-se deitada na cama e chorando. Você tem uma imagem vívida disso?

Janice: [afirma que sim sacudindo a cabeça]

Clínico: Este é o ponto em que você geralmente tem a ideia "Eu não aguento mais isso"?

Janice: [afirma novamente com a cabeça]

Clínico: Em uma escala de 0 a 100, quão intenso é o seu pensamento suicida agora?

Janice: Algo como 80.

Clínico: O que você pode fazer para responder ao pensamento "Eu não aguento mais isso"?

Janice: Eu poderia dizer "Eu sei que eu posso passar por isso. Eu já fiz isso antes. E eu não vou estar aqui por muito mais tempo, já que eu finalmente estou ganhando algum dinheiro e terei meu próprio lugar em alguns meses."

Clínico: Em uma escala de 0 a 100, quão intenso é o seu pensamento suicida após ter pensando nessa forma alternativa de ver as coisas?

Janice: Está melhor. Algo como 40.

Clínico: E o que mais você pode fazer para administrar a sua perturbação?

Janice: Eu posso olhar o meu plano de segurança.

Clínico: Imagine-se pegando o seu plano de segurança na gaveta de sua cabeceira. O que ele diz?

Janice: Ele diz para ler revistas, tomar um banho quente, conversar com minha mãe, ler meus cartões de *coping* e olhar o meu *Kit* de Esperança.

Clínico: Qual desses seria mais efetivo para reduzir o seu pensamento suicida a 0?

Janice: Hum... olhar o meu *Kit* de Esperança.

Clínico: Bom. Agora imagine que está olhando o seu *Kit* de Esperança. [pausa] O que há nele?

O clínico prossegue fazendo com que Janice foque nos conteúdos de seu *Kit* de Esperança e no que os itens significam para ela, e subsequentemente faz com que ela avalie a intensidade de seu pensamento suicida. Além disso, o clínico apresenta a Janice alguns cenários alternativos, como o de seu padrasto segui-la escada acima e gritar com ela mais um pouco. Janice foi capaz de imaginar o uso de todas as habilidades de *coping* que foram úteis a ela ao longo do tratamento para responder a esses vários cenários.

Debriefing e Seguimento

Após os três exercícios de imaginação guiada, os pacientes devem ser abastecidos com apoio e encorajamento por conduzir essa tarefa (por exemplo, "Você avançou muito"). Além disso, devem receber a oportunidade de refletir sobre o que aprenderam com esse exercício. O clínico pode trabalhar com os pacientes para identificar as mudanças específicas que realizaram ao longo do curso do tratamento. Como podem ser utilizadas no futuro essas habilidades? Como será usado o plano de segurança no futuro? Existem questões que foram identificadas nesse exercício que ainda são um problema? O clínico deve considerar projetar uma tarefa de casa que seja relacionada a questões levantadas durante esse exercício.

Também durante o *debriefing*, os pacientes classificam seu atual pensamento suicida na escala de 0 a 100. Essa classificação é diferente da classificação obtida no contexto do exercício de imaginação guiada, pois ela diz respeito ao grau de ideação suicida que o paciente está experimentando no presente, como resultado da conclusão do protocolo de prevenção de recaídas. Se alguma ideação suicida for notada, então o plano de segurança deve ser revisto, e o clínico deve encorajar os pacientes a articularem o modo específico no qual irão administrar quaisquer pensamentos ou impulsos de se engajar em um ato suicida. Em outras palavras, o clínico cuidadosamente trabalha com os pacientes para garantir que qualquer ideação suicida tenha sido reduzida após o os exercícios de prevenção de recaídas e que eles estarão seguros quando deixarem o consultório. Consideramos que a maior parte dos pacientes é capaz de tolerar esses exercícios, pois eles já realizaram muitas mudanças positivas em suas vidas. Entretanto, se os pacientes estiverem em conflito após o protocolo de prevenção de recaídas, então o clínico deverá oferecer sessões adicionais de tratamento ou ligações telefônicas de acompanhamento conforme clinicamente indicado. Os objetivos dessas sessões ou ligações são:

a) demonstrar empatia com as preocupações dos pacientes;
b) identificar os pensamentos automáticos do paciente em resposta ao exercício de imaginação; e
c) ajudar os pacientes a desenvolverem respostas adaptativas a esses pensamentos automáticos.

Um importante aspecto do protocolo de prevenção de recaídas é determinar se os pacientes são capazes de completar todos os aspectos do exercício de forma satisfatória. Os pacientes que completam com sucesso essa tarefa são capazes de se engajar emocionalmente, ter uma clara visualização ou proporcionar uma descrição detalhada dos eventos e gerar respostas apropriadas. As seguintes questões podem servir como um guia para a avaliação da conclusão com sucesso desse protocolo:

1. O paciente é capaz de imaginar a sequência de eventos que o levou à crise suicida?
2. O paciente é capaz de relembrar e descrever claramente os comportamentos, os pensamentos e os sentimentos que o levaram à crise suicida?
3. O paciente é capaz de imaginar-se resolvendo os problemas ou respondendo mais adaptativamente no futuro, bem como de gerar muitas respostas e recursos adaptativos?
4. O paciente acredita que sua situação vá melhorar e que ele será capaz de lidar com futuras crises de forma diferente?

5. Até que ponto o paciente é capaz de experimentar afeto durante os exercícios e demonstrar uma diminuição no afeto negativo após os exercícios terem sido concluídos?

Se os pacientes não completarem essa tarefa com sucesso, então sessões adicionais podem ser proporcionadas para revisar as habilidades aprendidas durante o tratamento.

REVISÃO DOS OBJETIVOS DO TRATAMENTO

Após a conclusão bem-sucedida do protocolo de prevenção de recaídas, clínico e paciente avaliam o progresso que foi feito em direção aos objetivos do tratamento que foram estabelecidos ao final da fase inicial. Uma avaliação de risco deve ser conduzida para determinar se os pacientes continuam a ter alguma ideação suicida, uma intenção suicida ou pensamentos sobre um plano de cometer suicídio. Os pacientes que continuam relatando ideação suicida não devem ser dispensados do tratamento, a menos que um tratamento alternativo tenha sido identificado e que eles estejam plenamente engajados nele. Além disso, as expectativas dos pacientes sobre a probabilidade de realizarem uma futura tentativa de suicídio devem ser avaliadas. Se os pacientes anteciparem que irão fazer uma tentativa de suicídio no futuro ou se estiverem ambivalentes quanto a fazer uma tentativa, então é clinicamente apropriado realizar mais sessões com um foco na prevenção do suicídio.

Outros objetivos que foram discutidos na fase inicial do tratamento também devem ser revistos. Em função de muitos desses objetivos serem relacionados a transtornos psiquiátricos ou a transtornos relacionados a substâncias concomitantes, ou a fatores de vulnerabilidade disposicionais duradouros, eles podem não ter sido plenamente resolvidos em função do foco primário do tratamento ser a prevenção do suicídio. Juntos, clínico e paciente podem identificar os objetivos que serão visados no tratamento de continuação ou manutenção, bem como os objetivos que precisam ser revisados ou acrescentados agora que a crise suicida se resolveu.

PLANEJAMENTO ADICIONAL DO TRATAMENTO

Após a conclusão bem-sucedida do protocolo de prevenção de recaídas e da revisão dos objetivos do tratamento, clínico e paciente discutem três opções de tratamento:

a) a continuação do tratamento;
b) o encaminhamento para tratamento adicional; e
c) o encerramento do tratamento.

A continuação do tratamento

Ainda que as questões que não estejam diretamente relacionadas à ideação suicida e aos atos suicidas (como as perturbações psiquiátricas e problemas de relacionamento) sejam o foco da fase de continuação do tratamento, o clínico deve encorajar os pacientes a manterem seus planos de segurança por perto para o caso de experimentarem outra crise suicida. Além disso, o clínico deve preparar os pacientes para quaisquer retrocessos ou lapsos. Geralmente, os pacientes que vivenciam um retrocesso, como uma recaída no uso de substâncias ou na depressão, muitas vezes experimentam desesperança. Esse pessimismo é geralmente associado a um padrão de pensamento tudo-ou-nada, que os leva a concluir que o tratamento não foi efetivo. Essa crença é especialmente perigosa porque os pacientes podem generalizar o retrocesso para indicar que qualquer tratamento não será útil, o que, por sua vez, pode desencadear outra crise suicida. Para prepará-los para possíveis retrocessos ou lapsos, expectativas irrealistas devem ser abordadas, juntamente com potenciais estratégias para lidar com retrocessos.

Se houver outras questões a serem abordadas, então o clínico e o paciente retomam os objetivos do tratamento para a fase de continuação deste e negociam a frequência das sessões. A fase de continuação do tratamento pode prosseguir pelo tempo que for necessário para abordar os múltiplos e duradouros problemas dos pacientes. Essas sessões seguem a mesma estrutura geral da sessão, incluindo o estabelecimento da agenda, a avaliação continuada do risco, a discussão de estratégias cognitivas e comportamentais de *coping* e as tarefas de casa. Se for decidido que não há outras grandes questões a serem abordadas, então o clínico e o paciente podem considerar diminuir a frequência das visitas para quinzenal ou mensal. Sessões de reforço, ou marcadas pelo paciente conforme a necessidade, são outras opções para utilizar durante essa fase do tratamento. O clínico e o paciente podem concordar em combinações específicas para agendá-las, como no caso da emergência de uma ideação suicida, uma exacerbação de um estressor de vida ou a piora de fatores de vulnerabilidade disposicionais. Muitas vezes o clínico decide sobre uma mudança na frequência das sessões em consulta com a equipe de tratamento ou outros profissionais que estão proporcionando cuidado ao paciente. Ocasionalmente, familiares são consultados para determinar a melhor abordagem para agendar sessões adicionais durante a fase de continuação do tratamento.

Encaminhando para tratamento adicional

Os pacientes, às vezes, necessitam de um tipo tratamento que está além da competência do terapeuta. Os clínicos são aconselhados a buscar encaminhamentos apropriados nesses casos. Tais encaminhamentos podem incluir tratamentos para dependência de álcool e drogas ou um cuidado especializado para outros transtornos psiquiátricos, como o transtorno bipolar ou a esquizofrenia. Os clínicos muitas vezes consideram útil ajudar os pacientes a agendar consultas com outros profissionais. Além disso, é importante acompanhar os pacientes para determinar se eles compareceram ao atendimento e para avaliar sua reação às expectativas quanto ao tratamento adicional. O contato com outros clínicos que estiverem proporcionando o tratamento adicional é altamente recomendando para uma continuidade adequada do acompanhamento.

O término do tratamento

Alguns pacientes que experimentaram uma crise suicida e completaram com sucesso o protocolo de prevenção de recaídas estarão assintomáticos ou relatarão sintomas psiquiátricos mínimos ao longo de um extenso período de tempo. O término do tratamento pode ser clinicamente apropriado para esses pacientes. Não obstante, estabelecer um período de observação para monitorar a recorrência de sintomas, incluindo a ideação suicida, é recomendado. Os pacientes devem sempre estar munidos de referências adicionais, e as circunstâncias para se buscar tratamento adicional devem ser discutidas.

Finalmente, um importante componente do término do tratamento é continuar aprimorando as habilidades dos pacientes e encorajando-os a utilizar outros recursos que possam servir como fatores de proteção e que reduzam a probabilidade de futuros atos suicidas. O clínico e o paciente podem revisar as razões para viver ou revisar os conteúdos do *Kit* de Esperança que foi construído durante a fase intermediária do tratamento. Além disso, os pacientes devem revisar a lista de indivíduos que são capazes de proporcionar apoio social. O aspecto importante do término do tratamento é a transição de um modelo de tratamento agudo e voltado à crise para um modelo de gerenciamento de uma recuperação sustentada.

RESUMO E INTEGRAÇÃO

O foco da fase avançada do tratamento é a:

a) consolidação das estratégias cognitivas e comportamentais aprendidas em tratamento;
b) aplicação dessas estratégias em crises suicidas imaginadas;
c) revisão dos objetivos do tratamento; e
d) decisão sobre como melhor continuar com o tratamento.

O coração da fase avançada do tratamento é o protocolo de prevenção de recaídas, quando os pacientes podem engajar-se em exercícios de imaginação guiada que são designados para trazer à tona cognições, emoções e comportamentos associados a crises suicidas e para descrever a maneira na qual eles reduziriam sua perturbação para evitar a intensificação da crise suicida. A conclusão bem-sucedida dos exercícios de imaginação guiada demonstra aos pacientes que eles podem administrar as situações que os levaram a crises suicidas no passado. Além disso, a conclusão exitosa demonstra aos clínicos que seus pacientes retiveram e podem aplicar as habilidades aprendidas na terapia. Quando os pacientes completam o protocolo de prevenção de recaídas, o fechamento da fase aguda de prevenção do suicídio é indicado. Os pacientes podem permanecer em tratamento com seus clínicos em uma fase de continuação do tratamento, na qual eles focam outras questões associadas a seu quadro clínico (como transtornos psiquiátricos). Em contraste, o clínico pode optar por encaminhar os pacientes a outros profissionais para um tratamento mais especializado (como o tratamento para adicção), ou pode decidir terminar o tratamento e avaliar os pacientes periodicamente em sessões de reforço. A despeito do plano específico de tratamento que for seguido, o clínico garante que os pacientes tenham prontamente disponível seu plano de segurança e seus lembretes de razões para viver.

10

DESAFIOS NO TRATAMENTO DE PACIENTES SUICIDAS

Os pacientes suicidas estão entre os mais desafiadores pacientes tratados por clínicos (Ramsay e Newman, 2005). Quando os clínicos acrescentam um paciente suicida a seu rol de casos, geralmente esperam ter de lidar com múltiplas crises, hospitalizações e documentações extensivas. Além disso, muitos deles são hesitantes ao tratar pacientes suicidas, pois temem a possibilidade de ramificações legais e éticas no caso de o paciente vir a cometer suicídio (Bongar, Maris, Berman e Litman, 1992). Ainda que os pacientes suicidas estejam em uma séria necessidade de cuidado, muitas vezes é paradoxalmente difícil encontrar um clínico que esteja disposto a tratá-los.

Reconhecemos que existem momentos em que muitas dessas complicações são bastante reais; entretanto, elas podem ser administradas de forma sistemática, utilizando-se um modelo de trabalho da terapia cognitiva. Alguns desses desafios foram abordados no Capítulo 6 – indicamos que os pacientes suicidas muitas vezes têm uma atitude negativa diante do tratamento, e sugerimos estratégias para abordar essas atitudes para garantir que o tratamento seja bem-sucedido. Este capítulo discute desafios adicionais que os clínicos enfrentam no tratamento de pacientes suicidas e apresenta formas de abordá-los a partir de uma perspectiva da terapia cognitiva. Todos esses desafios foram expressos por clínicos que treinamos para tratar essa população. As áreas de desafio identificadas por esses clínicos incluem:

a) desafios nas vidas dos pacientes que os previnem de utilizar integralmente a terapia;
b) desafios na implementação do protocolo de terapia cognitiva; e
c) desafios advindos das reações dos clínicos ao trabalho com os pacientes suicidas.

DESAFIOS NAS VIDAS DOS PACIENTES

Não é incomum para os clínicos que trabalham com pacientes suicidas encontrarem quadros clínicos desafiadores. Em certos momentos, o comparecimento dos pacientes suicidas é esporádico, pois suas vidas não são estruturadas e eles estão lidando com múltiplos estressores. Em outros momentos, os pacientes continuam em risco de se engajarem em atos suicidas e requerem a atenção do clínico entre as sessões para garantir sua segurança. Alguns pacientes se apresentam para as sessões sob a influência de álcool ou drogas ou com uma ideação homicida concomitante. A seção seguinte descreve estratégias para lidar com esses desafios dentro da estrutura da terapia cognitiva.

Estilos de vida caóticos

Em nossa experiência, vimos que pacientes suicidas muitas vezes têm estilos de vida caóticos. Problemas de moradia, transporte e emprego muitas vezes os impedem de atender regularmente às sessões agendadas de terapia. Eles geralmente têm repetidas "crises" que consomem a maior parte do tempo previsto para uma sessão de terapia. Portanto, em certos momentos, os clínicos percebem que o curso da terapia está desandando ou que eles repetidamente têm que começar outra vez do zero. Nesses casos, é difícil fazer uma retomada da sessão anterior, pois muito tempo se passou e muitas coisas aconteceram na vida do paciente.

Quando os clínicos concluem que têm um paciente com frequência esporádica, nós os encorajamos a se aterem de perto à conceituação cognitiva do caso (ver Capítulo 7). Os clínicos já terão assimilado a informação que foi aprendida em sessões anteriores em uma conceituação cognitiva do caso, e podem determinar se a nova informação corrobora a conceituação preliminar que foi formada ou, inversamente, se a conceituação precisa agora ser modificada. Ao longo do tempo, a conceituação cognitiva do caso será solidificada, o que facilitará o entendimento do clínico dos fatores cognitivos, afetivos, comportamentais e situacionais que contribuem para as dificuldades dos pacientes e guiam as escolhas do clínico acerca das estratégias utilizadas nas sessões. Portanto, os clínicos deveriam manter sempre em mente a conceituação cognitiva do caso durante a sessão e fazer a seguinte pergunta: "Baseado no que eu suspeito que sejam os pensamentos-chave automáticos e as crenças disfuncionais centrais desse paciente, relacionadas à recente crise suicida, que estratégia seria mais bem-sucedida na modificação final desses pensamentos e crenças?"

Após não ver um paciente por um longo período, é tentador para os clínicos usar a maior parte da sessão atualizando-se sobre os eventos que transcorreram na vida do paciente. Dada a probabilidade de alguns pacientes com estilos de vida caóticos não retornarem por várias semanas, é importante aproveitar cada oportunidade para fazer uma intervenção baseada na teoria cognitiva e na conceituação cognitiva do caso. Por exemplo, recomendamos que o clínico mantenha a estrutura da sessão descrita no Capítulo 5 para modelar a priorização sistemática e a resolução de problemas para o paciente. Além disso, encorajamos os clínicos a aproveitarem oportunidades apropriadas para associar os estressores de vida relatados pelos pacientes ao modelo cognitivo geral e para reforçar o modo no qual os pensamentos, as emoções e os comportamentos estão inter-relacionados. O plano de segurança desenvolvido na primeira sessão pode ser revisado para garantir que os pacientes tenham passos concretos para seguir em uma crise. Finalmente, como é discutido no Capítulo 5, concluímos que é útil selecionar uma tarefa de casa objetiva e concreta, que possa ser iniciada na sessão, para aumentar a probabilidade de os pacientes fazerem mudanças positivas em suas vidas fora da sessão.

Crises fora da sessão

Muitos clínicos que trabalham com pacientes suicidas temem ser requeridos a passar um bom tempo gerenciando as crises do paciente fora das sessões. Existe alguma verdade nessa preocupação; em nossos testes clínicos, descobrimos que os pacientes contatam a equipe de pesquisa por motivos como sentirem-se suicidas, terem dificuldades em lidar com estressores de vida sobrecarregantes e necessitarem de ajuda com encaminhamentos a hospitais ou a programas de tratamento para adicção. Portanto, os clínicos que trabalham com pacientes suicidas devem ter um plano padronizado acessível para gerenciamento de risco, o que inclui uma avaliação dos fatores de risco e de proteção para o suicídio e um plano de ação para reduzir o risco. Conforme é descrito no Capítulo 6, o clínico completa a avaliação de risco como é clinicamente indicado e determina se os pacientes estão em um risco baixo, moderado ou iminente.

O plano de ação que segue essa avaliação de risco deve corresponder ao grau de risco. Para pacientes com um baixo risco de suicídio, o plano de ação pode incluir a identificação de elementos-chave na linha de tempo de eventos que o levaram ao aumento do risco de suicídio e formas de abordar esses fatores usando as estratégias cognitivas, emocionais ou comportamentais descritas no Capítulo 8. O clínico também revisa a utilização do plano de segurança com pacientes de baixo risco e avalia sua efetividade na redução do risco. Nesse ponto, clínico e paciente podem revisar o plano de segurança e abordar quaisquer problemas ou obstáculos que foram encontrados ao usá-lo. Ações apropriadas de acompanhamento com pacientes de baixo risco podem incluir, mas não são limitadas a:

a) agendar avaliações de risco de seguimento;
b) agendar a próxima sessão de terapia;
c) agendar o próximo contato telefônico;
d) contatar outras instituições ou serviços que também são responsáveis pelo cuidado com o paciente;
e) obter ou rever os registros médicos para mais informações que possam influenciar a determinação final do risco; ou
f) contatar familiares ou outros indivíduos.

Para os pacientes em um nível moderado de risco e que podem ser tratados com segurança de forma ambulatorial, os clínicos podem seguir algumas das mesmas estratégias que usariam para os pacientes de baixo risco. Entretanto, os clínicos muitas vezes agendam uma avaliação de risco de acompanhamento, uma sessão de terapia ou um contato telefônico em um momento mais próximo com pacientes de risco mais alto do que eles fariam com pacientes de baixo risco. Por exemplo, uma sessão de acompanhamento pode ser agendada para o dia seguinte em vez de para a semana seguinte. Além disso, o clínico trabalhando com pacientes de risco mais elevado deve considerar mais fortemente o contato com outros profissionais ou instituições para avaliações adicionais e tratamentos alternativos adjuntos, como a farmacoterapia, ou para programas que oferecem um nível mais alto de cuidado, como serviços intensivos de ambulatório ou serviços de internação.

Se o clínico determinar que o paciente está em risco iminente para si mesmo ou para os outros, então é imperativo que intervenções mais intensivas sejam consideradas para prevenir ferimentos. Entretanto, a avaliação de risco iminente é muitas vezes uma tarefa difícil, em função da dificuldade inerente à predição de comportamentos perigosos dentro de um período curto de tempo. Muitas das mensurações padronizadas de ideação suicida e construtos relacionados foram validadas para o suicídio ao longo de um período extenso de tempo (como anos) e não foram adequadamente testadas para predizer comportamentos iminentes. Portanto, a determinação do risco iminente de suicídio é baseada na força relativa dos fatores de risco comparadas com a força dos fatores de proteção (ver Capítulo 6). Aliás, o período de tempo definido como "iminente" também é aberto a julgamento clínico. Comportamento iminente pode referir-se a um comportamento que esteja para ocorrer nos próximos minutos, ou pode referir-se a um comportamento que esteja para ocorrer entre as próximas 24 a 48 horas. A despeito do intervalo de tempo que o clínico escolher adotar, um protocolo padronizado para a determinação do risco e a implementação de um plano de ação deve ser seguido.

Uma vez que tenha determinado que o paciente está em risco iminente de suicídio, o clínico pode recomendar que ele seja avaliado para admissão em um hospital. O *Pratice Guideline for the Assessment and Treatment of Patients With Suicidal Behavior* (American Psychiatric Association [APA], 2003) recomenda que a internação em um hospital seja *geralmente indicada* após uma tentativa de suicídio ou um suicídio abortado se:

a) o paciente for psicótico;
b) a tentativa tiver sido violenta, quase letal ou premeditada;

c) precauções tiverem sido tomadas para evitar o resgate ou evitar ser descoberto;
d) um plano ou intenção persistente estiverem presentes, a perturbação tiver aumentado ou o paciente lamente ter sobrevivido à tentativa;
e) o paciente for homem e tiver mais de 45 anos, especialmente com novos aparecimentos de transtornos psiquiátricos ou pensamentos suicidas;
f) o paciente tiver apoio familiar e/ou social limitado, incluindo uma falta de situação estável de moradia;
g) o paciente demonstrar um atual comportamento impulsivo, agitação severa, juízo comprometido ou se a recusa à ajuda for evidente; ou
h) o paciente tiver uma mudança no estado mental com uma etiologia metabólica, tóxica, infecciosa ou outra, requerendo um trabalho mais aprofundado em um ambiente estruturado. (APA. 2003, p. 31)

Além disso, a internação hospitalar é *geralmente indicada* para pacientes com ideação suicida acompanhada de um plano específico de alta letalidade, alta intenção suicida ou severa ansiedade, agitação ou perturbação (American Psychiatric Association, 2003). Encorajamos os clínicos a se familiarizarem com as leis e a respeito da decisão de involuntariamente internar pacientes que estejam em um risco iminente de suicídio e que se recusam a serem hospitalizados.

Em contraste, a internação hospitalar *pode* ser necessária após uma tentativa de suicídio, tenha ela sido abortada ou não, ou na presença de ideação suicida para pacientes com:

a) psicose;
b) um transtorno psiquiátrico importante e um histórico de tentativas de suicídio anteriores;
c) uma condição médica possivelmente associada;
d) falta de resposta ou incapacidade de cooperar com o tratamento ambulatorial;
e) necessidade de um ambiente supervisionado para um teste médico ou uma terapia eletroconvulsiva;
f) necessidade de observação de habilidades, testes clínicos ou avaliações diagnósticas que necessitem de um ambiente supervisionado;
g) apoio familiar e/ou social limitado, incluindo falta de situação estável de moradia; ou
h) falta de relação terapeuta-paciente continuada, ou falta de acesso a um cuidado ambulatorial oportuno. (APA, 2003, p. 31)

A internação hospitalar também pode ser necessária na ausência de tentativas de suicídio ou de declarações de ideação ou de um plano ou intenção suicida se evidências a partir da avaliação ou do histórico psiquiátrico de outros sugerirem um alto nível de risco de suicídio e um aumento agudo recente no risco (American Psychiaric Association, 2003).

Em casos nos quais o clínico determinar que os pacientes estão em risco iminente, um plano específico deve ser feito para que eles sejam transportados com segurança para o hospital. Como é imperativo ser capaz de observar os pacientes em um risco iminente ou estar ao telefone com eles, os clínicos devem ter algum método para contatar um colega ou outro membro da equipe de tratamento para que eles possam fazer os arranjos de transporte necessários. Opções de transporte podem incluir chamar a polícia, o serviço de ambulância ou o serviço móvel de crises. Em certos momentos, os pacientes que proativamente contatam o clínico em casos de crise se voluntariam a ir por conta própria para o hospital. Infelizmente, concluímos que um acordo como esse muitas vezes dá ao clínico uma falsa sensação de esperança de que a crise está sendo revertida; na verdade, muitos pacientes não chegam até o hospital que foi definido com o clínico porque estressores de vida adicionais surgem nesse meio tempo, ou eles decidem que querem ir a um hospital diferente, mas não informam ao clínico da mudança de planos. Descobrimos que é útil contatar a unidade de emergência psiquiátrica do hospital local para orientações na escolha do método mais clinicamente apropriado de transporte para um paciente que esteja em risco iminente de suicídio e para notificar a equipe da unidade de emergência da chegada desse paciente.

Além disso, membros da família também podem ser contatados para acompanhar o paciente ao hospital. Em muitos aspectos, esse acordo é preferível, porque os pacientes são monitorados o tempo inteiro e porque normalmente ficam mais confortáveis com familiares do que com profissionais de transporte de emergência ou com a polícia. Entretanto, encorajamos os clínicos a terem um plano de contingência preparado para o caso de os pacientes e seus familiares não chegarem ao hospital dentro de certo período de tempo.

Finalmente, também é útil para o clínico ter uma compreensão do que irá acontecer quando o paciente chegar ao hospital. Muitas vezes os pacientes precisam aguardar várias horas antes de serem admitidos ou de verem um médico. Algumas vezes os pacientes são dispensados se os membros da equipe da unidade de emergência decidirem que eles não estão mais em risco iminente de se ferirem. Portanto, os clínicos podem usar seu conhecimento dos procedimentos do hospital para clarificar quaisquer expectativas razoáveis, como as de que os profissionais irão atendê-los imediatamente na chegada. Além disso, os clínicos devem tomar cuidado para não prometer que os pacientes receberão um determinado tipo de cuidado, como realmente serem internados no hospital.

Abuso simultâneo de substâncias

Nos testes clínicos em que estamos avaliando a efetividade de nossos protocolos de terapia cognitiva com pacientes suicidas, descobrimos que a maior parte dos pacientes encontra-se dentro dos critérios para os transtornos relacionados ao uso de substâncias. Muitos dos clínicos que treinamos perguntam-se se podem tratar efetivamente pacientes que estão ativamente abusando de drogas. Um clínico notou que essa situação representa um dilema entre duas abordagens. Quando os pacientes estão em sessão com o clínico, expressam um desejo legítimo de conseguirem ajuda, de ficarem sóbrios e de colocarem as suas vidas de volta nos eixos. Entretanto, a tentação de utilizar a droga muitas vezes ganha, particularmente quando eles ainda não desenvolveram outras estratégias para lidar com a adversidade. Observamos que, quando os pacientes começam a usá-la novamente, os clínicos geralmente não recebem notícias deles por várias semanas.

Um princípio fundamental de nosso protocolo para pacientes suicidas é que eles recebem muitos atendimentos diferentes para abordar suas diversas necessidades, como os de clínicos gerais, psiquiatras, assistentes sociais e especialistas em adicção. Como é mencionado em outros capítulos, um objetivo da terapia cognitiva para pacientes suicidas é que os pacientes aumentem sua aceitação a esses serviços. Portanto, os clínicos devem encaminhá-los a esses vários serviços quando necessário. Consideramos que essa estratégia delega a responsabilidade pelo cuidado do paciente a um número de profissionais e alivia a sensação dos clínicos de que eles têm a única responsabilidade pelo bem-estar do paciente.

Diferentemente de muitos clínicos que praticam outras formas de psicoterapia, não necessariamente recomendamos que o clínico se recuse a ver os pacientes que chegarem a suas sessões sob a influência de álcool ou drogas. Como muitos pacientes suicidas têm uma fraca rede social de apoio ou crenças centrais relacionadas à falta de amor e ao abandono, uma rejeição percebida do clínico tem o potencial de ativar a ideação suicida. Além disso, como o uso de drogas é associado a uma maior probabilidade de comportamento impulsivo e agressivo, os pacientes sob essa influência estão em maior risco de agir em função da ideação suicida. Nós, pelo contrário, encorajamos os clínicos a escolherem o curso de ação apropriado com base no grau de intoxicação e na conceituação cognitiva do caso. Uma avaliação abrangente do risco deve ser conduzida, como descrita no Capítulo 6, e, se necessário, um plano de segurança deve ser gerado colaborativamente para que os pacientes tenham um lugar seguro para ir após deixarem o consultório.

Ideação homicida concomitante

Como é mencionado no Capítulo 2, algumas vezes os pacientes também revelam uma ideação homicida durante as crises. Frequentemente, a ideação homicida coincide com um estressor ou desapontamento significativo, como o rompimento de um relacionamento ou uma solicitação de deixar um local de residência. Encorajamos os clínicos que estão trabalhando com pacientes suicidas a avaliarem a ideação homicida no começo da sessão durante a avaliação do risco. Quando os pacientes endossam uma ideação homicida, é importante obter informações específicas do mesmo modo como com muitas das mesmas dimensões que são relevantes para a ideação suicida, incluindo a frequência, a intensidade e a duração da ideação; o grau de intenção de ferir outro indivíduo; e se o paciente tem acesso a meios letais. Os clínicos devem ter em mente as leis que indicam seu dever de advertir potenciais vítimas de pacientes que expressem um desejo de feri-las. É importante que essas responsabilidades sejam explicitamente discutidas com os pacientes suicidas no começo do curso do tratamento, e, se uma situação em que os pacientes expressarem um desejo de ferir alguém emergir, os clínicos devem lembrá-los desse dever e sua lógica.

DESAFIOS NA IMPLEMENTAÇÃO DO PROTOCOLO DE TERAPIA COGNITIVA

Dados os problemas descritos até este ponto, os clínicos às vezes consideram difícil implementar o protocolo de terapia cognitiva tão efetivamente como eles gostariam. Muitos iniciantes observam uma tensão entre responder às perturbações dos pacientes ou seguir o protocolo de terapia cognitiva, particularmente na manutenção da estrutura da sessão, na execução das tarefas de casa e na prevenção do suicídio como foco primário do tratamento. Aqui, relembramos aos leitores que a terapia cognitiva não é uma abordagem mecanicista para o tratamento, com um protocolo que deve ser seguido sequencialmente sem consideração ao quadro clínico do paciente. A segurança é nossa maior preocupação para qualquer paciente suicida, e os clínicos devem usar seu julgamento para determinar a resposta mais apropriada em uma crise. Em vez disso, encorajamos os clínicos a verem a terapia cognitiva como um modelo de trabalho para compreender a crise suicida, para organizar a informação que o paciente está fornecendo e para selecionar a intervenção que tem o potencial de atender aos objetivos do tratamento. Conforme os clínicos ganham experiência com a terapia cognitiva, passam a vê-la como um guia organizacional enquanto tentam processar muitas experiências emocionais díspares, problemas agudos e outros eventos de vida descritos pelos pacientes em crise. Na verdade, consideramos que essas características fundamentais da terapia cognitiva são vantagens no tratamento de pacientes difíceis, e não obstáculos.

Desafios na manutenção da estrutura da sessão

Tal como já foi mencionado neste capítulo, alguns pacientes comparecem à terapia esporadicamente, alguns chegam a muitas sessões com uma crise e alguns estão tão perturbados que ficam desorganizados ou têm dificuldades para focar-se. Muitos clínicos concluíram que esses desafios apresentam dificuldades para a retomada da sessão anterior e o estabelecimento da agenda. Apreciamos as complexidades que eles enfrentam com um paciente altamente excitado ou agitado. Entretanto, é importante reconhecer que responder com um nível similar de ativação irá aumentar a perturbação dos pacientes. Estabelecer uma agenda com um tom de voz calmo e estável proporciona um meio de acalmar o paciente que está perturbado. Na verdade, essa abordagem demonstra que as dificuldades dos pacientes podem ser abordadas de forma razoável. Ainda que o clínico provavelmente queira tomar a liderança na retomada da sessão anterior e no estabelecimento da agenda nessas circunstâncias, a colaboração pode ser estabelecida pela verificação com os pacientes em cada passo do caminho para garantir que eles estão de acordo com a conceituação de suas dificuldades feita pelo clínico.

Em certos momentos, os pacientes introduzem tantos eventos de vida e áreas de crise difíceis que ocorreram desde a sessão anterior que se torna claro que todo esse material não poderá ser coberto em uma sessão de 50 minutos. Nesses casos, o clínico pode usar a conceituação cognitiva para discernir se há temas subjacentes às atuais preocupações dos pacientes. Se houver, o clínico pode fazer essa observação e perguntar ao cliente se existe algum tema subjacente que possa constituir uma parte significativa da pauta. Por exemplo, para um paciente que está perturbado com muitos conflitos com membros da família e amigos desde a sessão anterior, o clínico pode identificar problemas com o apoio social como questão subjacente e abordá-la como um item da agenda durante a sessão, usando os conflitos particulares para ilustrar a dimensão do problema e discutir meios pelos quais as interações possam ser abordadas diferentemente no futuro.

Os pacientes que estão visivelmente agitados também podem se beneficiar da abordagem alternativa de conduzir um exercício de *coping* afetivo no começo da sessão, como relaxamento muscular, respiração controlada ou imaginação guiada. Esses exercícios ajudam a "baixar o ritmo" dos pacientes para que fiquem em uma melhor posição para abordar sistematicamente as questões que estão causando as perturbações. Além disso, o clínico pode usar esse procedimento como um exemplo de modos de acalmar-se e focar-se para abordar um problema em vez de fazer algo impulsivo ou ser capturado na torrente de pensamentos negativos que ocorre em momentos de crise. Na verdade, os clínicos podem obter uma classificação de depressão, de desesperança e/ou de ansiedade antes e depois do exercício, para demonstrar empiricamente aos pacientes que dar um tempo para engajar-se nessas estratégias possui benefícios tangíveis. Esses exercícios, então, podem ser incluídos no plano de segurança como um dos primeiros passos a serem feitos quando os pacientes experimentarem pensamentos e emoções sobrecarregantes associadas a crises suicidas.

Desafios à aceitação da tarefa de casa

A tarefa de casa é uma parte integral da terapia cognitiva (J. S. Beck, 1995), e evidências têm sugerido que a aceitação das tarefas de casa está associada a um melhor resultado no tratamento (Addis e Jacobson, 2000; Kazantzis, Deane e Ronan, 2000). Entretanto, a tarefa de casa é um desafio especialmente evidente com os pacientes suicidas, talvez em função da multiplicidade de problemas em suas vidas, da severidade de seus sintomas psiquiátricos ou de sua desesperança quanto a obter ganhos positivos no tratamento. Portanto, o clínico que trabalha com pacientes suicidas precisa ser especialmente criativo para garantir a colaboração destes no processo, criando tarefas significativas, que favoreçam uma mudança tangível e que criem a noção de que a tarefa de casa é importante para o tratamento, sem, contudo, envergonhar os pacientes caso eles não as realizarem.

As sugestões que apresentamos no Capítulo 5 para aumentar a aceitação das tarefas não podem ser subestimadas. Ou seja, a tarefa de casa deve ser designada colaborativamente pelo clínico e pelo paciente, deve ser iniciada na sessão, se possível, e o clínico deve obter uma estimativa da probabilidade de o paciente completá-la, abordando quaisquer obstáculos que possam ser responsáveis por baixas expectativas. Concluímos que a tarefa de casa para os pacientes suicidas deveria geralmente consistir em apenas um item concreto, como telefonar a um amigo com quem não houve muito contato recentemente, ou agendar uma sessão com um psiquiatra para medicações. Designar mais de um item para completar na tarefa de casa muitas vezes sobrecarrega os pacientes. Uma clara conexão entre a tarefa de casa e a sua relação com a prevenção do suicídio deve ser fornecida. O clínico deve ajudar os pacientes a pensarem sobre outros momentos em suas vidas quando completaram com sucesso tarefas similares.

A despeito dos melhores esforços dos clínicos em projetar tarefas de casa relevantes e aparentemente fáceis, muitos pacientes suicidas serão cronicamente alheios a suas tarefas. Nesses casos, os clínicos podem assumir alguma responsabilidade pelas circunstâncias (por exemplo, "Eu estive enfatizando a escrita dos pensamentos negativos que lhe ocorrem durante a semana, e agora que eu o conheço melhor, compreendo que talvez escrever seja aversivo para você"). Não somente essa abordagem demonstra que o clínico é sensível às preferências dos pacientes, como também modela a responsabilização. Além disso, o clínico pode trabalhar com os pacientes para identificar as vantagens e as desvantagens de realizar as tarefas de casas e as crenças dos pacientes sobre o grau no qual essas tarefas criarão mudanças positivas em suas vidas. Uma vez que as ideias negativas sobre a tarefa de casa tenham sido identificadas, o clínico pode usar o questionamento socrático para avaliar a validade dessas crenças. Ele pode projetar um experimento comportamental para testar quaisquer predições negativas de que as tarefas de casa não serão úteis.

Desafios na manutenção do foco na prevenção do suicídio

Como foi afirmado previamente, muitos pacientes resistem a focar o suicídio, pois alegam que não estão mais suicidas ou porque acreditam que existem outras questões mais prementes para abordar na sessão. Os clínicos também podem ficar sobrecarregados pela notável enormidade de problemas dos pacientes e muitas vezes se verem querendo abordar as questões que estão causando perturbação naquele momento. Além disso, muitos dos clínicos que treinamos têm problemas com o fato de que alguns dos seus pacientes suicidas precisam lidar com questões como abuso sexual na infância e especulam que abordar essas questões iria, por sua vez, reduzir a probabilidade de futuras crises suicidas.

Questões como o abuso sexual na infância são centrais para serem consideradas na conceituação do caso, já que elas sem dúvida contribuem para o desenvolvimento de crenças centrais desadaptativas sobre o *self*, o mundo e o futuro. Entretanto, a fase de prevenção do suicídio da terapia cognitiva foi desenvolvida como uma intervenção composta de uma estrutura e de estratégias específicas que diretamente modificam a ideação suicida e reduzem a probabilidade de futuras crises suicidas. Portanto, recomendamos que o clínico inicialmente foque o desenvolvimento de habilidades para prevenir futuras crises suicidas, o que irá ajudar a garantir a segurança dos pacientes, e então aborde outras questões importantes durante a fase de continuação do tratamento. Em outras palavras, o clínico primeiro trabalha para garantir que os pacientes consigam lidar com perturbações severas e então se volta para outras questões que são parte da conceituação cognitiva mais geral do caso.

Além disso, o clínico astuto irá perceber que muitos dos atuais problemas perturbadores que os pacientes introduzem na sessão podem de fato ser considerados à luz da crise suicida recente. Portanto, após os pacientes darem indicadores tangíveis de estarem aprendendo uma estratégia específica de *coping*, o clínico pode usar o questionamento socrático para encorajá-los a considerar a maneira na qual a estratégia seria útil em outros momentos de suas vidas, particularmente aqueles em que eles estão suicidas. Considere este diálogo com Janice que ocorreu na sétima sessão de terapia cognitiva, quando o clínico estava trabalhando com ela para identificar estratégias que iriam melhorar seu relacionamento com sua mãe.

Clínico: Como tarefa de casa, você iria fazer uma lista de maneiras pelas quais você poderia se reconectar com sua mãe, e você iria escolher uma delas e testá-la.

Janice: [entrega a sua tarefa para o clínico]

Clínico: [lendo os itens na lista de Janice] Isto parece uma lista bem elaborada. Qual você acabou escolhendo?

Janice: Na verdade eu acabei fazendo *duas* das coisas na lista. Eu me ofereci para ajudar a cozinhar o jantar na outra noite e, enquanto estávamos cozinhando, eu sugeri que fôssemos às compras juntas.

Clínico: E como sua mãe respondeu?

Janice: Eu acho que ela estava aliviada que eu finalmente estou fora do meu quarto e querendo sair de casa!

Clínico: Então ela concordou em ir às compras?

Janice: Sim. E ela nem mesmo sugeriu que levássemos o meu padrasto junto. Nós iremos no sábado à tarde.

Clínico: O que você aprendeu fazendo esse exercício, Janice?

Janice: Você sabe como eu sou. Desde que minha mãe se casou novamente, eu senti que ela coloca ele antes de mim, e desde que eu venho tendo problemas com a depressão nos últimos anos, eu tenho a sensação de que ela mal me tolera. Eu ainda acho que ela se sujeita diante do meu padrasto, o que acaba machucando a nós duas. Mas eu aprendi que eu provavelmente era quem silenciava a relação, não o inverso, e que se eu fizesse o esforço, nós poderíamos começar a passar mais tempo juntas e, talvez, até voltar ao relacionamento como era antes.

Clínico: Esses são bons *insights*. Quando você deu um passo atrás e se deu conta de que você *era* capaz de fazer algo para melhorar o relacionamento, você se sentiu mais conectada a ela.

Janice: Sim, é verdade. Eu não sei por que eu não consigo fazer isso por contra própria. Eu exagero demais.

Clínico: Bem, vamos ver se você consegue aplicar essas novas habilidades a uma nova situação. Por exemplo, digamos que você está no seu quarto e sentindo-se muito sozinha. Essa é uma situação em que você começa a acreditar que a vida não tem nada a oferecer e começa a sentir-se suicida, certo?

Janice: [consente com a cabeça]

Clínico: Como você aplicaria essas habilidades de construção de relacionamentos para abordar isso no futuro?

Janice: Eu apenas iria e falaria com minha mãe se ela estivesse sozinha. Agora que nós estamos conversando mais, eu não acredito mais que ela não quer nada comigo. Mas eu não estou certa de que falaria com ela se meu padrasto estivesse por perto, já que na maior parte do tempo ele ou me ignora, ou diz alguma coisa crítica.

Clínico: Eu compreendo que você tem um relacionamento difícil com seu padrasto e que pode não ser a melhor opção interagir com ele quando você estiver se sentido infeliz. Há alguma outra pessoa

	com quem você poderia conversar?
Janice:	Bem... lembra quando eu contei há um tempo atrás que eu me distanciei de muitas das minhas amigas próximas quando eu comecei a me sentir depressiva? Eu aposto que Jody, a pessoa que era a minha melhor amiga, ficaria surpresa em receber notícias minhas.
Clínico:	Então a sua estratégia seria ir atrás de uma pessoa diferente. O que você diria?
Janice:	Eu ligaria para ela e diria que eu sinto falta da nossa amizade e que eu gostaria de me encontrar com ela para um café.
Clínico:	Digamos que você faça isso. Você acha que teria a mesma ideia que teve no passado, que a vida não tem nada a lhe oferecer?
Janice:	[hesita] Bem, eu ainda não me sentiria ótima, pois eu tenho um longo caminho a percorrer para sentir que eu tenho relacionamentos significativos.
Clínico:	Mas esses pensamentos iriam consumi-la até o grau em que você se tornaria suicida?
Janice:	Não, eu acho que eles não iriam, pois eu estaria ansiosa por ver Jody novamente e eu estaria fazendo algo para melhorar a minha situação.

Nesse exemplo, o clínico trabalhou com Janice para desenvolver habilidades para aumentar sua rede social de apoio de modo a abordar um problema que ela acreditava ser importante colocar na agenda, a relação com sua mãe. Entretanto, o clínico associou essa questão às cognições e emoções que foram relacionadas com a ideação suicida passada de Janice. Ele então a acompanhou na articulação de passos específicos que ela tomaria na aplicação dessas habilidades da próxima vez em que ela experimentasse esses potenciais desencadeadores de uma crise suicida. Dessa forma, Janice desenvolveu estratégias que irão prevenir outra crise suicida, e ao mesmo tempo abordou questões que são importantes para ela no momento.

DESAFIOS ADVINDOS DAS REAÇÕES DOS CLÍNICOS

Enquanto administram as reações dos pacientes ao falarem sobre sua ideação suicida e as crises subsequentes, os clínicos que trabalham com essa população muitas vezes observam que experimentam seus próprios pensamentos e emoções perturbadores que afetam seu desempenho no tratamento. Não é incomum para os clínicos experimentarem ansiedade quando trabalham com pacientes suicidas, já que eles acreditam que não serão capazes de lidar com as múltiplas crises do paciente. Na verdade, Pope e Tabachnick (1993) descobriram que mais de 97% dos psicólogos clínicos endossam um medo de que seu paciente possa cometer suicídio. Em função dos pacientes suicidas constituírem uma população de alto risco, eles são mais suscetíveis do que a maioria a se engajarem em futuros atos suicidas. Os clínicos precisam manter um delicado equilíbrio entre responder habilmente às ideações suicidas dos pacientes e tolerar o fato de que muitos pacientes suicidas experimentam ideações suicidas e desesperanças crônicas.

Além dessa ansiedade, muitos clínicos que trabalham com pacientes suicidas relatam raiva e defensividade. Quase 65% dos psicólogos no levantamento de Pope e Tabachnick (1993) indicaram que sentem raiva dos pacientes que fazem ameaças ou tentativas de suicídio. Alguns dos clínicos que treinamos indicaram que algumas vezes se sentiram manipulados pela ideação suicida relatada pelos pacientes. Eles descreveram uma "tendência contingente ao suicídio", de modo que os pacientes relatam que podem tentar o suicídio em uma circunstância particular, mas eles se recusam a divulgar quando e onde isso pode ocorrer para que o clínico não tenha base para a hospitalização involuntária. Outros clínicos do estudo observaram que, em certos momentos, há pouca evidência de que os pacientes querem melhorar, e perguntaram-se se teriam expectativas maiores para seus pacientes do que os pacientes teriam para si mesmos. Essa característica dos pacientes era associada à desesperança e ao *burnout* do clínico.

Em nossa experiência, a supervisão pelos pares é um meio altamente efetivo de abordar o medo, a raiva e a desesperança que emergem durante o trabalho com pacientes suicidas. A supervisão por pares proporciona a oportunidade para outros profissionais validarem o leque de emoções que o clínico está sentindo em relação a seu paciente e, ao mesmo tempo, para a utilização de estratégias cognitivas que ajudam o clínico a obter perspectiva e levar em conta informações que ele pode estar ignorando. Muitos clínicos indicam que a supervisão pelos pares cria um ambiente de trabalho em equipe e reforça a noção de que eles são parte de uma comunidade de profissionais de saúde que compartilha os mesmos objetivos. Consideramos que os clínicos deixam as sessões de supervisão por pares sentindo-se renovados, reconectados e equipados para abordar as dificuldades de seus pacientes. Portanto, recomendamos fortemente sessões semanais ou quinzenais de supervisão por pares para os clínicos que têm pacientes suicidas em seu rol de casos.

Também compreendemos que muitos clínicos trabalham em um ambiente no qual existe pouca, se alguma, oportunidade de estabelecer uma supervisão regular. Como se afirmou várias vezes neste capítulo, encorajamos o clínico nessa situação a ter em mente que os pacientes suicidas muitas vezes recebem vários serviços e que estão sendo vistos por muitos profissionais diferentes. Os pacientes são encorajados a buscar tantas intervenções médicas, psiquiátricas, de assistência social ou de adicção quantas forem necessárias para dar conta dos muitos níveis de dificuldades em suas vidas. Ter um número de profissionais com papéis bem definidos proporcionando cuidado a pacientes suicidas ajuda a distribuir a responsabilidade por seu bem-estar. Isso permite que o terapeuta cognitivo foque somente a prevenção do suicídio com a confiança de que outras necessidades na vida do paciente estão sendo abordadas por profissionais competentes.

Finalmente, os clínicos podem ter em mente que os princípios da terapia cognitiva se aplicam tanto a eles mesmos quanto aos pacientes. Eles estão rotulando seus pacientes de resistentes? Estão lendo mentes ao assumir que seus pacientes só estão querendo atenção? Estão personalizando suas percepções de falta de progresso dos pacientes? Foram eles pegos em seus próprios ciclos de pensamentos dicotômicos (por exemplo, "As coisas nunca mudarão com este paciente")? Os clínicos devem monitorar seus próprios pensamentos negativos automáticos sobre determinados pacientes e crenças gerais sobre trabalhar com pacientes suicidas, e devem usar estratégias cognitivas para avaliar sistematicamente essas ideias e assumir uma perspectiva mais equilibrada.

QUANDO UM PACIENTE TENTA OU COMETE SUICÍDIO

Uma pesquisa de levantamento demonstrou que até 30% dos psicólogos clínicos já teve um paciente que morreu por suicídio enquanto ativamente envolvido em tratamento (Chemtob, Bauer, Hamada, Pelowski e Muraoka, 1989; Pope e Tabachnick, 1993). Os clínicos que já tiveram um paciente que cometeu suicídio podem experimentar intensas reações emocionais e cognitivas adversas, incluindo choque e descrença, pesar, vergonha e constrangimento, raiva e sentimento de ter sido traído, sensação de inadequação, senso de isolamento dos colegas, medo de culpa ou de um processo judicial, uma crise em sua fé na psicoterapia e mesmo um estresse pós-traumático (por exemplo, Chemtob et al., 1989; Gitlin, 1999; Hausman, 2003; Hendin, Lipschitz, Maltsberger, Haas e Whynecoop, 2000). Após isso, alguns clínicos estão tão vigilantes para o risco de suicídio que conduzem avaliações extensivas de risco em situações nas quais elas não são indicadas, o que tem o potencial de prejudicar a relação terapêutica (Gitlin, 1999). Em muitos casos, a reação é similar à de qualquer ser humano que repentinamente perdeu uma pessoa próxima. Infelizmente, as instituições têm poucas orientações para ajudar os clínicos a atravessarem esse momento difícil (Hausman, 2003).

Muito pouco já foi escrito sobre as orientações para clínicos que estão lidando com o suicídio de um paciente. Muitos clínicos indicam que, em retrospecto, teriam feito escolhas diferentes no tratamento do paciente (Hendin et al., 2000), mesmo se eles estiverem confiantes de que mantiveram um tratamento padrão adequado. Ainda que "autópsias psicológicas" do suicídio consumado possam ser educativas para o clínico e seus colegas lidarem com pacientes suicidas no futuro, em muitos casos elas deixam o clínico sentindo-se inadequado e culpado pela morte do paciente (Kleespies e Dettmer, 2000). Portanto, pode ser benéfico aos clínicos revisar um caso de suicídio com um colega de confiança, como um antigo mentor (Gitlin, 1999). Collins (2003) recomendou que o apoio de colegas é crucial no desfecho imediato do suicídio de um paciente, ainda que Hendin e colaboradores (2000) tenham notado que muitos clínicos que experimentaram o suicídio de um paciente percebem ofertas de apoio como sendo não sinceras. Portanto, recomendamos que as instituições criem um mecanismo para apoio antecipado. Em particular, alguns clínicos nessas circunstâncias consideraram útil ser parte de um grupo de apoio informal com outros clínicos que passaram por experiências similares (Kleespies e Dettmer, 2000). Além disso, as instituições podem realizar conferências de caso, salientando casos difíceis, para proporcionar um treinamento continuado para clínicos no trabalho com pacientes suicidas (Kleespies e Dettmer, 2000).

Dado que há muito mais tentativas de suicídio do que suicídios consumados, é ainda mais provável que os clínicos tenham, em algum ponto em suas carreiras, um paciente que tenta o suicídio enquanto está recebendo tratamento. Ramsay e Newman (2005) propuseram várias orientações para os clínicos que trabalham com um paciente que realizou uma tentativa durante o curso do tratamento. Eles sugeriram que, na maioria dos casos, o clínico deve permanecer o profissional de saúde mental oficial para garantir que o paciente esteja recebendo um cuidado consistente. Entretanto, eles também apontaram que retomar o tratamento após a tentativa proporciona uma oportunidade de renegociar as regras básicas da terapia. Por exemplo, o clínico e o paciente podem colaborativamente concordar sobre a frequência das sessões, a natureza e a frequência dos contatos de crise entre as sessões e os tipos de questões que serão abordadas. Bongar e colaboradores (1992) notaram que a frequência das sessões muitas vezes necessitará ser aumentada, e arranjos especiais podem ser necessários para acomodar as necessidades dos pacientes durantes as noites, os finais de semana e as férias clínicas. Além disso, Ramsay e Newman (2005) recomendam que questões sobre a confiança entre o clínico e os pacientes devem ser abordadas sensivelmente, mas diretamente. O plano de tratamento pode ser revisado, como por meio do envolvimento de outros profissionais para atender a outras questões clínicas relevantes à tentativa (por exemplo, abuso de substâncias), ou por meio da obtenção da permissão dos pacientes de envolver membros da família ou pessoas próximas no processo de tratamento.

BENEFÍCIOS DO TRABALHO COM PACIENTES SUICIDAS

Até este ponto, este capítulo focou os desafios e as dificuldades do trabalho com pacientes suicidas. Entretanto, é igualmente importante reconhecer os benefícios do trabalho com pacientes suicidas. Aspectos desse protocolo de terapia cognitiva serão indubitavelmente úteis no trabalho com outras populações desafiadoras. Inclusive, muitos dos clínicos que treinamos indicaram que sua experiência com esse protocolo deu a eles confiança e conhecimento para lidarem com pacientes em seu rol de casos que se tornam suicidas durante o curso do tratamento. Além disso, testemunhar a transformação de um paciente de sem esperança e suicida para uma pessoa ativa no gerenciamento dos problemas de sua vida é gratificante mesmo para o mais experiente clínico. Portanto, o sucesso do tratamento com um paciente que recentemente experimentou uma crise suicida tem o potencial de ser uma experiência profissional particularmente significativa.

RESUMO E INTEGRAÇÃO

Pacientes suicidas são muito desafiadores para o clínico em termos das dificuldades que apresentam (como repetidas crises) e do medo que provocam naqueles que os tratam. Identificamos algumas estratégias concretas para abordar esses desafios a partir de uma perspectiva da terapia cognitiva. Acreditamos que a implementação desses procedimentos e o uso de um bom julgamento no acompanhamento razoável dos pacientes suicidas e na manutenção de uma documentação sólida dos contatos com eles constituem um cuidado padrão aceitável (confira Bongar et al., 1992).

Não obstante, nossa experiência nos ensinou que cada crise suicida difere em algum grau e que nenhuma regra de ouro irá guiar precisamente o clínico na tomada de decisões sobre riscos iminentes. Portanto, encorajamos os clínicos a, se possível, consultarem seus colegas durante crises e documentarem as decisões tomadas como um resultado dessas consultas. Além disso, a despeito de quão preparados estiverem os clínicos que trabalham com pacientes de alto risco para o suicídio, eles podem experimentar uma tremenda quantidade de pesar, culpa, raiva e medo das consequências do infeliz evento do suicídio de um paciente realmente ocorrer. Recomendamos fortemente que as instituições tenham um mecanismo pronto para ajudar os clínicos nesses momentos difíceis. Finalmente, sugerimos que os clínicos equilibrem essas recomendações com um senso de otimismo. Nossa pesquisa indicou que os pacientes que recentemente tentaram o suicídio e que recebem a terapia cognitiva voltaram a fazer tentativas aproximadamente a metade das vezes, se comparados aos que receberam o tratamento usual (G. K. Brown, Tenhave et al., 2005). Esses resultados sugerem que a terapia cognitiva é muito promissora para ajudar os pacientes suicidas a desenvolverem as habilidades para evitar futuras crises suicidas, o que tem o potencial de ser uma experiência profissional gratificante para o clínico que os trata.

PARTE III

Aplicações para populações especiais

11
TERAPIA COGNITIVA PARA ADOLESCENTES SUICIDAS

De acordo com o Centers for Disease Control and Prevention (CDC; 2008), o suicídio é responsável por aproximadamente 2 mil mortes de adolescentes por ano e é a terceira maior causa de morte entre as idades de 10 e 19 anos. Pesquisadores estimaram que aproximadamente 2 milhões de adolescentes tentam o suicídio anualmente, resultando em 700 mil atendimentos de emergência por ano (Shaffer e Pfeffer, 2001). Além disso, dentro de um período de 1 ano, aproximadamente 20% dos adolescentes pensam em cometer suicídio e 15% desenvolvem um plano para realizá-lo (Spirito, 2003). Portanto, o comportamento suicida adolescente é uma questão significativa para a saúde pública. A adolescência é um período de substancial desenvolvimento e transição psicológica e, não surpreendentemente, muitas das mudanças que ocorrem durante esse período aumentam a probabilidade de os adolescentes se engajarem em atos suicidas.

Este capítulo descreve a adaptação do protocolo de terapia cognitiva para o tratamento de adolescentes suicidas. Primeiro, proporcionamos uma revisão geral da pesquisa com os correlatos e os fatores de risco para atos suicidas adolescentes para ajudar os clínicos na formulação da conceituação cognitiva de caso e na seleção de estratégias de intervenção apropriadas. Segundo, ilustramos o modo no qual o protocolo de terapia cognitiva para adultos suicidas (como descrito do Capítulo 6 ao 9) pode ser utilizado com adolescentes. Salientamos questões únicas ao trabalho com adolescentes, e proporcionamos um exemplo de caso.

ATOS SUICIDAS EM ADOLESCENTES

Em função da grande significância do suicídio adolescente para a saúde pública, muitas pesquisas foram conduzidas para identificar os correlatos e os fatores de risco do comportamento suicida nessa população. Muitas dessas variáveis são similares àquelas identificadas como correlatos e fatores de risco para comportamentos suicidas em adultos, incluindo as que caem nas amplas categorias de variáveis demográficas, variáveis diagnósticas, variáveis psicológicas e variáveis relacionadas ao suicídio. Uma característica relativamente única da pesquisa com adolescentes suicidas é um maior foco nas variáveis sociais, já que o ambiente social (por exemplo, família, pares) é muitas vezes central para explicar episódios agudos de perturbação dos adolescentes. A relação entre essas categorias de variáveis e os atos suicidas adolescentes é considerada nesta seção.

Variáveis demográficas

Muitas das mesmas variáveis demográficas que são importantes para explicar o comportamento suicida adulto também se aplicam à compreensão do comportamento suicida adolescente. Pesquisas epidemiológicas sugerem que a probabilidade do suicídio na adolescência aumenta conforme o indivíduo fica mais velho; na verdade, a incidência do suicídio aumentou drasticamente para adolescentes entre as idades de 16 e 19 anos nos Estados Unidos entre 1999 e 2005 (CDC, 2008). O comportamento suicida na adolescência também varia em função do gênero – ainda que as meninas tenham maior probabilidade de tentar o suicídio do que os meninos, estes têm quase cinco vezes mais chances de morrer por suicídio do que as meninas (CDC, 2008). Além disso, existem diferenças nas taxas de comportamento suicida dependendo do grupo étnico ou racial em consideração. Por exemplo, homens indígenas americanos/alasquianos nativos, entre as idades de 10 a 19 anos, constituem um dos grupos de mais alto risco para o suicídio (15,12 suicídio para cada 100 mil pessoas), e mulheres afro-americanas nesse mesmo grupo etário estão em um dos grupos de risco mais baixo (0,96 suicídios para cada 100 mil pessoas; CDC, 2008). Pesquisas também demonstraram que índios americanos adolescentes têm um histórico de tentativas ao longo da vida que é quase o dobro da taxa de outros grupos étnicos (Borowsky, Resnick, Ireland e Blum, 1990). Tais variáveis demográficas são fatores de risco distais, pois a vasta maioria dos índios americanos homens, adolescentes e mais velhos não se engaja em atos suicidas. Não obstante, esses fatores contextuais aumentam em importância quando existem em conjunto com variáveis de risco adicionais.

A orientação sexual é outra variável demográfica que tem o potencial de ser importante na compreensão dos atos suicidas adolescentes. Ainda que não existam estatísticas nacionais que falem da prevalência do suicídio entre adolescentes *gays*, lésbicas e bissexuais, várias pesquisas rigorosas investigaram o grau no qual as tentativas de suicídio variam de acordo com a orientação sexual. Em relação aos pares que se identificam como heterossexuais, meninos que se identificam como *gays* ou bissexuais têm aproximadamente sete vezes mais chances de tentarem o suicídio, enquanto meninas que se identificam como *gays* ou bissexuais são apenas ligeiramente, se não nada, mais propensas a tentarem o suicídio (Garofalo et al., 1998; Remafedi, French, Story, Resnick e Blum, 1998). Faulkner e Cranston (1998) relataram que 27% dos adolescentes que tiveram contatos sexuais com um parceiro do mesmo sexo endossaram terem feito uma tentativa de suicídio, comparados com os 14% dos adolescentes que só tiveram contatos heterossexuais. Em um estudo nacionalmente representativo, Russell e Joyner (2001) descobriram que os adolescentes com uma orientação homossexual tinham duas vezes mais chances de relatar uma tentativa de suicídio do que os adolescentes que não apresentavam uma orientação, e que essa associação permanecia significativa, embora atenuada, quando as análises foram ajustadas para desesperança, depressão, abuso de álcool, comportamentos suicidas de membros da família, comportamentos suicidas de amigos e experiências de vitimização. Tomados juntos, tais estudos indicam que adolescentes, especialmente os meninos, que se autoidentificam como *gays* ou que relatam terem contatos sexuais com membros do mesmo sexo são particularmente propensos a indicar um histórico de tentativas de suicídio.

Variáveis diagnósticas

De acordo com Spirito (2003), de 80 a 90% dos adolescentes que tentam o suicídio são diagnosticados com um transtorno psiquiátrico. O diagnóstico mais comum para os adolescentes suicidas é o de depressão maior (por exemplo, Kingsbury, Hawton, Steinhardt e James, 1999; Pelkonen, Marttunen, Pulkkinen, Laippala e Aro, 1997). A presença de um transtorno psiquiátrico comórbido aumenta significativamente o risco de tentativas de suicídio (por exemplo, Laederach, Fischer, Bowen e Ladame, 1999), particularmente no caso do transtorno de conduta (Feldman e Wilson, 1997) e do de adicção (Andrews e Lewinsohn, 1992; ver Crumley, 1990; Mehlenbeck, Spirito, Barnett e Overholser, 2003, para revisões). Algumas pesquisas demonstraram que a raiva (por exemplo, Lehnert, Overholser e Spirito, 1994) e a ansiedade (Trautman, Rotheram-Borus, Dopkins e Lewin, 1991) são importantes para o entendimento dos atos suicidas adolescentes, ainda que muitos estudos tenham demonstrado que tais estados emocionais são característicos de pacientes psiquiátricos adolescentes em geral e não são necessariamente únicos aos que são suicidas (ver Wolfsdorf, Freeman, D'Eramo, Overholser e Spirito, 2003, para uma revisão). Wolfsdorf e colaboradores (2003) notaram que os clínicos podem não ver evidências de depressão, de ansiedade ou de raiva durante avaliações com adolescentes suicidas, pois tais estados negativos de humor são muitas vezes transitórios, tendo um pico imediatamente antes de uma crise suicida, e rapidamente se dissipam.

Variáveis psicológicas

Tal como com os adultos suicidas, existe um número de correlatos e fatores de risco psicológicos modificáveis para os adolescentes que se engajam em atos suicidas. De acordo com uma revisão feita por Esposito, Johnson, Wolfsdorf e Spirito (2003), os adolescentes que tentam o suicídio são caracterizados pela desesperança, mas isso pode ser temporalmente limitado, sendo mais proeminente imediatamente antes de – e não após – uma tentativa. Além disso, não está claro se isso coloca a ideação suicida e os atos suicidas para além dos sintomas de depressão (confira Gould, Fischer, Parides, Flory e Schaffer, 1996). Quando confrontados com problemas, os adolescentes suicidas muitas vezes demonstram pensamentos esperançosos (por exemplo, Rotheram-Borus, Trautman, Dopkins e Shrout, 1990) e uma escassez de estratégias ativas de *coping* (Asarnow, Carlson e Gutherie, 1987). Ainda que uma pesquisa tenha demonstrado que adolescentes suicidas gerem um número adequado de possíveis soluções para seus problemas, eles relatam o uso de menos soluções e percebem seus problemas como menos controláveis do que os adolescentes sem problemas psiquiátricos (Fremouw, Callahan e Kashden, 1993).

A impulsividade e a agressão foram estudadas extensivamente em pacientes suicidas adolescentes (ver Esposito, Spirito e Overholser, 2003, para uma revisão). Pesquisas demonstraram que a impulsividade não é necessariamente um traço de personalidade constante em todos os adolescentes suicidas (por exemplo, Kingsbury et al., 1999), mas que é uma característica dos adolescentes que não planejam as tentativas de suicídio com antecedência (Wetzler et al., 1996) ou que não têm um bom resultado após o tratamento (Pfeffer, Hurt, Peskin e Siefker, 1995). Kashden e colaboradores (1993) determinaram que os adolescentes suicidas são caracterizados pela impulsividade na forma de agir sem pensar, mas não pela impulsividade na forma de dificuldades para sustentar a atenção. Adolescentes suicidas, particularmente aqueles com transtorno de conduta (Pfeffer, Newcorn, Kaplan, Mizruchi e Plutchick, 1988) ou os que já realizaram tentativas não planejadas (T. Simon e Crosby, 2000), apresentam altos níveis de agressão. Entretanto, em sua revisão desses correlatos comportamentais dos atos suicidas, Esposito, Spirito e Overholser (20003) concluíram que a impulsividade e a agressão deveriam ser consideradas fatores de vulnerabilidade indiretos, e não fatores diretos para atos suicidas adolescentes, pois nem todos os estudos empíricos encontraram uma associação entre esses construtos, e essas variáveis muitas vezes perdem sua significância quando consideradas em conjunto com outras, como a depressão e a desesperança.

Variáveis relacionadas ao suicídio

Uma pesquisa demonstrou que 90% dos adolescentes que realizam uma tentativa de suicídio também relatam ideação suicida (Andrews e Lewinsohn, 1992); entretanto, o fato de 10% dos que tentam não relatarem uma ideação associada indica que seria prematuro concluir que pacientes adolescentes não estão em risco de comportamentos suicidas se negarem uma ideação. Outra pesquisa demonstrou que a probabilidade de um adolescente realizar uma tentativa de suicídio aumenta conforme aumenta a severidade da ideação suicida (Dubow, Kausch, Blum, Reed e Busch, 1989) e as atitudes voltadas ao suicídio tornam-se mais favoráveis (Stein, Witztum, Brom, DeNour e Elizur, 1992). Ainda que os clínicos algumas vezes atribuam os atos suicidas adolescentes a manipulações ou a gritos por atenção, existem dados empíricos limitados para embasar esse pressuposto. Na verdade, a vasta maioria dos adolescentes suicidas relata que realizou a tentativa porque percebeu sua situação como intolerável, impossível ou excessivamente dolorosa, e queria uma fuga ou alívio (Boergers, Spirito e Donaldson, 1998; Hawton, Cole, O'Grady e Osborne, 1982).

Talvez o fator de risco mais forte para os atos suicidas em adolescentes seja uma tentativa de suicídio anterior (Lewinsohn, Rohde e Seeley, 1994; Shaffer, Garland, Gould, Fischer e Trautman, 1988). Boergers e Spirito (2003) revisaram pesquisas sugerindo que 10% dos adolescentes que tentam o suicídio fazem uma nova tentativa dentro de três meses, 12 a 20% fazem nova tentativa dentro de um ano, e 20 a 50% fazem uma nova tentativa de dois a três anos depois. Aqueles que realizam múltiplas tentativas têm maior probabilidade de experimentarem sintomas psiquiátricos mais severos, eventos estressores mais severos, maiores limitações funcionais e desempenho escolar pior do que os que fazem apenas uma tentativa (Gispert, Davis, Marsh e Wheeler, 1987; Hawton, Kingsbury, Steinhardt, James e Fagg, 1999; Stein, Apter, Ratzoni, Har-Even e Avidan, 1998). Portanto, qualquer adolescente que tenha um histórico de tentativas de suicídio deve ser monitorado em busca de comportamentos suicidas adicionais, particularmente no contexto da exacerbação de uma perturbação psiquiátrica ou de um estressor de vida.

Os adolescentes que fazem tentativas altamente letais estão em alto risco para mortes por suicídio (Brent, 1987). Entretanto, uma tentativa de baixa letalidade não necessariamente indica a ausência de um desejo de morrer. Muitos adolescentes tentam o suicídio por meio de uma *overdose* pequena de drogas (Nakamura, McLeod e McDermott, 1994) ou por outras formas de baixa letalidade, que inicialmente parecem menos sérias do que tentativas altamente letais (Asarnow e Gutherie, 1989). Até 50% dos adolescentes, entretanto, superestimam a letalidade de suas tentativas (H. E. Harris e Myers, 1997); portanto, os clínicos não devem presumir que os pacientes adolescentes não queriam "realmente" cometer suicídio em casos de tentativas caracterizadas por baixa letalidade. Como é afirmado no Capítulo 1, uma variável que é mais potente na predição de atos suicidas é a intenção suicida. Uma pesquisa demonstrou que adolescentes que morrem por suicídio têm níveis particularmente altos de intenção, como é evidenciado ao isolarem-se de outros durante a tentativa, ao comunicarem a intenção antes da tentativa e ao tomarem precauções contra serem descobertos (Brent et al., 1988).

Variáveis sociais

As características do ambiente social dos adolescentes podem fazê-los vulneráveis a atos suicidas. Ainda que haja maiores taxas de divórcio em famílias de adolescentes suicidas do que em famílias de pacientes de controle na comunidade, as taxas de divórcio são similares em adolescentes suicidas e em pacientes psiquiátricos de controle (Spirito, Brown, Overholser e Fritz, 1989), e o pequeno efeito do divórcio no suicídio adolescente pode ser explicado em grande parte pela psicopatologia dos pais (por exemplo, Gould, Shaffer, Fischer e Garfinkel, 1998). Entretanto, outra pesquisa demonstrou que aspectos do ambiente social pós-divórcio, como o novo casamento dos pais (D. H. Olson, Portner e Lavee, 1985) e a instabilidade residencial (Brent et al., 1993) são mais comuns em adolescentes suicidas do que em adolescentes não suicidas. Um histórico de abuso físico e sexual é comum em populações de adolescentes suicidas (por exemplo, Bensley, Van Eenwyk, Spieker e Schoder, 1999), ainda que as taxas possam não ser maiores do que para outros adolescentes que recebem tratamento para problemas psiquiátricos (Hollenbeck, Dyl e Spirito, 2003). Além disso, os relacionamentos familiares dos adolescentes suicidas são, muitas vezes, caracterizados por conflitos (Brent et al., 1993), por hostilidade (Kosky, Silburn e Zubrick, 1990), pela falta de comunicação (King, Raskin, Gdowski, Butkus e Opipari, 1990) e pela percebida falta de apoio (Dubow et al., 1989). Muitos desses tipos de disfunções familiares são modificáveis por meio de intervenções psicossociais.

Ainda que estejam longe de serem conclusivas, há algumas evidências de que um relacionamento prejudicado com os pares esteja relacionado aos atos suicidas adolescentes (ver Prinstein, 2003, para uma revisão). Uma pesquisa sugeriu que o apoio dos pares pode afastar adolescentes depressivos de atos suicidas ou, inversamente, que uma falta de apoio dos pares pode ser combinada com sintomas depressivos para aumentar a probabilidade de atos suicidas (Lewinsohn et al., 1994). Além disso, adolescentes suicidas frequentemente relatam isolamento social (Negron, Piacentini, Graae, Davies e Shaffer, 1997) e solidão (Rossow e Wichstrom, 1994). Finalmente, há alguma evidência de que adolescentes estão em um risco aumentado de engajarem-se em atos suicidas se alguém em sua escola cometer suicídio, particularmente se eles eram próximos àquela pessoa (Brent et al., 1989).

Resumo

Um conjunto de variáveis demográficas, diagnósticas, psicológicas, sociais e relacionadas ao suicídio servem como correlatos e fatores de risco para os atos suicidas de adolescentes. Entretanto, nenhuma variável pode ser considerada como um preditor confiável para futuros atos suicidas, pois a vasta maioria dos indivíduos com essas características não tenta o suicídio. Não obstante, este breve resumo da literatura sugere que diagnósticos de depressão maior (particularmente quando comórbidos a transtornos de conduta ou problemas com o uso de drogas), habilidades de *coping* deficientes e uma falta de coesão familiar estabelecem as condições para os atos suicidas adolescentes. A impulsividade também pode facilitar os atos suicidas, particularmente no contexto de estressores agudos que os adolescentes veem como sendo "a última gota", ou quando estão usando álcool ou drogas ativamente (Esposito, Spirito e Overholser, 2003). Ainda que relacionamentos e apoio pobres entre pares não sejam necessariamente precursores diretos dos atos suicidas, a presença de um sistema estável de apoio pode muitas vezes deter adolescentes depressivos de tentar o suicídio (Prinstein, 2003). Qualquer adolescente que tem um histórico de tentativas de suicídio deve ser monitorado com especial proximidade para futuros comportamentos suicidas.

O PROTOCOLO DE TERAPIA COGNITIVA E UM EXEMPLO DE CASO

Para abordar a importante questão da saúde pública do suicídio adolescente, muitos grupos de pesquisa estão adaptando estratégias cognitivas e comportamentais para tratar pacientes suicidas adolescentes (por exemplo, CBT TASA Team, 2008; King et al., 2006). David Goldston, na Duke University, também está adaptando a terapia cognitivo-comportamental para o tratamento de adolescentes suicidas, incluindo as principais atividades que ocorrem nas três fases do tratamento. Pegamos importantes partes de alguns desses tratamentos e as integramos com nossa intervenção, descrita do Capítulo 6 ao 9.

Muitos dos componentes da terapia cognitiva para adultos suicidas também se aplicam aos adolescentes suicidas, incluindo as principais atividades que ocorrem nas três fases do tratamento. Entretanto, conforme a terapia progride, o clínico precisa estar ciente de várias questões que são específicas a populações adolescentes. Por exemplo, familiares muitas vezes desempenham um papel mais central no tratamento de adolescentes suicidas do que eles teriam no tratamento de adultos suicidas. É claro, o envolvimento de membros da família faz da confidencialidade uma questão particularmente importante para ser abordada na primeira sessão da terapia cognitiva com pacientes suicidas adolescentes. Além disso, durante certos momentos pode ser particularmente difícil engajar pacientes adolescentes no tratamento, então os clínicos precisam ser criativos enquanto trabalham para o desenvolvimento de uma relação terapêutica de confiança. Finalmente, existe uma associação substancial entre comportamentos autoagressivos suicidas e não suicidas em adolescentes (por exemplo, Nock, Joiner, Gordon, Lloy-Richardson e Prinstein, 2006); portanto, incluímos uma breve discussão do comportamento autoagressivo não suicida nesta seção.

A fase inicial do tratamento

Ainda que a principal estrutura da fase inicial do tratamento para pacientes adolescentes seja similar à estrutura para pacientes adultos, nesta seção salientamos algumas questões especiais que surgem durante a condução da terapia cognitiva para pacientes suicidas adolescentes. Especificamente, descrevemos a maneira como o tratamento é adaptado para pacientes suicidas adolescentes em termos de:

a) abordar a confidencialidade;
b) engajar o paciente no tratamento;
c) conduzir uma avaliação do problema apresentado;
d) incluir os membros da família; e
e) desenvolver um plano de segurança.

Também consideramos o modo como a informação obtida na fase inicial do tratamento é usada para formular a conceituação cognitiva do caso e estabelecer um plano de tratamento. Nesta e nas outras seções, ao descrever o protocolo de terapia cognitiva, apresentamos o caso de Jill, que representa um amálgama das pacientes suicidas adolescentes vistas por terapeutas cognitivos.

Abordando a confidencialidade

Uma questão crítica a ser considerada no trabalho com adolescentes é a confidencialidade, já que a maior parte dos pacientes adolescentes não se encaminha por conta própria para o tratamento, sendo geralmente trazida pelos pais. O clínico precisa abordar essa questão diretamente no começo do tratamento, para que os adolescentes possam perceber que ele é confiável e que as questões discutidas serão mantidas privadas. Entretanto, assim como com os pacientes adultos, os adolescentes devem ser informados de que a confidencialidade será quebrada se o clínico julgar que eles são um perigo para si mesmos ou para os outros. Uma questão que é diferente com pacientes adolescentes, se comparados a pacientes adultos, é que os pais são informados se houver um aumento substancial na ideação suicida, mesmo se esses pacientes não estiverem em risco iminente de se ferirem, e que requerem um nível maior de cuidado. Isso ocorre porque os pais muitas vezes desempenham um papel central no plano de segurança, e são chamados a monitorar o comportamento de seu filho entre as sessões. Além disso, abusos físicos e sexuais precisam ser relatados para as autoridades apropriadas, conforme exigido pela lei, se um paciente adolescente divulgar que ele é um abusador ou uma vítima. Finalmente, os pais são geralmente informados dos objetivos do tratamento, dos progressos gerais na direção desses objetivos e de quaisquer mudanças no plano de tratamento. Sempre que o clínico julgar que é apropriado revelar informações aos pais ou a outros profissionais, ele trabalha colaborativamente com o paciente adolescente para determinar um plano sobre a maneira como essa informação será compartilhada.

Engajando os pacientes em tratamento

Pesquisas empíricas demonstraram que aproximadamente 45% dos adolescentes que tentam o suicídio não comparecem a sequer uma sessão de psicoterapia após a ida à unidade de emergência (Pillay e Wassenaar, 1995; Taylor e Stanfeld, 1984) e que o número médio de sessões de psicoterapia daqueles a que comparecem é três (Trautman, Stewart e Morishima, 1993). Tais estatísticas são particularmente preocupantes à luz do fato de que adolescentes que largam a terapia estão em um risco muito maior de realizarem uma nova tentativa do que aqueles que não largam (Boergers e Spirito, 2003).

Os adolescentes muitas vezes não iniciam o tratamento psicológico e podem considerar que os outros estão impondo o tratamento a eles. Portanto, a construção de um *rapport* é um primeiro passo crucial no tratamento de adolescentes suicidas para prevenir um abandono prematuro e para maximizar a efetividade de estratégias específicas de terapia cognitiva. A construção do *rapport* deve ocorrer antes dos adolescentes descreverem a sequência de eventos que os levou à crise suicida, pois podem relutar em discutir detalhes íntimos a menos que uma relação terapêutica de confiança tenha sido estabelecida. Os clínicos podem ser tão criativos quanto quiserem para engajar os pacientes adolescentes no tratamento. Todo o esforço deve ser feito para demonstrar que o processo da terapia é realmente colaborativo e que suas perspectivas são respeitadas, valorizadas e necessárias para um resultado bem-sucedido. Questões de maior valor terapêutico para o clínico são intercaladas com discussões importantes para os adolescentes, mesmo se essas questões parecerem triviais ou não relacionadas às que são relevantes para a crise suicida. Como resultado disso, observamos que algumas vezes leva mais tempo com pacientes adolescentes do que com pacientes adultos para obter-se as informações relevantes para desenvolver uma conceituação cognitiva do caso.

Conduzindo uma avaliação do problema apresentado

Como é discutido no Capítulo 7, a conceituação cognitiva do caso é derivada da avaliação psicológica e da descrição da sequência de eventos que ocorreu antes da crise suicida. Tanto a avaliação psicológica como a linha de tempo de eventos levando à crise suicida podem ser obtidos a partir de entrevistas com os pacientes adolescentes e seus familiares. O que segue é uma descrição de algumas das informações obtidas com Jill e sua mãe durante o processo de admissão.

Jill é uma menina de 16 anos, branca, cursando o segundo ano do ensino médio, que se apresentou para psicoterapia ambulatorial três dias após sua internação hospitalar. Ela recentemente tentou o suicídio – sua primeira tentativa – ao cortar os pulsos com uma tesoura no banheiro de sua casa. Jill indicou que fez a tentativa logo após seu namorado de 4 semanas tê-la deixado. Alegou que o amava e que continuava a ter fortes sentimentos por ele, ainda que ele tenha deixado claro que seus sentimentos não eram mútuos e que desde então começou outro relacionamento romântico com uma menina que ele vem encontrando sem o conhecimento de Jill. Ela alegou que faria qualquer coisa para tê-lo de volta e deixou múltiplas mensagens de celular para ele ao longo do dia de sua tentativa. Jill não via sua tentativa de suicídio como uma "grande coisa", mas não podia descartar a possibilidade de fazer uma tentativa similar se ficasse claro que seu namorado a deixara para sempre. Ainda que tenha negado a maior parte dos sintomas de depressão, admitiu que estava triste desde que seu namorado rompeu com ela. Portanto, Jill recebeu um diagnóstico provisório de transtorno depressivo, sem especificação.

Jill vive com sua mãe e não possui irmãos. Raramente tem contato com seu pai biológico. Tem duas amigas relativamente próximas na escola, mas ainda assim se percebia como sendo impopular e isolada de seus pares. Admitiu que é uma estudante relativamente fraca (ou seja, média C com vários Ds e ocasionais Bs e Fs) e não está envolvida com qualquer atividade na escola. Ao longo do ano anterior, começou a dar "rolés" (dirigir repetidamente pela rua principal de sua cidade e reunir-se em estacionamentos) com meninos mais velhos de sua escola, e recentemente começou a sair com rapazes de 20 anos. Quando foi questionada sobre o uso de álcool, sua resposta foi vaga, mas fez comentários sugerindo que tomava algumas cervejas enquanto estivesse fora. Jill perdeu sua virgindade logo após começar a sair e, no momento da entrevista de admissão, relatou ter feito sexo com 15 meninos ou rapazes de sua escola no último ano. Esses incidentes sexuais foram principalmente de uma noite só, e ela não manteve um relacionamento romântico com qualquer um desses indivíduos por mais de uma semana. Jill não via sua atividade sexual como problemática, afirmando que ela se sente bem quando faz sexo e gosta da atenção que recebe de rapazes.

Jill é caracterizada por vários fatores de risco para o engajamento em um futuro ato suicida. Ainda que não tenha sido diagnosticada com um transtorno psiquiátrico maior, seu estilo interpessoal sugeriu ao clínico que conduziu a entrevista de admissão que ela estava, potencialmente, minimizando seus sintomas. O diagnóstico de transtorno depressivo, sem especificação, foi elaborado, mas o clínico resolveu continuar a avaliação analisando outro transtorno do humor e um transtorno de conduta, sendo ambos fatores de risco para futuros comportamentos suicidas em adolescentes. Jill engaja-se em comportamentos de risco (como sair à noite e ser promíscua), o que eleva a possibilidade de que ela seja uma pessoa impulsiva que muitas vezes utiliza um juízo empobrecido, mesmo se um diagnóstico de transtorno de conduta não for efetivado. Jill também admitiu que um futuro comportamento suicida seria contingente a seu namorado reatar com ela – uma possibilidade que parecia remota. Além disso, possuía poucas conexões sociais significativas com sua família e amigos próximos, sugerindo que era socialmente isolada.

A linha de tempo dos eventos levando à crise suicida dos pacientes adolescentes muitas vezes começa com uma situação externa que os sobrecarrega. Os gatilhos mais comuns para crises suicidas de adolescentes são conflitos entre pais e filhos (para adolescentes abaixo dos 16 anos; Brent, Baugher, Bridge, Chen e Chiappetta, 1999). Outros precipitadores para tentativas incluem problemas legais ou disciplinares (Brent et al., 1999) e abuso físico ou sexual (Cohen-Sandler, Berman e King, 1982). Ocasionalmente, é difícil determinar o gatilho da sequência de eventos que levou à crise suicida. Nesses casos, ele pode ser interno (como uma cognição) ou o acúmulo de muitos estressores. Encorajamos os clínicos a trabalharem lenta e sistematicamente com os adolescentes para identificar gatilhos situacionais e internos para as crises suicidas, de modo que esses pacientes possam reconhecer eventos similares no futuro.

Mesmo após os pacientes adolescentes terem desenvolvido um *rapport* com o clínico, muitos são relutantes a se engajarem nesse exercício. Alguns podem ter dificuldade para tolerar a perturbação associada com a discussão de eventos dolorosos, intensos, embaraçosos ou vergonhosos, ou podem ficar impacientes porque já tiveram que falar sobre sua crise suicida com várias pessoas. Outros são facilmente frustrados porque são muitas as perguntas feitas quando estão rememorando a sequência de eventos que levaram à crise. Como mencionamos nos capítulos anteriores sobre a terapia cognitiva para pacientes adultos, é essencial que os clínicos proporcionem uma lógica clara para esse exercício e demonstrem níveis ótimos de empatia enquanto os pacientes descrevem suas experiências dolorosas. Para tornar o exercício mais tolerável, alguns adolescentes consideram útil imaginar que estão descrevendo uma sequência de eventos em um filme. Conforme descrevem o filme, podem ser instruídos a repassar os eventos em câmera lenta, para que os detalhes possam ser inteiramente descritos (confira CBT TASA Team, 2008). Outra abordagem útil é o clínico e o adolescente, juntos, desenharem a sequência de eventos e suas reações em pedaços de papel, talvez utilizando cores diferentes para os eventos, pensamentos, emoções e comportamentos. Essa abordagem não apenas ajuda os adolescentes a visualizarem o tempo dos eventos, como também foca a atenção em um projeto colaborativo com o clínico. Além disso, o desenho é útil porque pode ser referido ao longo do curso da terapia. Conforme várias estratégias para administrar crises suicidas são introduzidas, o clínico pode voltar ao desenho e perguntar aos adolescentes se, na sequência de eventos, alguma estratégia em particular ajudaria a resolver a crise suicida.

> Jill estava relutante em revelar a linha de tempo de eventos que a levou a sua crise suicida, demonstrando uma atitude desafiadora com seu clínico. Ele foi capaz de construir uma linha de tempo preliminar, dando a Jill um leque de opções de pensamentos, sentimentos e comportamentos em cada passo e permitindo a ela que escolhesse qual melhor caracterizava sua situação. Eles identificaram o gatilho como sendo seu namorado telefonando para terminar com ela. Ele foi especialmente malicioso, afirmando que nunca realmente gostara dela e que estava saindo com outra pessoa ao mesmo tempo. A reação cognitiva de Jill foi "Como ele pode fazer isso comigo? Eu não aguento ficar sozinha outra vez", e sua reação emocional foi o pânico. O sentimento de desespero e a sensação de desesperança de Jill se intensificaram quando ela se imaginou não tendo um par para o baile do colégio e sendo ignorada pelas pessoas com quem ela convivia, já que seu namorado fazia parte daquele grupo. Essas imagens e emoções a levaram ao pensamento "Eu vou mostrar a ele! Eu vou me matar, e será tudo culpa dele". Durante a coleta de informações para a linha de tempo dos eventos, o clínico determinou que essa sequência ocorreu ao longo de apenas alguns minutos após Jill ter recebido o telefonema de seu namorado.

Incluindo membros da família

Existem vários motivos importantes para envolver membros da família no tratamento de adolescentes suicidas. Primeiro, membros da família podem ajudar a manter os adolescentes no tratamento, encorajando-os a comparecer às sessões de terapia e, em muitos casos, proporcionando transporte para as sessões. Segundo, os familiares podem proporcionar informações adicionais sobre os eventos que transcorreram antes da crise suicida, o que pode desenvolver ainda mais a conceituação cognitiva do caso e guiar o plano de tratamento. Terceiro, membros da família podem facilitar a implementação do plano de segurança ao monitorarem seus filhos, estando atentos a aumentos na ideação suicida, ajudando a identificar os sinais de alerta, auxiliando o adolescente com estratégias de *coping* e contatando profissionais de saúde mental durante uma crise. Eles muitas vezes proporcionam apoio emocional enquanto os adolescentes passam pelo tratamento e em momentos em que os adolescentes experimentam perturbações agudas. Finalmente, familiares podem remover ou limitar o acesso a meios letais (CBT TASA Team, 2008).

Membros específicos da família que participam do tratamento geralmente são o pai e/ou a mãe do adolescente, ou responsáveis legais que têm a habilidade de se engajarem no tratamento desempenhando um papel de apoio. No caso de Jill, sua mãe participou do tratamento. Membros da família com problemas significativos de saúde mental ou de adicção devem ser encaminhados a outro profissional qualificado, pois o foco deste tratamento é o adolescente. Geralmente, o clínico conhece os familiares após a primeira sessão com o adolescente. Um encontro separado com os membros da família é recomendado, pois alguns podem ter raiva ou ressentimento em relação ao adolescente, e não ajuda em nada eles expressarem esses sentimentos na frente dos jovens que ainda estão em crise. Esse encontro proporciona uma oportunidade para os familiares articularem suas reações à crise suicida do adolescente. Além disso, os familiares podem se sentir culpados por não terem se dado conta dos sinais de alerta antes da crise suicida; portanto, podem se beneficiar de um entendimento de que os adolescentes muitas vezes escondem ou ocultam seus sentimentos.

Os familiares também devem ter a oportunidade em sessão de descrever a sequência de eventos que ocorreu antes da crise suicida. O clínico utiliza gatilhos e perguntas similares às usadas na obtenção da linha de tempo do adolescente. Conforme os familiares descrevem esses eventos, é essencial fazer perguntas sobre suas consequências e respostas da família e do ambiente social do adolescente (como os pares) para determinar os fatores que podem inadvertidamente estar reforçando ou exarcebando a crise suicida. Os clínicos podem ajudar a família a identificar fatores de vulnerabilidade que podem ter contribuído para a crise suicida e que podem contribuir para o risco do adolescente para futuras crises.

Após essa sessão, o agendamento de sessões adicionais com familiares é determinado caso a caso. Para alguns adolescentes, o tratamento é focado em questões individuais, e os membros da família são informados do progresso periodicamente, como nos últimos 10 minutos de sessões combinadas. Em outros casos, fica claro que uma disfunção familiar foi um precipitante da crise suicida, e o clínico utiliza estratégias de família ao longo do tratamento com o adolescente e a um ou mais membros da família. Finalmente, outros adolescentes requerem tratamento com um foco individual, mas mantêm-se em crise ou em alto risco. Nesses casos, os familiares são envolvidos mais ativamente no tratamento para garantir a segurança do paciente.

Desenvolvendo um plano de segurança

Como mencionamos no Capítulo 6, um plano de segurança deve ser desenvolvido para pacientes suicidas ao final da primeira sessão. O plano de segurança inclui uma lista de sinais de alerta, estratégias de autoajuda e informações para contatar membros da família, profissionais de saúde mental e serviços de emergência. O plano de segurança para pacientes adolescentes (confira CBT TASA Team, 2008) é muito similar ao plano para adultos. O plano de segurança para adolescentes deve sempre incluir informações para contatar um adulto responsável (como o pai ou a mãe) para abordar quaisquer ideações suicidas. Ainda que o contato com amigos possa ser uma importante estratégia de distração e possa reduzir o risco de suicídio, adolescentes devem ser encorajados a revelar quaisquer pensamentos suicidas a um adulto responsável em vez de a um par.

Os familiares podem, ou receber uma cópia do plano de segurança do adolescente, ou desenvolver uma versão personalizada que descreve as responsabilidades da família. O primeiro passo nesse plano de segurança da família é determinar como fazer a casa do adolescente tão segura quanto possível, como por meio da remoção ou guarda de todas as facas e medicamentos (CBT TASA Team, 2008). Todo esforço deve ser feito para remover armas de fogo do ambiente, pois as pesquisas demonstraram que os adolescentes podem utilizá-las em tentativas de suicídio se elas estiverem disponíveis (Marzuk et al., 1992). O clínico deve seguir os procedimentos para remover armas de fogo descrito no Capítulo 6. Além disso, a identificação de sinais de alerta que possam ser observados por outras pessoas é mais um componente crítico do plano de segurança da família. Sinais de alerta observáveis listados no plano de segurança da família podem ser diferentes dos sinais de alerta listados no plano de segurança do adolescente. O restante do plano de segurança da família deve incluir:

a) estratégias para falar com os adolescentes sobre sua ideação suicida;
b) um plano para monitorar os adolescentes para garantir que eles não serão deixados sem atenção; e
c) circunstâncias para contatar profissionais de saúde mental ou serviços de emergência e informações de contato apropriadas.

Próximo ao final da primeira sessão, o clínico de Jill sugeriu que eles desenvolvessem um plano de segurança. Jill rejeitou a ideia, dizendo, "Eu não vou fazer coisa alguma, tá?!" O clínico reconheceu que essa afirmação foi diferente da indicação anterior de Jill na sessão, quando ela disse que tentaria o suicídio se ela determinasse que não era possível reatar com o namorado; portanto, ele continuou a considerar o plano de segurança como um componente central da fase inicial do tratamento, mas percebeu que ele teria que usar uma abordagem criativa para fazer a atividade de forma que Jill pudesse tolerá-la.

O clínico recuou da intervenção terapêutica por um período e passou a se engajar mais casualmente com Jill, com o objetivo de descobrir as coisas que ela gosta de fazer. O resultado foi que o clínico tinha familiaridade com o programa de televisão que Jill assistia religiosamente, então eles passaram algum tempo conversando sobre a trama e especulando sobre os personagens. Após essa troca, o clínico afirmou "Você é uma grande fã desse programa! Eu me pergunto se assistir a esse programa seria algo que você pudesse fazer quando estiver se sentindo frustrada com o seu namorado ou qualquer outra coisa que não estiver indo do seu jeito." Jill pareceu estar agradavelmente surpresa que o seu clínico conhecia tudo aquilo daquele programa de televisão e concordou que isso seria útil. O clínico aproveitou esse momento de *rapport* aumentado para perguntar a Jill o que mais ela poderia fazer para tirar da sua cabeça as coisas que a frustram ou a chateiam, e ela indicou que poderia chamar suas duas amigas pelo telefone, sair de casa e brincar com seu cachorro e tentar novos cortes de cabelo que são mostrados nas revistas para adolescentes. Ainda que Jill tenha também mencionado que poderia entrar nos seus perfis do *myspace.com* e do *facebook.com* para conversar com amigos, tornou-se evidente que essas atividades, na verdade, têm o potencial de aumentar a sua perturbação, pois ela pode ver o que o seu namorado escreveu sobre ela e com quem ele esteve interagindo. Portanto, Jill relutantemente concordou que deveria ficar longe dessas atividades quando estivesse infeliz. No todo, Jill concordou em tentar se engajar nessas quatro atividades (ou seja, assistir a seu programa de televisão favorito, telefonar para as amigas, brincar com seu cachorro e mudar o cabelo) nos momentos de perturbação, e o clínico concordou em adiar o restante do plano de segurança até a próxima sessão.

Ele julgou que era importante encontrar-se separadamente com a mãe de Jill tão logo quanto possível, já que Jill foi incapaz de completar todo o plano de segurança na sessão e não estava cooperando ao longo da maior parte do tempo. Um dos objetivos principais dessa sessão com a mãe de Jill era desenvolver um plano de segurança da família. A mãe de Jill concordou em colocar todos os remédios, geralmente guardados no banheiro, em um baú chaveado em seu quarto. Também concordou em colocar objetos cortantes nesse baú, incluindo as tesouras do escritório e barbeadores extras. A mãe de Jill identificou sinais de alerta que indicavam que sua filha estava se encaminhando para problemas, incluindo distanciamento, irritabilidade, comer muito pouco e se trancar no quarto. Esses foram os comportamentos que

Jill exibiu antes de sua recente tentativa de suicídio.

A mãe de Jill admitiu que tinha dificuldades para conversar com a filha sobre o que estava acontecendo de forma geral em sua vida, e ainda mais quanto à ideação suicida. Ela afirmou que se sentiu cada vez mais distante de sua filha ao longo do último ano, o que corresponde ao tempo em que Jill se associou a sua turma dos rolés. O clínico anotou isso como uma questão que pode ser abordada na fase intermediária do tratamento utilizando estratégias de família; para o propósito do plano de segurança, a mãe de Jill decidiu que procuraria conversar com a filha revelando algumas de suas próprias dificuldades com o pertencimento social quando ela foi adolescente, e modelando formas efetivas de conversar sobre essas questões. A mãe de Jill também indicou que monitorar Jill quando não está em casa é um grande problema, pois ela é mãe solteira, trabalha o dia inteiro e precisa se deslocar bastante entre seu trabalho e sua casa. O clínico discutiu com a mãe de Jill sobre essa questão, e foi determinado que ela poderia arranjar para que sua irmã mais velha (a tia de Jill) pudesse passar algum tempo na casa deles no fim da tarde, quando Jill retorna para casa da escola. Finalmente, o clínico trabalhou com a mãe de Jill para identificar as circunstâncias em que um profissional deve ser chamado, incluindo perturbações agudas que não são reduzidas com as outras intervenções do plano de segurança e indicadores explícitos de ideação suicida com intenção suicida.

Desenvolvendo uma conceituação cognitiva do caso

O modelo cognitivo dos atos suicidas para adultos que descrevemos no Capítulo 3 pode ser usado como um ponto de partida na conceituação de crises suicidas em pacientes adolescentes. Como afirmamos anteriormente neste capítulo, pesquisas demonstraram que a impulsividade e os déficits na resolução de problemas estão associados a atos suicidas adolescentes e provavelmente servem como fatores de vulnerabilidade distais e como variáveis psicológicas que exacerbam uma crise suicida, uma vez que esta esteja em movimento. Considerando que a vasta maioria dos pacientes suicidas adolescentes possui pelo menos um transtorno psiquiátrico de Eixo I, é provável que esquemas negativos associados a essas patologias estejam ativados e exerçam influências negativas. Em contraste com a literatura sobre adultos suicidas, existem menos evidências consistentes de que adolescentes suicidas sejam caracterizados por um senso penetrante de desesperança (por exemplo, Gould et al., 1996). Portanto, para adolescentes, é possível que esquemas relacionados ao suicídio diferentes daqueles relacionados à desesperança, como o da intolerabilidade percebida, estejam ativados em períodos de perturbações. Quando um esquema relacionado ao suicídio é ativado, predizemos que os adolescentes cairão na mesma espiral de estado de desesperança, fixação atencional e ideação suicida. Suspeitamos que os adolescentes possam ser particularmente vulneráveis à fixação atencional e que tenham ainda mais dificuldade do que os adultos para sair dela, dependendo do estágio de desenvolvimento cognitivo em que se encontrarem. Além disso, as interações familiares e o ambiente familiar devem ser incluídos na conceituação cognitiva do caso, pois muitas vezes contribuem, tanto direta quanto indiretamente, para as perturbações e crises adolescentes. Paralelamente, também é útil identificar aspectos positivos do ambiente familiar que podem facilitar o engajamento no tratamento e a implementação das estratégias aprendidas em terapia. O que segue é uma descrição dos componentes relevantes da conceituação cognitiva do caso de Jill, apresentada na Figura 11.1.

O ambiente familiar de Jill contribuiu para o desenvolvimento de muitos fatores psicológicos e criou um contexto para sua recente crise suicida emergir. Seu pai deixou a família quando Jill ti-

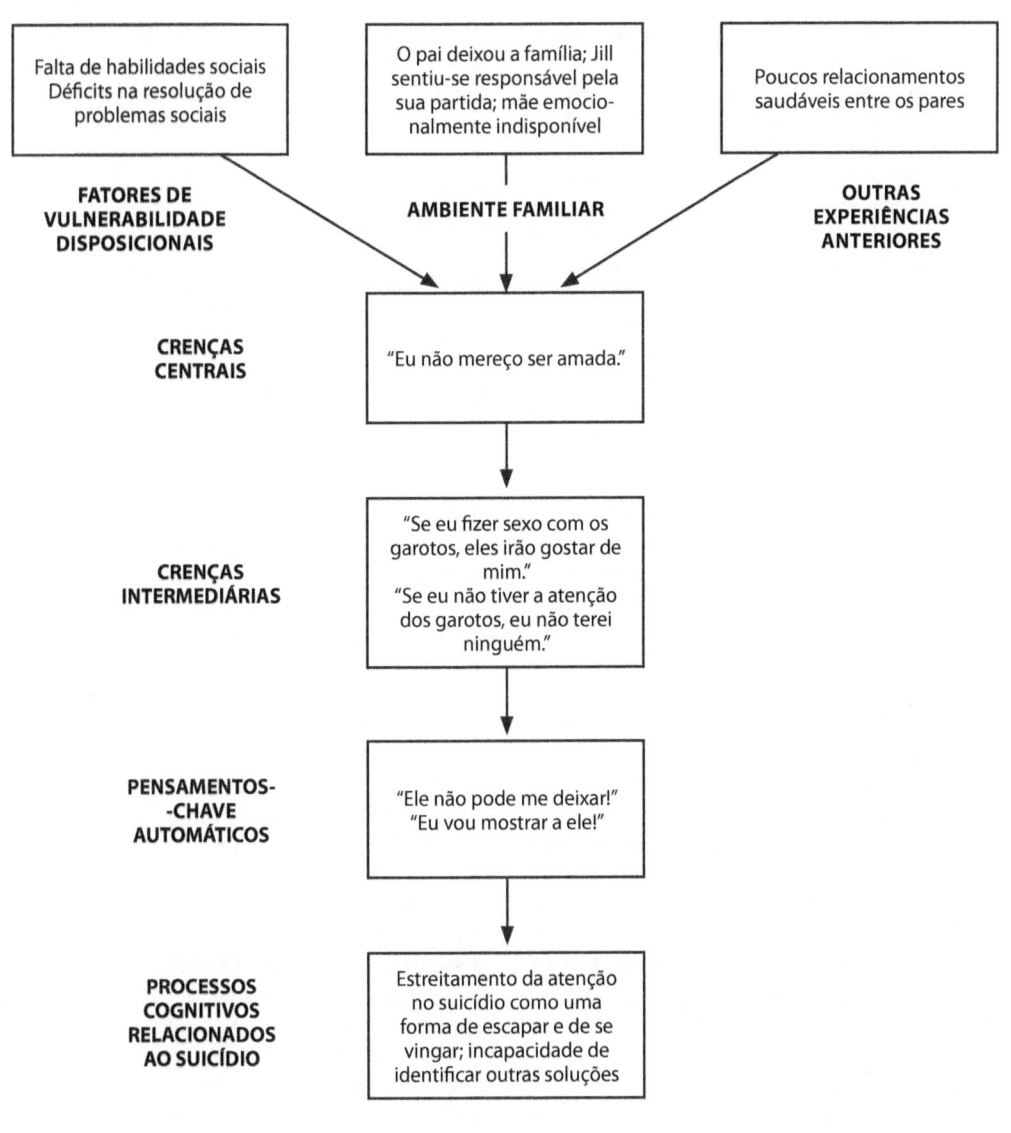

```
┌─────────────────────┐     ┌─────────────────────┐     ┌─────────────────────┐
│ Falta de habilidades│     │ O pai deixou a      │     │ Poucos relaciona-   │
│ sociais             │     │ família; Jill       │     │ mentos saudáveis    │
│ Déficits na         │     │ sentiu-se responsá- │     │ entre os pares      │
│ resolução de        │     │ vel pela sua        │     │                     │
│ problemas sociais   │     │ partida; mãe emo-   │     │                     │
│                     │     │ cionalmente         │     │                     │
│                     │     │ indisponível        │     │                     │
└─────────────────────┘     └─────────────────────┘     └─────────────────────┘
```

FATORES DE VULNERABILIDADE DISPOSICIONAIS → **AMBIENTE FAMILIAR** ← **OUTRAS EXPERIÊNCIAS ANTERIORES**

CRENÇAS CENTRAIS: "Eu não mereço ser amada."

CRENÇAS INTERMEDIÁRIAS:
"Se eu fizer sexo com os garotos, eles irão gostar de mim."
"Se eu não tiver a atenção dos garotos, eu não terei ninguém."

PENSAMENTOS-CHAVE AUTOMÁTICOS:
"Ele não pode me deixar!"
"Eu vou mostrar a ele!"

PROCESSOS COGNITIVOS RELACIONADOS AO SUICÍDIO: Estreitamento da atenção no suicídio como uma forma de escapar e de se vingar; incapacidade de identificar outras soluções

FIGURA 11.1
A conceituação cognitiva do caso de Jill.

nha 4 anos, logo após uma discussão que ela escutou na qual ele acusava a mãe dela de engravidar para aprisioná-lo no relacionamento. Após ele ter partido, sua mãe ficou emocionalmente indisponível para Jill enquanto esteve lidando com seu próprio pesar em relação à perda do relacionamento e do estresse associado a ser mãe solteira. Jill culpou a si mesma por seu pai tê-las deixado e pela infelicidade de sua mãe. Ela sempre foi uma criança tímida, mas se isolou mais e mais após esse evento, o que a impediu de desenvolver relacionamentos significativos com crianças em sua pré-escola e também de dominar as habilidades sociais necessárias para administrar relações entre os pares quando ficou mais velha. Como resultado disso, Jill desenvolveu uma crença central de que ela não é merecedora de amor. Tal crença se fortaleceu ao longo de sua infância e adolescência, já que ela tinha um relacionamento distante com sua mãe e praticamente nenhuma relação com seu pai, e foi negligenciada pelos colegas de classe. Como tinha poucos relacionamentos, não aprendeu como solucionar problemas que inevitavelmente surgem nos mesmos, e algumas vezes usava um juízo precário e fazia amizade com delinquentes, pois estava desesperada para sentir que alguém gostava dela.

Uma grande mudança nas percepções de Jill ocorreu quando começou a ter atenção dos rapazes com quem convivia, particularmente após ter se tornado sexualmente ativa. Ela desenvolveu a crença intermediária de que "Se eu fizer sexo com [nome do garoto], então ele gostará de mim" e "Se eu não tiver a atenção dos garotos, não terei ninguém." Entretanto, assim como com muitos relacionamentos casuais durante esse estágio do desenvolvimento, seu relacionamento com esses rapazes tinha vida curta, e ela muitas vezes se encontrava na posição em que estava esperando que um relacionamento a longo prazo fosse emergir de um breve contato sexual, enquanto os seus parceiros sexuais estavam esperando por sexo casual fácil. Quando ficava claro de que um relacionamento de longo prazo não se desenvolveria, ela oscilava entre pensamentos automáticos de "Ele não pode me deixar! Eu ficarei sem ninguém!" e "Eu vou mostrar a ele! Transarei com outra pessoa esta noite." Tais pensamentos automáticos estavam associados com humores depressivos e raivosos, respectivamente, mas geralmente não com uma ideação suicida. A crise suicida que levou Jill a tratamento desenvolveu-se quando o rapaz com quem ela havia de fato entrado em um relacionamento mais duradouro rompeu com ela, aumentando a intensidade de seus pensamentos automáticos, ativando agudamente sua crença central de desamor e levando-a a concluir que nunca encontraria outra pessoa, o que, por sua vez, estreitou sua atenção no suicídio como um método de escapar e de se vingar.

Estabelecendo os objetivos de tratamento

Ainda que vejamos os fatores cognitivos como desempenhando um papel central no desenvolvimento de uma crise suicida com pacientes adolescentes, o plano de tratamento que é derivado da conceituação cognitiva do caso para adolescentes é, muitas vezes, diferente do plano para adultos, pois há uma ênfase muito maior nos componentes comportamentais e nas questões familiares. Essa distinção ocorre por duas razões:

a) Muitos pacientes adolescentes não atingiram um nível de desenvolvimento cognitivo no qual podem ganhar um nível adequado de *insight* na relação entre a cognição e os atos suicidas; e
b) Não podemos separar inteiramente os mundos dos adolescentes do ambiente familiar em que vivem.

Muitas vezes, intervenções comportamentais e familiares promovem, em última instância, mudanças cognitivas (por exemplo, o uso de habilidades de distração para ajudar os pacientes a ver que podem lidar com uma crise suicida). Em geral, os clínicos discutem possíveis escolhas de intervenções com os pacientes adolescentes para estimular uma postura colaborativa e assegurar seu comprometimento com o tratamento. Na maior parte dos casos, os clínicos também discutem essas escolhas com os membros da família para incorporar suas percepções dos pontos mais importantes de intervenção e assegurar seu compromisso em ajudar os adolescentes a implementarem as estratégias cognitivas e comportamentais de *coping* em suas vidas (CBT TASA Team, 2008). O clínico trabalha com a família para determinar a frequência e a duração dos encontros com os membros da família e as circunstâncias nas quais é apropriado aumentar o envolvimento dos familiares.

A mãe de Jill concordava que o objetivo geral do tratamento fosse a prevenção do suicídio; Jill estava menos convencida de que esse era um objetivo importante e continuava entendendo que estava sendo forçada a participar das sessões. Entretanto, Jill respondeu positivamente quando o clínico demonstrou empatia para com seus sentimentos e percepções do tratamento e garantiu-lhe que era importante focar questões que ela acreditava que melhorariam suas circunstâncias de vida. Jill baixou a sua guarda e indicou que gostaria de ter um namorado que gostasse dela por ela mesma, não apenas porque ela faria sexo com ele. O clínico então propôs dois objetivos principais para o tratamento:

a) desenvolver estratégias para administrar as perturbações, e isso preveniria o aumento das crises suicidas; e
b) desenvolver relacionamentos saudáveis com os outros, particularmente com membros do sexo oposto.

O clínico articulou o segundo objetivo em termos gerais, pois a conceituação cognitiva do caso sugeria que fortalecer o relacionamento entre mãe e filha também teria o potencial de melhorar o bem-estar de Jill e de reduzir a probabilidade de um futuro ato suicida. Além disso, argumentou que esse objetivo ajudaria a modificar a crença central de desamor de Jill que proporcionava o contexto para cognições e comportamentos associados às crises suicidas. Para garantir que Jill se comprometesse com esses objetivos, o clínico pediu-lhe que especulasse sobre como atingir esses objetivos, e que isso faria uma diferença em sua vida. Jill relutantemente admitiu que eles poderiam ajudá-la a "lidar melhor com as coisas."

A fase intermediária do tratamento

Ao longo da conceituação cognitiva do caso e do planejamento do tratamento, o clínico, os pacientes adolescentes e seus familiares desenvolvem um melhor entendimento das motivações dos pacientes para o suicídio e dos déficits de habilidades que estavam presentes durante a crise suicida. Os clínicos que trabalham com adolescentes suicidas usam muitas das estratégias que foram descritas nos Capítulos 5 e 8 durante a fase intermediária do tratamento. A seguir, apresentamos algumas estratégias que são especialmente úteis ou indicadas para trabalhar com pacientes adolescentes. Organizamos essas estratégias em quatro categorias principais:

a) desenvolver estratégias de *coping*, o que inclui adaptação das estratégias cognitivas, emocionais e comportamentais apresentadas no Capítulo 8;
b) ampliar as razões para viver, uma intervenção central no tratamento de praticamente todos os pacientes suicidas;
c) melhorar os relacionamentos familiares;
d) modificar comportamentos autoagressivos não suicidas.

Desenvolvendo estratégias de coping

Ainda que o clínico que trabalha com pacientes suicidas adolescentes esteja preparado com o amplo conjunto de estratégias descritas nos Capítulo 5 e 8, ele muitas vezes observará que esses pacientes respondem melhor a habilidades de *coping* comportamental e de *coping* afetivo, particularmente no começo do tratamento, quando a relação terapêutica ainda está se desenvolvendo. Por exemplo, muitos adolescentes suicidas respondem a intervenções que estimulam o engajamento em atividades prazerosas. Membros da família também podem desempenhar um papel na implementação dessa estratégia, tanto se engajando em atividades prazerosas com o adolescente, quanto proporcionando transporte para que o adolescente possa se engajar nessas atividades com os pares.

Quando Jill atingiu a fase intermediária do tratamento, ela já havia sido capaz de elaborar um plano de segurança completo, e proporcionou uma descrição dos eventos que a levaram a sua recente crise suicida. A relação terapêutica havia melhorado, ainda que algumas vezes ela continuasse a ser distante e desengajada. Seu clínico notou que ela tinha uma dificuldade especial na identificação de pensamentos e crenças que eram ativadas durante a crise suicida. Portanto, ele concluiu que estratégias de *coping* comportamental e afetivo seriam mais efetivas para ajudar Jill a desenvolver métodos para administrar as perturbações. Ele trabalhou com Jill para expandir a lista de atividades prazerosas que ela havia começado em seu plano de segurança. No processo de identificar outras atividades prazerosas, Jill indicou que gosta de dançar, mas que não vai a escolas de dança porque não quer ir sozinha. Juntas, Jill, sua mãe e seu clínico discutiram meios de Jill dançar, e foi decidido que a tia de Jill (que agora passa um tempo com ela após a escola) poderia levá-la a uma aula de *jazz* duas vezes por semana. O clínico argumentou que não apenas isso seria outra atividade prazerosa em que Jill poderia se engajar regularmente, mas que também poderia dar a ela uma experiência de sucesso, o que ela não estava tendo acadêmica ou socialmente.

Estratégias de *coping* afetivo são projetadas para ajudar os adolescentes a manterem o controle emocional, de modo que outras habilidades de *coping* comportamental e cognitivo possam ser usadas durante a crise. Pacientes adolescentes muitas vezes relatam que suas emoções pareceram sair de controle durante o período antes da crise suicida. Para facilitar uma maior consciência de seu próprio nível de perturbação emocional, o clínico introduz o conceito do Termômetro de Emoções, enfatizando a ideia de que a temperatura emocional de uma pessoa é similar à temperatura do ambiente (confira CBT TASA Team, 2008; Curry et al., 2005; Rotheram-Borus, Piacentini, Miller, Graae e Castro-Blanco, 1994; ver a Figura 11.2). Os adolescentes são informados de que essa tarefa pode ajudá-los a se tornarem mais habilidosos em notar quais tipos de situações tendem a aumentar sua temperatura emocional e em aprender a "tirar sua temperatura", para então caminhar na direção da redução dessa temperatura antes que ela atinja o ponto de fervura.

O clínico começa usando um termômetro em branco de 0 a 100 e pedindo aos adolescentes que nomeiem como eles se sentem quando estão perto de perderem o controle, como *estressado, frustrado,* ou *irritado*. Como indicado na Figura 11.2, a parte superior do Termômetro de Emoções é etiquetada com os termos que os adolescentes identificam (por exemplo, *quente, irritado, ansioso*), e a parte inferior é etiquetada *sentindo-se no controle* ou *calmo* e *tranquilo*. Em cada intervalo de 10, os pacientes são solicitados a identificar sintomas psicológicos, pensamentos ou indicadores comportamentais indo de 0 (*completamente no controle*) até 100 (*completamente fora de controle*). Exemplos dessas várias categorias incluem *sentir-se tenso, falar alto, sentir-se*

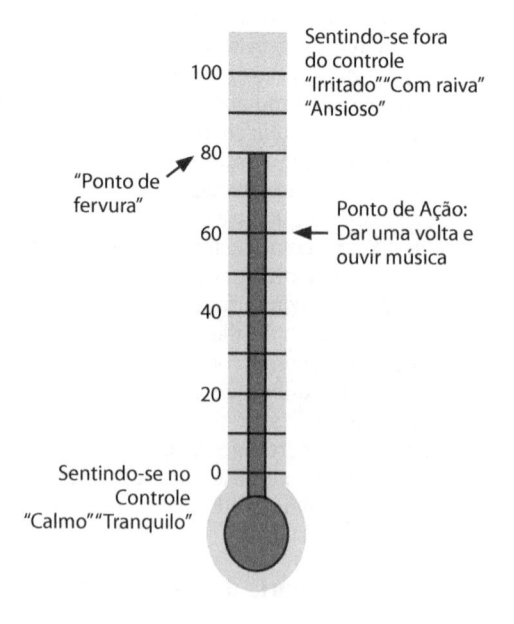

FIGURA 11.2

Termômetro de emoções.

agitado, sentir o coração acelerado, xingar, gritar, e *"Eu não aguento mais isso."*

Após essas nomenclaturas terem sido desenvolvidas, os adolescentes identificam e marcam no termômetro o ponto mais alto nessa escala em que eles estão incomodados, mas ainda no controle (por exemplo, no ponto de 50°). A seguir, o ponto de fervura é marcado no termômetro (por exemplo, 60°-100°), e passos específicos são identificados para evitar o ponto de fervura, como respirar bem fundo ou contar de 1 a 10. Finalmente, os adolescentes são solicitados a selecionar um ponto que serve como sinal de que eles precisam fazer algo para se acalmarem antes que cheguem ao ponto de fervura previamente identificado. Esse é o ponto em que eles ainda são capazes de usar estratégias para evitar uma explosão, e é nomeado *ponto de ação*. Em muitos casos, existe mais de um ponto de ação, e o clínico continua trabalhando com os adolescentes para identificar passos específicos que eles podem dar em pontos diferentes para controlar a irritação. Tais estratégias podem incluir as estratégias de *coping* afetivo descritas no Capítulo 8 ou outras atividades distratoras e prazerosas que foram úteis no passado.

> Jill relutantemente concordou em usar o Termômetro de Emoções. Ainda que tenha reclamado de que isso era para bebês, rapidamente tornou-se evidente que ela necessitava de uma imagem visual para ajudá-la a identificar pontos cruciais nos quais precisasse intervir antes que suas emoções a sobrecarregassem. Jill identificou dois pontos de ação – um no nível 30, e o outro no nível 70. Como suas emoções explodiram tão rapidamente durante a recente crise suicida, considerou-se que seria útil implementar algumas das estratégias de *coping* mesmo em momentos em que sua perturbação estivesse apenas mediana ou moderada. Jill concordou que, quando seu nível de perturbação atingisse uma "temperatura" de 30, ela iria assistir a um de seus programas favoritos de televisão ou andaria de *roller* pelo quarteirão. Em contraste, o nível 70 significava uma crise iminente para Jill. Foi acordado que, se ela chegasse ao nível 70, iria conversar com sua mãe, que esteve, paralelamente, aprendendo formas de ajudar Jill a acalmar suas emoções. Sua mãe fez preparativos no trabalho para estar disponível para receber chamadas se Jill a contatasse durante o dia.

A literatura empírica sugere que, apesar de os adolescentes poderem gerar soluções para seus problemas, eles tendem a se sobrecarregar com eles, falta-lhes a confiança de que são capazes de abordá-los efetivamente e, algumas vezes, eles veem o suicídio como a única forma de resolvê-los (Esposito, Johnson et al., 2003). Além disso, em nosso modelo cognitivo, déficits na resolução de problemas desempenham um papel de vulnerabilidade distal, mas também podem exacerbar a fixação atencional durante a crise suicida. Portanto, a resolução de problemas é um componente importante da terapia cognitiva para pacientes suicidas adolescentes que facilita o *coping* ativo das perturbações. Assim como com qualquer uma das estratégias específicas de intervenção, o clínico deve certificar-se de discutir a lógica para focar a resolução de problemas, de modo a garantir que o adolescente o esteja acompanhando. O conceito importante a ser comunicado é o de que o comportamento suicida é, na verdade, uma forma de lidar com seu(s) problema(s). Os clínicos devem primeiro validar os pensamentos e os sentimentos que levaram ao ato suicida, mas devem também comunicar que o foco do tratamento é ajudar os pacientes a desenvolverem formas mais adaptativas de resolver seus problemas.

Alguns adolescentes aprendem estratégias de resolução mais efetivamente após terem se distanciado de seus próprios problemas, já que ainda são recentes e intensos e podem agitá-los na sessão. Usar exemplos de outras pessoas reais ou de personagens fictícios pode se útil para ensinar essa habilidade. Portanto, uma estratégia criativa pra facilitar um foco nas estratégias de resolução de problemas na sessão é usar as *cartas de resolução de problemas*, que são cartas hipotéticas escritas por adolescentes a um especialista em resolver problemas como estes vistos em colunas de revistas para jovens (CBT TASA Team, 2008; Curry et al., 2005; ver a Figura 11.3). Os clínicos podem ter um amplo conjunto dessas cartas à mão, e podem escolher uma carta em particular, dependendo das necessidades clínicas do paciente. Juntos, clínico e adolescente leem a carta e dão conselhos ao autor da carta.

Finalmente, encorajamos os clínicos a usarem as estratégias cognitivas descritas nos Capítulos 5 e 8 sempre que um pensamento ou crença negativos associados à crise suicida recente se tornarem evidentes na sessão. Muitos adolescentes têm dificuldades em sistematicamente identificar e avaliar cognições problemáticas. Nesses casos, muitas vezes conduzir um jogo interpretativo ajuda. Um tipo de jogo interpretativo envolve os adolescentes na interpretação de um amigo que está em uma situação similar, o que geralmente os ajuda a distanciarem-se de suas emoções altamente carregadas. O clínico sistematicamente faz as perguntas descritas no Capítulo 5 para ajudar os pacientes adolescentes a ganharem perspectiva. Conforme esses pacientes ganham alguma experiência no uso dessas estratégias cognitivas, o clínico pode sugerir uma interpretação reversa, de modo que o clínico interpreta o papel do paciente e o paciente interpreta o papel do clínico, e eles tentam avaliar a cognição negativa associada à perturbação. Quando respostas alternativas úteis a cognições alternativas são identificadas, é importante escrevê-las em um cartão de *coping* para que os adolescentes possam consultá-las em momentos de crise. Para adolescentes que continuam tendo dificuldades com essas estratégias cognitivas, muitas vezes é útil elaborar um cartão de *coping* com uma ou mais afirmações positivas concretas (por exemplo, "Não deixar que eles me atinjam! Eu sei que sou uma boa pessoa!").

Quando ficou claro que Jill havia acumulado um número de estratégias cognitivas e afetivas de *coping* para administrar sua perturbação, e que era capaz de utilizar essas estratégias em sua vida, o seu clínico revisou o segundo objetivo do tratamento – desenvolver relacionamentos saudáveis com os outros, particularmente com os membros do sexo oposto. Com base na conceituação cognitiva do caso, seu clínico especulou que a crença central de desamor de Jill estava associada a escolhas ruins de relacionamento, pois ela utilizava o sexo como uma forma de se sentir apreciada pelos garotos. Na sétima sessão de terapia cognitiva, o clínico de Jill tentou utilizar estratégias cognitivas para começar a modificar sua

---

Querido Solucionador de Problemas,

Eu realmente gostaria de ter um namorado. Parece que todo mundo na escola tem um. Na semana passada eu pensei que o garoto de quem eu gosto também gostava de mim. Mas então, de repente, ele começou a me ignorar. O que eu posso fazer para que os garotos gostem de mim?

Sinceramente,

Solitária da Filadélfia

FIGURA 11.3
Exemplo de uma carta de resolução de problemas.

crença central de desamor e pediu a ela que listasse as razões para fazer sexo com garotos no contexto de relacionamentos casuais ou recentes. No começo, ela estava defensiva, retrucando, "O que você quer dizer com as razões? É bom! Eu gosto! E não é nada de mais, afinal de contas – todo mundo faz isso." O clínico julgou que danificaria a relação terapêutica desafiar a noção de que "todo mundo faz isso," então, em vez disso, ele gentilmente perguntou, "Como seria se você decidisse não ser como todos os outros ao fazer sexo?". Pela primeira vez no curso do tratamento, Jill ficou lacrimejante e expressou uma preocupação de que os garotos não iriam gostar dela e de que ela seria excluída do grupo. Mais tarde na sessão, ela reconheceu que fazer sexo casual muitas vezes a levava a sentir-se pior consigo mesma, pois ela se sentia usada e sabia que no fundo seus parceiros não se importavam com ela. Além disso, identificou um caso de uma conhecida em sua turma que estava em um relacionamento por mais de um ano e ainda não havia feito sexo. Ao longo dessa discussão, o clínico ajudou Jill a desenvolver a resposta alternativa, "Há outras formas de os garotos gostarem de mim que não envolva sexo," e eles discutiram formas de iniciar relacionamentos com o sexo oposto. No fim da sessão, Jill escreveu a resposta alternativa e a lista que ela e seu clínico desenvolveram em um cartão de *coping*.

Ampliando as razões para viver

Assim como acontece com os adultos, as crises suicidas muitas vezes agravam-se quando os adolescentes concluem que não têm motivo para viver. Anteriormente, descrevemos uma estratégia cognitiva para os pacientes lembrarem-se de razões para viver – o *Kit* de Esperança – que pode ser adaptado para o uso com pacientes suicidas adolescentes. Itens que os pacientes adolescentes colocaram em seus *Kits* de Esperança incluem fotos de amigos ou familiares, recados, *e-mails* ou bilhetes de amigos.

Alguns adolescentes podem não concordar em construir um *Kit* de Esperança, mas são responsivos a exercícios com uma intenção similar que usam mídias apropriadas para a idade, como construir uma colagem, montar um álbum de recortes ou desenvolver uma página na *Web*. Músicas ou fotos de amigos ou familiares que oferecem um senso de esperança podem ser armazenados em um celular ou em outro aparelho multimídia e usadas durante uma crise suicida. Uma adolescente criou "Sapatos de Esperança" decorando um par de tênis com lembretes que proporcionavam um significado em sua vida.

Melhorando os relacionamentos familiares

Abordar em tratamento com adolescentes suicidas os problemas nos relacionamentos familiares é importante, pois há evidências de que conflitos familiares e pouca coesão familiar estejam associados a uma fraca adesão ao tratamento (ver Boergers e Spirito, 2003, para uma revisão). Enquanto a terapia cognitiva para pacientes suicidas adultos foca os problemas familiares no sentido de ajudar os pacientes a melhorarem suas redes sociais de apoio, o tratamento com pacientes suicidas adolescentes foca diretamente uma melhora no funcionamento familiar quando clinicamente indicado. Os principais objetivos do componente familiar do tratamento são:

a) melhorar a comunicação familiar;
b) melhorar a capacidade de solucionar problemas da família;
c) gerenciar o comportamento confrontativo ou não cooperativo dos adolescentes;
d) aumentar o engajamento e o comprometimento familiar (Berman, Jobes e Silverman, 2006; CBT TASA Team, 2008; Wells e Curry, 2000).

Da perspectiva de nosso modelo cognitivo, esses objetivos servem para diminuir os fatores de vulnerabilidade para futuros atos suicidas (por exemplo, conflitos familiares), aumentar o senso de apoio familiar do adolescente e reforçar as estratégias visadas no tratamento, fazendo com que os membros da família modelem ou acompanhem os pacientes adolescentes em sua execução. A seguir, elaboramos uma das mais comumente usadas estratégias familiares – melhorar a comunicação familiar.

Adolescentes mais jovens comumente citam problemas familiares como desencadeadores de suas tentativas de suicídio (Spirito, Overholser e Stark, 1989). Portanto, ensinar habilidades efetivas de comunicação é importante para encorajar os pacientes adolescentes a buscarem ajuda e apoio apropriadamente, lidar com conflitos interpessoais e, por fim, facilitar habilidades efetivas de comunicação em outros relacionamentos. As famílias ficam geralmente desconfortáveis ao falarem sobre eventos associados a uma atual ou anterior crise suicida e, portanto, algumas vezes evitam falar sobre esses assuntos ou se incomodam quando eles são introduzidos. Falar abertamente sobre os precursores da crise suicida pode habituar os membros da família ao desconforto associado com o assunto e pode ajudá-los a aprender que é apropriado lidar diretamente com esse tabu. Além disso, a discussão pode ser focada no plano de segurança familiar, para que os membros da família possam desenvolver um senso de confiança de que eles serão capazes de lidar efetivamente com uma futura crise suicida, no caso de ela surgir.

Quando a fonte do conflito familiar é introduzida na sessão, muitas vezes se torna evidente que tanto os adolescentes como os pais se tornam agitados, e o conflito renovado rapidamente ressurge. Quando isso ocorre, é útil para o clínico ajudar a família na negociação de uma trégua acerca dos "temas polêmicos" ou possíveis precipitantes de futuras crises suicidas (CBT TASA Team, 2008; Curry et al., 2005). Ou seja, o clínico pode dar permissão aos adolescentes e seus pais para deixarem a questão de lado até que tenham aprendido a como discordar sem que isso leve a uma crise suicida. Uma vez que a família tenha entrado em um acordo quanto à trégua, é importante ensaiar com a família o que cada um deles fará se a trégua for rompida (por exemplo, dar permissão para que saiam da sala, para que a discussão não continue).

Embora Jill e sua mãe raramente tenham conflitos abertos, elas admitiram que estiveram emocionalmente distanciadas por muitos anos. Além disso, ficou claro que a mãe de Jill estava sobrecarregada com a crise recente e tinha dificuldades para identificar meios de ajudar Jill a melhorar suas circunstâncias de vida e garantir sua segurança. Com base nesta apresentação clínica, o clínico argumentou que Jill e sua mãe se beneficiariam de um foco em estratégias de resolução de problemas familiares. Para abordar seu distanciamento emocional, o clínico encorajou Jill e sua mãe a discutirem atividades que ambas poderiam gostar de fazer juntas. Eles identificaram atividades como fazer compras, alugar DVDs, ir a apresentações de balé e andar de bicicleta. A mãe de Jill expressou interesse nessas atividades, mas indicou que estava preocupada com o tempo, já que é uma mãe solteira e que administra todas as responsabilidades de casa sozinha. O clínico guiou-a para gerar formas de superar esse obstáculo, como deixar de lado algumas tarefas de casa ocasionalmente, e pedir à Jill que a ajude. Além disso, encorajou-as a identificarem um plano para passar um tempo juntas regularmente. Jill e sua mãe decidiram que iriam reservar as tardes de domingo para momentos de mãe e filha.

Para aumentar a habilidade da mãe de Jill de lidar com as perturbações da filha, o clínico pediu a Jill que articulasse o que sua mãe poderia fazer que fosse o mais útil na resolução da crise. Jill indicou que sua mãe muitas vezes reage exageradamente quando ela está chateada, o que apenas aumenta sua perturbação. Portanto, o clínico integrou um foco em habilidades efetivas de comunicação. Jill pediu a sua mãe que a ajudasse no autoalívio, como preparando sua refeição favorita ou assistindo televisão com ela, em vez de bombardeá-la com toneladas de perguntas. A mãe de Jill concordou em seguir essa abordagem, mas expressou uma necessidade de ter alguma indicação de que as estratégias estão funcionando e de que Jill não está planejando se ferir. Jill fez o acordo de explicitamente dizer a sua mãe que ela não está mais em crise ou intensamente perturbada.

Modificando os comportamentos autoagressivos não suicidas

Pesquisas empíricas demonstraram que até 55% dos adolescentes que tentam o suicídio se engajam em comportamentos autoagressivos não suicidas (ver a discussão em DiFilippo, Esposito, Overholser e Spirito, 2003). Em um estudo de adolescentes que foram admitidos em uma unidade de internação para comportamentos autoagressivos, 70% relataram um histórico de vida de ao menos uma tentativa de suicídio, e 55% relataram múltiplas tentativas (Nock et al., 2006). Dada a associação entre comportamentos autoagressivos e tentativas de suicídio entre adolescentes, tratamentos que foquem a prevenção do suicídio podem também necessitar de um foco no tratamento do comportamento autoagressivo (confira CBT TASA Team, 2008). Como foi discutido no Capítulo 4, Joiner (2005) sugeriu que as pessoas podem tornar-se mais corajosas, competentes e dispostas a realizar tentativas de suicídio a partir de engajamentos repetidos em comportamentos autoagressivos não suicidas. Portanto, é necessário um tratamento para diminuir esse comportamento, pois os indivíduos podem habituar-se ao medo e à dor física associada à autoagressão e, como resultado, estarem em um risco maior para atos suicidas.

Os métodos mais comuns de autoagressão incluem cortar (muitas vezes na parte anterior dos braços e pernas) e queimar a pele (Favazza, 1996), mas os clínicos que trabalham com pacientes suicidas adolescentes comumente observam outros tipos de autoagressão, incluindo socar, bater ou arranhar; esgoelar ou apertar as vias aéreas; morder as próprias mãos, membros, língua, lábios ou braços; mexer em feridas, ulcerações, suturas ou manchas; queimar a pele, incluindo queimaduras de cigarros e incendiar o próprio corpo; perfurar-se com fios, pregos, alfinetes ou canetas; ingerir químicos corrosivos, baterias ou alfinetes; apertar ou pressionar alfinetes ou clipes de papel (Favazza, 1996; Whitlock, Eckenrode e Silverman, 2006). Adolescentes que se engajam nesses tipos de comportamentos muitas vezes relatam que o fazem como uma forma de regular ou controlar emoções intensas (Fox e Hawton, 2004; Spandler, 1996). Especificamente, eles podem fazê-lo para se sentirem melhor ou para reduzir a tensão emocional que é geralmente experimentada em momentos extremos de perturbação, de ansiedade ou de raiva. Outros podem engajar-se nesse comportamento para se distrair da dor emocional ou para mascarar a dor emocional com a dor física. Abordagens cognitivo-comportamentais ao tratamento de comportamentos autoagressivos não suicidas em adolescentes foram adaptadas por Barbara Stanley (CBT TASA Team, 2008) e Miller, Rathus e Linehan (2007), e encorajamos os clínicos a adotarem algumas dessas estratégias específicas conforme for indicado pela conceituação cognitiva do caso.

A fase avançada do tratamento

Tal como com o protocolo para adultos suicidas, a fase avançada do tratamento consiste em quatro componentes principais: a consolidação das habilidades, o protocolo de prevenção de recaídas, a revisão do progresso em direção aos objetivos do tratamento e a preparação para o encerramento. A implementação do protocolo de prevenção de recaídas para adolescentes é muito similar ao protocolo para adultos. Entretanto, nossa experiência clínica sugere que os adolescentes podem ser mais relutantes a se engajar no exercício de imaginação guiada do que os adultos. Uma estratégia para aumentar a chance de eles estarem dispostos a participar do protocolo de prevenção de recaídas é apresentar a lógica para esses exercícios bem cedo no tratamento (CBT TASA Team, 2008). Pacientes adolescentes são informados de que, ao imaginarem a crise suicida e reviverem a dor, terão a oportunidade de avaliar se as habilidades de *coping* aprendidas durante o tratamento podem ser retomadas e utilizadas. Antes de completar o exercício de imaginação guiada, o clínico e o paciente devem revisar todas as habilidades que foram aprendidas durante a terapia. O clínico deve encorajar os pacientes adolescentes a indicarem quais habilidades são mais fáceis de usar e quais serão as mais efetivas na prevenção de um futuro ato suicida. O clínico então segue as instruções para a tarefa de prevenção de recaídas que descrevemos no Capítulo 9. Após o protocolo de prevenção de recaídas ter sido conduzido, o clínico avalia o risco de suicídio e trabalha colaborativamente com o adolescente para desenvolver um plano de ação que aborde quaisquer ideações suicidas que tenham emergido durante o curso do exercício.

Se os pacientes adolescentes completarem o protocolo de prevenção de recaídas, então podem estar prontos para terminar a fase aguda de prevenção de suicídio do tratamento. Assim como no protocolo para adultos, a discussão do encerramento da terapia ou da transição para uma fase de continuação do tratamento deve incluir o seguinte:

a) a revisão do progresso em direção aos objetivos do tratamento, incluindo a ocorrência de tentativas de suicídio adicionais ou de comportamentos autoagressivos;
b) a revisão das estratégias específicas de *coping* que foram aprendidas durante o tratamento;
c) a determinação de estratégias que foram as mais úteis e aquelas que mais provavelmente serão usadas durante uma futura crise suicida;
d) a discussão de planos gerais para a combinação final, incluindo uma discussão do plano de tratamento, a frequência das sessões e possíveis encaminhamentos para outros tratamentos de problemas específicos; e
e) a identificação de quaisquer obstáculos ou desafios para encerrar essa fase do tratamento.

O clínico deve educar os pacientes mencionando que flutuações no humor são esperadas e não devem ser igualadas a recaídas. Ele e o paciente adolescente antecipam futuras situações que podem desencadear crises suicidas e desenvolvem planos para lidar com tais situações. O plano de segurança é revisado, e o clínico estimula o comprometimento do adolescente com o uso do plano de segurança em tempos de crise. Finalmente, o clínico geralmente tem uma sessão final com os membros da família para discutir o plano de segurança e quaisquer potenciais preocupações sobre contratempos.

O tratamento de Jill durou um total de 20 sessões. Ela experimentou outra crise no meio do tratamento, quando descobriu que um outro garoto por quem desenvolveu sentimentos não tinha os mesmos sentimentos por ela. Ainda que Jill não tenha feito outra tentativa de suicídio durante a crise, ela e sua mãe admitiram que tiveram dificuldades em lidar com a crise e que muitas das estratégias aprendidas até aquele ponto no tratamento não pareceram ser efetivas. Quando o clínico perguntou a Jill se ela havia utilizado o plano de segurança, ela indicou que "simplesmente não podia" e que sabia que nada funcionaria. Portanto, o clínico revisou a conceituação cognitiva do caso para incluir uma crença central de desamparo (ou seja, "Nada funciona comigo") em acréscimo a sua crença central de desamor, e prosseguiu usando estratégias cognitivas e de resolução de problemas para abordar essa crença. Uma atividade em particular que Jill gostava era a modificação do *Kit* de Esperança para lembrá-la de razões para viver, incluindo lembretes de que ela era de fato amável e amparada. Especificamente, guardou fotos desses lembretes na câmera de seu telefone, para que pudesse ter acesso a eles onde estivesse. Incluiu fotos de sua mãe, de seu cachorro (de quem ela era a cuidadora primária), da escola de dança (na qual estava se destacando nessa nova atividade), das duas amigas e de seu ídolo adolescente favorito.

O clínico tinha dúvidas sobre se Jill concordaria em participar do protocolo de prevenção de recaídas, dada a postura de desafio que ele havia testemunhado muitas vezes ao longo do tratamento, e ficou agradavelmente surpreso quando ela prontamente deu seu consentimento. Quando ela imaginou a crise suicida que a levou ao tratamento, apresentou uma imagem muito mais rica da sequência de eventos que a levou à crise, particularmente das cognições e emoções que ela estava experimentando. Identificou várias habilidades de *coping* que a teriam ajudado a administrar a crise, incluindo rever o plano de segurança, distrair-se com atividades prazerosas, ler os cartões de *coping* e falar com sua mãe. Para a parte final do protocolo de prevenção de recaídas, Jill imaginou que estava em outro relacionamento comprometido com um garoto em sua escola e que ele abruptamente rompeu com ela. Imaginou-se usando muitas das mesmas habilidades de *coping* para gerenciar a perturbação provocada por aquele futuro rompimento, incluindo uma nova resposta alternativa: "Há outros peixes no mar." Na última sessão do tratamento, Jill notou, "É besteira ficar chateada por causa de um garoto idiota," e sua mãe expressou gratidão por ter sido educada quanto aos sinais de alerta para comportamentos suicidas em adolescentes e quanto às formas de resolver crises suicidas. Após o tratamento ter encerrado, Jill foi encaminhada a uma terapia de grupo para meninas adolescentes com baixa autoestima. Três meses depois, viu seu clínico no saguão da clínica, e mencionou que compareceu às reuniões do grupo e que não podia acreditar que havia tantas outras meninas na situação dela.

RESUMO E INTEGRAÇÃO

A abordagem cognitiva ao tratamento de adolescentes suicidas é similar à abordagem cognitiva ao tratamento de adultos suicidas; entretanto, existem várias questões importantes que são mais prováveis de surgir durante o tratamento de adolescentes suicidas. Primeiro, estes podem ser mais relutantes a se engajarem no tratamento e a falarem sobre os eventos acerca da crise suicida. Portanto, é colocada mais ênfase na construção do *rapport* com os adolescentes durante as sessões iniciais. Segundo, os adolescentes suicidas podem ter mais chances de superestimarem a letalidade de sua tentativa e mais chances de se engajarem em comportamentos autoagressivos não suicidas. Portanto, o monitoramento cuidadoso de todos os comportamentos autoagressivos é essencial. Terceiro, as estratégias cognitivas e comportamentais que são usadas com adultos suicidas, como desenvolver planos de segurança, ensinar habilidades de resolução de problemas e identificar razões para viver, podem necessitar de adaptações para que os adolescentes as considerem mais prazerosas e fáceis de usar (como construir um *Kit* de Esperança usando imagens armazenadas no telefone celular). Quarto, os adolescentes podem preferir engajar-se em estratégias comportamentais ou afetivas, em vez de estratégias cognitivas, especialmente durante a fase inicial do tratamento. Por fim, é mais provável que os membros da família sejam envolvidos no tratamento. Dado que as disfunções familiares podem ser precursores imediatos da crise suicida, estratégias de tratamento que fortaleçam a comunicação e a resolução de problemas familiares, melhorem o gerenciamento de contingências, diminuam a hostilidade e aumentem o engajamento emocional muitas vezes são necessárias. Entretanto, deve-se reconhecer que as interações familiares geralmente não são uniformemente problemáticas e que os familiares muitas vezes são recursos valiosos para os adolescentes, proporcionando apoio e assistência no desenvolvimento de importantes habilidades para prevenir futuros atos suicidas.

12
TERAPIA COGNITIVA PARA IDOSOS SUICIDAS

Os idosos têm a taxa mais alta de suicídio do que qualquer outro grupo etário nos Estados Unidos. Estatísticas obtidas pelo Centers for Disease Control and Prevention (CDC; 2008) indicam que, entre 1999 e 2005, mais de 5 mil adultos acima de 65 anos cometeram suicídio por ano. A taxa de suicídio para esse grupo etário foi de 15,05 para cada 100.000 pessoas, comparada à taxa de 10,18 por cada 100.000 para indivíduos com menos de 65 anos. Além disso, as taxas de suicídio continuam a crescer com a idade entre pessoas idosas; por exemplo, a taxa de suicídio foi aproximadamente 17,77 para cada 100.000 pessoas para adultos com mais de 85 anos. Ainda que as pessoas idosas constituíssem aproximadamente 12% da população nos Estados Unidos durante esse período de tempo, elas foram responsáveis por aproximadamente 16% de todos os suicídios. Portanto, conforme os americanos continuam a envelhecer, o número bruto de suicídios também tende a aumentar.

Este capítulo descreve a adaptação da terapia cognitiva para a prevenção de suicídio no tratamento de idosos suicidas. Primeiro, proporcionamos uma visão geral dos correlatos e dos fatores de risco para atos suicidas entre idosos, salientando variáveis que são similares àquelas que são importantes no entendimento dos atos suicidas em populações mais jovens e aquelas que são mais comuns em idosos. Segundo, revisamos brevemente os tratamentos baseados em evidências para idosos suicidas para informar o leitor sobre os tratamentos psicossociais que foram avaliados até o momento para essa população. Terceiro, descrevemos as aplicações da terapia cognitiva para idosos suicidas. Assim como nos capítulos anteriores que descreveram esta abordagem de intervenção, a discussão do protocolo de terapia cognitiva é organizada pelas fases inicial, intermediária e avançada do tratamento e inclui um exemplo de caso.

IDEAÇÃO SUICIDA E ATOS SUICIDAS EM IDOSOS

Dadas as altas taxas de suicídio entre idosos, existe uma forte necessidade de identificar os fatores de risco associados aos atos suicidas nessa população. Como é afirmado no Capítulo 2, a identificação de fatores de risco específicos e quantificáveis é essencial para o desenvolvimento e para a implementação de estratégias efetivas de prevenção do suicídio. Entretanto, há poucos estudos epidemiológicos com idosos, em contraste com o grande número de estudos de fatores de risco para o suicídio em populações mais jovens. Quase todos os estudos nessa literatura utilizaram projetos de pesquisa transversais para identificar correlatos de atos suicidas em idosos, e não projetos longitudinais para identificar fatores de risco específicos. Além disso, o método de autópsia psicológica (que também é chamado de método de caso controlado retrospectivo) tem sido usado para identificar correlatos de suicídio entre idosos. Pesquisadores que utilizaram esse método constroem uma descrição detalhada do estado psicológico da vítima antes da morte, incluindo a sintomatologia psiquiátrica, o comportamento e as circunstâncias de vida, por meio de entrevistas com pessoas informadas (como os membros da família), revisando registros clínicos disponíveis e trabalhando com profissionais de saúde mental com especialidade em estudos *postmortem* para desenvolver uma formulação abrangente do caso (por exemplo, D. C. Clark e Horton-Deutsch, 1992). Os estudos revisados nesta seção focam as seguintes variáveis:

a) demográficas;
b) diagnósticas;
c) psicológicas; e
d) relacionadas ao suicídio que foram identificadas como correlatos em estudos transversais ou de autópsia psicológica, e como fatores de risco em estudos prospectivos.

Variáveis demográficas

Há um número ainda maior de discrepâncias raciais e de gênero nas taxas de suicídio entre idosos do que entre adultos mais jovens. De acordo com as estatísticas do CDC, os homens são responsáveis por aproximadamente 85% dos suicídios de adultos com 65 anos ou mais. Em contraste, os homens são responsáveis por aproximadamente 76% dos suicídios de adultos entre 40 e 60 anos (CDC, 2008). Diferenças raciais importantes também emergem nas taxas de suicídio entre idosos. Por exemplo, entre adultos com 65 anos ou mais, a taxa de suicídio para brancos foi de 16,22 para cada 100.000, enquanto as taxas de suicídio foram de 5,05 para cada 100.000 entre afro-americanos e 9,76 para cada 100.000 para índios americanos e alasquianos nativos. Em contraste, para adultos mais jovens entre as idades de 21 e 30, a taxa de suicídio era de 13,08 para cada 100.000 para brancos, 9,87 para afro-americanos e 19,70 para índios americanos e alasquianos nativos (CDC, 2008). Homens brancos com mais de 85 anos têm a taxa mais elevada de suicídio (54,03 para cada 100.000) quando considerados todos os grupos de gênero, raça e idade (CDC, 2008). Além disso, a taxa de suicídio para homens mais velhos que são divorciados ou viúvos é muito mais alta do que a dos homens que são casados (Buda e Tsuang, 1990; Li, 1995). Tais estatísticas sugerem que intervenções que visem a homens idosos brancos que são divorciados ou viúvos são especialmente necessárias.

Variáveis diagnósticas

A perda de um cônjuge ou parceiro é um dos muitos potenciais fatores de risco para suicídio entre idosos. Com o aumento da idade, surgem muitos transtornos médicos que provavelmente terão um profundo impacto na qualidade de vida e no ajustamento psicológico. Muitas vezes presume-se que a doença física seja um fator de risco para o suicídio entre idosos (Conwell, Duberstein e Caine, 2002). Ainda que estimativas de taxas padronizadas de mortalidade sugiram que muitas grandes doenças médicas estejam de fato associadas ao risco para suicídio (ver E. C. Harris e Barraclough, 1994), alguns estudos prospectivos falharam em encontrar uma associação entre doenças médicas ou limitações físicas e o suicídio (por exemplo, Turvey et al., 2002). Um problema metodológico com muitos desses estudos é que eles não controlam a presença de transtornos psiquiátricos ou outros fatores de risco psicológicos, tornando difícil determinar o grau no qual a doença física confere um risco único para atos suicidas. Alguns estudos de autópsia psicológica examinaram a associação entre a doença física e o suicídio entre idosos com o controle para essas outras variáveis, mas os resultados foram mistos (por exemplo, Beautrais, 2002; Waern et al., 2002). Em geral, o padrão de resultados nessa literatura sugere que, ainda que a doença física possa estar associada ao suicídio em idosos, muito, se não todo o risco de suicídio relacionado a transtornos físicos, pode ser mediado por fatores psicológicos.

Um fator psicológico que é responsável pela associação entre doenças médicas e o suicídio tardio é a presença de um transtorno depressivo (para revisões, ver Conwell et al., 2002; Pearson e Brown, 2000; Szanto et al., 2002). Os resultados de estudos de autópsia psicológica têm indicado que a depressão é um dos correlatos mais comuns de suicídio entre idosos (Conwell e Brent, 1995; Conwell et al., 1996). Mais especificamente, Conwell e colaboradores (1996) descobriram que o transtorno psiquiátrico mais comum em idosos vítimas de suicídio era um episódio único de transtorno depressivo maior, sem psicose associada e sem perturbações psiquiátricas comórbidas. Em contraste, outros transtornos psiquiátricos, incluindo transtornos psicóticos, transtornos da personalidade e relacionados a substâncias parecem ter uma associação mais limitada com o suicídio entre idosos do que com o suicídio entre adultos mais jovens (ver Conwell et al., 2002, para uma revisão).

Variáveis psicológicas

Eventos de vida negativos que são comumente experimentados entre pessoas idosas, como doenças físicas, mobilidade restringida, morte de uma pessoa amada, dificuldades financeiras e perda de papéis profissionais podem estar associados a variáveis psicológicas como a desesperança, o luto patológico e a falta de apoio social percebido (por exemplo, Byrne e Raphael, 1999; Rubenowitz, Waern, Wilhelmson e Allebeck, 2001). A desesperança é especialmente prevalente entre idosos no contexto de eventos de vida que são marcados por perdas interpessoais. Nossa experiência clínica sugere que idosos que vivem sozinhos ou que têm múltiplos problemas médicos são particularmente vulneráveis a sentimentos de desesperança. Pesquisas empíricas têm indicado que a desesperança está relacionada à ideação suicida (Uncapher, Gallagher-Thompson, Osgood e Bonger, 1998) e aos atos suicidas (Rifai, George, Stack, Mann e Reynolds, 1994) em idosos.

Além disso, Ross, Bernstein, Trent, Henderson e Paganini-Hill (1990) descobriram que um único item que questionava acerca da desesperança estava associado à morte por suicídio em uma amostra de idosos em uma comunidade asilar que foi acompanhada prospectivamente. Ainda que a depressão e a desesperança estejam intimamente associadas, os resultados de alguns estudos sugerem que a desesperança não está associada aos atos suicidas. Por exemplo, Szanto, Reynolds, Conwell, Begley e Houck (1998) relataram que um alto grau de desesperança, persista após a remissão da depressão, estava associado a um histórico de tentativas de suicídio em pacientes idosos. Considerando-se que vários estudos encontraram uma associação entre a desesperança e os atos suicidas em idosos, parece lógico que os tratamentos focando a diminuição da desesperança possam ajudar a reduzir o risco de suicídio nessa população.

A solidão e o luto que seguem a morte de um cônjuge são experiências comuns em idosos (ver Carr, Nesse e Wortman, 2005). Em um importante estudo de autópsia psicológica de idosos na Grã-Bretanha, Barraclough (1971) descobriu que morar sozinho era um correlato de suicídio. Esse estudo levantou a possibilidade de que a solidão seja um fator de risco para o suicídio em idosos, pois é comumente experimentada entre aqueles que moram sozinhos (Conwell, 2001). Estudos controlados de autópsia psicológica mais recentes concluíram que a solidão é um correlato do suicídio (por exemplo, Heikkinen e Lönnqvist, 1995; Waern, Rubenowitz e Wilhelmson, 2003). Em acréscimo à solidão, o luto patológico após a morte de alguém amado tem sido associado a atos suicidas em idosos (por exemplo, Szanto et al., 2006), com o risco de suicídio sendo mais alto no primeiro ano após uma morte (MacMahon e Pugh, 1985). O luto patológico, uma síndrome que é distinta da depressão associada a uma perda, inclui sintomas como pensamentos intrusivos sobre o morto, evitação de lembranças do falecido, culpa do sobrevivente e falta de aceitação da morte.

Em um grupo de idosos cujas esposas haviam morrido, os pacientes que tinham altos escores em uma escala de luto patológico tinham mais chances de relatar ideação suicida do que os que tinham baixos escores nessa escala (Szanto, Prigerson, Houck e Reynolds, 1997). Ainda que esses estudos tenham indicado que a solidão e o luto possam estar associados ao suicídio, não está claro se essa reação é mediada por outros fatores de risco, como a depressão.

Variáveis relacionadas ao suicídio

Em contraste com a literatura sobre populações mais jovens, as pesquisas que estabeleceram as tentativas de suicídio como um fator de risco entre idosos são poucas (confira Dombrovski, Szanto e Reynolds, 2005). Entretanto, em um dos raros estudos prospectivos de idosos, Hawton e Harriss (2006) relataram que comportamentos autoagressivos intencionais, com e sem intenção suicida, eram fatores de risco independentes e significativos para o suicídio. Especificamente, idosos que tinham um histórico de comportamentos autoagressivos tinham quatro vezes mais chances de cometer suicídio do que aqueles sem um histórico de comportamentos autoagressivos. Em geral, os idosos têm uma prevalência mais baixa de tentativas de suicídio ao longo da vida do que os adultos mais jovens (Mościcki et al., 1988) e têm menor probabilidade de relatar novos incidentes de tentativas de suicídio do que os adultos mais jovens (Kuo, Gallo e Tien, 2001). A despeito da baixa prevalência de tentativas de suicídio entre idosos, as tentativas tardias de suicídio tendem a ser mais letais do que as tentativas feitas por adultos mais jovens (para uma revisão, ver Dombrovski et al., 2005). Várias características dos idosos e dos métodos que eles usam aumentam a probabilidade de um resultado fatal (Szanto et al., 2002). Por exemplo, tentativas feitas por idosos com problemas de saúde têm uma alta probabilidade de serem bem-sucedidas, pois seus corpos são frágeis e têm dificuldades para se recuperarem de uma autoagressão. As tentativas feitas por idosos que vivem sozinhos também têm uma alta probabilidade de serem bem-sucedidas, em função da baixa probabilidade de resgate. Além disso, os idosos são mais propensos a utilizarem armas de fogo para se matarem do que as populações mais jovens (CDC, 2008).

Clinicamente, observamos que muitos idosos suicidas relatam que iriam deixar de tomar precauções para manter sua saúde, como parar de tomar sua medicação (ou seja, uma tentativa passiva), em vez de fazer uma tentativa ativa, como uma *overdose*. Como resultado disso, é possível que alguns atos suicidas em idosos aconteçam ao longo do tempo, e não em um único momento. Os clínicos que trabalham com populações mais velhas devem sondar cuidadosamente buscando tentativas de suicídio que envolvam uma inação em alguma circunstância que poderia resultar em morte. A despeito de a tentativa ser ativa ou passiva, é importante ter em mente que o comportamento potencialmente letal deve envolver uma intenção explícita ou implícita de se matar para ser considerado uma tentativa de suicídio (ver Capítulo 1).

Ainda que a ideação suicida tenha sido associada a um maior risco de tentativas em idosos, são poucas as pesquisas prospectivas estabelecendo a ideação suicida como um fator de risco para o suicídio (Dombrovski et al., 2005). Em uma exceção, G. K. Brown e colaboradores (2001) descobriram que idosos que pontuam mais alto do que zero na Escala de Ideação Suicida tinham 15 vezes mais chances de morrerem por suicídio do que aqueles que pontuavam zero nessa mensuração. Um estudo controlado de caso retrospectivo concluiu que quase 40% dos idosos vítimas de suicídio tinham dito a um profissional de saúde que eles tinham um desejo de morrer ou de se matar no período de um ano antes de sua morte (Waern, Beskow, Runeson e Skoog, 1999). Além disso, 75% dessa amostra haviam comunicado a membros da família ou conhecidos um desejo de morrer ou de se matar. Juntos, esses estudos proporcionam um apoio modesto a que a ideação suicida seja considerada um fator de risco para suicídio em idosos.

A despeito da evidência de que a ideação suicida esteja associada ao suicídio em idosos, Duberstein e colaboradores (1999) concluíram que o aumento da idade estava associado à explicitação de níveis mais baixos de depressão e de ideação suicida, um achado interessante à luz do fato de que a amostra sob consideração era de pacientes internados depressivos cuja hospitalização fora precipitada por uma tentativa de suicídio. Pesquisas epidemiológicas têm sugerido que os idosos têm menos chances de relatarem a ideação suicida do que os adultos mais jovens (Gallo, Anthony e Muthen, 1994; Gallo, Rabins e Anthony, 1999), e vários estudos de autópsia psicológica indicaram que os idosos são mais relutantes em revelar sua intenção de cometer suicídio do que os adultos mais jovens. Por exemplo, Conwell e colaboradores (1998) relataram que, em relação aos adultos mais jovens que morreram por suicídio, os idosos que morreram dessa forma tinham mais chances de terem evitado a intervenção e de terem tomado precauções contra serem descobertos, e tinham menos chances de terem comunicado sua intenção a outros, de acordo com informantes que completaram a Escala de Intenção de Suicídio. Outro estudo de autópsia psicológica concluiu que os idosos que morreram por suicídio foram descritos por informantes como tendo um baixo traço de personalidade chamado *abertura à experiência*, em relação a indivíduos equivalentes de controle que morreram por outras causas (Duberstein, Conwell e Caine, 1994). Indivíduos com baixos níveis de abertura à experiência preferem rotinas familiares, têm um conjunto restrito de interesses e exibem respostas insensíveis em relação a seu ambiente. Outras pesquisas concluíram que uma baixa abertura a experiências entre idosos pode diminuir a probabilidade de eles relatarem ideação suicida, o que pode, por sua vez, aumentar o risco de suicídio ao comprometer o conhecimento clínico (Duberstein et al., 2000; Heisel et al., 2006).

Tomados juntos, esses estudos sugerem que os clínicos que trabalham com pacientes mais velhos devem ser vigilantes na identificação de correlatos do suicídio, especialmente entre pacientes que negam a ideação suicida. Assim como com as populações mais jovens, a avaliação do risco de suicídio inclui uma avaliação abrangente dos fatores de risco e de proteção do suicídio, como os descritos no Capítulo 6. Entretanto, recomendamos fortemente que os clínicos obtenham informações colaterais a partir de membros da família e de outros profissionais de saúde, especialmente quando os pacientes idosos negarem resolutamente a ideação suicida e tenham o estilo restritivo de relato que é a marca de uma baixa abertura à experiência (Heisel et al., 2006).

Resumo

Homens idosos, especialmente os viúvos, constituem um grupo de alto risco para o suicídio. Muitos correlatos e fatores de risco para atos suicidas em idosos, como a depressão, a desesperança e a ideação suicida são os mesmos para os atos suicidas em adultos mais jovens. Entretanto, os idosos têm maiores chances do que os adultos mais jovens de enfrentarem grandes eventos de vida, como doenças físicas, mobilidade restringida, perdas interpessoais e perda de papéis profissionais, que podem levar à depressão, à desesperança e à ideação suicida. Dada a baixa prevalência de tentativas de suicídio nessa população, a aplicação da terapia cognitiva para idosos suicidas será menos provavelmente focada na prevenção de tentativas repetidas de suicídio. Entretanto, há uma grande necessidade de intervenções para idosos que estejam em risco de suicídio, especialmente porque eles muitas vezes se engajam em comportamentos altamente letais, mesmo se nunca tiverem feito uma tentativa de suicídio. Portanto, intervenções como a terapia cognitiva, que visem à ideação suicida e outros fatores de risco, podem ser uma abordagem promissora para prevenir o suicídio entre pessoas idosas. Como existem pesquisas limitadas sobre a eficácia e a efetividade da terapia cognitiva como uma intervenção para idosos suicidas, na próxima seção revisamos a literatura empírica sobre terapia cognitiva para idosos depressivos e sobre outros tratamentos empiricamente embasados para idosos suicidas.

TRATAMENTOS BASEADOS EM EVIDÊNCIAS PARA IDOSOS SUICIDAS

Dado que a depressão está associada ao suicídio em idosos, é plausível que a identificação e que o tratamento adequado da depressão possa reduzir o risco de suicídio nessa população. A abordagem cognitivo-comportamental ao tratamento é a psicoterapia mais extensivamente estudada para tratar a depressão em idosos. Ensaios clínicos controlados randomizados têm indicado que a terapia cognitivo-comportamental (TCC) é um tratamento efetivo para a depressão tardia (Laidlaw, Thompson, Dick-Siskin e Gallagher-Thompson, 2003; Thompson, Gallagher e Breckenridge, 1987). Especificamente, a TCC é mais efetiva em diminuir sintomas depressivos do que o tratamento usual (Campbell, 1992; Scott, Tacchi, Jones e Scott, 1997) e do que uma pílula placebo (Jarvik, Mintz, Steuer e Gerner, 1982). Pesquisas sobre a eficácia comparada da TCC com outras psicoterapias ou com a medicação são limitadas. Em um estudo, a TCC foi mais efetiva na redução de sintomas depressivos do que a terapia dinâmica (Steuer et al., 1984). Entretanto, um estudo comparando a TCC com um medicamento antidepressivo (desipramina) no tratamento de transtorno depressivo maior em idosos descobriu que a combinação de TCC e medicação era mais efetiva na redução dos sintomas depressivos do que somente a medicação (Thompson, Coon, Gallagher-Thompson, Sommer e Koin, 2001).

A despeito das evidências de que a depressão possa ser efetivamente tratada em idosos, existe uma escassez de estudos controlados randomizados que tenham examinado se os tratamentos que reduzem a depressão também são efetivos para a redução de ideação suicida. Um dos poucos estudos que examinou essa questão foi o *Prevention of Suicide in Primary Care Elderly: Collaborative Trial* (PROSPECT) (Bruce et al., 2004). Esse ensaio controlado randomizado foi projetado para testar a efetividade de um algoritmo de tratamento de depressão em ambientes de atenção primária na redução de depressão e de ideação suicida. O estudo PROSPECT examinou o efeito de incluir um especialista em depressão, geralmente uma enfermeira clínica, que ajudava o clínico geral na identificação de idosos depressivos e no tratamento desses indivíduos usando medicação (especialmente citalopram) ou psicoterapia (psicoterapia interpessoal). A intervenção foi conduzida em ambientes de atenção primária, pois a pesquisa concluiu que a maioria dos idosos havia visto seu clínico geral de atenção primária nos meses anteriores à tentativa de suicídio (ver Conwell, 2001; Pearson, Conwell e Lyness, 1997). Os resultados desse estudo indicaram que os pacientes que recebiam a intervenção tinham um curso mais favorável da depressão, tanto no grau quanto na velocidade da redução dos sintomas, como medidos pela severidade, pela resposta e pela remissão dos sintomas, em relação aos pacientes no tratamento usual. Ainda que o grupo de intervenção tenha demonstrado uma maior redução na ideação suicida do que o grupo do tratamento usual, uma proporção significativa (33%) dos pacientes no grupo intervenção continuou a relatar ideação suicida.

Outro estudo que avaliava a efetividade de um programa de cuidado colaborativo para depressão tardia em ambientes de atenção primária foi o *Improving Mood: Prompting Access to Collaborative Treatment* (IMPACT) (Unützer et al., 2006). Nesse estudo, idosos que foram diagnosticados com depressão maior ou distimia foram aleatoriamente designados à intervenção do estudo ou a uma condição de tratamento usual. Os participantes na intervenção tinham acesso a um gerenciador de cuidados de depressão, que auxiliava no acompanhamento da medicação antidepressiva prescrita por seu clínico geral e também oferecia uma intervenção comportamental de resolução de problemas que durava de 4 a 8 sessões. Os pacientes na condição de tratamento usual poderiam receber todos os tratamentos disponíveis na comunidade, incluindo tratamentos com antidepressivos ou um aconselhamento pelo clínico geral da atenção primária, bem como um encaminhamento para um cuidado de saúde mental especializado. Os participantes do estudo designados para a intervenção do IMPACT relataram taxas significativamente mais baixas de ideação suicida do que os participantes no tratamento usual em todas as etapas de seguimento. Na linha de base, 15,3% daqueles na condição de intervenção e 13,3% daqueles na condição de tratamento usual relataram ideação suicida e, no ponto de 24 meses, 10,1% daqueles na condição de intervenção e 13,9% dos na condição do cuidado usual relataram ideação suicida.

Os resultados tanto do estudo PROSPECT quanto do IMPACT demonstram que os idosos depressivos e os suicidas respondem a intervenções que visam aos sintomas depressivos, ainda que exista muito espaço para melhorias, já que uma minoria substancial desses pacientes continua a apresentar ideação suicida. Apesar dos avanços no desenvolvimento da terapia que visa a atos suicidas em adultos, como a que é descrita extensivamente neste volume, poucos tratamentos visam especificamente à ideação entre idosos (ver Links, Heisel e Quastel, 2005). Um ponto de partida lógico seria adaptar as estratégias de terapia cognitiva para reduzir a ideação suicida e outros fatores de risco para atos suicidas com uma população idosa. Intervenções focadas como essas podem ser mais eficientes e eficazes na redução desses fatores de risco específicos do que as intervenções que focam mais genericamente o tratamento de perturbações psiquiátricas ou emocionais.

O PROTOCOLO DE TERAPIA COGNITIVA E UM EXEMPLO DE CASO

Nosso grupo adaptou o protocolo de terapia cognitiva para pacientes suicidas, apresentado anteriormente, para atender às necessidades específicas de idosos suicidas. Muitos dos componentes da intervenção para idosos são similares aos da intervenção para adultos mais jovens, como as três fases do tratamento e muitas das estratégias específicas. Estamos atualmente conduzindo estudos preliminares para avaliar a viabilidade da terapia cognitiva com homens mais velhos que relatam um recente desejo de se matarem.

O protocolo para idosos suicidas incorpora um foco nas crenças negativas dos pacientes sobre si mesmos, sobre suas vidas em geral ou sobre suas experiências que contribuem para suas desesperanças sobre o futuro. Para identificar as cognições que são comumente observadas em idosos, conduzimos uma análise qualitativa das motivações da ideação suicida apresentadas por homens mais velhos que estão recebendo terapia cognitiva em nossos estudos. As razões mais frequentemente proporcionadas por esses pacientes que queriam se matar estavam associadas a suas crenças de desvalor, de despropósito, de inadequação, de desamparo ou de serem um fardo para os outros. Outras motivações para o suicídio incluíam experiências de vida negativas, como problemas de saúde, conflitos interpessoais ou rejeição, experiências traumáticas, dificuldades financeiras, morte de um ente amado, aposentadoria e imobilidade. A terapia cognitiva pode ser usada para:

a) modificar essas crenças e reações a experiências negativas de vida usando estratégias cognitivas;
b) desenvolver formas alternativas de obter prazer e significado na vida usando estratégias comportamentais;
c) abordar problemas específicos usando estratégias de resolução de problemas.

Nesta seção, discutimos aspectos do protocolo de tratamento para idosos suicidas e salientamos algumas estratégias que normalmente utilizamos com esses pacientes. Ilustramos essas estratégias usando o exemplo de caso do Sr. J, que representa um típico paciente envolvido em nosso estudo projetado para avaliar a eficácia desta intervenção.

A fase inicial do tratamento

Tal como descrito anteriormente, as atividades que ocorrem na fase inicial do tratamento incluem uma avaliação do problema que é apresentado, envolvendo as motivações dos pacientes para o suicídio, e o desenvolvimento de um plano de segurança. A fase inicial culmina quando o clínico desenvolve uma conceituação cognitiva do quadro clínico do paciente e trabalha com ele para desenvolver um plano de tratamento.

Conduzindo uma avaliação do problema apresentado

A avaliação de idosos suicidas é muito semelhante à avaliação de adultos mais jovens (ver Capítulo 6). Ela inclui uma compreensão do risco de suicídio do paciente, do histórico do problema apresentado, do histórico psiquiátrico ou de uso de substâncias, do histórico médico, do histórico social, dos diagnósticos psiquiátricos e de um plano de tratamento. Entretanto, como discutido anteriormente, os idosos podem ser mais relutantes em revelar a ideação suicida ao clínico, então o desenvolvimento de uma relação terapêutica colaborativa é especialmente relevante. Além disso, o clínico deve certificar-se de sondar atos suicidas passivos, como deixar de cumprir com um regime de tratamento que irá manter a saúde da pessoa. Para os pacientes que estão tomando medicações psicotrópicas, é preferível que estas sejam administradas por um psiquiatra, não por um clínico geral de atenção primária, pois os psiquiatras geralmente têm mais chances de monitorar a ideação suicida do que os clínicos gerais. O que segue é uma descrição da informação obtida do Sr. J durante a fase inicial do tratamento.

O Sr. J é um viúvo de 73 anos, branco, que foi encaminhado a tratamento para depressão por seu clínico geral. Aproximadamente três meses antes de buscar tratamento, sua mulher morreu de uma doença crônica. Ele relatou sentir-se letárgico, desmotivado, deprimido e indiferente quanto a viver desde então. O Sr. J admitiu que muitas vezes se sentia culpado por não ter passado tempo de lazer suficiente com sua mulher enquanto ela estava viva e que ficava choroso e melancólico enquanto se lembrava de sua falecida esposa e da vida que tiveram juntos. Também relatou que tinha pensamentos sobre acabar com toda sua medicação para que sua vida não fosse prolongada. Via a morte como algo que proporcionaria um fim para sua solidão e uma forma de escapar de seus inúmeros problemas médicos, e o reuniria com sua mulher no céu.

O Sr. J era o mais velho de seis irmãos. Descreveu sua infância como tendo sido cheia de dificuldades e pobreza. Seu pai trabalhou para a indústria do aço como operário, mas perdeu o emprego após um ferimento. Subsequentemente, seu pai desenvolveu um problema significativo com o álcool. Dadas as dificuldades financeiras da família, o Sr. J entregava jornais, carregava compras e executava uma série de trabalhos informais para uma empresa de manufatura de aço quando adolescente. Com 17 anos, alistou-se no exército e serviu em combate ativo no Pacífico Sul durante a Segunda Guerra Mundial. Após sua dispensa, obteve uma graduação em economia. Depois de graduado na faculdade, o Sr. J obteve uma posição de gerente em um mercado e tornou-se gerente regional de uma grande corporação de alimentos. Com 26 anos, casou-se com sua mulher, que ele conhecia desde a infância. Relatou ter tido um relacionamento amoroso e fiel com ela, e eles criaram três filhos juntos.

A primeira questão que foi associada ao surgimento da depressão e da ideação suicida do Sr. J foi a morte de sua mulher. Ela estava vivendo com câncer há vários anos e sofreu durante esse tempo. Ele foi seu cuidador primário, e muito de sua vida diária girava em torno de cuidar de suas necessidades e de acompanhá-la aos compromissos médicos. Durante o último ano de sua vida, ela fez várias operações malsucedidas, que aumentaram a quantidade de atenção de que ela necessitava. O Sr. J disse que se sentiu dormente e exausto quando ela morreu, mas também estranhamente aliviado de que ela não estava mais sentindo dor. Entretanto, desde a morte da mulher, sentiu-se cada vez mais depressivo e acreditava que não tinha mais um foco na vida. Dadas as mudanças nos papéis de responsabilidade, ele achava cada vez mais difícil estabelecer objetivos significativos para si mesmo e estruturar seu tempo.

Uma segunda área problemática envolvia questões de relacionamento com seus filhos. Há aproximadamente seis meses, seu relacionamento com dois filhos havia ficado tenso em função de uma discordância sobre dinheiro, pois ele se recusou a lhes emprestar determinado valor para um investimento de negócios. Sentiu raiva do comportamento de seus filhos e percebeu que eles só queriam saber dele em função de seu dinheiro. Ainda que tenha se orgulhado de sua habilidade em sustentar a família, ele se arrependia de ter colocado tanta importância em sua renda ao longo dos anos e desejava que pudesse ter passado mais tempo com seus filhos. Seu relacionamento com sua filha não era tenso, mas ele afirmava que não sabia como se tornar mais próximo dela, pois geralmente se comunicavam por intermédio de sua mulher. O Sr. J admitiu que esperava que seus filhos "se juntassem" após a morte de sua mulher, mas, em vez disso, considerava-se ainda mais distanciado deles.

Um terceiro problema relatado pelo Sr. J foi o surgimento de problemas de saúde, o que restringiu sua mobilidade. Suas dificuldades incluíam diabetes, déficits respiratórios e problemas de memória percebidos. Ele era incapaz de dirigir ou de fazer muitas tarefas em casa, pois estava se tornando cada vez mais sem equilíbrio, sem fôlego e tonto. Como resultado disso, ficou dependente de seus filhos para o transporte, o que era difícil, pois ele não se sentia confortável em pedir ajuda a eles. Os problemas com mobilidade e transporte contribuíam para a crença de que ele era "como uma criança". Além disso, como ele ficava em casa a maior parte do tempo, tinha poucas oportunidades de se engajar em atividades prazerosas ou de buscar novas experiências.

É evidente, a partir dessa descrição, que o Sr. J tem muitas características que são associadas a atos suicidas em idosos. Após a morte de sua esposa, ele se tornou socialmente isolado. Está experimentando sintomas de perturbação psiquiátrica, particularmente a depressão. Recentemente experimentou um número de estressores aversivos de vida, como a morte de sua esposa e grandes conflitos com dois de seus filhos. Está se tornando cada vez mais incapacitado, em função de vários problemas de saúde. Todas essas variáveis contribuíram para o sentimento penetrante de desesperança do Sr. J., e para sua percepção de que a vida não vale mais a pena.

Desenvolvendo um plano de segurança

O desenvolvimento de um plano de segurança é uma das primeiras intervenções que os clínicos podem usar no tratamento de um paciente suicida. Como é descrito no Capítulo 6, um plano de segurança é uma lista escrita hierarquicamente organizada de estratégias de *coping* que podem ser usadas antes ou durante uma crise suicida. O plano de segurança consiste em quatro principais partes:

a) sinais de alerta que são associados a crises suicidas;

b) estratégias de *coping* para gerenciar crises suicidas;
c) amigos e familiares que podem ser contatados em momentos de crise;
d) profissionais que podem ser contatados em momentos de crise.

O plano de segurança ajuda a aumentar a sensação de controle dos pacientes sobre seus pensamentos e impulsos suicidas, e promove a expectativa de que eles podem superar o desejo de cometer suicídio. Em nossa experiência, observamos que os idosos muitas vezes relutam em buscar ajuda de outros, particularmente profissionais, durante uma crise suicida. Nesses casos, o clínico pode examinar as vantagens e as desvantagens desse passo para salientar os benefícios de se buscar a ajuda de outros. Além disso, a interpretação de papéis pode ser particularmente efetiva para modelar como contatar os outros durante esses momentos. A seguir, descrevemos a maneira pela qual o clínico do Sr. J superou alguns dos desafios no desenvolvimento de um plano de segurança com ele.

> O Sr. J estava inicialmente relutante em completar o plano de segurança, pois repetidamente afirmava para seu clínico que não estava suicida. Entretanto, admitiu que muitas vezes sentia-se solitário, fraco e sem esperanças, e reconheceu que não sabia como lidar com esses sentimentos agora que sua mobilidade estava limitada. Para fazer o exercício mais tolerável para o Sr. J, o clínico sugeriu que o chamassem de plano de manejo, em vez de plano de segurança. O Sr. J identificou vários sinais de alerta para a desesperança, incluindo solidão, tédio e memórias de sua mulher e de sua vida juntos. Estratégias para lidar com esses gatilhos incluíam assistir a esportes na televisão, rever sua coleção de cartões de beisebol da infância, ler a seção financeira do jornal para acompanhar seus investimentos e ir até a esquina tomar uma xícara de café. Indivíduos a quem ele poderia contatar incluíam sua filha e um homem com quem ele muitas vezes conversava quando ia até a esquina tomar café. O Sr. J expressou alguma relutância em contatar esses indivíduos durante momentos de desesperança, afirmado que não queria incomodá-los com seus problemas. O clínico trabalhou colaborativamente com o Sr. J para avaliar seu pressuposto de que contatar esses indivíduos significava que ele teria que falar com eles sobre seus sentimentos. O Sr. J se deu conta de que apenas falar com eles iria ajudá-lo a sentir-se mais conectado com outros e a distraí-lo de sua desesperança, então ele concordou em contatá-los e falar com eles sobre coisas cotidianas. Finalmente, o clínico forneceu suas informações de contato e o número de telefone de um atendimento de crise. Após completar o plano de *coping*, o clínico trabalhou com o Sr. J para definir um lugar para guardá-lo, de modo que fosse facilmente acessível (como em sua carteira), e para identificar obstáculos que o preveniriam de usá-lo.

Desenvolvendo uma conceituação cognitiva do caso

Assim como foi afirmado previamente, um princípio fundamental do nosso tratamento é a identificação dos eventos ativadores, das cognições, dos comportamentos, das emoções e das situações conforme elas se relacionam com a ideação suicida ou com os atos suicidas dos pacientes. Enquanto os pacientes proporcionam uma descrição narrativa dos eventos acerca do surgimento da ideação suicida, o clínico identifica pensamentos-chave automáticos que são centrais a esses episódios. Tais pensamentos identificados são integrados na conceituação cognitiva do quadro clínico do paciente, o que inclui os fatores de vulnerabilidade disposicionais, as experiências anteriores, as crenças centrais e intermediárias, os pensamentos-chave automáticos e os processos cognitivos relacionados ao suicídio (ver Capítulo 7).

Os elementos fundamentais da conceituação cognitiva da ideação suicida do Sr. J são apresentados na Figura 12.1.

As experiências iniciais do Sr. J de assistir à decaída de seu pai e de ter de trabalhar em uma idade jovem provavelmente contribuíram para uma atitude potencialmente disfuncional de que os homens têm de ser fortes e independentes. Durante a maior parte de sua vida, o Sr. J foi de fato forte e independente, e, não surpreendentemente, era psicologicamente saudável. Entretanto, agora que experimentou a perda de muitos recursos externos (como o apoio de sua mulher) e internos (como a sua mobilidade), ele desenvolveu um esquema de suicídio baseado na desesperança caracterizado pelas crenças centrais "Eu sou fraco" e "A vida nunca ficará melhor." Portanto, essa atitude quanto à necessi-

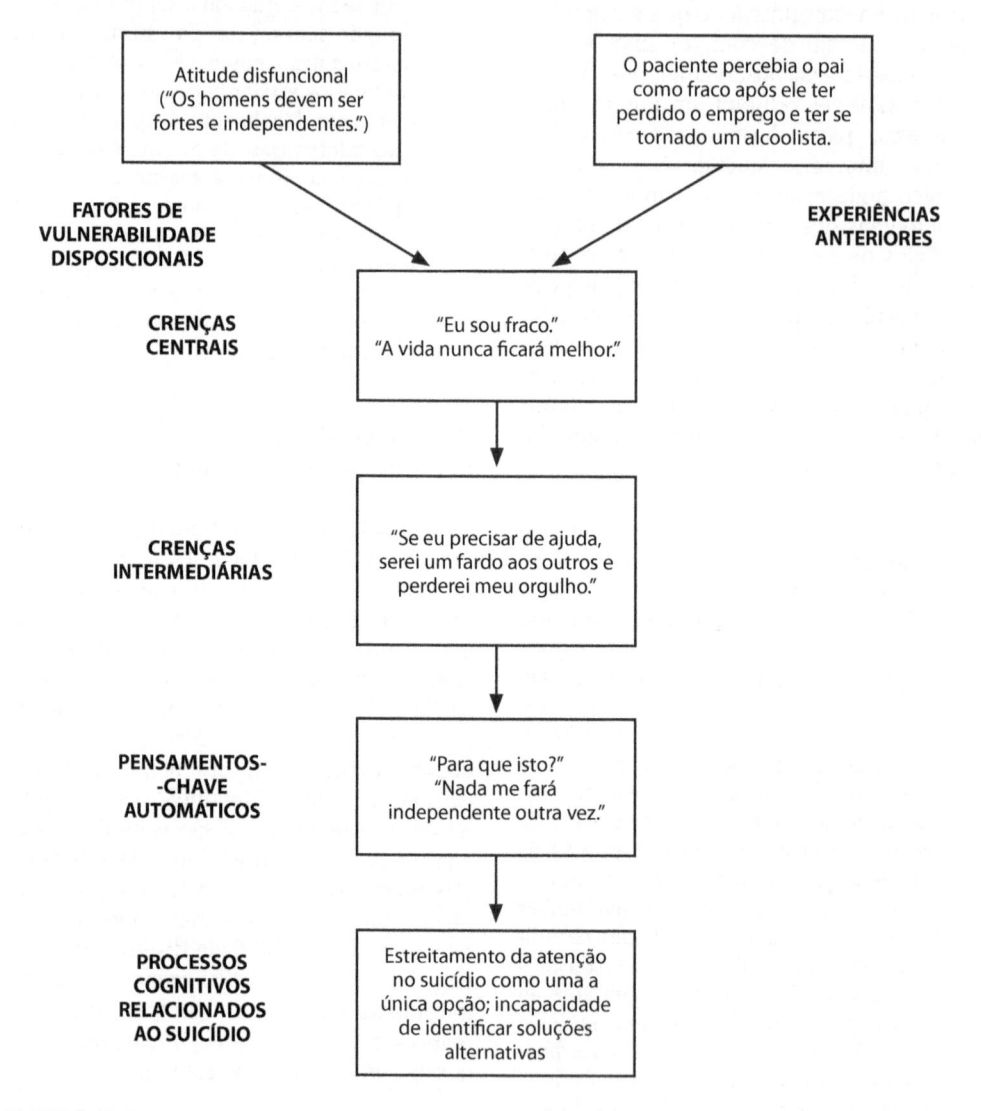

FATORES DE VULNERABILIDADE DISPOSICIONAIS: Atitude disfuncional ("Os homens devem ser fortes e independentes.")

EXPERIÊNCIAS ANTERIORES: O paciente percebia o pai como fraco após ele ter perdido o emprego e ter se tornado um alcoolista.

CRENÇAS CENTRAIS: "Eu sou fraco." "A vida nunca ficará melhor."

CRENÇAS INTERMEDIÁRIAS: "Se eu precisar de ajuda, serei um fardo aos outros e perderei meu orgulho."

PENSAMENTOS-CHAVE AUTOMÁTICOS: "Para que isto?" "Nada me fará independente outra vez."

PROCESSOS COGNITIVOS RELACIONADOS AO SUICÍDIO: Estreitamento da atenção no suicídio como uma a única opção; incapacidade de identificar soluções alternativas

FIGURA 12.1
A conceituação cognitiva do caso do Sr. J.

dade de os homens serem fortes e independentes, desenvolvida a partir de suas experiências iniciais, serviu como um fator de vulnerabilidade disposicional que ativou um esquema de suicídio baseado na desesperança quando a sua saúde e suas circunstâncias de vida ameaçaram sua força e independência.

Dado o fato de que ele estava encarando múltiplos problemas físicos, o Sr. J mantinha a crença intermediária de que "Se eu precisar de ajuda, serei um fardo aos outros e perderei meu orgulho." A cada dia, quando tomava suas pílulas, ele tinha pensamentos automáticos como "Para que isto? Nada me fará independente outra vez." Quando tinha essas ideias, muitas vezes pensava em parar com sua medicação de uma vez para acabar com sua vida de seu próprio jeito. Portanto, durante esses episódios nos quais contemplava uma tentativa passiva de suicídio, estreitava sua atenção no suicídio como sua única opção, à custa de considerar outras formas de redefinir seu senso de valor e sua identidade (ou seja, processos cognitivos relacionados ao suicídio).

Estabelecendo os objetivos do tratamento

É importante avaliar as expectativas de pacientes idosos quanto ao tratamento para determinar se há alguma atitude negativa em relação ao tratamento que possa interferir em seu sucesso. Frequentemente, os idosos nunca participaram de uma psicoterapia e não desenvolveram o entendimento dos tipos de atividades e dos objetivos que são estabelecidos em tratamento. Assim como com a maioria dos pacientes suicidas, os objetivos devem incluir a redução da ideação suicida e dos sintomas depressivos, e o desenvolvimento de habilidades adaptativas de *coping* para serem usadas em momentos de crise suicida. Além disso, objetivos comportamentais específicos são importantes para proporcionar uma referência concreta do progresso no tratamento. Por exemplo, o clínico poderia perguntar, "Como você se comportaria diferentemente se fosse menos suicida ou menos depressivo? O que seus amigos ou familiares notariam sobre você se estivesse menos depressivo ou não estivesse mais suicida?" Para o Sr. J, esses objetivos incluíam ser mais esperançoso, autônomo e independente, conforme indicado por um aumento na participação em atividades sociais e de lazer; aumentar o contato com sua família e diminuir a frequência de discussões com seus filhos; e obter uma consulta médica e seguir as recomendações dos tratamentos.

A fase intermediária do tratamento

Os clínicos que trabalham com idosos suicidas utilizam muitas das mesmas estratégias que descrevemos no Capítulo 8. Entretanto, essas estratégias são personalizadas para atenderem às necessidades e às circunstâncias de vida dos idosos, como lidar com perdas, com doenças e com limitações físicas. Os clínicos muitas vezes trabalham com idosos para relembrar momentos em que eles lidaram com sucesso com a adversidade e para aplicar as estratégias que usaram previamente a seus atuais problemas. Nesta seção, ilustramos estratégias para aumentar as razões para viver, melhorar os recursos sociais, desenvolver estratégias de resolução de problemas e aumentar a aceitação de outros serviços com o Sr. J.

Ampliando as razões para viver

Assim como descrito anteriormente, identificar razões para viver é uma estratégia-chave na terapia cognitiva para pacientes suicidas, pois os ajuda a combater as cognições caracterizadas por um sentimento penetrante de desesperança. Isso é particularmente verdadeiro para idosos suicidas, que podem estar lutando com múltiplas formas de perda. Um exercício objetivo é simplesmente pedir aos pacientes que listem razões para viver e que registrem essas razões em algum lugar, como em um cartão de *coping*, de modo que possam acessá-las facilmente durante uma crise suicida. Entretanto, muitos pacientes suicidas requerem um retrato mais vívido desses lembretes do que simplesmente notas em um papel.

Tal como com os pacientes mais jovens, um *Kit* de Esperança pode ser especialmente potente para lembrar os pacientes mais velhos das razões para viver em momentos nos quais eles estão se sentindo sem esperança ou suicidas. O *Kit* de Esperança consiste em um contêiner que armazena lembranças (como fotografias, cartas, suvenires, cartões de oração) que servem de lembretes de razões para viver. Os idosos consideraram essa atividade como sendo uma experiência altamente recompensadora, que muitas vezes os leva a descobrir razões para viver que anteriormente haviam ignorado. É importante para o clínico trabalhar colaborativamente com os pacientes idosos para identificar os itens que seriam os mais úteis nos momentos de crise suicida. Por exemplo, fotografias de sua esposa podem desencadear memórias específicas de experiências prazerosas. Mas se a esposa for falecida, isso também pode desencadear pensamentos negativos como "Eu nunca mais terei esse tipo de felicidade outra vez". Portanto, na sessão, o clínico pode ajudar os pacientes a anteciparem a utilidade do conteúdo do *Kit* de Esperança para lembrá-los de razões para viver durante crises suicidas. Além disso, o clínico pode ajudar os pacientes a identificarem itens que os lembram de atividades prazerosas nas quais poderiam se engajar no futuro, como fotos de seus netos ou uma agenda de eventos no centro local para a terceira idade.

> Desde sua aposentadoria, a morte de sua esposa e a diminuição na comunicação com sua família, o Sr. J batalhou para encontrar um propósito na vida. Percebia a si mesmo como tendo sido autônomo e focado durante a maior parte de sua vida, e não tinha mais esse forte senso de independência. O Sr. J resumia seu sentimento esvaziado de identidade dizendo "Eu não sei mais onde é meu lugar". E passava a maior parte dos dias assistindo a filmes de guerra, lembrando-se de seu passado e ruminando sua atual situação empobrecida. Portanto, uma tarefa da terapia era ajudar o Sr. J a articular razões para viver. Ele foi capaz de nomear cinco razões para viver:

a) desfrutar o relacionamento com sua filha;
b) fazer novos amigos;
c) ver pelo menos um dos seus netos casado;
d) conhecer seus bisnetos;
e) inspirar outros a "assumirem o controle de suas vidas".

> De acordo com isso, o Sr. J recolheu algumas fotos de seus filhos e netos. Também recortou figuras de lugares para os quais gostava de viajar e cenas de revistas. Essas fotos foram colocadas em um caderno de recortes, o qual ele gostava de mostrar aos que o visitavam.

Melhorando os recursos sociais

Como mencionado anteriormente, altos níveis de isolamento social e pouco apoio social estão relacionados à ideação suicida em idosos (Alexopoulos, Bruce, Hull, Sirey e Kakuma, 1999). Portanto, uma importante estratégia na terapia cognitiva para idosos suicidas é desenvolver os recursos sociais dos pacientes para diminuir os níveis de desesperança e solicitar apoio social para tolerar perturbações associadas a perdas, a problemas médicos e a outros tipos de adversidades. Por exemplo, os pacientes podem ser encorajados a agendar atividades sociais prazerosas com outros e a expandir sua rede de apoio social. Em muitos casos, os clínicos trabalham com sucesso com os idosos para identificar atividades específicas de interesse que são patrocinadas pelo centro local para a terceira idade.

Além disso, conflitos interpessoais com pessoas próximas podem ser abordados na sessão ao serem examinados os pressupostos que os pacientes têm para seus relacionamentos e as estratégias de comunicação que seriam as mais úteis para trabalhar o conflito. Muitos clínicos consideram que a interpretação de papéis é uma estratégia útil para ajudar idosos a praticarem e implementarem as estratégias de comunicação discutidas na sessão. Sempre que possível, membros da família ou cuidadores são encorajados a participar da terapia, não apenas para abordar conflitos interpessoais, mas também para educá-los sobre as estratégias cognitivas e comportamentais que os pacientes estão desenvolvendo, para que eles possam ajudar a reforçar essas estratégias no dia a dia dos pacientes.

Melhorar os recursos sociais foi um dos principais focos do tratamento do Sr. J, pois ele experimentava isolamento social desde a morte de sua mulher e relatava conflitos significativos em seu relacionamento com os dois filhos homens. Argumentou-se que o foco na melhoria dos recursos sociais diminuiria a força de sua crença central de que "a vida nunca ficará melhor" e aumentaria suas razões para viver. O Sr. J e seu clínico decidiram colaborativamente abordar esse problema de duas formas. Primeiro, discutiram maneiras de expandir sua rede de apoio, por exemplo, tornando-se mais ativo no centro local para a terceira idade. O Sr. J estava inicialmente relutante em participar das atividades no centro para a terceira idade, afirmando "Esse é o lugar para onde vão os velhos." Entretanto, concordou em fazer um experimento comportamental, no qual participaria de um evento que lhe parecesse interessante e veria como seria. Em sua sessão seguinte, o Sr. J indicou que viu algumas pessoas que ele conhecia lá e que o ambiente era muito diferente do que ele previra. Segundo, o Sr. J e seu clínico identificaram estratégias para melhorar o relacionamento com seus filhos. O Sr. J indicou que se sentia mais próximo de sua filha e desejava passar mais tempo com ela e seus filhos. Entretanto, admitiu que não sabia como falar com ela sobre isso, já que havia sido sua mulher quem arranjava as visitas de seus filhos após eles terem saído de casa. Portanto, o clínico trabalhou com o Sr. J para desenvolver habilidades de comunicação para iniciar conversas com sua filha, fazer pedidos de visita mútua e negociar os detalhes das visitas. Após algumas sessões, o Sr. J relatou que teve um almoço prazeroso com sua filha e que eles estavam planejando um jantar de domingo na casa dela com seu marido e filhos.

Melhorar os relacionamentos do Sr. J com seus filhos provou ser mais desafiador. Ele estava ambivalente quanto a se deveria dar o primeiro passo para reparar esses relacionamentos. O Sr. J sentia-se machucado, ressentido e confuso pelo fato de que eles não o haviam contatado em várias semanas para ver como ele estava. Afirmou, "Eu tenho o meu orgulho. As crianças deveriam vir até os seus pais, não o contrário". As vantagens e as desvantagens de contatar seus filhos foram listadas, e o Sr. J no fim decidiu que no momento ele estava desconfortável demais para executar essa tarefa. Em vez disso, ele e seu clínico construíram uma resposta adaptativa: "Ainda que eu deseje ter um forte relacionamento com todos os meus filhos, aceito que esse não é o caso e focarei o desenvolvimento do meu relacionamento com minha filha e sua família."

Desenvolvendo estratégias de resolução de problemas

Pacientes idosos muitas vezes se beneficiam de um foco no desenvolvimento de habilidades de resolução de problemas; ainda que muitos deles resolvessem problemas com sucesso e administrassem suas vidas no passado, muitas vezes se tornam sobrecarregados com as novas circunstâncias de vida e com os papéis nos quais se encontram. Pode-se ensinar os pacientes idosos a identificarem estressores de vida ou circunstâncias que precipitam ou contribuem para suas desesperanças, e a gerarem soluções alternativas para seus problemas. Clínico e paciente podem explorar as várias possibilidades, listando as vantagens e as desvantagens de cada solução até que um plano adequado e concreto seja criado. Cartões de *coping* podem ser criados para listar os passos de resoluções efetivas de problemas ou para avaliar as cognições negativas que impedem os pacientes de ativamente abordarem um problema inicialmente.

> Como um gerente de sucesso, o Sr. J teve um histórico considerável de resolver problemas conforme eles surgiam em sua vida profissional. Ao reconhecer essas forças, o clínico foi capaz de colaborar com ele na identificação dos atuais problemas em sua vida e na geração de possíveis soluções. Especificamente, o clínico perguntou ao Sr. J o que ele aconselharia a alguém na mesma situação em que ele se encontrava. Além disso, o clínico encorajou-o a falar sobre suas experiências prévias de sucesso e sobre as estratégias que ele usou para garantir esses sucessos. Quando o Sr. J discutiu essas experiências, começou a lembrar os recursos e as habilidades que poderiam ser úteis em sua atual situação. Por exemplo, o Sr. J indicou que se sentia desconfortável em depender dos filhos para o transporte, pois seu relacionamento estava tenso e porque esse arranjo ativava sua crença de que seus filhos precisavam tomar conta dele. Quando estava falando sobre os seus êxitos no passado, lembrou-se de que há aproximadamente 10 anos ele tinha se voluntariado para um serviço de transporte em um centro para a terceira idade. Ele decidiu que usar esse serviço o ajudaria a se sentir mais independente.

Aumentando a integração com outros serviços

Assim como mencionado anteriormente neste capítulo, a depressão tardia muitas vezes ocorre em conjunto com as doenças físicas associadas ao envelhecimento. Os sintomas associados à depressão, incluindo a desesperança e a ideação suicida, podem interferir na enfermidade e, portanto, piorar os resultados dos tratamentos de saúde (Montano, 1999). No começo de cada sessão, o clínico avalia a adesão do paciente ao regime médico (por exemplo, comparecer às consultas médicas ou tomar a medicação conforme prescrita). Se a adesão ao tratamento for identificada como um problema, então o clínico pode usar estratégias cognitivas para examinar as crenças negativas e os comportamentos relacionados ao tratamento. Uma vez que essas crenças tenham sido examinadas, pensamentos desadaptativos serão modificados e soluções serão geradas para superar as dificuldades.

> Os pensamentos-chave automáticos que impediam o Sr. J de comparecer às consultas médicas incluíam "Qual é a utilidade de ir ao médico? Eu estou velho demais para mudar. Meus problemas de saúde são irreparáveis". Para abordar esses pensamentos, uma estratégia de interpretação de papéis foi adotada, como a em que o clínico interpretou o papel do Sr. J, e o Sr. J interpretou o papel de um responsável pelo paciente. No contexto desse exercício, o Sr. J foi capaz de identificar vários motivos para seguir com suas consultas e aderir seu regime de tratamento. Por exemplo, o Sr. J disse que gostava de esportes e que queria estar saudável o suficiente para ir aos jogos de beisebol no estádio. Além disso, por fim reconheceu que seus problemas de saúde não eram tão ruins quanto os de muitas outras pessoas de sua idade. Ele ainda podia caminhar, ver televisão, ler e manter conversas, e ele queria preservar essas habilidades. Com esses motivos em mente, o Sr. J trabalhou com seu clínico para agendar consultas médicas e desenvolver estratégias específicas para adequar-se às recomendações de tratamento.

A fase avançada do tratamento

O tratamento pode terminar quando os pacientes tiverem feito progressos em direção aos objetivos e não estiverem mais experimentando ideação suicida. Quando o clínico acreditar que os pacientes obtiveram ganhos na terapia, é indicada uma avaliação formal das habilidades cognitivas e comportamentais adquiridas. Assim como com adultos mais jovens e com adolescentes, o protocolo de prevenção de recaídas serve como uma avaliação final da capacidade dos pacientes de utilizar as habilidades de *coping* durante momentos de perturbações agudas. Conforme é afirmado no Capítulo 9, o objetivo desse exercício é trazer à tona o máximo possível de pensamentos, de imagens e de sentimentos associados às crises suicidas anteriores. O clínico então avalia se os pacientes são capazes de responder aos problemas de forma adaptativa. Entretanto, a tarefa de prevenção de recaídas é um tanto diferente com idosos suicidas que não tentaram o suicídio do que com pacientes mais jovens que tenham tentado. Em nossa experiência com vários idosos suicidas, o nível de ideação tende a ser menos severo e mais crônico do que com populações mais jovens. A tarefa de prevenção de recaídas com idosos muitas vezes não tem o mesmo nível de intensidade ou grau de foco em um evento ativador específico.

> Dado que a ideação suicida do Sr. J havia se resolvido e que sua depressão estava muito menos severa, o protocolo de prevenção de recaídas foi conduzido. O Sr. J foi solicitado a imaginar a crise suicida que o trouxe a tratamento. Isso foi seguido de um pedido para que o Sr. J proporcionasse uma descrição detalhada das estratégias específicas de *coping* que ele considerou úteis durante o tratamento. Uma estratégia útil foi lembrar-se de sua habilidade de efetivamente resolver problemas quando era mais jovem, o que chegou ao resultado tangivelmente positivo em que ele passou a usar o serviço de transporte para a terceira idade. Além disso, o Sr. J indicou que socializar com outros no centro para a terceira idade era uma forma útil de diminuir seu isolamento social e, portanto, de reduzir a depressão e a desesperança. Ele também notou que sempre podia ligar para sua filha durante um momento de crise. Foi pedido ao Sr. J que pensasse em cenários possíveis que poderiam levá-lo a sentir-se como se a vida não valesse a pena ser vivida. O Sr. J foi capaz de reconhecer que esse sentimento percebido de perda da independência estava associado a episódios prévios de ideação suicida. Durante o exercício de imaginação guiada voltado para o futuro, o Sr. J imaginou que teve outra doença física e que não era mais capaz de frequentar o centro para a terceira idade. A despeito dessas limitações imaginadas, o Sr. J foi capaz de reconhecer que ele ainda tinha a habilidade de contatar alguns amigos e familiares ligando para eles. Também pensou sobre sua doença como sendo apenas um revés temporário e que seria capaz de retornar a seus hábitos anteriores assim que sua saúde melhorasse.

RESUMO E INTEGRAÇÃO

Dados epidemiológicos indicam que os idosos têm taxas relativamente mais altas de suicídio se comparados a populações mais jovens, e que homens mais velhos estão em um risco especialmente alto. O risco de suicídio tardio é associado à depressão, à desesperança, à ideação suicida, ao luto patológico, ao isolamento social e à solidão. A despeito da prevalência de suicídio em idosos, poucos testes controlados randomizados avaliaram a eficácia e a efetividade de tratamentos com idosos suicidas. Dado que a terapia cognitiva tem sido uma das psicoterapias mais amplamente estudadas para o tratamento da depressão em idosos, o uso da terapia cognitiva para visar aos fatores de risco cognitivos para os atos suicidas, como a ideação suicida e a desesperança, é promissor. Com base na conceituação cognitiva de caso do idoso, a aplicação das estratégias da terapia cognitiva, como ampliar as razões para viver, aumentar os recursos sociais, melhorar as habilidades de resolução de problemas e aumentar a adesão ao tratamento podem ajudar os idosos a diminuir a desesperança e a ideação suicida. A maior parte dessas estratégias é semelhante às descritas anteriormente neste livro, mas têm um caráter diferente em função do esforço dos idosos para redefinir muitos de seus papéis de vida após perdas ou após o surgimento de outras limitações.

13

TERAPIA COGNITIVA PARA PACIENTES SUICIDAS COM TRANSTORNOS RELACIONADOS AO USO DE SUBSTÂNCIAS

Conforme dito no Capítulo 2, os diagnósticos de dependência de álcool e drogas aumentam substancialmente o risco de atos suicidas. Por exemplo, G. K. Brown, Tenhave e colaboradores (2005) notaram que 60% dos pacientes que tentaram o suicídio em seu estudo de terapia cognitiva tinham um transtorno relacionado ao uso de substâncias. Aharonovich, Liu, Nunes e Hasin (2002) descobriram que mais de um terço de seus pacientes internados por adicção haviam tentado o suicídio pelo menos uma vez em suas vidas. Tomada como um todo, essa literatura empírica sugere que não será incomum para os clínicos que tratam pacientes suicidas encontrarem diagnósticos comórbidos de adicção e seus problemas associados. Indivíduos com transtornos relacionados ao uso de substâncias muitas vezes são caracterizados por muitos dos fatores que as pesquisas concluíram que elevam o risco de engajamento em um ato suicida (Darke e Ross, 1997, 2002). Além disso, algumas pesquisas demonstraram que os problemas com o abuso de substâncias são uma característica central de um caminho distinto que leva aos atos suicidas (ou seja, externalizando o comportamento; O'Boyle e Brandon, 1998; Verona, Sachs-Ericsson e Joiner, 2004). Por esses motivos, é lógico direcionar os esforços de prevenção do suicídio para as populações de adictos.

Este capítulo proporciona uma breve revisão da literatura sobre a prevalência e os fatores de risco dos atos suicidas em indivíduos com transtornos relacionados ao uso de substâncias. Além disso, ilustra o modo como o protocolo de terapia cognitiva para pacientes suicidas pode ser adaptado para essa população. Questões que são exclusivas ao trabalho com pacientes suicidas adicctos são salientadas e demonstradas em um exemplo de caso.

A IDEAÇÃO SUICIDA E OS ATOS SUICIDAS EM PACIENTES COM TRANSTORNOS RELACIONADOS AO USO DE SUBSTÂNCIAS

Nesta seção, descrevemos a literatura sobre a ideação suicida e os atos suicidas em pessoas com transtornos relacionados ao uso de substâncias. A maior parte desta discussão é dividida entre um foco nas pessoas com adicção ao álcool e um foco nas pessoas com adicção às drogas. Ao final dessa discussão, salientamos duas questões que receberam menos atenção na literatura, mas que são relevantes aos clínicos que trabalham com pacientes suicidas que têm transtornos relacionados ao uso de substâncias – a associação entre a adicção e os atos suicidas e considerações para distinguir entre *overdoses* acidentais e intencionais.

Dependência de álcool

Vimos no Capítulo 2 que um diagnóstico de dependência de álcool aumenta o risco de suicídio para quase seis vezes o que seria esperado na população geral. Isso é particularmente verdadeiro para mulheres com alcoolismo, cujo risco aumenta para 20 vezes aquele que seria esperado (E. C. Harris e Barraclough, 1997). Pesquisas demonstraram que entre 15 e 50% dos pacientes com dependência de álcool têm um histórico de vida de tentativas de suicídio (A. T. Beck, Steer e McElroy, 1982; Cornelius, Salloum, Day, Thase e Mann, 1996; Koller, Preuss, Bottlender, Wenzel e Soyka, 2002; Preuss et al., 2002). Infelizmente, poucos estudos empíricos foram conduzidos com o propósito primário de examinar os correlatos e os fatores de risco para atos suicidas em grandes amostras de indivíduos alcoolistas.

A profunda investigação de Cornelius e colaboradores (1996) de 41 indivíduos admitidos em uma unidade de internação de duplo diagnóstico, dos quais 17 haviam feito uma tentativa de suicídio durante seu atual episódio depressivo, proporciona informações especialmente úteis no processo em operação quando os indivíduos alcoolistas tentam o suicídio. Dos que realizaram as tentativas, 14 descreveram sua tentativa como impulsiva e se arrependiam de tê-la feito. Além disso, 14 desses que tentaram estavam bebendo no momento da tentativa, com 11 desses 14 admitindo terem bebido mais do que o usual no momento da tentativa. Cornelius e colaboradores examinaram os padrões do uso de álcool antes da admissão e descobriram que o número total de drinques consumidos na semana anterior à admissão era cerca de um terço maior naqueles que realizaram uma tentativa em relação aos que não realizaram uma tentativa. Aqueles que haviam tentado o suicídio eram mais propensos a terem apresentado o alcoolismo pesado (como mais de 70 drinques) na semana anterior à admissão. Além disso, o número de dias de intoxicação durante o mês anterior foi duas vezes mais alto no grupo daqueles que haviam tentado o suicídio do que no grupo daqueles que não haviam. Esses resultados precisam ser interpretados com cuidado, pois foram baseados em uma amostra pequena, e estimativas do uso de álcool foram feitas retrospectivamente. Entretanto, levantam a possibilidade de que os indivíduos alcoolistas são propensos a realizarem tentativas impulsivas durante momentos de uso especialmente pesado de álcool.

Os atos suicidas realizados por indivíduos alcoolistas são diferentes dos atos suicidas realizados por indivíduos não alcoolistas? Pesquisas indicaram que os indivíduos alcoolistas são caracterizados por muitos dos mesmos fatores de risco para atos suicidas que caracterizam indivíduos não alcoolistas, como a idade (idade mais avançada para morte por suicídio [Conner, Beautrais e Conwell, 2003]; idade mais jovem para tentativas de suicídio [McCloud, Barnaby, Omu, Drummond e Aboud, 2004; Preuss et al., 2003]), pouca educação e baixo *status* socioeconômico (Conner, Beautrais et al., 2003), tentativas de suicídio anteriores (Motto, 1980; Preuss et al., 2003), depressão (Cornelius et al., 1996), psicose (Conner, Beautrais et al., 2003), desesperança (A. T. Beck et al., 1982) e impulsividade (Koller et al., 2002). Em sua revisão sobre o álcool e o comportamento suicida, Hufford (2001) apontou que as vidas de muitos indivíduos alcoolistas são caracterizadas por problemas conjugais e familiares crônicos associados à ingestão excessiva de álcool e à recaídas.

Além de colocar os indivíduos em risco crônico para atos suicidas, a ingestão de álcool também serve como um precursor imediato para os atos suicidas. Hufford (2001) revisou as evidências sugerindo que existe uma relação variável de acordo com a dose entre o uso do álcool e a probabilidade de engajamento em um ato suicida, como a de que, quanto mais uma pessoa consome, maior o risco de que ela irá tentar o suicídio. O consumo de álcool resulta em um efeito bifásico – ainda que os efeitos iniciais da bebida sejam muitas vezes o relaxamento e a euforia, eventualmente o prazer se desfaz e a depressão se estabelece. Hufford sugeriu que é nessa segunda metade do efeito bifásico que os indivíduos estão em maior risco de se engajarem em um ato suicida. Além disso, sabe-se que a intoxicação por álcool aumenta a agressão, o que é parte do caminho da externalização aos atos suicidas que é muitas vezes observada em populações de adictos (Verona et al., 2004). Portanto, duas variáveis potenciais para explicar o mecanismo pelo qual a ingestão de álcool facilita o comportamento suicida são:

a) a depressão que se estabelece após o prazer inicial;
b) o aumento da agressão.

Hufford (2001) levantou a interessante possibilidade de que o álcool exacerba a fixação atencional em algum momento de uma crise suicida. O álcool não somente reduz o número de estímulos aos quais as pessoas atentam e recebem, mas também prejudica a habilidade de adequadamente processar os estímulos que são recebidos e de captar seus significados adequadamente. Essas deficiências do processamento de informação levam à *miopia alcoólica*, ou "visão restrita na qual aspectos imediatos da realidade, superficialmente compreendidos, têm uma influência desproporcional no comportamento e na emoção, um estado no qual podemos ver as árvores, mas estamos cegos para a floresta (Steele e Josephs, 1990, p. 923). Portanto, a intoxicação por álcool durante a crise suicida tem o potencial de intensificar a fixação atencional no suicídio como sendo a única opção, restringindo a atenção ainda mais aos estímulos relacionados ao suicídio e reduzindo a probabilidade de que a pessoa processe estímulos não relacionados ao suicídio.

Em resumo, os diagnósticos de dependência do álcool claramente aumentam o risco de uma pessoa engajar-se em um ato suicida. Os alcoolistas são caracterizados por muitos dos fatores de risco demográficos, diagnósticos e psicológicos que caracterizam os que tentam o suicídio na população geral. Entretanto, aumentos substanciais na frequência e no volume do álcool consumido, mesmo em pessoas que já estão bebendo grandes quantidades de álcool regularmente, são muitas vezes precursores de tentativas de suicídio. Pesquisas atuais sugerem que as tentativas de suicídio feitas sob a influência do álcool resultam, ao menos em parte, de uma confluência de processos emocionais, comportamentais e cognitivos, incluindo a depressão, a agressão e a fixação atencional.

Dependência de drogas

Assim como também vimos no Capítulo 2, o diagnóstico de dependência de substâncias aumenta consideravelmente o risco de uma pessoa para um eventual suicídio. Entretanto, a quantidade precisa de risco conferida pela dependência a determinada droga depende da substância em particular que está sendo usada. De acordo com a metanálise de Harris e Barraclough (1997), o risco de suicídio associado ao abuso e dependência de opioides é 14 vezes acima esperado; a dependência e o abuso de sedativos, hipnóticos ou ansiolíticos, 20 vezes; e a dependência e o abuso de *cannabis*, 4 vezes. Como vimos na literatura sobre a associação entre problemas com o álcool e atos suicidas, há uma escassez de pesquisas empíricas que tenham sido projetadas com o propósito principal de identificarem correlatos e fatores de risco para atos suicidas em grandes amostras de indivíduos adictos.

A vasta maioria dos estudos existentes neste tópico foca amostras de pacientes dependentes de opioides. Desses estudos, as investigações mais rigorosas e sistemáticas vêm de Maree Teesson, Shane Darke e seus colaboradores no contexto do *Australian Treatment Outcome Study* (Teesson et al., 2005). Este estudo descentralizado e longitudinal de três anos de duração seguiu usuários de heroína que estavam:

a) cadastrados na manutenção por metadona/buprenorfina;

b) em processo de desintoxicação;
c) participando de reabilitação ambulatorial, ou
d) não envolvidos atualmente em tratamento.

Os participantes completaram uma extensiva bateria de avaliação do uso de drogas, da saúde geral, da utilização de serviços de saúde, dos sintomas psiquiátricos e dos vários indicadores de ideação, intenção e tentativas de suicídio. No geral, recrutaram 535 usuários de heroína em um dos três tratamentos ativos e 80 usuários de heroína que não estavam em tratamento e que foram recrutados a partir de um programa de troca de agulhas.

Análises conduzidas com os dados da linha de base (Darke, Ross, Lynskey e Teesson, 2004) indicaram que aproximadamente 34% da amostra relatou um histórico de pelo menos uma tentativa de suicídio, com uma diferença significativa de gênero – 44% das mulheres usuárias de heroína haviam tentado o suicídio, em contraste com 28% dos usuários homens. No mês anterior à avaliação de base, 30% da amostra relataram pensamentos recorrentes de morte, 23% relataram pensamentos recorrentes de suicídio, 15% relataram ter um plano específico e 5% haviam realmente tentado o suicídio. As características associadas a um recente histórico de tentativas de suicídio incluíam idade mais jovem, gênero feminino, menos educação secundária formal, uso recente ou ao longo da vida de múltiplas substâncias, ideação suicida atual e diagnósticos de depressão maior, transtorno da personalidade *borderline* e transtorno de estresse pós-traumático. Em outras palavras, os indivíduos que haviam tentado recentemente o suicídio nesse estudo tendiam a ser mulheres jovens, usuárias de heroína, que exibiam altos níveis de comportamentos externalizadores e apresentavam altos níveis de perturbações psiquiátricas.

Durante a avaliação de acompanhamento de um ano (Darke, Williamson, Ross e Teesson, 2005), 9,1% dos participantes haviam realizado uma tentativa de suicídio nos 12 meses anteriores. Aproximadamente dois terços desses participantes tinham um histórico de vida de tentativas anteriores. Os fatores que predisseram as tentativas no primeiro ano de acompanhamento foram, na linha de base, o isolamento social, a ideação suicida, a realização de uma tentativa nos 12 meses anteriores à participação no estudo, os níveis mais altos de uso de múltiplas substâncias e mais episódios de tratamento ao longo do período de acompanhamento. Ainda que os usuários de heroína nos grupos de manutenção por metadona e reabilitação ambulatorial tenham relatado uma queda significativa na ideação suicida, a proporção de pacientes tentando o suicídio no período de acompanhamento não diminuiu ou diferiu em função de eles estarem ou não recebendo tratamento. Os autores concluíram que, ainda que os programas de tratamento para dependência aparentassem ter reduzido algumas das tentativas de suicídio concomitantes, como a ideação suicida, eles não diminuíram a frequência das tentativas de suicídio. Tais achados sugeriram que uma intervenção focada especificamente na redução da probabilidade de futuras tentativas seria indicada para essa população.

No intervalo de acompanhamento de 3 anos (Darke et al., 2007), um total de 126 tentativas se suicídio foram feitas pela amostra, com 4,9% dos usuários de heroína tendo feito múltiplas tentativas ao longo dos 3 anos. Os preditores das tentativas de suicídio durante o período de acompanhamento incluíam histórico de vida de tentativas de suicídio, ideação suicida na linha de base, isolamento social e uso de múltiplas substâncias na linha de base. Portanto, o isolamento social, a ideação suicida na linha de base e o uso de múltiplas substâncias na linha de base foram preditores consistentes de tentativas em ambos os intervalos de acompanhamento. Na verdade, aproximadamente 1 entre 4 (24,1%) dos usuários de heroína que apresentavam ideação suicida na linha de base acabaram realizando uma tentativa durante o período de acompanhamento, sugerindo que é importante identificar indivíduos adictos com ideação suicida para um monitoramento mais intenso e um tratamento focado na redução da probabilidade de eles se engajarem em um ato suicida. Diferentemente do que foi visto no acompanhamento de 1 ano, a frequência das tentativas diminuiu substancialmente na avaliação de acompanhamento de 3 anos. Darke e colaboradores (2007) especularam que a queda na taxa de tentativas de suicídio co-ocorreu com o declínio geral no uso de heroína na amostra, mesmo naqueles que foram recrutados a partir dos programas de trocas de agulhas, sugerindo que muitos participantes da amostra estavam evitando os abismos de um estilo de vida de abuso de drogas que potencialmente exacerbava a propensão ao engajamento em atos suicidas.

Em sua revisão dos fatores de risco para atos suicidas em usuários de heroína, Darke e Ross (2002, p. 1389) concluíram,

> De forma geral, parece que... os fatores de risco de suicídio relatados nos estudos com a população geral são paralelos aos relatados entre usuários de heroína. O que deveria ser observado, entretanto, é a prevalência extremamente alta desses fatores de risco entre usuários de heroína. A prevalência de depressão maior entre esses indivíduos é significativamente superior àquela entre a população geral. De forma similar, o perfil social dos usuários de heroína foi repetidamente demonstrado ser predominantemente de desemprego, de baixo nível educacional, de isolamento social, de encarceramento repetido, de altas taxas de alcoolismo e psicopatologias parentais e de divórcio.

Em outras palavras, indivíduos suicidas com problemas de dependência de substâncias têm muitas das mesmas características que os indivíduos suicidas sem dependência, mas seus perfis de risco geralmente incluem um número maior e uma maior severidade desses fatores. Além disso, é provável que muitos desses fatores de risco interajam com o próprio uso da droga (por exemplo, a depressão é exarcebada pelos efeitos e consequências do uso de drogas). A única exceção é um diagnóstico de transtorno da personalidade antissocial, o qual tem sido observado como um fator de risco para o engajamento em atos suicidas em alguns estudos que os examinam em amostras não selecionadas para serem particularmente altas em uso de substâncias (Verona, Patrick e Joiner, 2001), mas que não emergiu de forma geral como um fator de risco em amostras de usuários de heroína. Darke e Ross (2002) especularam que muitos usuários de heroína recebem diagnósticos de transtorno da personalidade antissocial porque se engajam em comportamentos criminosos para satisfazer sua dependência, o que mascara aqueles que são verdadeiramente caracterizados pela psicopatologia.

Dependência de múltiplas substâncias

Como é visto nos estudos de Darke e colaboradores (2004, 2005, 2007) descritos anteriormente, a dependência de múltiplas substâncias é uma variável que coloca os indivíduos dependentes em um risco particular para o engajamento em atos suicidas. Vários outros estudos também concluíram que a dependência de múltiplas substâncias diferenciava entre pacientes dependentes com e sem um histórico de tentativas de suicídio (por exemplo, Preuss et al., 2002; Roy, 2002) e que esse era um fator de risco para futuras tentativas (por exemplo, Preuss et al., 2003). Em sua metanálise, Harris e Barraclough (1997) identificaram quatro estudos que examinaram o risco de suicídio consumado em usuários de múltiplas substâncias. Eles descobriram que o risco de suicídio consumado era 20 vezes o que seria esperado, com a dependência comórbida de opioides e cocaína conferindo o maior risco. Além disso, descobriram que mulheres usuárias de múltiplas substâncias com um histórico de tentativas de suicídio tinham 87 vezes mais chances de morrer por suicídio do que seria esperado.

Portanto, os clínicos que veem os pacientes suicidas com dependência de múltiplas substâncias devem monitorá-los mais de perto em busca de ideação e intenção suicida ao longo do tratamento. É provável que a dependência de múltiplas substâncias esteja associada à severidade da psicopatologia e do transtorno da personalidade e com um estilo de vida desviante, caracterizado por muitos dos fatores de risco demográficos associados aos atos suicidas.

Questão especial: distinguindo entre *overdoses* acidentais e intencionais

Uma questão espinhosa acerca da associação entre dependência química e atos suicidas é se as *overdoses* deveriam ser classificadas como tentativas de suicídio. As opiniões vão desde classificá-las sempre como tentativas de suicídio em populações de alto risco, até apenas fazê-lo quando a intenção for claramente indicada pela pessoa que realizou a tentativa, ou discernível por evidências tangíveis, como um bilhete de suicídio. Em um estudo concluído antes do *Australian Treatment Outcome Study*, Darke e Ross (2001) descobriram que 92% dos usuários de heroína consideravam suas mais recentes *overdoses* como tendo sido acidentais, e não deliberadas. Quando foram deliberadas, a vasta maioria foi feita com substâncias que não a heroína, geralmente benzodiazepínicos. Na verdade, um histórico de *overdoses* deliberadas de heroína foi relatado por apenas 10% da amostra. Em uma investigação das diferenças entre *overdoses* acidentais e deliberadas entre pacientes com dependências de opioides em tratamento de manutenção com metadona, Best e colaboradores (2000) concluíram que, em relação àqueles que haviam tido *overdoses* acidentais, os que haviam tido *overdoses* deliberadas tinham mais chances de apresentar sintomas como ansiedade, depressão, desesperança e ideação suicida. Portanto, um perfil de usuário de substâncias constituído por fatores de risco relevantes para os atos suicidas pode proporcionar o contexto a partir do qual o clínico determina se uma *overdose* foi, de fato, uma tentativa de suicídio.

Resumo

A literatura revisada nesta seção sugere que os indivíduos que apresentam dependência de álcool e drogas estão em um risco particularmente maior de engajarem-se em atos suicidas. Em muitos dos estudos examinando os pacientes com dependência química que estavam recebendo algum tipo de tratamento, aproximadamente de 15 a 50% tinham um histórico de tentativas anteriores de suicídio (por exemplo, Aharonovich et al., 2002; A. T. Beck et al., 1982; Cornelius et al., 1996; Darke e Ross, 2001; Roy, 2002, 2003a, 2003b). Estudos de autópsia psicológica têm sugerido que mais de 50% dos indivíduos que morreram por suicídio tinham algum tipo de transtorno relacionado ao uso de substâncias, ainda que apenas um subgrupo desses indivíduos estivesse recebendo tratamento para seus problemas (Kõlves, Värnik, Tooding e Wasserman, 2006).

Um fator psicológico que é muitas vezes implicado na explicação da associação entre dependência química e atos suicidas é a impulsividade (por exemplo, Erinoff, Compton e Volkow, 2004), pois muitos estudos demonstraram que os pacientes dependentes químicos são mais impulsivos do que os indivíduos saudáveis de controle (ver Moeller, Barratt, Dougherty, Schmitz e Swann, 2001). A despeito da lógica para essa explicação, surpreendentemente poucos estudos incluíram medidas de impulsividade em suas investigações de atos suicidas em pacientes adictos. Mais comumente, é inferido que a impulsividade é o mecanismo pelo qual as tentativas de suicídio são feitas, pois os indivíduos suicidas dependentes químicos tendem particularmente a ser diagnosticados com transtorno da personalidade *borderline*, o que é caracterizado por episódios impulsivos (por exemplo, O'Boyle e Brandon, 1998). Encorajamos investigações sistemáticas dos fatores de risco de traço (ou seja, distais) e de estado (ou seja, proximais) para atos suicidas em indivíduos com transtornos relacionados ao uso de substâncias, usando o esquema descrito por Hufford (2001). Suspeitamos que os diagnósticos desses transtornos coloquem os indivíduos em risco de se engajarem em atos suicidas a partir de uma perspectiva de traço, ou distal, ao:

a) estarem associados a outros fatores de risco duradouros;
b) aumentarem as perturbações subjetivas;
c) criarem estressores de vida, como conflitos em relacionamentos com membros da família e com amigos próximos.

Entretanto, também é provável que estar sob a influência do álcool ou outras substâncias coloque os indivíduos em risco de engajamento em atos suicidas a partir de uma perspectiva de estado, ou proximal, ao:

a) prejudicar o julgamento;
b) reduzir as inibições e aumentar a propensão ao comportamento impulsivo;
c) aumentar a depressão;
d) exacerbar a fixação atencional no suicídio como a única saída.

TERAPIA COGNITIVA PARA PACIENTES COM TRANSTORNOS RELACIONADOS AO USO DE SUBSTÂNCIAS

A terapia cognitiva tem sido usada para tratar pacientes com transtornos relacionados ao uso de substâncias por mais de 15 anos (ver A. T. Beck, Wright, Newman e Liese, 1993). Os princípios básicos da terapia cognitiva para populações de dependentes químicos são similares aos da terapia cognitiva para outras populações – os clínicos aderem a uma estrutura da sessão, ajudam os pacientes a identificar e modificar pensamentos automáticos e crenças que sustentam e exacerbam suas patologias, e os pacientes desenvolvem habilidades de *coping* para lidar com perturbações sem se engajarem em comportamentos desadaptativos, e para lidar com situações que os colocam em risco de recaídas. Entretanto, A. T. Beck, Wright e colaboradores (1993) propuseram que existem múltiplas camadas de crenças em operação nos pacientes com dependência química, todas as quais deveriam ser modificadas em tratamento. Não somente esses pacientes são caracterizados por crenças centrais que são tipicamente vistas em pacientes depressivos, ansiosos ou raivosos, mas também têm crenças de dependência que são específicas ao uso continuado de substâncias. *Crenças antecipatórias*, por exemplo, são crenças supervalorizadas de que usar substâncias resultará em um estado desejado, em satisfação ou em uma eficácia aumentada (por exemplo, "Eu vou me divertir tanto", "Eu serei capaz de socializar muito mais livremente do que de outro modo conseguiria"). *Crenças de alívio* são crenças de que o uso de substâncias irá aliviar um estado indesejável ou aversivo ("Eu preciso beber para aguentar isto"). *Crenças permissivas* dão permissão às pessoas para usarem substâncias, ignorando ou minimizando as consequências negativas (por exemplo, "Eu mereço me divertir de vez em quando"). O uso equivocado de substâncias ocorre quando sinais internos ou externos relacionados a dependências são percebidos (por exemplo, sentir-se ansioso vendo amigos que usam substâncias), crenças antecipatórias e/ou de alívio são ativadas (por exemplo, "Eu preciso escapar desta ansiedade", "Esta será uma grande noite"), fissuras ou urgências são experimentadas e crenças permissivas as acompanham.

A terapia cognitiva para dependência química utiliza muitas das mesmas estratégias descritas no Capítulo 5, incluindo o questionamento socrático, as tarefas de casa, o questionamento da seta descendente, o agendamento e o monitoramento de atividades e a resolução de problemas. Além disso, existe um foco especial em lidar com urgências e fissuras. A. T. Beck, Wright e colaboradores (1993) identificaram um número de estratégias para lidar com urgências e fissuras, incluindo a distração, os cartões de *coping* com lembretes para manter-se sóbrio, a imaginação negativa focada nas consequências da recaída, imaginação positiva focada no *coping* bem-sucedido e o relaxamento. Os terapeutas cognitivos que trabalham com pacientes adictos também focam o desenvolvimento de *crenças de controle* para atuar contra as crenças de dependência. As crenças de controle promovem o gerenciamento de urgências e fissuras e que são formuladas encorajando os pacientes a considerarem as desvantagens do uso de substâncias e as formas alternativas de atingir o mesmo fim desejado (por exemplo, "Eu quero atingir os objetivos que estabeleci para mim mesmo, e usar irá me atrapalhar"). Elas muitas vezes são praticadas por meio do ensaio imaginativo em sessão, de forma similar a como a ideação e as urgências suicidas são abordadas por meio do exercício de imaginação guiada no protocolo de prevenção de recaídas. A prevenção de recaídas é atingida pela identificação de situações de alto risco e de formas de evitá-las e lidar com as crenças de dependência que se tornam ativadas.

Já está bem estabelecido que o amplo espectro de abordagens de tratamento cognitivo-comportamentais é efetivo na redução do uso de álcool e substâncias em pacientes que apresentam dependência (por exemplo, Roth e Fonagy, 2005), ainda que deva ser reconhecido que outros tratamentos, como os programas que facilitam o engajamento em 12 passos, as entrevistas motivacionais e mesmo as terapias interacionais não diretivas sejam igualmente efetivas para atingir tais resultados (por exemplo, Kadden, Litt, Cooney, Kabela e Getter, 2001; Project MATCH Research Group, 1997). Além disso, existem poucas evidências de que abordagens cognitivas e comportamentais obtêm seus ganhos por meio da aquisição das estratégias visadas nesses tratamentos (Morgenstern e Longabaugh, 2000) e, em contrapartida, os pacientes que são designados a tratamentos que não têm um foco em modificar estratégias cognitivas e comportamentais de *coping* exibem um aumento significativo nessas estratégias após o tratamento, o que, por sua vez, é associado a reduções no uso de álcool e substâncias (Litt, Kadden, Cooney e Kabela, 2003). Os pesquisadores têm especulado que os tratamentos estruturados para dependências são efetivos quando administrados pelos clínicos que têm uma grande experiência com essa população (por exemplo, Crits-Christoph et al., 1999) ou quando eles se aproveitam da oportunidade para capitalizar a partir das motivações ou da autoeficácia dos pacientes (Litt et al., 2003), fatores que integramos na intervenção cognitiva descrita na próxima seção.

O que não sabemos a partir dessa literatura sobre intervenções cognitivo-comportamentais para pacientes dependentes de álcool e outras substâncias, entretanto, é o grau no qual esses tratamentos afetam variáveis relacionadas ao potencial do paciente de engajar-se em um ato suicida, como a desesperança, a ideação e a intenção suicida. A maioria dos estudos dessa literatura foca os índices de uso de álcool e drogas como principais variáveis de resultado (ou seja, a percentagem de dias de abstinência, o número de dias de uso de álcool e drogas), então não fica claro se o envolvimento ativo no tratamento da dependência química iria reduzir a probabilidade do engajamento dos pacientes em um futuro ato suicida. Em uma exceção, o trabalho anteriormente revisado de Darke, Teesson e colaboradores sugere que, ao longo de um período substancial de tempo (3 anos), o número de dias de tratamento está associado a uma diminuição nas taxas de tentativas de suicídio, mas que continua a haver uma substancial minoria dos pacientes que estão suicidas enquanto em tratamento. Além disso, Van den Bosch, Verheul, Schippers e Van den Brink (2002) relataram que a terapia comportamental dialética, a qual inclui alguns componentes cognitivos e comportamentais, reduziu tanto o comportamento autoagressivo suicida quanto o não suicida em pacientes com transtorno da personalidade *borderline* e com abuso de substâncias comórbidos. Portanto, um tratamento que for voltado especificamente para abordar a prevenção de suicídio nessa população parece necessário.

O PROTOCOLO DE TERAPIA COGNITIVA E UM EXEMPLO DE CASO

Os pacientes suicidas dependentes químicos compõem uma população complexa de se tratar, pois têm muitas necessidades intensas que precisam ser atendidas simultaneamente. Na verdade, é questionável se qualquer ambiente é ideal para tratar esses pacientes. Em nossa experiência, muitos programas de tratamento de dependência não os aceitam, pois são vistos como tendo sérias questões concomitantes de saúde mental que esses programas não estão equipados para abordar. Entretanto, quando esses pacientes atingem um serviço que possa abordar suas necessidades de saúde mental, são muitas vezes rejeitados a partir da lógica de que a prioridade é tratar sua dependência química. Projetamos este tratamento para que possa ser administrado por profissionais especializados no tratamento de adictos e que veem os pacientes ambulatorialmente ou em internação intensiva (ou seja, três vezes por semana), pois os pesquisadores têm especulado que a experiência no trabalho com essa população está associada a um resultado positivo (Crits-Cristoph et al., 1999). Entretanto, ele também pode ser usado por clínicos ambulatoriais que não trabalham em ambientes de tratamento de dependências e por clínicos que trabalham em ambientes de internação, uma vez que tenham competência para trabalhar com essa população.

Os clínicos devem estar cientes de que há muitos pontos no processo de recuperação nos quais os pacientes podem relatar um aumento ou uma exacerbação da ideação suicida. Por exemplo, muitos pacientes relatam altos níveis de desesperança e infelicidade enquanto estão passando por programas de internação em um programa de tratamento para dependência química, pois eles muitas vezes acabaram de atingir o fundo do poço e veem um longo caminho até a recuperação. De uma forma interessante, ao final do processo de internação, muitos dos pacientes relatam uma esperança para o futuro, pois veem a si mesmos como tendo finalmente feito algo para abordar seus problemas e estão otimistas quanto aos serviços que vão receber (confira Emery, Steer e Beck, 1981). Em outras palavras, a ideação suicida relatada no começo do processo de internação muitas vezes é fugaz, e a esperança se instala quando os pacientes são orientados ao tratamento abrangente de dependência química que receberão do programa.

Entretanto, essa esperança muitas vezes não dura muito. Os pacientes rapidamente veem que o tratamento para dependência química é um trabalho duro e encaram a realidade de que não podem mais contar com muitas, senão todas, as estratégias que usavam para lidar com os estressores e os desapontamentos da vida. Como é mostrado no exemplo de caso, muitos pacientes com dependência química vivem em casas de recuperação, nas quais eles são sujeitos a regras estritas e rotinas, com privilégios que podem ser obtidos lentamente ao longo do tempo. Além disso, os pacientes começam a encarar a multiplicidade de problemas que acumularam em suas vidas profissionais, financeiras e interpessoais. Também, os pacientes com históricos de ideação ou tentativas de suicídio que têm lapsos tendem a ver esses percalços em termos de tudo ou nada, o que desencadeia a desesperança e as atitudes derrotistas. Portanto, os clínicos que trabalham com pacientes dependentes químicos que estão em risco de engajamento em um ato suicida precisam monitorar cuidadosamente seus altos e baixos ao longo do curso do tratamento.

Os objetivos da terapia cognitiva para pacientes suicidas com transtornos relacionados ao uso de substâncias são:

a) reduzir a probabilidade de futuros atos suicidas;
b) desenvolver estratégias para administrar a ideação suicida e a desesperança;

c) diminuir os fatores de risco associados ao engajamento em atos suicidas.

Em outras palavras, os objetivos do protocolo de terapia cognitiva com pacientes dependentes químicos são os mesmos objetivos do protocolo de terapia cognitiva com outros grupos de pacientes descritos neste livro. O que é diferente sobre essa população, entretanto, é que as recaídas muitas vezes são diretamente relacionadas ao surgimento de crises suicidas em indivíduos vulneráveis. Portanto, é crucial que, quando relevante, o clínico inclua o uso da substância como um componente central na conceituação cognitiva do caso e na linha de tempo dos eventos levando à crise suicida. Idealmente, os pacientes com problemas de dependência química irão receber tratamentos concomitantes para sua dependência que são focados nos seus usos de substâncias. Nesses casos, o clínico irá direcionar o tratamento para a redução da probabilidade de futuras crises suicidas e para os fatores de risco associados, e intervenções voltadas para o comportamento dependente serão realizadas em outros contextos. Estratégias cognitivas e comportamentais para modificar crenças de dependência e reduzir urgências e fissuras serão incorporadas ao tratamento até o ponto em que forem relevantes para administrar as crises suicidas. Reconhecemos, entretanto, que alguns clínicos se encontrarão em uma posição em que são convocados a abordar questões associadas à dependência química e à propensão ao engajamento em futuros atos suicidas. Nesses casos, encorajamos o clínico a criar uma hierarquia de problemas de tratamento, começando com o problema que for mais ameaçador ou perigoso para a vida. Na maioria dos casos, o problema será a redução da probabilidade de um futuro ato suicida.

O restante desta seção descreve as fases iniciais, intermediárias e avançadas do tratamento com pacientes suicidas diagnosticados com transtornos relacionados ao uso de substâncias. Ao longo dela, apresentamos o caso de Melvin, que representa um amálgama dos pacientes envolvidos em programas intensivos e abrangentes de tratamento ambulatorial para dependência química, e que recebem terapia cognitiva focada no suicídio de profissionais que trabalham com adictos nesses contextos.

A fase inicial do tratamento

De forma similar aos capítulos anteriores sobre populações especiais, esta seção descreve como os clínicos conduzem uma avaliação dos problemas apresentados e desenvolvem planos de segurança com pacientes suicidas dependentes químicos. Na fase inicial do tratamento, essa informação é aprendida e integrada em uma conceituação cognitiva do caso com um foco tanto nas cognições relacionadas ao suicídio quanto nas cognições relacionadas ao uso de substâncias, e é direcionada ao desenvolvimento de um plano de tratamento.

Conduzindo uma avaliação do problema apresentado

Assim como com outras populações de pacientes apresentadas neste livro, a avaliação de pacientes suicidas dependentes químicos inclui a compreensão do risco de suicídio dos pacientes, incluindo os fatores de proteção e de vulnerabilidade, problemas concomitantes, diagnósticos psiquiátricos e histórico médico e social. Como seria esperado, os clínicos passam mais tempo com esses pacientes do que com outros, obtendo uma história detalhada de seu uso de substâncias, das consequências desse uso e de seu uso durante as crises suicidas anteriores. Além disso, é útil identificar os períodos de sobriedade, quais estratégias usaram para administrar as urgências e as fissuras e quais os fatores que contribuíram para a recaída.

Em nossa experiência, os pacientes com dependência química muitas vezes focam suas experiências emocionais momento a momento (o que, em parte, pode contribuir tanto para seus problemas com o uso de substâncias quanto para suas propensões a terem crises suicidas). Mesmo se tiverem experimentado uma ideação suicida aguda muito recentemente (por exemplo, no dia anterior, mais cedo no mesmo dia), alguns desses pacientes negam uma atual ideação suicida. Em muitos casos, eles são relutantes em falar sobre a ideação suicida se não percebem a si mesmos como estando suicidas no presente (por exemplo, "Eu estava realmente triste e infeliz quando vim aqui pela primeira vez, mas estou bem agora. Apenas me dê o tratamento que eu preciso para continuar sóbrio"). Os clínicos devem avaliar cuidadosamente a frequência da ideação suicida, mesmo que ela seja fugaz, sua intensidade e o grau no qual ela está associada a intenções, planos e outros comportamentos desadaptativos como a urgência de usar álcool ou outras substâncias. O que segue é uma descrição de algumas das informações obtidas de Melvin durante sua entrevista de admissão.

> Melvin é um homem afro-americano, solteiro, de 45 anos, que está participando de nosso tratamento ambulatorial para adicção por ordem judicial. Ao longo do processo de admissão e habituação, que durou uma semana, na instituição de tratamento de adictos, ele relatou ideação suicida e desesperança, expressando arrependimento por não ter sido capaz de manter-se limpo a despeito de múltiplas passagens pela reabilitação. Afirmou que havia abusado de "todas as drogas que você conseguir pensar" durante sua vida, mas que as drogas de sua escolha eram o *crack* e o álcool. Melvin admitiu que sua dependência de substâncias havia danificado seu relacionamento com a atual namorada e com seus filhos adultos. Ele havia feito cinco tentativas de suicídio no passado, sendo que, todas ocorreram quando estava sob a influência de drogas ou álcool e quando ele estava experimentando uma significativa crise interpessoal, como um conflito com uma pessoa próxima ou a morte de um familiar ou amigo.

> Melvin cresceu em uma área conflituosa de uma grande cidade metropolitana. Ainda que tenha vivido cercado por gangues e violência, resistiu à tentação de entrar para uma gangue e esteve fortemente envolvido em atividades extracurriculares, jogando no time de beisebol da escola e cantando no coral da igreja. Melvin notou que seu pai possuía elevadas expectativas, esperando que ele fosse jogar beisebol na universidade e que fosse o primeiro membro da família a ter um diploma de graduação. A despeito de suas realizações escolares e atléticas, Melvin muitas vezes se sentia inferior a seus pares e se perguntava se eles o aceitavam. Para compensar essas inseguranças, muitas vezes se exibia e fazia coisas chocantes para chamar a atenção, como beber grandes quantidades de álcool. Alegou que bebia todos os dias após a escola desde quando tinha 14 anos, principalmente para se identificar com os pares em seu bairro.

> O abuso de álcool de Melvin não interferiu em sua escolaridade e em sua *performance* atlética, e ele foi admitido em uma pequena universidade estadual com uma bolsa para jogar beisebol. Entretanto, admitiu que tinha dificuldades para se ajustar à independência longe de casa, e começou a usar drogas. Foi rapidamente colocado sob supervisão acadêmica, o que o impediu de jogar beisebol no time, e ele saiu da universidade pela metade de seu segundo ano. Melvin retornou para casa para viver com sua mãe, que morreu repentinamente quando ele tinha 21 anos. Melvin descreveu esse período como tendo deixado ele em "queda livre", e, logo após a morte de sua mãe, fez sua primeira tentativa de suicídio. Desde aquele momento, Melvin viveu um estilo de vida transitório, algumas vezes trabalhando e outras vezes não, morando com amigos e usando álcool e drogas quase continuamente.

> Ele descreveu duas principais fontes de sua atual ideação suicida. Primeiro, admitiu que percebe a si mesmo como um fracasso em função de não ter terminado a faculdade, ter parado de jogar

beisebol e não ter buscado uma carreira significativa, ou de não ter criado adequadamente seus dois filhos. Durante a avaliação, o clínico que fez o diagnóstico identificou dois problemas principais que interferiam em sua habilidade de perseguir objetivos consistente e sistematicamente. Um problema, é claro, era seu uso contínuo de drogas. Entretanto, o clínico também descobriu que Melvin tinha episódios hipomaníacos ocasionais que não apenas exacerbavam seus problemas com as drogas, como também eram associados a comportamentos impulsivos e de risco que geralmente acabavam sendo autoprejudiciais. Durante esses momentos, ele desenvolveu planos elaborados para projetos que esperava que iriam colocar sua vida no lugar, e tinha visões grandiosas de sua habilidade de atingir esses objetivos. Não surpreendentemente, geralmente fazia alguma coisa para sabotar esses objetivos, o que causava desapontamento e tristeza, e o levava de volta ao álcool e às drogas. Além disso, muitas vezes tinha discussões com pessoas próximas durante esses episódios hipomaníacos, o que prejudicava seus relacionamentos. Melvin admitiu que batalhava com numerosos episódios depressivos severos após esses casos. Portanto, o uso de drogas, os comportamentos impulsivos e de risco e a grandiosidade contribuíam para sua inabilidade de atingir objetivos em sua vida, o que reforçava sua visão de si mesmo como um fracasso e resultava em depressão severa. Entretanto, ele resistiu a tomar medicações para administrar sua hipomania.

Segundo, na época de sua avaliação, Melvin estava morando em uma casa de recuperação. De forma similar a quando ele era adolescente, Melvin percebeu que não combinava com os outros homens da casa e que eles o perseguiam por ser diferente. Melvin também acreditava que as regras da casa de recuperação eram muito restritivas. Ele não gostava de não poder ir e vir conforme desejava, e acreditava que tinha que fazer tarefas demais. Ele afirmava, "É para isso que eu estou ficando sóbrio?", e expressava dúvidas de que ele seria capaz de viver uma vida significativa após ser liberado da casa de recuperação, pois não tinha dinheiro ou residência permanente. Portanto, Melvin apresentava uma desesperança substancial quanto ao futuro e podia identificar pouquíssimas razões para viver.

Como fica evidente nesse perfil de caso, Melvin é caracterizado por muitos fatores de risco para tentativas e morte por suicídio. Ele estava experimentando sintomas de transtornos psiquiátricos, particularmente sintomas hipomaníacos, ainda que também parecesse que sua ansiedade social exacerbava o seu uso de drogas. A confluência do uso de substâncias e dos estressores interpessoais culminava em múltiplas tentativas de suicídio. Como resultado desses problemas crônicos, ele não tinha residência permanente, não tinha recursos financeiros e havia afastado aqueles com quem ele poderia de outra forma ter contado para apoio social. Todas essas variáveis contribuíram para a desesperança de Melvin e para sua percepção de que havia poucas razões para viver.

Desenvolvendo um plano de segurança

Planos de segurança são importantes para pacientes suicidas dependentes químicos, pois, particularmente quando estão sob a influência de álcool ou drogas, demonstram impulsividade, juízo prejudicado e uma tendência a reconhecer sinais que são inconsistentes com seu foco de atenção. Como esses pacientes muitas vezes experimentam estados alterados de consciência, é prudente compor planos de segurança usando uma linguagem simples e objetiva, talvez em tamanho grande, com destaque ou com outras marcas que irão chamar sua atenção. Como é afirmado no Capítulo 6, os planos de segurança podem ser laminados, para que não se amassem e possam ser carregados em um lugar fácil de localizar, como a carteira de dinheiro.

Ainda que o foco principal do plano de segurança seja identificar estratégias para administrar a ideação e a urgência suicida, os pacientes dependentes químicos muitas vezes expressam um interesse em listar estratégias para administrar urgências e fissuras e/ou estratégias para evitar situações que os colocam em risco de recaídas. Em alguns casos, esses objetivos são iguais quando se determina que as recaídas nas drogas são os gatilhos primários para crises suicidas. Entretanto, geralmente os sinais de alerta e as estratégias de *coping* são ligeiramente diferentes, e incluir os dois focos no plano de segurança corre o risco de criar um documento que seja pesado e difícil de usar em momentos de necessidade. Encorajamos os clínicos a focarem os planos de segurança especificamente nas crises suicidas, pelo bem da brevidade. Entretanto, se os pacientes considerarem útil, uma extensão lógica seria eles criarem um plano de segurança separado voltado para gerenciar urgências, fissuras e situações de alto risco. Um benefício desse arranjo é que os pacientes ganharão prática no desenvolvimento e no uso dos planos de segurança.

Melvin estava ansioso para trabalhar no plano de segurança ao final de sua primeira sessão de terapia cognitiva, afirmando que nunca esteve em um tratamento como esse antes e que tinha um sentimento de que isso resolveria seus problemas. Sua terapeuta optou por não focar essas percepções distorcidas da terapia naquele momento, pois Melvin expressou desesperança e uma ideação suicida mediana no começo da sessão, e ela queria focar em mantê-lo seguro entre as sessões. Ela também queria explorar seu senso de autoeficácia e sua motivação para mudar (Litt et al., 2003). Melvin identificou vários sinais de alerta para a ideação suicida, incluindo

a) sentir-se cansado ao fim do dia após completar suas tarefas na casa de recuperação,
b) querer comprar um pacote de cigarros na loja, mas perceber que não tem dinheiro algum,
c) discutir com sua namorada, e
d) ser lembrado de sua carreira fracassada no beisebol durante a faculdade.

As estratégias de Melvin para lidar com esses gatilhos por contra própria incluíam jogar, lembrar-se de *slogans* dos encontros dos Narcóticos Anônimos aos quais que ele compareceu há um tempo (por exemplo, "Lembre-se dos momentos ruins"), ouvir música gospel e ler o jornal. Melvin inicialmente indicou que assistir a jogos de beisebol seria uma estratégia de *coping* para distraí-lo de sua ideação suicida e da desesperança, pois ele era um fã do time local da liga principal e acompanhava as estatísticas dos jogadores. A terapeuta conduziu uma breve análise de vantagens e desvantagens quanto a incluir essa estratégia no plano de segurança, pois uns poucos minutos antes Melvin havia indicado que lembranças de sua carreira fracassada no beisebol tinham o potencial de induzir crises suicidas. Ele respondeu que seu humor melhora quando o seu time vence, mas que ele pode ficar mal se o time perder. Dado que Melvin não tinha controle sobre seu time perder ou vencer, sua terapeuta gentilmente proporcionou uma lista de estratégias de *coping* alternativas para serem consideradas, como tomar um banho quente e ler a Bíblia. Melvin entusiasticamente indicou que tais estratégias eram ótimas ideias e que ele queria incluí-las em seu plano de segurança.

A terapeuta encontrou alguma dificuldade para identificar pessoas que Melvin pudesse chamar em momentos de crise. Sua mãe era falecida, e seu relacionamento com seu pai era tenso há vários anos. Ainda que ele visse sua namorada como apoio nesses momentos, ela estava um tanto receosa com ele por seus fracassos em episódios anteriores de recuperação. A maior parte dos que ele considerava amigos eram pessoas que continuavam com o uso de álcool e drogas. Eventualmente, Melvin identificou o gerente da casa como alguém com quem poderia falar em momentos de necessidade. Mencionou que sentia uma afinidade com esse homem, pois ele havia passado por experiências similares, mas agora era um membro produtivo da sociedade que estava auxiliando aos que precisavam. Ao final do plano de segurança, a terapeuta listou suas informações de contato, o número de telefone de um serviço de emergência e o de uma linha de apoio para suicidas. Finalmente, a terapeuta discutiu com Melvin sobre lugares onde ele poderia guardar o plano de segurança, de modo que pudesse ser facilmente localizado em momentos de crise.

Desenvolvendo uma conceituação cognitiva do caso

Conforme afirmado no Capítulo 7, a conceituação cognitiva do caso integra as cognições, as emoções e os comportamentos dos pacientes em um entendimento abrangente da sequência de eventos que ocorre em uma crise suicida. Ela incorpora eventos ativadores e fatores de vulnerabilidade disposicionais dos pacientes, bem como os processos psicológicos em operação durante uma crise suicida. Essa conceituação individualizada guia o clínico na seleção de estratégias apropriadas para intervir na redução das variáveis que exacerbam as crises suicidas. O que segue é uma descrição dos componentes relevantes da conceituação cognitiva do caso de Melvin, apresentada na Figura 13.1.

> Melvin teve um número de experiências durante a infância, a adolescência e a juventude que provavelmente contribuíram para o desenvolvimento de seus fatores de vulnerabilidade disposicionais. Por exemplo, seu fracasso em graduar-se na faculdade e em jogar beisebol no time, bem como a morte de sua mãe, foram eventos negativos de vida significativos que podem ter contribuído para o surgimento de suas perturbações psiquiátricas. Essas, incluindo os problemas de dependência química e do uso de múltiplas drogas, são conceituadas como um fator de vulnerabilidade disposicional neste modelo, pois, no caso de Melvin, eram crônicas, duradouras e severas, e moldavam sua crença central de que ele era um fracasso. A percepção de Melvin de que ele não combinava com seus pares contribuía para sua ansiedade social, também uma condição psiquiátrica que contribuía para suas percepções de fracasso e invalidez. Além desses transtornos psiquiátricos, Melvin era caracterizado por impulsividade, como é evidenciado por ter repetidamente largado empregos em função de pequenas questões, sem qualquer plano de conseguir outro e sem dinheiro guardado. Ainda que esses fatores de vulnerabilidade disposicionais sejam listados separadamente, é provável que interajam para tornar as condições férteis para a ativação de crenças centrais e processos cognitivos que são relacionados às crises suicidas.

Diferentemente da conceituação cognitiva do caso apresentada no Capítulo 7, a conceituação cognitiva do caso para pacientes suicidas dependentes químicos muitas vezes contém descrições de dois tipos de crenças que, se ativadas, têm o potencial de estarem associadas à desesperança ou à intolerabilidade. Entretanto, um segundo conjunto de crenças é relevante aos pacientes adictos – as crenças antecipatórias e/ou de alívio, que estabelecem as condições para o uso da substância e a crença permissiva que facilita seu uso. Juntos, ambos os conjuntos de crenças desencadeiam pensamentos automáticos que são relevantes para as crises suicidas (e que podem ser ativados na segunda parte da resposta bifásica ao uso de algumas substâncias, como o álcool; Hufford, 2001). Como descrito anteriormente, estar sob a influência de álcool ou drogas tem o potencial de exacerbar os vieses cognitivos relacionados ao suicídio, focando ainda mais a atenção dos pacientes neste como a única opção, e reduzindo a probabilidade de eles receberem outros sinais paralelos.

A crença central de Melvin de ser um fracasso era ativada frequentemente, como quando ele enfrentava o dano que havia criado para si mesmo durante seus episódios hipomaníacos, quando estava experimentando um episódio severo de depressão, e quando usava drogas em vez de engajar-se em um comportamento voltado a algum objetivo para melhorar

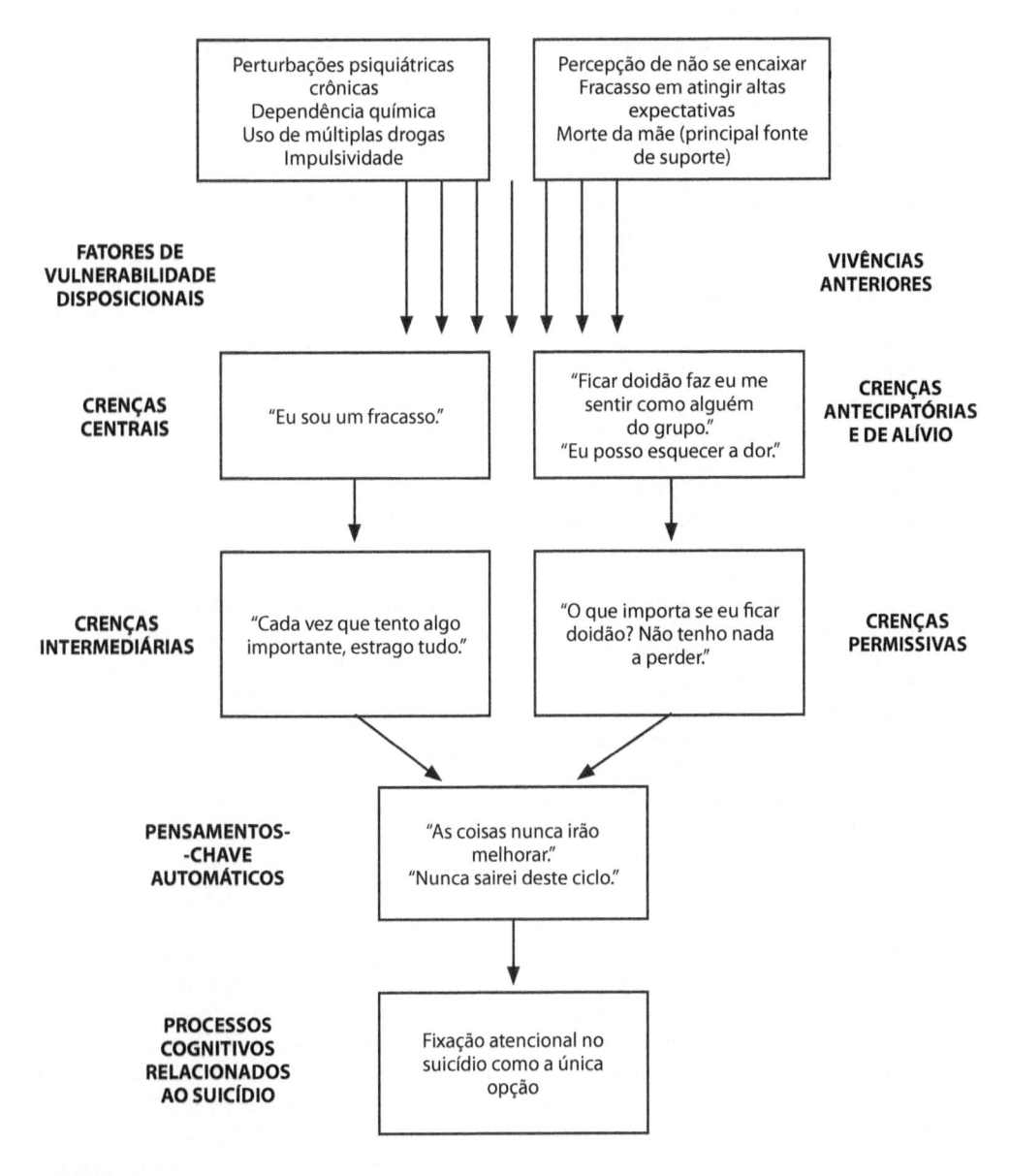

FATORES DE VULNERABILIDADE DISPOSICIONAIS: Perturbações psiquiátricas crônicas / Dependência química / Uso de múltiplas drogas / Impulsividade

VIVÊNCIAS ANTERIORES: Percepção de não se encaixar / Fracasso em atingir altas expectativas / Morte da mãe (principal fonte de suporte)

CRENÇAS CENTRAIS: "Eu sou um fracasso."

CRENÇAS ANTECIPATÓRIAS E DE ALÍVIO: "Ficar doidão faz eu me sentir como alguém do grupo." / "Eu posso esquecer a dor."

CRENÇAS INTERMEDIÁRIAS: "Cada vez que tento algo importante, estrago tudo."

CRENÇAS PERMISSIVAS: "O que importa se eu ficar doidão? Não tenho nada a perder."

PENSAMENTOS-CHAVE AUTOMÁTICOS: "As coisas nunca irão melhorar." / "Nunca sairei deste ciclo."

PROCESSOS COGNITIVOS RELACIONADOS AO SUICÍDIO: Fixação atencional no suicídio como a única opção

FIGURA 13.1
A conceituação cognitiva do caso de Melvin.

sua vida. Como resultado disso, desenvolveu a crença intermediária "Cada vez que tento algo importante, estrago tudo". Junto à ativação dessas crenças, Melvin também experimentava a ativação contínua de crenças adicionais. Ainda que enquanto adolescente ele experimentasse principalmente crenças antecipatórias sobre usar drogas (por exemplo, "Isso me ajudará a me integrar com o pessoal"), enquanto adulto suas crenças de dependência eram primariamente voltadas para o alívio (por exemplo, "Eu só quero escapar da bagunça que fiz da minha vida"). Como resultado, ele focava as crenças permissivas (como "O que importa se eu ficar doidão? Não tenho nada a perder") que facilitavam seu uso de drogas.

Ainda que o uso de drogas melhorasse o humor de Melvin durante um tempo, ele começou a retornar de sua viagem e a se tornar ainda mais depressivo e sem esperanças, pois seu lapso era mais uma evidência que reforçava a crença central de que ele era um fracasso, e era lembrado de que seus muitos problemas ainda não estavam resolvidos. Durante esses momentos, tinha os pensamentos automáticos, "Nunca sairei deste ciclo. Estraguei minha vida." Quando tinha essas ideias, começava a ficar incapaz de focar soluções alternativas para seus problemas. Quando outros estavam presentes e Melvin expressava tais ideias a eles, ficava agitado e beligerante caso tentassem afastá-lo disso, ficando ainda mais determinado a tirar sua própria vida.

A conceituação cognitiva do caso de Melvin ilustra a interação entre as crenças centrais, que são muitas vezes relacionadas às perturbações psiquiátricas dos pacientes, e as crenças adicionais. Em muitos casos, o uso contínuo de substâncias retroalimenta a crença central negativa e se torna a variável final que induz a crise suicida, em função da baixa das inibições, do aumento na tendência a agressões e à depressão, e da exacerbada fixação atencional em sinais relacionados ao suicídio.

Estabelecendo os objetivos do tratamento

Assim como com a maior parte dos pacientes suicidas, os objetivos principais da terapia cognitiva para pacientes suicidas dependentes químicos são a redução da ideação suicida e da desesperança e o aumento do repertório de habilidades adaptativas de *coping* para aplicar em futuras crises. Entretanto, em nossa experiência, esses pacientes nem sempre acompanham tais objetivos. Afirmamos previamente que muitos pacientes que apresentam dependência química focam suas experiências emocionais imediatas, falhando em reconhecer que estiveram sentindo-se suicidas ou em crise muito recentemente. Comunicar uma lógica clara para o tratamento (por exemplo, estar preparado para lidar com a ideação suicida e a desesperança no futuro) pode começar a abordar essa questão. Além disso, muitos pacientes que apresentam dependência química são encaminhados judicialmente para receber tratamento. Ainda que seus encaminhamentos judiciais sejam focados no tratamento da dependência, e não na terapia cognitiva que é voltada para reduzir a probabilidade de atos suicidas, há um potencial de que esses pacientes não venham a diferenciar entre esses tipos de tratamentos e vejam todos os tratamentos como sendo impostos a ele. Ademais, aqueles com transtornos relacionados ao uso de substâncias às vezes suspeitam dos clínicos, vendo-os como parte do sistema (A. T. Beck, Wright et al., 1993). Portanto, o processo de estabelecimento de objetivos deve ser lidado de forma sensível e colaborativa.

Em alguns casos, no começo do tratamento, os pacientes concordam com o foco na prevenção do suicídio, mas o mudam em sessões posteriores, quando não estão mais se sentindo agudamente suicidas. Como eles muitas vezes têm que enfrentar estressores de vida muito sérios (como problemas financeiros, falta de moradia após serem liberados da casa de recuperação), indicam que têm necessidades mais urgentes que devem assumir o foco do tratamento. Portanto, os clínicos devem cuidar para reafirmar o objetivo do tratamento a cada sessão, avaliar o grau no qual os pacientes estão em acordo com esses objetivos e reajustá-los quando necessário. Assim como foi afirmado muitas vezes neste livro, os pacientes suicidas são encorajados a aproveitarem a vasta gama de serviços que estão disponíveis para ajudá-los a abordar essas diversas necessidades. Portanto, o clínico habilidoso pode trabalhar com os pacientes para estabelecer o objetivo de tirar vantagens desses serviços (por exemplo, gerenciamento de caso, serviços sociais) e para associar os estressores de vida dos pacientes novamente com o potencial para uma crise suicida. O objetivo de usar serviços adicionais, então, seria conceituado como um passo adaptativo na prevenção de um futuro ato suicida.

> Melvin concordou no começo do tratamento que um foco na prevenção do suicídio seria útil, pois se sentia sem esperanças quanto ao futuro e duvidava de sua habilidade de fazer mudanças positivas. Estabeleceu três objetivos específicos:
>
> a) reduzir a desesperança ao identificar e desenvolver razões adicionais para viver;
> b) desenvolver estratégias para administrar e prevenir futuras crises suicidas;
> c) construir uma rede social de apoio saudável consistindo em membros da família e amigos que não estão batalhando com suas próprias dependências.
>
> A terapeuta encorajou Melvin a delinear mais a fundo as formas específicas de reduzir a desesperança. Como graduar-se na faculdade era um foco central de sua família enquanto ele crescia, Melvin argumentou que se envolver na faculdade comunitária local e trabalhar para se formar em um curso técnico lhe daria algum propósito na vida. A terapeuta também encorajou Melvin a identificar indivíduos específicos com quem gostaria de construir relacionamentos. Ele identificou suas duas irmãs mais novas, que viviam na mesma cidade e estavam criando seus sobrinhos e sobrinhas. Além disso, esperava reparar seus relacionamentos com sua namorada e com seus filhos.

A fase intermediária do tratamento

A fase intermediária do tratamento envolve muitas das mesmas intervenções que descrevemos no Capítulo 8 e em outros capítulos sobre a aplicação do protocolo em populações específicas. Em nossa experiência, uma ênfase na integração com outros serviços é particularmente importante na terapia cognitiva com pacientes suicidas dependentes químicos, para apoiar suas participações em programas de tratamento para adicção. Além disso, estratégias para reduzir a impulsividade são muitas vezes um foco central na fase intermediária do tratamento para essa população, já que as estratégias de redução da impulsividade têm o potencial de atingir tanto a propensão do indivíduo para engajar-se em atos suicidas quanto seu risco de recaídas. Ilustramos essas estratégias por meio de nossa descrição na fase intermediária do tratamento de Melvin.

Ampliando as razões para viver

Identificar razões para viver é uma tarefa particularmente importante para essa população, já que esses pacientes são confrontados com a criação de um estilo de vida inteiramente novo para si mesmos que é livre de substâncias, e muitas das suas atividades e dos seus amigos do passado não estarão mais disponíveis para eles. Além disso, muitos pacientes em recuperação encaram uma multiplicidade de problemas que resultaram de seu uso de substâncias, os quais agora não podem mais ignorar ao ficar novamente sob a influência delas. Não surpreendentemente, esses pacientes, como Melvin, ficam muitas vezes desesperançosos e infelizes quando se dão conta de que há muitas áreas de suas vidas que precisam ser reconstruídas. Razões para viver podem ser listadas em um cartão de *coping* para ser consultado em momentos de perturbação. Muitos pacientes com transtornos relacionados ao uso de substâncias respondem bem ao *Kit* de Esperança, muitas vezes colocando neles cartas e fotos de membros da família e amigos com quem esperam restabelecer relações.

Pela fase intermediária do tratamento, Melvin indicou que não se sentia mais suicida e que estava otimista de que seu amigo iria ajudá-lo a conseguir um emprego de alto salário na construção civil. Ele havia sido transferido para uma casa de recuperação diferente, onde assumiu o papel de assistente de gerência. Nesse cargo, ele tinha muitas responsabilidades, incluindo ajudar os novos residentes a aclimatarem-se com a casa e aprenderem as regras. Estava comparecendo a apenas metade das sessões de terapia cognitiva que eram agendadas. Quando sua terapeuta tentou focar a sessão no desenvolvimento de habilidades para prevenir uma futura crise suicida, Melvin expressou dúvidas quanto a se ele ficaria alguma vez tão mal como antes, enfatizando que estava limpo há mais de um mês (o período mais longo de sobriedade em sua vida) e tinha uma nova visão da vida em função da sua fé renovada em Deus e na promessa de um emprego estável e de alto salário.

A terapeuta pediu a ele para discutir possíveis contratempos que poderiam estar associados com futuras perturbações e ideações suicidas, e Melvin admitiu que ficaria muito desapontado se não conseguisse o emprego na construção. Portanto, a terapeuta guiou Melvin na identificação de razões para viver que não fossem contingentes a esse emprego particular. Ele listou quatro razões para viver:

a) sua fé em Deus,
b) seus filhos,
c) seu time favorito de beisebol, e
d) ajuda aos outros na recuperação.

Como tarefa de casa, ele concordou em construir um *Kit* de Esperança baseado nessas razões para viver, incluindo um cartão de oração, fotos de seus filhos, artigos de jornal sobre seu time de beisebol ganhando jogos e uma lista de pessoas na casa de recuperação que ele acreditava que havia ajudado. Todas essas atividades eram voltadas a abordar um dos objetivos do tratamento que ele identificou na fase inicial – reduzir a desesperança e aumentar as razões para viver.

Desenvolvendo estratégias de coping

Um grande foco da terapia cognitiva para pacientes dependentes químicos é desenvolver habilidades adaptativas de *coping* para lidar com adversidades e crises. Pesquisas têm demonstrado que esses pacientes são particularmente propensos a ver as drogas e o álcool como formas de lidar com a depressão, bem como outras estratégias desadaptativas que são evitativas, passivas e isolacionistas (Gould et al., 2004). Além disso, muitos pacientes com transtornos relacionados ao uso de substâncias têm uma baixa tolerância à frustração, sugerindo que estratégias cognitivas, emocionais e comportamentais para administrar os sintomas associados com esquemas de intolerabilidade seriam particularmente úteis para eles. Finalmente, podemos ver o uso de drogas da mesma forma que vemos uma tentativa de suicídio – como uma forma desadaptativa de resolver os problemas da vida. Portanto, a maior parte dos clínicos que trabalham com pacientes adictos consideram que as estratégias de resolução de problemas são úteis ao serem integradas no curso do tratamento. O que segue é uma ilustração das estratégias cognitivas e comportamentais que Melvin desenvolveu na terapia cognitiva.

Após ajudar Melvin a identificar razões para viver, a terapeuta utilizou o questionamento socrático para obter uma apreciação mais balanceada do papel que o trabalho na construção iria desempenhar em sua vida. Ela reconheceu que Melvin estava apresentando uma hipomania mediana e que ele parecia estar caindo no mesmo padrão que descreveu como ocorrendo no passado – aquele em que investe excessivamente em uma ideia que vê como a solução para todos os seus problemas e se desaponta (e acaba engajando-se em comportamentos desadaptativos) quando sua ideia não dá frutos. Portanto, ela trabalhou com Melvin para identificar outras oportunidades de emprego a serem buscadas, caso o trabalho na construção não desse certo. Ele pensou em três outras linhas de trabalho e, juntos, Melvin e a terapeuta desenvolveram a resposta adaptativa, "Espero conseguir o trabalho na construção, mas se não der certo, existem outros trabalhos que eu posso tentar". Como o processo de reestruturação cognitiva era novo para Melvin, a terapeuta o encorajou a gravar essa resposta adaptativa em um cartão de *coping* e acrescentá-la ao seu *Kit* de Esperança para que estivesse facilmente acessível. Usar estratégias cognitivas para modificar cognições de grandiosidade associadas a sintomas hipomaníacos estava relacionado com o segundo objetivo maior de Melvin para o tratamento – desenvolver habilidades para administrar e prevenir futuras crises suicidas.

Além disso, alguns dos comentários de Melvin sobre seu desempenho como assistente de gerente da casa levaram a terapeuta a concluir que faltavam a ele as habilidades de resolução de problemas que eram necessárias para executar muitos de seus planos e aspirações, e ela suspeitava que seu déficit também contribuía para sua inabilidade de lidar com estressores negativos de vida que haviam desencadeado crises suicidas anteriores. Quando a terapeuta levantou a possibilidade de focar as habilidades de resolução de problemas como outra estratégia para administrar e prevenir crises suicidas, Melvin estava relutante, alegando que era uma pessoa altamente efetiva e que poderia fazer qualquer coisa, caso se dedicasse a isso. Ela não insistiu na resolução de problemas nessa seção para não assumir uma postura não colaborativa e danificar a relação terapêutica. Entretanto, duas sessões mais tarde, Melvin estava decididamente mais perturbado, o que ele atribuía a um novo residente difícil na casa de recuperação. A terapeuta modelou uma abordagem efetiva de resolução de problemas guiando Melvin na discussão de soluções para o problema, pensando as vantagens e as desvantagens de cada solução, decidindo quanto a uma solução e identificando formas de avaliar a efetividade da solução. Ela então associou essa abordagem com os problemas que ele experienciou quando estava suicida no começo do tratamento.

Aumentando a integração com outros serviços

Os pacientes com transtornos relacionados ao uso de substâncias, em particular, muitas vezes necessitam de serviços adicionais. Melvin, por exemplo, passou por um trabalho médico abrangente para determinar os efeitos do uso crônico de álcool e drogas em seus principais órgãos internos e para ser testado para HIV, pois compartilhava agulhas com outros usuários de drogas intravenosas no passado. Conforme mencionado anteriormente, muitos desses pacientes necessitam de um gerenciamento de caso e de serviços sociais para abordar necessidades financeiras, de moradia e de trabalho. Como há substanciais comorbidades entre a dependência química e as perturbações psiquiátricas (Darke e Ross, 1997), tais pacientes são muitas vezes encaminhados a psiquiatras para a administração de medicações psicotrópicas. Além disso, é claro, há uma série de serviços disponíveis voltados para a recuperação de álcool e drogas, incluindo programas de tratamento de adicção, de tratamento ambulatorial e programas de 12 passos. Portanto, os clínicos que trabalham com pacientes suicidas dependentes químicos podem contar com serviços especializados para atender a necessidades particulares do paciente e devem ser muito bem versados nos serviços que estão disponíveis na comunidade.

Além de encaminhar esses pacientes para serviços relevantes, os clínicos também monitoram a integração com esses serviços. Os pacientes com transtornos relacionados ao uso de substâncias tendem a não seguir as prescrições terapêuticas. Apenas um grupo minoritário permanece abstinente após o tratamento (por exemplo, Project MATCH Research Group, 1997), e ao menos um terço usa o suficiente de substâncias para entrar novamente em programas de dependência química (Farley, Golding, Young, Mulligan e Minkoff, 2004) ou atendem aos critérios para abuso ou dependência durante o acompanhamento (Xie, McHugo, Fox e Drake, 2005). Encorajamos os clínicos a trabalharem com os pacientes para identificar formas por meio das quais a integração dos vários serviços iria reduzir fatores que eram salientes na linha de tempo dos eventos que os levaram a suas crises suicidas anteriores. Por exemplo, se estar intoxicado facilitava a crise suicida anterior, então o clínico poderia conceituar o tratamento do álcool como uma forma de garantir a segurança no futuro.

Quando a frequência de comparecimentos de Melvin na terapia cognitiva começou a decair, o mesmo ocorreu em seus grupos de drogas e de álcool em seu programa de tratamento de adicção. Seu gerenciador de caso salientou que Melvin não havia conversado com ele por várias semanas. Em sua sexta sessão de terapia cognitiva, a terapeuta de Melvin sugeriu que colocassem a integração com seu programa de tratamento de adicção na pauta. Melvin indicou que ainda estava comprometido com a recuperação, mas que seus deveres como assistente de gerente na casa de recuperação eram sobrecarregantes e que muitas vezes ele tinha dificuldades em se livrar deles para comparecer aos compromissos. A terapeuta de Melvin revisou a linha de tempo dos eventos que o levou

a sua mais recente crise suicida e pediu a ele que articulasse o papel que as drogas desempenharam naquela crise. Essa intervenção lembrou a Melvin que o uso de drogas havia desempenhado um papel central em suas crises suicidas anteriores e que o tratamento da adicção deveria ser uma prioridade para ele. Admitiu que continuar a estar engajado em tratamentos de adicção era importante, não apenas para prevenir futuras crises suicidas, mas também para colocar sua vida nos eixos. A terapeuta o ajudou a identificar os obstáculos específicos que o impediam de comparecer às sessões individuais e grupais de álcool e drogas e eles discutiram formas de superar esses obstáculos. Melvin identificou duas formas de aumentar sua participação em tratamentos de adicção:

a) conversar com o gerente da casa, ou delegar, ou adiar alguns dos seus deveres que ocorrem durante os horários de seus encontros de grupo;
b) comparecer aos encontros dos Narcóticos Anônimos na igreja do bairro para receber apoio adicional, particularmente nos dias em que ele não tinha como ir às sessões de seu programa de tratamento de adicção.

A terapeuta habilmente ilustrou que eles estavam novamente desenvolvendo estratégias de resolução de problemas e pediu a Melvin que descrevesse como ele aplicaria tais estratégias a problemas que ele poderia encontrar no futuro. Além disso, ela lhe pediu que descrevesse sua percepção do modo pelo qual essas habilidades de resolução de problemas seriam úteis em momentos em que ele estivesse sentindo-se suicida. Melvin indicou que pensaria cuidadosamente para identificar possíveis soluções para seus problemas, em vez de concluir que não havia solução.

A terapeuta de Melvin também revisou o papel que seus sintomas hipomaníacos desempenhavam na linha de tempo de eventos que precediam as crises suicidas. Anteriormente no curso do tratamento, Melvin havia concordado em ser avaliado pelo psiquiatra da instituição, para que pudesse começar a tomar uma medicação estabilizante do humor, mas ele não foi à consulta. Eles avaliaram as vantagens e as desvantagens de tomar a medicação psicotrópica, e Melvin renovou seu comprometimento de fazer uma avaliação com o psiquiatra.

Melhorando os recursos sociais

Assim como é evidenciado na descrição do caso de Melvin, os pacientes com transtornos relacionados ao uso de substâncias têm maior necessidade de uma forte rede social de apoio enquanto passam pela recuperação, mas suas redes geralmente são frágeis em função de seu uso de substâncias ter feito grandes danos a muitos de seus relacionamentos mais próximos (por exemplo, Trulsson e Hedin, 2004). Muitas vezes esses relacionamentos são caracterizados por uma falta de confiança após muitos anos de desapontamentos e de promessas rompidas. Não obstante, o desenvolvimento e a manutenção de relacionamentos próximos são áreas cruciais para abordar quando se está trabalhando com pacientes suicidas, no intuito de reduzir o isolamento social e proporcionar razões para viver. O clínico precisa atingir um balanço entre instigar a esperança de que alguns relacionamentos são resgatáveis e estabelecer expectativas realistas para o grau no qual as pessoas serão receptivas aos esforços iniciais de se reconectarem.

Melvin prontamente admitiu que seu uso de substâncias rompeu, se não arruinou, vários de seus relacionamentos. Por exemplo, ele indicou que seu pai havia cortado relações com ele há uns 20 anos, e que sempre que seus caminhos se cruzavam, suas interações eram extremamente tensas e desconfortáveis. Dado o atual estado de seu relacionamento, bem como o fato de que Melvin se ressentia por seu pai ter cobrado padrões irrealistas dele durante sua infância, decidiu que não tentaria reparar esse relacionamento naquele momento. Em vez disso, Melvin expressou um interesse em reconstruir relacionamentos com suas duas irmãs, que viviam nas redondezas, e com seus dois filhos, que viviam em um estado próximo. A terapeuta de Melvin encorajou-o a discutir formas de estabelecer um contato regular com eles e de reconstruir suas confianças. A respeito de suas irmãs, Melvin decidiu que iria às missas de domingo pela manhã com elas, que mostraria interesse em estar com a família durante as datas festivas, e que cuidaria para não pedir dinheiro a elas, como havia feito no passado para gastar com drogas. A respeito de seus filhos, decidiu que ligaria para eles pelo menos uma vez por semana e que, quando completasse seu tempo na casa de recuperação, viajaria de trem para visitá-los. Melvin notou que visitar seus filhos pessoalmente poderia ajudar a ganhar novamente a confiança deles, pois muitas vezes no passado ele havia dito que os visitaria, mas nunca apareceu. A terapeuta então pediu a Melvin que indicasse como esses relacionamentos melhorados iriam afetar seu senso de desesperança sobre o futuro. Melvin foi capaz de articular que ter um senso mais forte de família lhe daria uma razão para acordar de manhã. Portanto, a terapeuta associou esses esforços de melhorar seus relacionamentos com as razões para viver e acrescentou-os em seu cartão de *coping*.

Desenvolvendo estratégias para reduzir a impulsividade

Ainda que o mecanismo específico por meio do qual a impulsividade opera no uso de substâncias e nas crises suicidas não esteja claro, permanece o fato de que a impulsividade é elevada nos pacientes dependentes químicos e nos suicidas. Portanto, os pacientes suicidas com transtornos relacionados ao uso de substâncias tendem a ser caracterizados por esse fator de vulnerabilidade disposicional. Os clínicos podem trabalhar com os pacientes não apenas no desenvolvimento de estratégias para limitar a impulsividade em suas vidas diárias (ou seja, abordando o fator de traço), mas também no desenvolvimento de estratégias para administrar a impulsividade em momentos de crise (ou seja, abordar o fator de estado). Estratégias cognitivas para reduzir a impulsividade incluem a consideração de:

a) resultados de ações impulsivas,
b) prós e contras das ações impulsivas,
c) imagens vívidas das consequências negativas das ações impulsivas, e
d) formas alternativas de atender a necessidades intensas.

Estratégias comportamentais para reduzir a impulsividade incluem:

a) esperar um período específico de tempo antes de agir,
b) usar a "regra da dupla consulta" – perguntar a duas pessoas diferentes se a ação pretendida é uma boa ideia,
c) controlar a respiração,
d) distrair-se, e
e) manter próximo um lembrete simples para evitar determinadas ações impulsivas que teriam consequências desadaptativas (por exemplo, um bilhete para si mesmo dizendo "Beber faz as coisas piores a longo prazo" colado na geladeira).

Ao longo das seis primeiras sessões de terapia cognitiva, Melvin exibiu poucos exemplos de comportamento impulsivo. Na verdade, em muitos casos, ele parecia reflexivo sobre sua recuperação, sobre sua espiritualidade e sobre a vida que estava tentando construir para si mesmo. Entretanto, em sua sétima sessão, Melvin anunciou que havia deixado a casa de recuperação contra o julgamento do seu gerenciador de caso em seu programa de tratamento de adicção. Afirmou que "não podia aguentar mais" e que estava convencido de que ficaria sóbrio, pois agora não usava mais álcool ou drogas há quase quatro meses. Entretanto, não conseguiu uma residência permanente e estava morando novamente por alguns dias de cada vez na casa de amigos, muitos dos quais ainda estavam usando drogas. Ainda que Melvin alegasse que estava se mantendo forte e longe das drogas, admitiu que se colocou em uma situação de alto risco.

A terapeuta de Melvin guiou-o na identificação das vantagens e das desvantagens de deixar a casa de recuperação. Ainda que tenha identificado muito mais vantagens do que desvantagens, Melvin fixou-se na vantagem de que tinha sua liberdade de volta, pois não tinha mais que viver pelas regras estritas que vigoravam na casa de recuperação. A terapeuta encorajou Melvin a considerar o benefício a curto prazo de deixar a casa de recuperação contra o benefício a longo prazo de ficar sóbrio e retornar gradualmente à comunidade. Ela também pediu a ele que considerasse os casos anteriores em sua vida nos quais decisões impulsivas como essa resultaram em consequências prejudiciais. Melvin admitiu que estava se colocando em risco ao permanecer nesse ambiente, mas que não podia voltar para a casa de recuperação, e tampouco era provável que eles o aceitassem de volta, pois ele havia deixado a casa contra as recomendações. Subsequentemente, Melvin e sua terapeuta engajaram-se em uma resolução de problemas para encontrar uma situação aceitável de moradia e continuar com o tratamento ambulatorial para adicção. Durante essa sessão, a terapeuta proporcionou a lógica para abordar a impulsividade e utilizou o questionamento socrático para ajudar Melvin a reconhecer o papel disso nas crises anteriores, para que ele pudesse reconhecer o outro lado da moeda da liberdade de que estava usufruindo.

A fase avançada do tratamento

As atividades das sessões avançadas da terapia cognitiva para pacientes suicidas dependentes químicos são similares àquelas do protocolo geral descrito anteriormente neste livro, incluindo a consolidação das habilidades aprendidas em tratamento, a participação no protocolo de prevenção de recaídas, a revisão do progresso em direção aos objetivos do tratamento e a preparação para o término da fase aguda do tratamento. Ao conduzir o protocolo de prevenção de recaídas, o clínico deve ter em mente que muitos desses pacientes têm baixa tolerância a frustração (consequentemente, sua propensão a abusar de substâncias para evitar perturbações) e que podem ser especialmente relutantes em se engajarem nos exercícios de imaginação guiada. Além de comunicar uma lógica clara para o exercício, também é útil indicar como o protocolo de prevenção de recaídas foi útil com pacientes similares no passado (por exemplo, a conclusão com sucesso deu a eles a confiança de que realmente seriam capazes de utilizar as estratégias de *coping* quando precisassem). Também alertamos os clínicos para estarem preparados com exercícios de relaxamento e de respiração para acalmar esses pacientes antes que tomem uma decisão final. Entretanto, em última instância, a decisão de se engajar no protocolo de prevenção de recaídas é dos pacientes, e se eles escolherem não participar, então os clínicos devem embarcar em uma revisão detalhada das estratégias desenvolvidas em tratamento e procurar exemplos específicos de maneiras nas quais os pacientes iriam utilizá-las.

O tratamento de Melvin durou um total de 12 sessões. As sessões 7, 8 e 9 foram focadas na solidificação de estratégias para a efetiva resolução de problemas e para a redução da impulsividade e na aplicação dessas estratégias para encontrar um lugar estável para morar. Durante o curso dessas sessões, Melvin encontrou um quarto para alugar em um bairro próximo à casa de uma de suas irmãs, conseguiu um trabalho de meio período em uma loja de conveniências e seguiu mantendo contato com seus familiares, até mesmo planejando uma visita para ver os filhos no Dia dos Pais. Quando Melvin passou para a fase avançada do tratamento, expressou relutância em participar do protocolo de prevenção de recaídas, dizendo, "Por que ir lá agora? Eu só quero que tudo fique para trás e me concentrar no futuro". Ainda que ele tenha declinado a oportunidade de conduzir os exercícios de imaginação guiada sobre sua crise suicida anterior, concordou em fazer um para uma hipotética crise futura (por exemplo, ser despedido de seu emprego). Melvin imaginou que sua reação a essa situação seria um aumento na desesperança e no desespero, pois ela iria ativar sua crença central de fracasso. Também estimou que a probabilidade dele usar drogas novamente aumentaria por culpa do tédio. Em resposta, imaginou que iria

a) consultar seu cartão de *coping* para lembrar-se de outras razões para viver além de seu emprego,
b) usar estratégias de resolução de problemas para elaborar um plano para encontrar outro emprego, e
c) usar as estratégias de *coping* em seu plano de segurança (por exemplo, rezar, ler a Bíblia) em momentos em que estivesse particularmente perturbado.

Ainda que Melvin tenha terminado a terapia cognitiva, continuou a frequentar um grupo ambulatorial em seu programa de tratamento de adicção e a encontrar-se com seu gerenciador de caso mensalmente. Começou a tomar duas medicações psicotrópicas – um antidepressivo e um estabilizante de humor – e expressou um comprometimento em manter-se nesse regime médico. Melvin também começou a comparecer aos encontros dos Alcoólicos Anônimos pelo menos duas vezes por semana e concordou em agendar um reforço de terapia cognitiva dentro de três meses.

RESUMO E INTEGRAÇÃO

O abuso e a dependência de álcool e drogas são partes integrais da conceituação cognitiva de caso de muitos pacientes suicidas, pois os diagnósticos de dependência de álcool e outras substâncias podem operar como fatores de risco distais. Um episódio de uso de drogas pode agir como um fator de risco proximal (como a recaída), o uso de drogas pode servir como uma estratégia de *coping* (embora desadaptativa) para lidar com estressores de vida e o álcool e as drogas podem servir como um método de tentativa de suicídio. Os pacientes com transtornos relacionados ao uso de substâncias são caracterizados pelos mesmos fatores de risco para tentativas de suicídio e suicídios consumados que os pacientes sem esses problemas, mas, de forma geral, os clínicos podem esperar que qualquer paciente dependente químico individual tenha mais fatores de risco, e que estes sejam de maior severidade. Sabe-se que a ideação suicida e um histórico de tentativas são prevalentes em pacientes dependentes químicos, e o trabalho feito por Darke, Teesson e colaboradores têm sugerido que uma minoria substancial de pacientes dependentes químicos continue a estar suicida mesmo após um ano de tratamentos da adicção. Portanto, é lógico que uma intervenção para acompanhar tratamentos de adicção que seja focada na prevenção do suicídio seria especialmente relevante para essa população.

Ainda que o protocolo básico de terapia cognitiva com pacientes suicidas dependentes químicos seja similar ao usado com pacientes não dependentes químicos, assim como vimos no protocolo para idosos descrito no Capítulo 12, ele tem um tom diferente. Primeiro, as crenças relacionadas à dependência precisam ser consideradas em conjunto com as crenças e processos cognitivos relacionados ao suicídio na conceituação cognitiva do caso e na seleção subsequente das estratégias de intervenção. Segundo, os lapsos e recaídas são muitas vezes associados a um aumento na perturbação e a crises suicidas, portanto, o uso de substâncias deve ser cuidadosamente monitorado no começo de cada sessão no contexto da avaliação do risco de suicídio. Terceiro, esses pacientes podem parecer especialmente difíceis, pois ou sua ideação suicida é efêmera, ou têm dificuldades para tolerar a dor associada a focar os elementos que contribuem para suas crises suicidas. A pesquisa descrita anteriormente neste capítulo sugere que ajudar o paciente a melhorar sua autoeficácia sobre ser capaz de fazer mudanças positivas em sua vida e a aumentar sua motivação para realizar mudanças positivas pode ser a chave para mantê-lo na terapia, para solicitar sua colaboração no processo de tratamento e para generalizar as estratégias para sua vida diária.

14

CONCLUSÃO: UM MODELO DE SAÚDE PÚBLICA PARA A PREVENÇÃO DO SUICÍDIO

O seguinte diálogo é referente à sessão de reforço de seis meses de Janice com seu clínico, com quem ela trabalhou para desenvolver estratégias de prevenção do suicídio.

Clínico: Olá, Janice, já faz dois meses desde a última vez em que a vi. [sorri] É ótimo ver você. [Janice sorri e concorda] Eu gostaria de conversar sobre como você tem estado durante os últimos meses, para discutir quaisquer dificuldades que você possa ter experimentado, e para conversar sobre planos de tratamento. Existe alguma coisa que você gostaria de colocar na agenda?
Janice: Não, isso parece bom.
Clínico: Está tudo bem se falarmos sobre os últimos meses primeiro?
Janice: Claro. Bem, eu estive realmente bem. Eu finalmente consegui um emprego como caixa de banco e guardei algum dinheiro para sair da casa de minha mãe. Eu tenho meu próprio apartamento. Eu nem sei dizer o quão melhor eu me sinto agora, morando sozinha.
Clínico: Isso é ótimo, Janice. Eu estou realmente feliz por você.
Janice: Não foi assim tão fácil. Eu ainda tenho os meus momentos.
Clínico: Ah, é mesmo?
Janice: Claro, eu ainda fico realmente chateada quando o meu padrasto é crítico comigo. Mas eu aprendi a reconhecer que eu sou apenas sensível a críticas, pois eu pensei em mim mesma como sendo sem valor por muito tempo.
Clínico: É realmente importante que você esteja ciente dessa crença.
Janice: E eu ainda fico realmente emotiva com coisas bobas, a ponto de sentir que vou explodir.
Clínico: Lamento ouvir isso, mas eu certamente compreendo que você algumas vezes se sinta dessa maneira. Então, o que você faz quando se sente assim?
Janice: Eu penso sobre o quanto nós trabalhamos para lidar com esses momentos realmente dolorosos. Eu ainda tenho o meu plano de segurança, meus cartões de *coping* e meu *Kit* de Esperança.
Clínico: Ah, isso é bom.
Janice: É quase como se eu apenas tivesse que me lembrar que há outras opções para mim quando eu começo a pensar que as coisas estão realmente sem esperança. Eu apenas espero que eu nunca vá para aquele lugar sombrio outra vez, mas se eu for eu sei que conseguirei superar.

Clínico: É isso mesmo. Você aprendeu muitas habilidades para lidar com uma crise dessas.

Como é evidente a partir desse diálogo, o progresso que Janice fez foi clinicamente significativo. Entretanto, ainda que ela tenha articulado algumas das estratégias para administrar as crises suicidas, não há garantias de que não fará outra tentativa de suicídio no futuro, pois há muitos aspectos do histórico psiquiátrico de Janice que a colocam em risco crônico para o engajamento em atos suicidas. Um tema fundamental deste livro é que o foco primário da terapia cognitiva é reduzir o risco dos pacientes de engajamentos em futuros atos suicidas, ajudando-os a reconhecer os sinais de alerta de quando estão em uma crise e a usar as estratégias cognitivas, emocionais e/ou comportamentais de *coping* que são específicas para a conceituação cognitiva idiossincrática de suas crises. Janice certamente demonstrou a habilidade de aplicar essas estratégias em sua vida. Ainda que ela tenha permanecido em um risco de suicídio mais alto do que a maioria das mulheres em contextos similares, sua conclusão com sucesso da terapia cognitiva constitui um grande fator de proteção que, em algum grau, age contrariamente a esse risco.

Como foi descrito na Introdução, o suicídio é um grande problema de saúde pública para homens e mulheres de todas as idades, raças e etnias. Aumentar a atenção do público para esse problema por meio da exposição do impacto do suicídio em nossas vidas, em nossas comunidades, em nosso governo e na mídia constitui uma abordagem nacional para a prevenção do suicídio. Famílias e outros indivíduos que têm um ente querido que morreu por suicídio ou que tentou o suicídio podem não se sentir confortáveis para discutir esse tópico em público. Assim mesmo, uma maior conscientização pública do problema pode estimular os que experimentaram a tragédia a irem em frente e tornarem conhecidas suas preocupações para os outros. A conscientização geral também proporciona o desenvolvimento, a testagem e a implementação de abordagens baseadas em evidências, como a terapia cognitiva, para prevenir o suicídio.

De acordo com a National Strategy for Suicide Prevention (U. S. Department of Health & Human Services, 2001), há cinco passos para prevenir o suicídio da perspectiva da saúde pública:

a) vigilância ou definição da abrangência do problema;
b) avaliação dos fatores de risco e de proteção;
c) desenvolvimento e testagem de intervenções;
d) aplicação e testagem de intervenções baseadas em evidências nas comunidades;
e) disseminação e programas de avaliação de esforços para prevenir o suicídio (ver Figura 14.1).

Um dos primeiros passos para prevenir o suicídio e as tentativas de suicídio consistem em mensurar a extensão do problema por meio da vigilância. Isso é definido como a coleta, a análise e a interpretação continuadas e sistemáticas dos dados sobre saúde. Ainda que o Centers for Disease Control and Prevention rastreie os suicídios a partir das estatísticas vitais dos escritórios governamentais nos Estados Unidos, não existe uma vigilância atual para tentativas de suicídio. Estimativas confiáveis das taxas de prevalência e incidência de tentativas de suicídio são essenciais para estabelecer objetivos realistas, projetar intervenções preventivas e avaliar a efetividade desses programas.

Dado que a ocorrência de uma tentativa de suicídio tem sido determinada como um grande fator de risco para o suicídio, metodologias precisam ser desenvolvidas para identificar e acessar com precisão os indivíduos que tentam o suicídio e que são avaliados em nosso sistema de atenção à saúde, especialmente em unidades de emergência. Existem três funções potenciais importantes de um sistema de vigilância ou de um banco de dados para tentativas de suicídio:

a) a vigilância;

b) a pesquisa de tratamentos; e
c) o gerenciamento de caso.

A primeira função de um banco de dados de tentativas de suicídio é estabelecer um sistema de vigilância nacional, para que o alcance e a extensão do problema sejam avaliados. Estudos epidemiológicos de tentativas de suicídio podem nos ajudar a compreender a efetividade potencial de intervenções universais, selecionadas e/ou indicadas que são projetadas para reduzir a ocorrência de tentativas de suicídio na comunidade. A segunda função de um banco de dados é facilitar a pesquisa de tratamentos, para que as intervenções que tentam prevenir tentativas e mortes por suicídio possam ser desenvolvidas e testadas. A esse respeito, o banco de dados de tentativas de suicídio proporciona o fundamento para o desenvolvimento de uma infraestrutura para uma rede de testes clínicos, de modo que testes clínicos descentralizados possam ser conduzidos. A terceira função de um banco de dados de tentativas seria proporcionar uma infraestrutura para serviços de gerenciamento de caso voltados aos pacientes que estiverem em risco de suicídio. Os indivíduos que tentam o suicídio nem sempre frequentam serviços ambulatoriais de saúde mental ou fazem tratamento de adicção após terem sido identificados e clinicamente avaliados no ambiente hospitalar. Portanto, o banco de dados serve como base para o desenvolvimento de uma infraestrutura projetada para rastrear e proporcionar atendimentos domiciliares e encaminhamentos para pacientes que dificilmente frequentarão tratamentos psiquiátricos e de adicção após uma internação.

Abordagem de saúde pública à prevenção

- Disseminação; Programa de Avaliação
- Comunidade Implementação
- Desenvolvimento e Testes de intervenção
- Identificar causas; Fatores de risco e de proteção
- Definir o problema; Vigilância

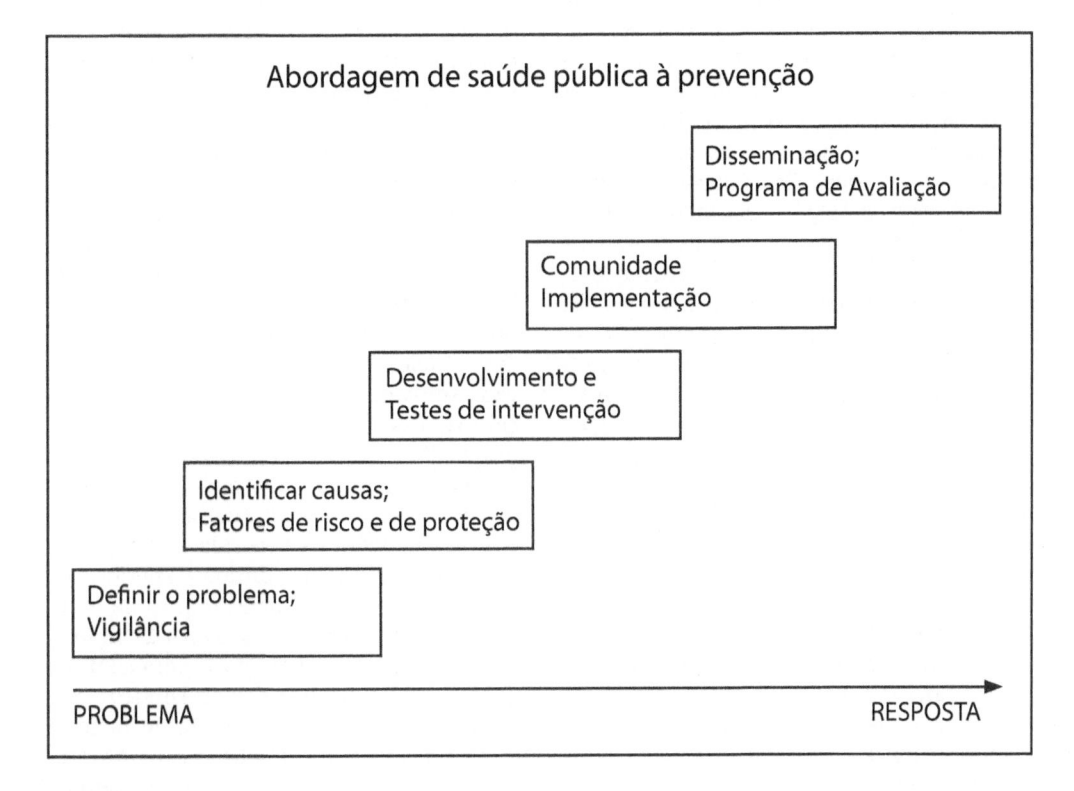

PROBLEMA → RESPOSTA

FIGURA 14.1

Um modelo de saúde pública para a prevenção.

A adoção de uma nomenclatura comum para a ideação suicida e para os atos suicidas, como a descrita no Capítulo 1, por clínicos de saúde e de saúde mental é essencial para identificar os pacientes que estão em risco de suicídio e para estabelecer e manter um banco de dados de tentativas de suicídio. Além disso, o uso de mensurações confiáveis e validadas de ideação suicida e tentativas de suicídio, também descritas no Capítulo 1, juntamente a uma avaliação abrangente dos fatores de risco e de proteção, não apenas levarão a uma melhor vigilância, mas acabarão salvando vidas.

O segundo passo de nosso modelo de saúde pública envolve identificar os fatores de risco e de proteção que são associados ao suicídio. Como é discutido no Capítulo 2, nosso grupo dedicou muitos anos ao exame dos fatores de risco para o suicídio. Essa pesquisa tem nos ajudado a estabelecer a validade preditiva de muitas de nossas mensurações padronizadas de psicopatologias, incluindo a Escala de Desesperança de Beck, a Escala de Ideação Suicida, a Escala de Intenção Suicida e o Inventário de Depressão de Beck. Esses testes amplamente utilizados são umas das poucas mensurações de psicopatologias que medem os fatores de risco para suicídio e as tentativas de suicídio demonstradas empiricamente. Essa pesquisa tem nos ajudado a identificar os indivíduos que estão em maior risco de suicídio, como os adultos que já tentaram o suicídio ou os que já tiveram níveis particularmente altos de ideação suicida no pior momento de suas vidas. Além disso, nosso grupo, bem como outros pesquisadores, identificou numerosos outros correlatos e fatores de risco para tentativas de suicídio e para o suicídio, incluindo variáveis demográficas, diagnósticas, de histórico psiquiátrico e outras variáveis psicológicas. Como pode ser visto no Capítulo 2, muitas dessas variáveis foram replicadas em diversas ocasiões usando distintas amostragens e abordagens de mensuração. Convocamos os pesquisadores a projetarem estudos que claramente avancem a literatura, ao examinar essas variáveis:

a) prospectiva, e não transversalmente;
b) de forma mais focada, como ao limitar a análise a fatores de risco para atos suicidas em um subgrupo de interesse particular (por exemplo, pessoas *gays*, lésbicas ou bissexuais, ou veteranos de guerra);
c) à luz da teoria relevante, de modo que construtos adicionais possam ser identificados, ou de forma que uma teoria integrada dos atos suicidas possa ser refinada e avançada.

O terceiro passo do modelo de saúde pública envolve o desenvolvimento e a testagem de intervenções que incluem estratégias clínicas para abordar fatores de risco identificados. Adotamos uma forma geral de terapia cognitiva, descrita no Capítulo 5, e desenvolvemos uma forma focada de terapia cognitiva que foi usada para abordar diretamente os comportamentos suicidas (G. K. Brown, Tenhave et al., 2005). Conforme descrito no Capítulo 4, os indivíduos que tentam o suicídio foram recrutados em unidades de emergência e aleatoriamente designados para receberem terapia cognitiva ou tratamento usual. Os resultados desse estudo indicaram que aqueles pacientes que foram designados à terapia cognitiva tinham aproximadamente 50% menos chances de tentarem se matar outra vez dentro dos 18 meses seguintes do que aqueles que não receberam a intervenção. Ainda que os grupos não tenham diferido significativamente na frequência e na intensidade de seus pensamentos suicidas, aqueles que foram designados à condição de terapia cognitiva pontuaram mais baixo em mensurações de severidade de depressão e de desesperança durante o período de acompanhamento. Como descrito na Parte II deste livro, a terapia cognitiva é conduzida da melhor forma quando conta com um agendamento flexível e com serviços ampliados. Dada a enorme tarefa de rastrear e engajar pacientes de alto risco em tratamento, é recomendada uma abordagem de tratamento em equipe, incluindo serviços de gerenciamento de caso.

Em acréscimo a essa pesquisa, temos focado o desenvolvimento e o exame de metodologias que abordem outras questões associadas à pesquisa de eficácia, incluindo as variáveis e os modelos estatísticos associados aos mecanismos de mudanças na terapia cognitiva. Com base na teoria descrita no Capítulo 3, estivemos examinando os mecanismos subjacentes associados aos atos suicidas, incluindo os vieses cognitivos (por exemplo, vieses atencionais), a tendência a fazer distorções cognitivas (por exemplo, pensamentos tudo ou nada), a fixação atencional durante crises suicidas e várias manifestações de impulsividade (por exemplo, a incapacidade de adiar recompensas, de inibir respostas). Planejamos usar esses dados para:

a) proporcionar um embasamento empírico para o modelo cognitivo descrito no Capítulo 3; e
b) desenvolver estratégias mais refinadas de intervenção que modifiquem fatores específicos de vulnerabilidades psicológicas e de processos cognitivos relacionados ao suicídio.

O quarto passo do modelo de saúde pública envolve implementar intervenções em comunidades. Dado que a terapia cognitiva foi eficaz na prevenção de tentativas de suicídio quando conduzida por pós-doutores que receberam treinamento e supervisão intensivos, nosso próximo estudo é avaliar a efetividade de exportar essa intervenção para pacientes que tentam o suicídio e que são encaminhados para instituições comunitárias de saúde mental. Especificamente, treinamos terapeutas comunitários com mestrado para usar essa intervenção com pacientes suicidas. Portanto, embarcamos no próximo passo nesta linha de pesquisa, o que envolve usar a experiência e os achados da pesquisa associados ao terceiro passo para desenvolver mais ainda programas de intervenção que possam ser aplicados em ambientes gerais por uma variedade de profissionais de saúde mental. Ainda que o clínico experiente possa certamente aprender muitas habilidades proporcionadas neste livro para prevenir o suicídio, concluímos que um treinamento didático seguido de intensas supervisões individuais e grupais oferece um excelente método de aprendizado da terapia cognitiva. Especificamente, concluímos que conduzir avaliações de gravações de áudio e vídeo usando a Escala de Pontuação da Terapia Cognitiva (J. E. Young e Beck, 1980) proporciona uma avaliação abrangente dos pontos fortes dos clínicos e das áreas em que precisam melhorar. Além disso, a supervisão em grupo proporciona um ambiente de apoio quando se trabalha com pacientes desafiadores (ver Capítulo 10).

O quinto e último passo do modelo de saúde pública envolve a avaliação e a disseminação do programa. A ausência de uma avaliação é vista como um dos maiores obstáculos para a identificação e a implementação de intervenções baseadas em evidências para a prevenção do suicídio e para o tratamento de transtornos mentais. Confrontados com o desafio de transportar a pesquisa para ambientes práticos, os pesquisadores começaram a compreender a importância de aplicar teorias organizacionais e de disseminação para o desafio de disseminar tratamentos em ambientes comunitários. Até hoje, poucas tentativas de testar a aplicabilidade de teorias de disseminação com intervenções psicológicas foram realizadas, e ainda menos esforços de manipular os fatores que se crê serem preditivos de uma adoção embasada de um tratamento empiricamente fundamentado. Ainda que este livro pretenda promover a adoção de um tratamento empiricamente fundamentado, não temos ainda acesso a uma abordagem sistemática e baseada em evidências.

Nossos recentes esforços de treinamento nos proporcionaram a oportunidade de avaliar os efeitos dos fatores individuais e organizacionais nos resultados de treinamentos e na adoção da terapia cognitiva. Os objetivos deste programa de pesquisa são:

a) medir a adoção da terapia cognitiva entre clínicos que foram treinados sistematicamente nessa abordagem;

b) avaliar as barreiras para a adoção da terapia cognitiva em contextos comunitários;
c) aprender mais sobre o modo no qual os clínicos comunitários adaptam a terapia cognitiva para abordar as necessidades de seus pacientes; e
d) comparar os autorrelatos dos clínicos sobre seu uso da terapia cognitiva com mensurações objetivas de conformidade com a terapia cognitiva.

Concluindo, nossa abordagem de terapia cognitiva tem o potencial de ser um poderoso tratamento para a prevenção de atos suicidas em função

a) de seu foco definido;
b) da orientação para o envolvimento de uma equipe de tratamento e de serviços adjuntos no tratamento do paciente; e
c) do foco no desenvolvimento de estratégias cognitivas e comportamentais concretas que podem ser usadas durante as crises.

Na verdade, pode ser dito que nossa teoria e a abordagem resultante do tratamento são o resultado de mais de 40 anos de trabalhos, iniciados primeiro por Aaron T. Beck. Estivemos muito gratos pelo número de clínicos e pesquisadores que expressaram interesse em nossa abordagem para o entendimento e o tratamento de pacientes suicidas. Essa questão está agora recebendo maior atenção do que jamais recebeu e está sendo reconhecida por clínicos, por pesquisadores e por instituições de fomento como um problema merecedor de atenção em seu próprio mérito, não simplesmente uma extensão do diagnóstico psiquiátrico ao qual está atrelado. Ainda que este livro represente o acúmulo de nosso conhecimento até este ponto, nossos leitores podem estar seguros de que estamos comprometidos a continuar testando a intervenção, refinando nossa teoria, desenvolvendo mais estratégias de intervenções focadas e disseminando nosso tratamento para o público.

Apêndice

DELINEAMENTO DA TERAPIA COGNITIVA PARA PACIENTES SUICIDAS

I. A fase inicial do tratamento

   A. Obter o consentimento informado.
      1. Abordar a confidencialidade.
      2. Descrever a estrutura e o processo do tratamento.
      3. Discutir os potenciais riscos e benefícios do tratamento.
      4. Informar o paciente dos tratamentos alternativos.
   B. Engajar ativamente o paciente em tratamento.
   C. Completar uma avaliação abrangente do risco de suicídio.
      1. Avaliar os fatores de risco (características que criam vulnerabilidades para o engajamento em atos suicidas).
      2. Avaliar os fatores de proteção (características que reduzem a probabilidade do engajamento em atos suicidas).
      3. Fazer uma determinação final do risco de suicídio.
      4. Trabalhar com o paciente os efeitos colaterais da avaliação.
   D. Desenvolver um plano de segurança (uma lista hierarquicamente organizada das habilidades de *coping* que os pacientes concordam em usar em uma crise suicida).
      1. Reconhecer os sinais de alerta.
      2. Usar estratégias de *coping*.
      3. Contatar os membros da família ou amigos.
      4. Contatar profissionais ou instituições.
   E. Transmitir um senso de esperança.

II. A conceituação cognitiva do caso

   A. Conduzir (ou integrar informações de) uma avaliação psicológica.*
   B. Construir uma linha de tempo da crise suicida.*
   C. Desenvolver a conceituação cognitiva inicial do caso (a aplicação da teoria cognitiva para a compreensão das características cognitivas, comportamentais, afetivas e situacionais das crises suicidas do paciente).
   D. Planejar o tratamento.
      1. Desenvolver os objetivos do tratamento.
      2. Selecionar as estratégias de intervenção.

III. A fase intermediária do tratamento

   A. Continuar as atividades da fase inicial do tratamento.
      1. Avaliar o risco de suicídio.
      2. Avaliar o uso de álcool e drogas.
      3. Avaliar a aceitação do tratamento.
      4. Revisar e modificar o plano de segurança.

---

* Esta informação é reunida durante a fase inicial do tratamento e é compilada em uma conceituação cognitiva do caso ao final da fase inicial.

B. Estratégias comportamentais.
   1. Aumentar as atividades prazerosas.
   2. Melhorar os recursos sociais.
   3. Aumentar a integração com outros serviços.
C. Habilidades de *coping* afetivo.
   1. Alívio físico (por exemplo, relaxamento muscular, respiração controlada)
   2. Alívio cognitivo (por exemplo, distração, imaginação positiva)
   3. Alívio sensorial (por exemplo, atividades para ativar os sentidos)
D. Estratégias cognitivas.
   1. Modificar as crenças centrais.
   2. Identificar razões para viver.
   3. Desenvolver cartões de *coping*.
   4. Aprimorar as habilidades de resolução de problemas.
   5. Reduzir a impulsividade.

IV. A fase avançada do tratamento
   A. Revisão e consolidação das habilidades.
   B. Conduzir o protocolo de prevenção de recaídas.
      1. Preparar o paciente para o exercício.
      2. Revisar a última crise suicida.
      3. Revisar a última crise suicida usando habilidades.
      4. Revisar uma futura crise suicida.
      5. Trabalhar com o paciente os efeitos colaterais do exercício.
   C. Revisar o progresso em direção aos objetivos do tratamento.
   D. Planejar tratamentos adicionais.
      1. Continuação do tratamento.
      2. Encaminhamento.
      3. Término do tratamento.

REFERÊNCIAS

Adams, D. M., & Overholser, J. C. (1992). Suicidal behavior and history of substance abuse. *The American Journal of Drug and Alcohol Abuse, 18*, 343-354.

Addis, M. E., & Jacobson, N. S. (2000). A doser look at the treatment rationale and homework compliance in cognitive-behavioral therapy for depression. *Cognitive Therapy and Research, 24*, 313-326.

Agency for Health Care Policy & Research. (1999). *Evidence report* on *treatment of depression: Newer pharmacotherapies*. Washington, DC: AHCPR Evidence-Based Practice Centers.

Aharonovich, E., Liu, X., Nunes, E., & Hasin, D. S. (2002). Suicide attempts in substance abusers: Effects of major depression in relation to substance use disorders. *American Journal of Psychiatry, 159*, 1600-1602.

Alexopoulos, G. S., Bruce, M. L., Hull, J., Sirey, J. A., & Kakuma, T. (1999). Clinical determinants of suicidal ideation and behavior in geriatric depression. *Archives of General Psychiatry, 11*, 1048-1053.

Allard, R., Marshall, M., & Plante, M. (1992). Intensive follow-up does not decrease the risk of repeat suicide attempts. *Suicide and Life-Threatening Behavior, 22*, 303-314.

Allebeck, P., & Allgulander, C. (1990). Psychiatric diagnoses as predictors of suicide: A comparison of diagnoses at conscription and in psychiatric care in a cohort of 50,465 young men. *British Journal of Psychiatry, 157*, 339-344.

American Psychiatric Association. (2003). *Practice guideline for the assessment and treatment of patients with suicidal behaviors*. Washington, DC: Author.

American Psychological Association. (2002). Ethical principles of psychologists and code of conduct. *American Psychologist, 57*, 1060-1073.

Anderson, P. S., Tiro, J. A., Price, A. W., Bender, M. A., & Kaslow, N. J. (2002). Additive impact of childhood emotional, physical, and sexual abuse on suicide attempts among low-income African-American women. *Suicide and Life-Threatening Behavior, 32*, 131-138.

Andréasson, S., & Romelsjo, A. (1988). Alcohol and mortality among young men: A longitudinal study of Swedish conscripts. *Scandinavian Journal of Social Medicine, 18*, 9-15.

Andrews, J. A., & Lewinsohn, P. M. (1992). Suicide attempts among older adolescents: Prevalence and co-occurrence with psychiatric disorders. *Journal of the American Academy of Child & Adolescent Psychiatry, 31*, 665-662.

Andriessen, K. (2006). On "intention" in the definition of suicide. *Suicide and Life-Threatening Behavior, 36*, 533-538.

Apter, A., Gothelf, D., Orbach, L, Weizman, R., Ratzoni, G., Har-Even, D., et al. (1995). Correlation of suicidal and violent behavior in different diagnostic categories in hospitalized adolescent patients. *Journal of the American Academy of Child & Adolescent Psychiatry, 34*, 912-918.

Arensman, E., Townsend, E., Hawton, K., Bremner, S., Feldman, E., Goldney, R., et al. (2001). Psychosocial and pharmacological treatment of patients following deliberate self-harm: The methodological issues involved in evaluating effectiveness. *Suicide and Life-Threatening Behavior, 31*, 169-180.

Asarnow, J. R., Carlson, G. A., & Gutherie, D. (1987). Coping strategies, self-perceptions, hopelessness, and perceived family functioning in depressed and suicidal children. *Journal of Consulting and Clinical Psychology, 55*, 361-366.

Asarnow, J. R., & Gutherie, D. (1989). Suicidal behavior, depression, and hopelessness in child psychiatric inpatients: A replication and extension.*Joumal of Child Clinical Psychology, 18*, 129-136.

Asnis, G. M., Kaplan, M. L., van Praag, H. M., & Sanderson, W. C. (1994). Homicidal behaviors among psychiatric outpatients. *Hospital Community Psychiatry, 45*, 127-132.

Babor, T. F., Higgins-Biddle, J. C., Saunders, J. B., & Monteiro, M. G. (2001). *The Alcohol Use Disorders Identification Test: Guidelines for use* in *primary care*. Geneva, Switzerland: World Health Organization.

Baca-Garcia, E., Diaz-Sastre, C., Garcia Resa, E., Blasco, H., Braquehais Conesa, D., Oquendo, M. A., et al. (2005). Suicide attempts and impulsivity. *European Archives of Psychiatry and Clinical Neuroscience, 255*, 152-156.

Barraclough, B. M. (1971). Suicide in the elderly: Recent developments in psychogeriatrics. *British Journal of Psychiatry*, (Suppl. 6), 87-97.

Barratt, E. S. (1959). Anxiety and impulsiveness related to psychomotor efficiency. *Perceptual and Motor Skills, 9*, 191-198.

Barratt, E. S. (1985). Impulsiveness subtraits: Arousal and information pracessing. In J. T. Spence & C. E. Izard (Eds.), *Motivation, emotion, and personality* (pp. 137-146). Amsterdam: North Holland/Elsevier Science.

Bateman, A., & Fonagy, P. (1999). Effectiveness of partial hospitalization in the treatment of borderline personality disorder: A randomized controlled trial. *American Journal of Psychiatry, 156*, 1563-1569.

Baumeister, R. F. (1990). Suicide as escape from self. *Psychological Review, 97*, 90-113.

Beautrais, A. L. (2001). Subsequent mortality in medically serious suicide attempts: A 5 year follow-up. *Australian and New Zealand Journal of Psychiatry, 37*, 595-599.

Beautrais, A. L. (2002). A case control study of suicide and attempted suicide in older adults. *Suicide and Life-Threatening Behavior, 32*, 1-9.

Beautrais, A. L., Joyce, P. R., Mulder, R. T., Fergusson, D. M., Deavoll, B. J., & Nightengale, S. K. (1996). Prevalence and comorbidity of mental disorders in persons making serious suicide attempts: A case-control study. *American Journal of Psychiatry, 153*, 1009-1014.

Beck, A. T. (1967). *Depression: Causes and treatment.* Philadelphia: University of Pennsylvania Press.

Beck, A. T. (1986). Hopelessness as a predictor of eventual suicide. In J. J. Mann & M. Stanley (Eds.), *Annals of the New York Academy of Sciences:* Vol. 487. *Psychology and suicidal behavior* (pp. 90-96). New York: New York Academy of Sciences.

Beck, A. T. (1988). Cognitive approaches to panic disorder: Theory and therapy. In S. Rachman & J. D. Maser (Eds.), *Panic: Psychalagical perspectives* (pp. 91-109). Hillsdale, NJ: Erlbaum.

Beck, A. T. (1996). Beyond belief: A theory of modes, personality, and psychopathology. In P. Salkovskis (Ed.), *Frontiers af cognitive therapy* (pp. 1-25). New York: Guilford Press.

Beck, A. T., Beck, R., & Kovacs, M. (1975). Classification of suicidal behaviors: I Quantifying intent and medical lethality. *American Journal of Psychiatry, 132*, 285-287.

Beck, A. T., & Bhar, S. S. (in press). Cognitive pracesses in borderline personality disorder. *Clinical Neuroscience Research.*

Beck, A. T., Brown, G., Berchick, R. J., Stewart, B. L., & Steer, R. A. (1990). Relationship between hopelessness and ultimate suicide: A replication with psychiatric outpatients. *American Journal of Psychiatry, 147*, 190-195.

Beck, A. T., Brown, G. K., & Steer, R. A. (1997). Psychometric characteristics of the Scale for Suicide Ideation with psychiatric outpatients. *Behaviour Research and Therapy, 35*, 1039-1046.

Beck, A. T., Brown, G. K., Steer, R. A., Dahlsgaard, K. K., & Grisham, J. R. (1999). Suicide ideation at its worst point: A predictor of eventual suicide in psychiatric outpatients. *Suicide and Life-Threatening Behavior, 29*, 1-9.

Beck, A. T., Davis, J. H., Frederick, C. J., Perlin, S., Pokorny, A., Schulman, R., et al. (1972). Classification and nomenclature. In H. L. P. Resnik & B. Hathorne (Eds.), *Suicide preventian in the seventies* (pp. 7-12). Washington, DC: U.S. Government Printing Office.

Beck, A. T., & Emery, G. (1985). *Anxiety disorders and phobias: A cognitive perspective.* New York: Basic Books.

Beck, A. T., Freeman, A., Davis, D. D., & Associates (2004). *Cognitive therapy of personality disorders* (2nd ed.). New York: Guilford Press.

Beck, A. T., & Greenberg, R. L. (1974). *Caping with depressian.* New York: Institute for Rational Living.

Beck, A. T., Kovacs, M., & Weissman, A. (1975, December 15). Hopelessness and suicidal behavior: An overview. *JAMA, 234*, 1146-1149.

Beck, A. T., Kovacs, M., & Weissman, A. (1979). Assessment of suicidal intention: The Scale for Suicide Ideation. *Journal of Consulting and Clinical Psychology, 47*, 343-352.

Beck, A. T., & Lester, D. (1976). Components of suicidal intent in completed and attempted suicides. *Journal of Psychology, 92*, 35-38.

Beck, A. T., Resnik, H. L., & Lettieri, D. J. (Eds.). (1974). *The predictian af suicide.* Bowie, MD: Charles Press.

Beck, A. T., Rush, A. J., Shaw, B. F., & Emery, G. (1979). *Cognitive therapy of depressian.* New York: Guilford Press.

Beck, A. T., Schuyler, D., & Herman, L. (1974). Development of suicidal intent scales. In T. Beck, H. L. Resnik, & D. J. Lettieri (Eds.), *The prediction of suicide* (pp. 45-56). Bowie, MD: Charles Press.

Beck, A. T., & Steer, R. A. (1988). *Manual for the Beck Hopelessness Scale.* San Antonio, TX: Psychological Corporation.

Beck, A. T., & Steer, R. A. (1989). Clinical predictors of eventual suicide: A five to ten year prospective study of suicide attempters. *Journal of Affective Disorders, 17*, 203-209.

Beck, A. T., & Steer, R. A. (1991). *Manual for the Beck Scale for Suicide ldeation.* San Antonio, TX: Psychological Corporation.

Beck, A. T., Steer, R. A., Beck, J. S., & Newman, C. F. (1993). Hopelessness, depression, suicidal ideation, and clinical diagnosis of depression. *Suicide and Life-Threatening Behavior, 23*, 139-145.

Beck, A. T., Steer, R. A., & Brown, G. K. (1996). *Manual for Beck Depression Inventory-II.* San Antonio, TX: Psychological Corporation.

Beck, A. T., Steer, R. A, Kovacs, M., & Garrison, B. (1985). Hopelessness and eventual suicide: A 10-year prospective study of patients hospitalized with suicidal ideation. *American Journal of Psychiatry, 142*, 559-563.

Beck, A. T., Steer, R. A., & McElroy, M. G. (1982). Relationships of hopelessness, depression, and previous suicide attempts to suicidal ideation in alcoholics. *Journal of Studies on Alcohol, 43*, 1042-1046.

Beck, A. T., Steer, R. A, & Ranieri, W. (1998). Scale for Suicide Ideation: Psychometric properties of a self-report version. *Journal of Clinical Psychology, 44*, 499-505.

Beck, A. T., Steer, R. A., Sanderson, W. C., & Skeie, T. M. (1991). Panic disorder and suicidal ideation and behavior: Discrepant findings in psychiatric outpatients. *American Journal of Psychiatry, 148*, 1195-1199.

Beck, A. T., Weissman, A., & Kovacs, M. (1976). Alcoholism, hopelessness, and suicidal behavior. *Journal of Studies on Alcohol, 37*, 66-77.

Beck, A. T., Weissman, A., Lester, D., & Trexler, L. (1974). The measurement of pessimism: The Hopelessness scale. *Journal of Consulting and Clinical Psychology, 42*, 861-865.

Beck, A. T., Weissman, A., Lester, D., & Trexler, L. (1976). Classification of suicidal behaviors: II. Dimensions of suicidal intent. *Archives of General Psychiatry, 33*, 835-837.

Beck, A. T., Wright, F. D., Newman, C. F., & Liese, B. S. (1993). *Cognitive therapy of substance abuse.* New York: Guilford Press.

Beck, J. S. (1995). *Cognitive therapy: Basics and beyond.* New York: Guilford Press.

Beck, R. W., Morris, J. B., & Beck, A. T. (1974). Cross-validation of the Suicidal Intent Scale. *Psychological Reports, 34*, 445-446.

Becker, E. S., Strohbach, D., & Rinck, M. (1999). A specific attentional bias in suicide attempters. *The Journal of Nervous and Mental Disease, 187*, 730-735.

Bedrosian, R. C., & Beck, A. T. (1979). Cognitive aspects of suicidal behavior. *Suicide and Life-Threatening Behavior, 2*, 87-96.

Begg, C., Cho, M., Eastwood, S., Horton, R., Moher, D., Olkin, I., et al. (1996, August 28). Improving the quality of reporting of randomized controlled trials: The CONSORT statement. *JAMA, 276*, 637-639.

Bennewith, O., Stocks, N., Gunnell, D., Peters, T. J., Evans, M. O., & Sharp, D. J. (2002). General practice based intervention to prevent repeat episodes of deliberate self harm: Cluster randomised controlled trial. *British Medical Journal, 324*, 1254-1257.

Bensley, L., Van Eenwyk, J., Spieker, S., & Schoder, J. (1999). Self-reported abuse history and adolescent behavior problems: I. Antisocial and suicidal behaviors. *Journal of Adolescent Health, 24*, 163-172.

Berk, M. S., Henriques, G. R., Warman, D. M., Brown, G. K., & Beck, A. T. (2004). A cognitive therapy intervention for suicide attempters: An overview of the treatment and case examples. *Cognitive and Behavioral Practice, 11*, 265-277.

Berman, A. L., Jobes, D. A, & Silverman, M. M. (2006). *Adolescent suicide: Assessment and intervention* (2nd ed.). Washington, DC: American Psychological Association.

Bertolote, J. M., Fleischmann, A., De Leo, D., & Wasserman, D. (2003). Suicide and mental disorders: Do we know enough? *British Journal of Psychiatry, 183*, 382383.

Best, D., Gossop, M., Man, L.-H., Finch, E., Greenwood, J., & Strang, J. (2000). Accidental and deliberate overdose among opiate addicts in methadone maintenance treatment: Are deliberate overdoses systematically different? *Drug and Alcohol Review, 19*, 213-216.

Blumenthal, S., Bell, V., Neumann, N. U., Schuttler, R., & Vogel, R. (1989). Mortality and rate of suicide of first admission psychiatric patients: A 5-year follow up of a prospective longitudinal study. *Psychopathology, 22*, 50-56.

Boergers, J., & Spirito, A (2003). The outcome of suicide attempts among adolescents. In A. Spirito & J. C. Overholser (Eds.), *Evaluating and treating adolescent suicide attempters: From research to practice* (pp. 261-276). New York: Academic Press.

Boergers, J., Spirito, A., & Donaldson, D. (1998). Reasons for adolescent suicide attempts: Associations with psychological functioning. *Journal of the American Academy of Child & Adolescent Psychiatry, 37*, 277-286.

Bondy, B., Buettner, A., & Zill, P. (2006). Genetics of suicide. *Molecular Psychiatry, 11*, 336-351.

Bongar, B., Maris, R. W., Berman, A. C., & Litman, R. E. (1992). Outpatient standards of care and the suicidal patient. *Suicide and Life-Threatening Behavior, 22*, 453-478.

Borowsky, L., Resnick, M., Ireland, M., & Blum, R. (1990). Suicide attempts among American Indian and Alaska Native youth. *Archives of Pediatrics & Adolescent Medicine, 153*, 573-580.

Bostwick, J. M., & Pankrantz, V. S. (2000). Affective disorders and suicide risk: A reexamination. *American Journal of Psychiatry, 141*, 206-209.

Brent, D. A. (1987). Correlates of the medical lethality of suicide attempts in children and adolescents. *Journal of the American Academy of Child & Adolescent Psychiatry, 26*, 87-89.

Brent, D. A., Baugher, M., Bridge, J., Chen, T., & Chiappetta, L. (1999). Age- and sex-related risk factors for adolescent suicide. *Journal of the American Academy of Child & Adolescent Psychiatry, 38*, 1497-1505.

Brent, D. A., Kerr, M. M., Goldstein, C., Bozigar, J., Wartella, M. E., & Allan, M. J. (1989). An outbreak of suicide and suicidal behavior in high school. *Journal of the American Academy of Child & Adolescent Psychiatry, 32*, 521-529.

Brent, D. A., & Mann, J. J. (2005). Family genetic studies, suicide, and suicidal behavior. *American*

Journal of Medical Genetics Part C: Seminars in Medical Genetics, 133C, 13-24.

Brent, D. A., Oquendo, M., Birmaher, B., Greenhill, L., Kolko, D., Stanley, B., et al. (2002). Familial pathways to early-onset suicide attempt: Risk for suicidal behavior in offspring of mood-disordered suicide attempters. *Archives of General Psychiatry, 59*, 801-807.

Brent, D. A, Perper, J. A, Goldstein, C. E., Kolko, D. J., Allan, M. J., Allman, C. J., et al. (1988). Risk factors for adolescent suicide: A comparison of adolescent suicide victims with suicidal inpatients. *Archives of General Psychiatry, 45*, 581-588.

Brent, D. A., Perper, J. A., Moritz, G., Baugher, M., Roth, C., Barach, L., et al. (1993). Familial risk factors for adolescent suicide: A case control study. *Acta Psychiatrica Scandinavica, 89*, 52-58.

Brown, G. K. (2002). *A review of suicide assessment measures for intervention research* in *adults and older adults* (Technical report submitted to the National Institutes of Mental Health under Contract No. 263-MH914950). Bethesda, MD: National Institute of Mental Health.

Brown, G. K., Beck, A. T., Steer, R. A., & Grisham, J. R. (2000). Risk factors for suicide in psychiatric outpatients: A 20-year prospective study. *Journal of Consulting and Clinical Psychology, 68*, 371-377.

Brown, G. K., Bruce, M. L., Pearson, J. L., & PROSPECT Study Group. (2001). High risk management for elderly suicidal patients in primary care. *International Journal of Geriatric Psychiatry, 16*, 593-601.

Brown, G. K., Henriques, G. R., Ratto, C., & Beck, A. T. (2002). *Cognitive therapy treatment manual for suicide attempters*. Unpublished manuscript, University of Pennsylvania, Philadelphia.

Brown, G. K., Henriques, G. R., Sosdjan, D., & Beck, A. T. (2004). Suicide intent and accurate expectations of lethality: Predictors of medical lethality of suicide attempts. *Journal of Consulting and Clinical Psychology, 72*, 1170-1174.

Brown, G. K., Jeglic, E., Henriques, G. R., & Beck, A. T. (2006). Cognitive therapy, cognition, and suicidal behavior. In T. E. Ellis (Ed.), *Cognition and suicide: Theory, research, and therapy* (pp. 53-74). Washington, DC: American Psychological Association.

Brown, G. K., Steer, R. A., Henriques, G. R., & Beck, A. T. (2005). The internal struggle between the wish to die and the wish to live: A risk factor for suicide. *American Journal of Psychiatry, 162*, 1977-1979.

Brown, G. K., Tenhave, T., Henriques, G. R., Xie, S. X., Hollander, J. E., & Beck, A. T. (2005, August 3). Cognitive therapy for the prevention of suicide attempts: A randomized controlled trial. *LAMA, 294*, 563-570.

Brown, J., Cohen, P., Johnson, J., & Smailes, E. M. (1999). Childhood abuse and neglect: Specificity of effects on adolescent and young adult depression and suicidality. *Journal of the American Academy of Child & Adolescent Psychiatry, 38*, 1490-1496.

Bruce, M. L., Tenhave, T. R., Reynolds, C. F., Katz, K. I., Schulberg, H. C., Mulsant, B. H., et al. (2004, September 1). Reducing suicidal ideation and depressive symptoms in depressed older primary care patients: A randomized controlled trial. *LAMA, 292*, 1081-1091.

Buda, M., & Tsuang, M. T. (1990). The epidemiology of suicide: Implications for clinical practice. In S. J. Blumenthal & D. J. Kupfer (Eds.), *Suicide over the life cycle: Risk factors, assessment, and treatment of suicidal patients* (pp. 17-37). Washington, DC: American Psychiatric Press.

Burdick, K. E., Endick, C. J., & Goldberg, J. F. (2005). Assessing cognitive deficits in bipolar disorder: Are self reports valid? *Psychiatry Research, 136*, 43-50.

Burns, D. D. (1980). *Feeling good: The new mood therapy*. New York: Signet.

Busch, K. A., Clark, D. C., & Fawcett, J. (1993). Clinical features of inpatient suicide. *Psychiatric Annals, 23*, 256-262.

Busch, K. A., Fawcett, J., & Jacobs, D. G. (2003). Clinical correlates of inpatient suicide. *Journal of Clinical Psychiatry, 64*, 14-19.

Byrne, G. J., & Raphael, B. (1999). Depressive symptoms and depressive episodes in recently widowed older men. *International Psychogeriatrics, 11*, 67-74.

Caldwell, C. E., & Gottesman, I. I. (1990). Schizophrenics kill themselves too: A review of risk factors for suicide. *Schizophrenia Bulletin, 16*, 571-589.

Campbell, J. M. (1992). Treating depression in well older adults: Use of diaries in cognitive therapy. *Issues of Mental Health Nursing, 13*, 19-29.

Cantor, C. H., & Slater, P. J. (1995). Marital breakdown, parenthood, and suicide. *Journal of Family Studies, 1*, 91-102.

Carr, D. S., Nesse, R. M., & Wortman, C. B. (Eds.). (2005). *Spousal bereavement in late life*. New York: Springer Publishing Company.

Carter, G. L., Clover, K., Whyte, I. M., Dawson, A H., & D'Este, C. (2005). Postcards fram the EDge project: Randomised controlled trial of an intervention using postcards to reduce repetition of hospital treated deliberate self poisoning. *British Medical Journal, 331*,805-809.

Carter, G., Reith, D. M., Whyte, I. M., & McPherson, M. (2005). Repeated self-poisoning: Increasing severity of self-harm as a predictor of subsequent suicide. *British Journal of Psychiatry, 186*, 253-257.

CBT TASA Team. (2008). *Cognitive behavioral therapy for adolescent suicide attempters teen manual*. Unpublished manuscript, National Institute of Mental Health.

Cedereke, M., Monti, K., & Ojehagen, A (2002). Telephone contact with patients in the year after a suicide attempt: Does it affect treatment attendance and outcome? A randomized controlled study. *European Psychiatry, 17*, 82-91.

Centers for Disease Control and Prevention. (2008). *Web-Based Injury Statistics Query and Reporting System (WISQARS).* Retrieved February 26, 2008, from Centers for Disease Control and Prevention, National Center for Injury and Prevention Control Web site: http://www.cdc.gov/ncipc/WISQARS

Chemtob, C. M., Bauer, G. B., Hamada, R. S., Pelowski, S. R., & Muraoka, M. Y. (1989). Patient suicide: Occupational hazard for psychologists and psychiatrists. *Professional Psychology: Research and Practice, 20*, 294-300.

Chen, Y.-W., & Dilsaver, S. C. (1996). Lifetime rates of suicide attempts among subjects with bipolar and unipolar disorders relative to subjects with other axis I disorders. *Biological Psychiatry, 39*, 896-899.

Cheng, A. T., Chen, T. H., Chen, C. C., & Jenkins, R. (2000). Psychological and psychiatric risk factors for suicide: Case control psychological autopsy study. *British Journal of Psychiatry, 177*, 360-365.

Chowdhury, N., Hicks, R. C., & Kreitman, N. (1973). Evaluation of an after-care service for parasuicide (attempted suicide) patients. *Social Psychiatry, 8*, 67-81.

Clark, D. A, & Beck, A T. (1999). *Scientific foundatians of cognitive theory and therapy of depressian.* New York: Wiley.

Clark, D. C., & Horton-Deutsch, S. L. (1992). Assesment in absentia: The value of the psychological autopsy method for studying antecedents of suicide and predicting future suicides. In R. W. Maris, A. L. Berman, J. T. Maltzberger, & R. I. Yufit (Eds.), *Assesment and prediction of suicide* (pp. 145-181). New York: Guilford Press.

Clum, G. A, & Curtin, L. (1993). Validity and reactivity of a system of self-monitoring suicide ideation. *Journal of Psychopathology and Behavioral Assessment, 15*, 375-385.

Clum, G. A., & Febbraro, G. A. R. (2004). Social problem solving and suicide risk. In E. C. Chang, T. J. D'Zurilla, & L. J. Sanna (Eds.), *Social problem solving: Theory, research, and training* (pp. 67-82). Washington, DC: American Psychological Association.

Cohen-Sandler, R., Berman, A. L., & King, R. A. (1982). Life stress and symptomatology: Determinants of suicidal behavior in children. *Journal of the American Academy for Child & Adolescent Psychiatry, 21*, 178-196.

Collins, J. M. (2003). Impact of a patient suicide on clinicians. *Journal of the American Psychiatric Nurses' Association, 9*, 159-162.

Comtois, K. A., & Linehan, M. M. (2006). Psychosocial treatments of suicidal behaviors: A practice-friendly review. *Journal of Clinical Psychology: In Session, 62*, 161-170.

Conner, K. R., Beautrais, A. L., & Conwell, Y. (2003). Moderators of the relationship between alcohol dependence and suicide and medically serious suicide attempts: Analyses of the Canterbury Suicide Project Data. *Alcoholism: Clinical and Experimental Research, 27*, 1156-1161.

Conner, K. R., Duberstein, P. R., Conwell, Y., & Caine, E. D. (2003). Reactive aggression and suicide: Theory and evidence. *Aggression and Violent Behavior, 8*, 413-432.

Conwell, Y. (2001). Suicide in later life: A review and recommendations for prevention. *Suicide and Life-Threatening Behavior, 31*, 32-47.

Conwell, Y., & Brent, D. (1995). Suicide and aging I: Patterns of psychiatric diagnosis. *International Psychogeriatrics, 7*, 149-164.

Conwell, Y., Duberstein, P. R., & Caine, E. D. (2002). Risk factors for suicide in later life. *Biological Psychiatry, 52*, 193-204.

Conwell, Y., Duberstein, P. R., Cox, C., Herrmann, J. H., Forbes, N. T., & Caine, E. D. (1996). Relationships of age and Axis I diagnoses in victims of completed suicide: A psychological autopsy study. *American Journal of Psychiatry, 153*, 1001-1008.

Conwell, Y., Duberstein, P. R., Cox, C., Herrmann, J. H., Forbes, N. T., & Caine, E. D. (1998). Age differences in behaviors leading to completed suicide. *American Journal of Geriatric Psychiatry, 6*, 122-126.

Cornelius, J. R., Salloum, I. M., Day, N. L., Thase, M. E., & Mann, J. J. (1996). Patterns of suicidality and alcohol use in alcoholics with major depression. *Alcoholism: Clinical and Experimental Research, 20*, 1451-1455.

Cotgrove, A., Zirinsky, L., Black, D., & Weston, D. (1995). Secondary prevention of attempted suicide in adolescence. *Journal of Adolescence, 18*, 569-577.

Crits-Christoph, P., Siqueland, L., Blaine, J., Frank, A., Luborsky, L., Onken, L. S., et al. (1999). Psychosocial treatments for cocaine dependence: National Institute on Drug Abuse Collaborative Cocaine Treatment Study. *Archives of General Psychiatry, 56*, 493-502.

Crosby, A. (2007, April). *Development of uniform definitians for self-directed violence surveillance.* Meeting conducted in New Orleans, Louisiana, Etiology and Surveillance Branch, Division of Violence Prevention, National Center for Injury Prevention and Control, Centers for Disease Control and Prevention.

Crumley, F. E. (1990, June 13). Substance abuse and adolescent suicidal behavior. *JAMA, 263*, 3051-3056.

Curry, J. F., Wells, K. C., Brent, D. A., Clarke, G. N., Rohde, P., Albano, A. M., et al. (2005). *Treatment for Adolescents With Depression Study (TADS) cognitive behavior therapy manual: Introduction, rationale, and adolescent sessions.* Unpublished manuscript, Duke University Medical Center. Retrieved January 31,

2007, from https://trialweb.dcri.duke.edu/tads/tad/manuals/TADS_CBT.pdf

Dahlsgaard, K. K., Beck, A. T., & Brown, G. K. (1998). Inadequate response to therapy as a predictor of suicide. *Suicide and Life-Threatening Behavior, 28*, 197-204.

Darke, S., & Ross, J. (1997). Polydrug dependence and psychiatric comorbidity among heroin injectors. *Drug and Alcohol Dependence, 48*, 135-141.

Darke, S., & Ross, J. (2001). The relationship between suicide and heroin overdose among methadone maintenance patients in Sydney, Australia. *Addiction, 96*, 1443-1453.

Darke, S., & Ross, J. (2002). Suicide among heroin users: Rates, risk factors, and methods. *Addiction, 97*, 1383-1394.

Darke, S., Ross, J., Lynskey, M., & Teesson, M. (2004). Attempted suicide among entrants to three treatment modalities in the Australian Treatment Outcome Study (ATOS): Prevalence and risk factors. *Drug and Alcohol Dependence, 73*, 1-10.

Darke, S., Ross, J., Williamson, A., Mills, K. L., Havard, A., & Teesson, M. (2007). Patterns and correlates of attempted suicide by herain users over a 3-year period: Findings from the Australian treatment study. *Drug and Alcohol Dependence, 87*, 146-152.

Darke, S., Williamson, A., Ross, J., & Teesson, M. (2005). Attempted suicide among heroin users: 12-month outcomes from the Australian Treatment Outcome Study (ATOS). *Drug and Alcohol Dependence, 78*, 177-186.

Dean, P. J., Range, L. M., & Goggin, W. C. (l996). The escape theory of suicide in college students: Testing a model that includes perfectionism. *Suicide and Life-Threatening Behavior, 26*, 181-186.

De Leo, D., Padoani, W., Lönnqvist, J., Kerkhof, A. J. F. M., Bille-Brahe, U., Salander-Renberg, E., et al. (2002). Repetition of suicidal behaviour in elderly Europeans: A prospective longitudinal study. *Journal of Affective Disorders, 72*, 291295.

de Man, A F., & Leduc, C. P. (1994). Validity and reliability of a self-report suicide ideation scale for use with adolescents. *Social Behavior and Personality, 22*, 261-266.

Denning, D. G., Conwell, Y., King, D., & Cox, C. (2000). Method choice, intent, and gender in completed suicide. *Suicide and Life-Threatening Behavior, 30*, 282-288.

DiFilippo, J. M., Esposito, C., Overholser, J., & Spirito, A. (2003). High-risk populations. In A. Spirito & J. C. Overholser (Eds.), *Evaluating and treating adolescent suicide attempters: From research to practice* (pp. 229-259). New York: Academic Press.

Dixon, W., Heppner, P., & Anderson, W. (1991). Problem-solving appraisal, stress, hopelessness, and suicide ideation in a college population. *Journal of Counseling Psychology, 38*, 51-56.

Dombravski, A. Y., Szanto, K., & Reynolds, C. F. (2005). Epidemiology and risk factors for suicide in the elderly: 10-year update. *Aging Health, 1*, 135-145.

Donaldson, D., Spirito, A., & Esposito-Smythers, C. (2005). Treatment for adolescents following a suicide attempt: Results of a pilot trial. *Journal of the American Academy of Child & Adolescent Psychiatry, 44*, 113-120.

Dougherty, D. M., Mathias, C. W., Marsh, D. M., Papageorgiou, T. D., Swann, A. C., & Moeller, F. G. (2004). Laboratory measured behavioral impulsivity relates to suicide attempt history. *Suicide and Life-Threatening Behavior, 34*, 374-385.

Drake, R. E., & Cotton, P. G. (l986). Depression, hopelessness, and suicide in chronic schizophrenia. *British Journal of Psychiatry, 148*, 554-559.

Duberstein, P. R., Conwell, Y., & Caine, E. D. (1994). Age differences in the personality characteristics of suicide completers: Preliminary findings *from* a psychological autopsy study. *Psychiatry, 57*, 213-224.

Duberstein, P. R., Conwell, Y., Seidlitz, L., Denning, D. G., Cox, C., & Caine, E. D. (2000). Personality traits and suicidal behavior and ideation in depressed inpatients 50 years of age and older. *Journals of Gerontology Series* B: *Psychological Sciences & Social Sciences, 55*, P18-P26.

Duberstein, P. R., Conwell, Y., Seidlitz, L., Lyness, J. M., Cox, C., & Caine, E. D. (1999). Age and suicidal ideation in older depressed inpatients. *American Journal of Geriatric Psychiatry, 7*, 289-296.

Dubow, E. F., Kausch, D. F., Blum, M. C., Reed, J., & Bush, E. (1989). Correlates of suicidal ideation and attempts in a community sample of junior and senior high school students. *Journal of Clinical Child Psychology, 18*, 158-166.

Dyer, J. A. T., & Kreitman, N. (1984). Hopelessness, depression and suicidal intent in parasuicide. *British Journal of Psychiatry, 144*, 127-133.

D'Zurilla, T. J., Chang, E. c., Nottingham, E. J., & Faccini, L. (1998). Social problem solving deficits and hopelessness, depression, and suicide risk in college students and psychiatric inpatients. *Journal of Clinical Psychology, 54*, 1091-1107.

D'Zurilla, T, Nezu, A, & Maydeu-Olivares, A (2004). Social problem solving: Theory and assessment. In E. Chang, T D'Zurilla, & C. Sanna (Eds.), *Social problem solving: Theory, research, and training* (pp. 11-27). Washington, DC: American Psychological Association.

Ellis, J. B., & Smith, P. C. (1991). Spiritual well-being, social desirability and reasons for living: Is there a connection? *International Journal of Social Psychiatry, 37,* 57-63.

Ellis, T. E. (2006). Epilogue: What have we learned about cognition and suicide and what more do we need to know?In T. E. Ellis (Ed.), *Cognition and sui-*

cide: Theory, research, and therapy (pp. 369-380). Washington, DC: American Psychological Association.

Ellis, T. E., & Newman, C. F. (1996). Choosing to live: How to defeat suicide through cognitive therapy. Oakland, CA: New Harbinger.

Ellis, T. E., & Ratliff, K. G. (1986). Cognitive characteristics of suicidal and nonsuicidal psychiatric inpatients. Cognitive Therapy and Research, 10, 625-634.

Emery, G. D., Steer, R. A., & Beck, A. T. (1981). Depression, hopelessness, and suicidal intent among heroin addicts. International Journal of Addictions, 16, 425429.

Endicott, P. G., & Ogloff, J. R. P. (2006). Elucidation of impulsivity. Australian Psychologist, 41, 3-14.

Erinoff, L., Compton, W. M., & Volkow, N. D. (2004). Drug abuse and suicidal behavior. Drug and Alcohol Dependence, 76(Suppl. 1), S1-S2.

Esposito, C., Johnson, B., Wolfsdorf, B. A., & Spirito, A. (2003). Cognitive factors: Hopelessness, coping, and problem solving. In A. Spirito & J. C. Overholser (Eds.), Evaluating and treating adolescent suicide attempters: From research to practice (pp. 89-112). New York: Academic Press.

Esposito, C., Spirito, A, & Overholser, J. (2003). Behavioral factors: Impulsive and aggressive behavior. In A. Spirito & J. C. Overholser (Eds.), Evaluating and treating adolescent suicide attempters: From research to practice (pp. 147-159). New York: Academic Press.

Evans, J., Evans, M., Morgan, H. G., Hayward, A., & Gunnell, D. (2005). Crisis card following self-harm: 12-month follow-up of a randomized controlled trial. British Journal of Psychiatry, 187, 186-187.

Evans, K., Tyrer, P., Catalan, J., Schmidt, U., Davidson, K., Dent, J., et al. (1999). Manual-assisted cognitive-behavior therapy (MACT): A randomized controlled trial of a brief intervention with bibliotherapy in the treatment of recurrent deliberate self-harm. Psychological Medicine, 29, 19-25.

Eynan, R., Langley, J., Tolomiczenko, G., Rhodes, A. E., Links, P., Wasylenki, D., et al. (2002). The association between homelessness and suicidal ideation and behaviors: Results of a cross-sectional survey. Suicide and Life-Threatening Behaviar, 32, 418-442.

Farley, M., Golding, J. M., Young, G., Mulligan, M., & Minkoff, J. R. (2004). Trauma history and relapse probability among patients seeking substance abuse treatment. Journal of Substance Abuse Treatment, 27, 161-167.

Faulkner, A. H., & Cranston, K. (1998). Correlates of same-sex behavior in a random sample of Massachusetts high school students. American Journal of Public Health, 88, 262-266.

Favazza, A. R. (1996). Bodies under siege: Self-mutilatian and bady modificatian in culture and psychiatry. Baltimore: Johns Hopkins University Press.

Fawcett, J., Busch, K. A., Jacobs, D., Kravitz, H. M., & Fogg, L. (1997). Suicide: A four-pathway clinical-biochemical model. In D. Stoff & J. Mann (Eds.), The neurobiology of suicide: From bench to the clinic (pp. 288-301). New York: New York Academy of Sciences.

Feldman, M., & Wilson, A. (1997). Adolescent suicidality in urban minorities and its relationship to conduct disorders, depression, and separation anxiety. Journal of the American Academy of Child & Adolescent Psychiatry, 36, 75-84.

Fenton, W. S., McGlashan, T. H., Vistor, B. J., & Blyer, C. R. (1997). Symptoms, subtype, and suicidality in patients with schizophrenia spectrum disorders. American Journal of Psychiatry, 154, 199-204.

Forman, E. M., Berk, M. S., Henriques, G. R., Brown, G. K., & Beck, A. T. (2004). History of multiple suicide attempts as a behavioral marker of severe psychopathology. American Journal of Psychiatry, 161, 437-443.

Fox, C., & Hawton, K. (2004). Deliberate self-harm in adolescence. London: Jessica Kingsley.

Freedenthal, S. (2007). Challenges in assessing intent to die: Can suicide attempters be trusted? Omega, 55, 57-70.

Fremouw, W., Callahan, B., & Kashden, J. (1993). Adolescent suicide risk: Psychological, problem-solving, and environmental factors. Suicide and Life-Threatening Behaviar, 23, 46-54.

Fridell, E. J., Ojehagen, A., & Träskman-Bendz, L. (1996). A 5-year follow-up study of suicide attempts. Acta Psychiatrica Scandinavica, 93, 151-157.

Gallo, J. J., Anthony, J. C., & Muthen, B. O. (1994). Age differences in the symptoms of depression: A latent trait analysis. Journal of Gerontology, 49, P251P264.

Gallo, J. J., Rabins, P. V., & Anthony, J. C. (1999). Sadness in older persons: 13-year follow-up of a community sample in Baltimore, Maryland. Psychological Medicine, 29, 341-350.

Garofalo, R., Wolf, R., Cameron, M. S., Kessel, S., Palfrey, J., & DuRant, R. H. (1998). The association between health risk behaviors and sexual orientation among a school-based sample of adolescents. Pediatrics, 101, 895-902.

Gibbons, J. S., Butler, J., Urwin, P., & Gibbons, J. L. (1978). Evaluation of a social work service for self-poisoning patients. British Journal of Psychiatry, 133, 111-118.

Gilman, S. E., Cochran, S. D., Mays, V. M., Hughes, M., Ostrow, D., & Kessler, R. C. (2001). Risk of psychiatric disorders among individuais reporting same-sex sexual partners in the National Comorbidity Survey. American Journal of Public Health, 91, 933-939.

Gispert, M., Davis, M., Marsh, L., & Wheeler, R. (1987). Predictive factors in repeated suicide attempts by adolescents. Hospital and Community Psychiatry, 38, 390-393.

Gitlin, J. M. (1999). A psychiatrist's reaction to a patient suicide. *American Journal of Psychiatry, 156*, 1630-1634.

Glick, I. D., Zaninelli, R., Hsu, C., Young, F. K., Weiss, L., Gunay, I., et al. (2004). Patterns of concomitant psychotropic medication use during a 2-year study comparing clozapine and olanzapine for the prevention of suicidal behavior. *Journal of Clinical Psychiatry, 65*, 679-685.

Glowinski, A. L., Bucholz, K. K., Nelson, E. C., Fu, Q., Madden, P., Reich, W., et al. (2001). Suicide attempts in an adolescent female twin sample. *Journal of the American Academy of Child & Adolescent Psychiatry, 40*, 1300-1307.

Goldsmith, S. K., Pellman, T. C., Kleinman, A. M., & Bunney, W. E. (2002). *Reducing suicide: A national imperative.* Washington, DC: National Academies Press.

Goldstein, R. B., Black, D. W., Nasrallah, A., & Winokur, G. (1991). The prediction of suicide: Sensitivity, specificity, and predictive value of a multivariate model applied to suicide among 1906 patients with affective disorders. *Archives of General Psychiatry, 48*, 418-422.

Goldston, D. B. (2003). *Measuring suicidal behavior and risk in children and adolescents.* Washington, DC: American Psychological Association.

Gould, M. S., Fisher, P., Parides, M., Flory, M., & Schaffer, D. (1996). Psychosocial risk factors of child and adolescent completed suicide. *Archives of General Psychiatry, 53*, 1155-1162.

Gould, M. S., & Shaffer, D. (1986). The impact of suicide in television movies. *New England Journal of Medicine, 315*, 690-694.

Gould, M. S., Shaffer, D., Fisher, P., & Garfinkel, R. (1998). Separation/divorce and child and adolescent completed suicide. *Journal of the American Academy of Child & Adolescent Psychiatry, 37*, 155-162.

Gould, M., Velting, D., Kleinman, M., Lucas, C., Thomas, J. G., & Chung, M. (2004). Teenagers' attitudes about coping strategies and help-seeking behavior for suicidality. *Journal of the American Academy of Child & Adolescent Psychiatry, 43*, 1124-1133.

Griffin-Fennell, F., & Williams, M. (2006). Examining the complexities of suicidal behavior in the African American community. *Journal of Black Psychology, 32*, 303-319.

Gunnell, D., & Frankel, S. (1994). Prevention of suicide: Aspirations and evidence. *British Medical Journal, 308*, 1227-1233.

Guthrie, E., Kapur, N., Mackway-Jones, K., Chew-Graham, C., Moorey, J., Mendel, E., et al. (2001). Randomised controlled trial of brief psychological intervention after deliberate self poisoning. *British Medical Journal, 323*, 135-138.

Haring, M., Hewitt, P. L., & Flett, G. L. (2003). Perfectionism and the quality of intimate relationships. *Journal of Marriage and the Family, 65*, 143-158.

Harrington, R., Kerfoot, M., Dyer, E., McNiven, F., Gill, J., Harrington, V., et al. (1998). Randomized trial of a home-based family intervention for children who have deliberately poisoned themselves. *Journal of the American Academy of Child & Adolescent Psychiatry, 37*, 512-518.

Harris, E. C., & Barraclough, B. (1994). Suicide as an outcome for medical disorders. *Medicine Baltimore, 73*, 281-396.

Harris, E. C., & Barraclough, B. (1997). Suicide as an outcome for mental disorders: A meta-analysis. *British Journal of Psychiatry, 170*, 205-228.

Harris, H. E., & Myers, W. C. (1997). Adolescents' misperceptions of the dangerousness of acetaminophen in overdose. *Suicide and Life-Threatening Behavior, 27*, 274-277.

Harriss, L., & Hawton, K. (2005). Suicidal intent in deliberate self-harm and the risk of suicide: The predictive power of the Suicide Intent Scale. *Journal of Affective Disorders, 86*, 225-233.

Harriss, L., Hawton, K., & Zahl, D. (2005). Value of measuring suicidal intent in the assessment of people attending hospital following self-poisoning or self-injury. *British Journal of Psychiatry, 186*, 60-66.

Hausman, K. (2003). Psychiatrists often overwhelmed by a patient's suicide. *Psychiatric News, 38*, 6.

Hawton, K. (1987). Assessment of suicide risk. *British Journal of Psychiatry, 150*, 145153.

Hawton, K., Arensman, E., Townsend, E., Bremner, S., Feldman, E., Goldney, R., et al. (1998). Deliberate self harm: Systematic review of efficacy of psychosocial and pharmacological treatments in preventing repetition. *British Medical Journal, 317*, 441-447.

Hawton, K., Bancroft, J., Catalan, J., Kingston, B., Stedeford, A., & Welch, N. (1981). Domiciliary and outpatient treatment of self-poisoning patients by medical and nonmedical staff. *Psychological Medicine, 11*, 169-177.

Hawton, K., Cole, D., O'Grady, J., & Osborne, M. (1982). Motivational aspects of deliberate self-poisoning in adolescents. *British Journal of Psychiatry, 141*, 286-291.

Hawton, K., & Harriss, L. (2006). Deliberate self-harm in people aged 60 years and over: Characteristics and outcome of a 20-year cohort. *International Journal of Geriatric Psychiatry, 21*, 572-581.

Hawton, K., Kingsbury, S., Steinhardt, K., James, A., & Fagg, J. (1999). Repetition of deliberate self-harm by adolescents: The role of psychological factors. *Journal of Adolescence, 22*, 369-378.

Hawton, K., McKeown, S., Day, A., Martin, P., O'Connor, M., & Yule, J. (1987). Evaluation of outpatient counselling compared with general practitioner care following overdoses. *Psychological Medicine, 17*, 751-761.

Hawton, K., Sutton, L., Haw, C., Sinclair, J., & Harriss, L. (2005). Suicide and attempted suicide in bipolar disorder: A systematic review of risk factors. *Journal of Clinical Psychiatry, 66*, 693-704.

Hawton, K., Townsend, E., Arensman, E., Gunnell, D., Hazell, P., House, A., et al. (2005). Psychosocial and pharmacological treatments for deliberate self-harm. *Cochrane Database of Systematic Reviews, 3*, CD001764. doi: 10.1002/14651858.CD001764.

Hawton, K., Zahl, D., & Weatherall, R. (2003). Suicide following deliberate self-harm: Long-term follow-up of patients who presented to a general hospital. *British Journal of Psychiatry, 182*, 537-542.

Hayes, L. M. (1995). *Prison suicide: An overview and guide to prevention.* Washington, DC: U.S. Department of Justice, National Institute of Corrections.

Heikkinen, M., Aro, H., & Lönnqvist, J. (1994). Recent life events, social support and suicide. *Acta Psychiatrica Scandinavica, 89*, 65-72.

Heikkinen, M. E., Isometsä, E. T., Marttunen, J. J., Aro, H. M., & Lönnqvist, J. K. (1995). Social factors in suicide. *British Journal of Psychiatry, 167*, 747-753.

Heikkinen, M. E., & Lönnqvist, J. K. (1995). Recent life events in elderly suicide: A nationwide study in Finland. *International Psychogeriatrics, 7*, 287-300.

Heila, H., Isometsä, E. T., Henriksson, M. M., Heikkinen, M. E., Marttunen, M. J., & Lönnqvist, J. K. (1997). Suicide and schizophrenia: A nationwide psychological autopsy study on age- and sex-specific clinical characteristics of 92 suicide victims with schizophrenia. *American Journal of Psychiatry, 154*, 1235-1242.

Heisel, M. J., Duberstein, P. R., Conner, K. R., Franus, N., Beckman, A., & Conwell, Y. (2006). Personality and reports of suicide ideation among depressed adults 50 years of age or older. *Journal of Affective Disorders, 90*, 175-180.

Hendin, H., Lipschitz, A., Maltsberger, J. T., Haas, A. P., & Whynecoop, S. (2000). Therapists' reactions to patient suicides. *American Journal of Psychiatry, 157*, 2022-2027.

Henriques, G. R., Beck, A. T., & Brown, G. K. (2003). Cognitive therapy for adolescent and young adult suicide attempters. *American Behavioral Scientist, 46*, 1258-1268.

Henriques, G., Wenzel, A, Brown, G. K., & Beck, A. T. (2005). Suicide attempters' reaction to survival as a risk factor for eventual suicide. *American Journal of Psychiatry, 162*, 2180-2182.

Hepp, U., Wittmann, L., Schnyder, U., & Michel, K. (2004). Psychological and psychosocial interventions after attempted suicide: An overview of treatment studies. *Crisis, 25*, 108-117.

Hewitt, P. L., & Flett, G. L. (1991). Perfectionism in the self and social contexts: Conceptualization, assessment, and association with psychopathology. *Journal of Personality and Social Psychology, 60*, 456-470.

Hewitt, P. L., Flett, G. L., Sherry, S. B., & Caelian, C. (2006). Trait perfectionism dimensions and suicidal behavior. In T. E. Ellis (Ed.), *Cognition and suicide: Theory, research, and therapy* (pp. 215-235). Washington, DC: American Psychological Association.

Hewitt, P. L., Flett, G. L., & Turnbull-Donovan, W. (1992). Perfectionism and suicide potential. *British Journal of Clinical Psychology, 31*, 181-190.

Hewitt, P. L., Flett, G. L., & Weber, C. (1994). Perfectionism, hopelessness, and suicide ideation. *Cognitive Therapy and Research, 18*, 439-468.

Hewitt, P. L., Norton, G. R., Flett, G. L., Callender, L., & Cowan, T. (1998). Dimensions of perfectionism, hopelessness, and attempted suicide in a sample of alcoholics. *Suicide and Life-Threatening Behavior, 28*, 396-406.

Hjelmeland, H., Stiles, T. C., Brille-Brahe, U., Ostamo, A., Renberg, E. S., & Wasserman, D. (1998). Parasuicide: The value of suicidal intent and various motives as predictors of future suicidal behaviour. *Archives of Suicide Research, 4*, 209-225.

Hobson, R. F. (1985). *Forms of feeling.* London: Tavistock.

Hollenbeck, J., Dyl, J., & Spirito, A. (2003). Social factors: Family functioning. In A Spirito & J. C. Overholser (Eds.), *Evaluating and treating adolescent suicide attempters: From research to practice* (pp. 161-189). New York: Academic Press.

Hollon, S. D., Stewart, M. O., & Strunk, D. (2006). Enduring effects of cognitive behavior therapy in the treatment of depression and anxiety. *Annual Review of Psychology, 57*, 285-315.

Holmstrand, C., Niméus, A, & Träskman-Bendz, L. (2006). Risk factors of future suicide in suicide attempters-A comparison between suicides and matched survivors. *Nordic Journal of Psychiatry, 60*, 162-167.

Hoyer, G., & Lund, E. (1993). Suicide among women related to number of children in marriage. *Archives of General Psychiatry, 50*, 134-157.

Huey, S. J., Henggeler, S. W., Rowland, M. D., Halliday-Boykins, C. A., Cunningham, P. B., Pichel, S. G., et al. (2004). Multisystemic therapy effects on attempted suicide by youths presenting psychiatric emergencies. *Journal of the American Academy of Child & Adolescent Psychiatry, 43*, 183-190.

Hufford, M. R. (2001). Alcohol and suicidal behavior. *Clinical Psychology Review, 21*, 797-811.

Hughes, D., & Kleespies, P. (2001). Suicide in the medically ill. *Suicide and Life-Threatening Behavior, 31*, 48-59.

Hunter, E. C., & O'Connor, R. C. (2003). Hopelessness and future thinking in parasuicide: The role of perfectionism. *British Journal of Clinical Psychology, 42*, 355-365.

Ingram, R. E., & Kendall, P. C. (1986). Cognitive clinical psychology: Implications of an information processing perspective. In R. E. Ingram (Ed), *Information processing approaches to clinical psychology* (pp. 3-21). San Diego, CA: Academic Press.

Inskip, H. M., Harris, E. C., & Barraclough, B. (1998). Lifetime risk of suicide for affective disorder, alcoholism, and schizophrenia. *British Journal of Psychiatry, 72*, 35-37.

Jarvik, L. F., Mintz, J., Steuer, J., & Gerner, R. (1982). Treating geriatric depression: A 26-week interim analysis. *Journal of the American Geriatrics Society, 30*, 713-717.

Jeglic, E. L., Sharp, I. R., Chapman, J. E., Brown, G. K., & Beck, A. T. (2005). History of family suicide behaviors and negative problem solving in multiple suicide attempters. *Archives of Suicide Research, 9*, 135-146.

Jobes, D. A. (2000). Collaborating to prevent suicide: A clinical-research perspective. *Suicide and Life-Threatening Behavior, 30*, 8-17.

Jobes, D. A. (2006). *Managing suicidal risk: A collaborative approach*. New York: Guilford Press.

Jobes, D. A., Jacoby, A. M., Cimbolic, P., & Hustead, L. A. T. (1997). The assessment and treatment of suicidal clients in a university counseling center. *Journal of Counseling Psychology, 44*, 368-377.

Jobes, D. A, & Mann, R. E. (1999). Reasons for living versus reasons for dying: Examining the internal debate of suicide. *Suicide and Life-Threatening Behavior, 29*, 97-104.

Jobes, D. A, Wong, S. A., Conrad, A., Drozd, J. F., & Neal-Walden, T. (2005). The collaborative assessment and management of suicidality vs. treatment as usual: A retrospective study with suicidal outpatients. *Suicide and Life-Threatening Behavior, 35*, 483-497.

Joe, S., & Kaplan, M. S. (2001). Suicide among African American men. *Suicide and Life-Threatening Behavior, 31*, 106-121.

Joiner, T. E. (2005). *Why people die by suicide*. Cambridge, MA: Harvard University Press.

Joiner, T. E., Brown, J. S., & Wingate, L. R. (2005). The psychology and neurobiology of suicidal behavior. *Annual Review af Psychology, 56*, 287-314.

Joiner, T. E, Conwell, Y., Fitzpatrick, K. K., Witte, T. K., Schmidt, N. B., Merlim, M. T., et al. (2005). Four studies on how past and current suicidality relate even when "everything but the kitchen sink" is covaried. *Journal of Abnormal Psychology, 114*, 291-303.

Joiner, T. E., Pettit, J. W., Walker, R. L., Voelz, Z. R., Cruz, J., Rudd, M. D., et al. (2002). Perceived burdensomeness and suicidality: Two studies on the suicide notes of those attempting and those completing suicide. *Journal of Social and Clinical Psychology, 21*, 531-545.

Joiner, T. E., & Rudd, M. D. (2000). Intensity and duration of suicidal crises vary as a function of previous suicide attempts and negative life events. *Journal of Cansulting and Clinical Psychology, 68*, 909-916.

Joiner, T. E., Sachs-Ericsson, N. J., Wingate, L. R., Brown, J. W., Anestis, M. D., & Selby, E. A. (2007). Childhood physical and sexual abuse and lifetime number of suicide attempts: A persistent and theoretically important relationship. *Behaviour Research and Therapy, 45*, 539-547.

Kadden, R. M., Litt, M. D., Cooney, N., Kabela, E., & Getter, H. (2001). Prospective matching of alcoholic clients to cognitive-behavioral or interactional group therapy. *Journal of Studies an Alcohol, 62*, 359-369.

Kaplan, M. S., Huguet, N., McFarland, B. H., & Newsom, J. T. (2007). Suicide among male veterans: A prospective population-based study. *Journal of Epidemiology and Cammunity Health, 61*, 619-624.

Kashden, J., Fremouw, W. J., Callahan, T. S., & Franzen, M. D. (1993). Impulsivity in suicidal and nonsuicidal adolescents. *Journal of Abnormal Child Psychology, 21*, 339-353.

Kazantzis, N., Deane, F. P., & Ronan, K. R. (2000). Homework assignments in cognitive and behavioral therapy: A meta-analysis. *Clinical Psychology: Science and Practice, 7*, 189-202.

Kellerman, A. L., & Reay, D. T. (1986). Protection or peril? An analysis of forearm-related deaths in the home. *New England Journal of Medicine, 327*, 1557-1560.

Kelly, K. T., & Knudson, M. P. (2000). Are no-suicide contracts effective in preventing suicide in suicidal patients seen by primary care physicians? *Archives of Family Medicine, 9*, 1119-1121.

Kessler, R. C., Borges, G., & Walters, E. E. (1999). Prevalence of and risk factors for lifetime suicide attempts in the National Comorbidity Survey. *Archives of General Psychiatry, 56*, 617-626.

King, C. A., Kramer, A., Preuss, L., Kerr, D. C. R., Weisse, L., & Venkataraman, S. (2006). Youth-nominated support team for suicidal adolescents (Version 1): A randomized controlled trial. *Journal of Consulting and Clinical Psychology, 74*, 199-206.

King, C., Raskin, A., Gdowski, C., Butkus, M., & Opipari, L. (1990). Psychosocial factors associated with urban adolescent female suicide attempts. *Journal of the American Academy of Child & Adolescent Psychiatry, 29*, 289-294.

Kingsbury, S., Hawton, K., Steinhardt, K., & James, A. (1999). Do adolescents who take overdoses have specific psychological characteristics? A comparative study with psychiatric and community controls. *Journal of the American Academy of Child & Adolescent Psychiatry, 29*, 289-294.

Kleespies, P. M., & Dettmer, E. L. (2000). The stress of patient emergencies for the clinician: Incidence, impact, and means of coping. *Journal of Clinical Psychology, 56*, 1353-1369.

Koller, G., Preuss, U. W., Bottlender, M., Wenzel, K., & Soyka, M. (2002). Impulsivity and aggression as predictors of suicide attempts in alcoholics. *European Archives of Psychiatry and Clinical Neuroscience, 252*, 155-160.

Kõlves, K., Värnik, A., Tooding, L.-M., & Wasserman, D. (2006). The role of alcohol in suicide: A case-control psychological autopsy study. *Psychological Medicine, 36*, 923-930.

Kosky, R., Silburn, S., & Zubrick, S. (1990). Are children and adolescents who have suicidal thoughts different from those who attempt suicide? *The Journal of Nervous and Mental Disease, 178*, 38-43.

Kovacs, M., & Beck, A. T. (1977). The wish to die and the wish to live in attempted suicides. *Journal of Clinical Psychology, 33*, 361-365.

Kovacs, M., Beck, A. T., & Weissman, A. (1975). Hopelessness: An indicator of suicidal risk. *Suicide, 5*, 98-103.

Kovacs, M., Beck, A. T., & Weissman, A. (1976). The communication of suicidal intent: A reexamination. *Archives of General Psychiatry, 33*, 198-201.

Kposowa, A. J. (2000). Marital status and suicide in the National Longitudinal Mortality Study. *Journal of Epidemiology and Community Health, 54*, 254-261.

Kraemer, H. C., Kazdin, A. E., Offord, D. R., Kessler, R. C., Jensen, P. S., & Kupfer, D. J. (1997). Coming to terms with the terms of risk. *Archives of General Psychiatry, 54*, 337-343.

Kreitman, N. (1979). Reflections on the management of parasuicide. *British Journal of Psychiatry, 135*, 275-277.

Kreitman, N., Carstairs, V., & Duffy, J. (1991). Association of age and social class with suicide among men in Great Britain. *Journal of Epidemiological Community Health, 45*, 195-202.

Kreitman, N., & Philip, A. E. (1969). Parasuicide [Letter to the editor]. *British Journal of Psychiatry, 115*, 746-747.

Krupinski, M., Fischer, A., Grohmann, R., Engel, R., Hollweg, M., & Möller, H.-J. (1998). Risk factors for suicides of inpatients with depressive psychoses. *European Archives of Psychiatry and Clinical Neuroscience, 248*, 141-147.

Kuo, W., Gallo, J. J., & Tien, A. Y. (2001). Incidence of suicide ideation and attempts in adults: The 13-year follow-up of a community sample in Baltimore, Maryland. *Psychological Medicine, 31*, 1181-1191.

Laederach, L., Fischer, W., Bowen, P., & Ladame, F. (1999). Common risk factors in adolescent suicide attempters revisited. *Crisis, 20*, 15-22.

Laidlaw, K., Thompson, L. W., Dick-Siskin, L., & Gallagher-Thompson, D. (2003). *Cognitive behaviour therapy with older people*. New York: Wiley.

Lehnert, K. L., Overholser, J. C., & Spirito, A. (1994). Internalized and externalized anger in adolescent suicide attempters. *Journal of Adolescent Research, 9*, 105-119.

Lester, D., & Beck, A. T. (1975). Attempted suicide: Correlates of increasing medical lethality. *Psychological Reports, 37*, 1236-1238.

Lester, D., Beck, A. T., & Mitchell, B. (1979). Extrapolation from attempted suicides to completed suicides: A test. *Journal of Abnormal Psychology, 88*, 78-80.

Levenson, J. L., & Bostwick, J. M. (2005). Suicidality in the medically ill. *Primary Psychiatry, 12*, 16-18.

Lewinsohn, P. M., Rohde, P., & Seeley, J. R. (1994). Psychosocial risk factors for future adolescent suicide attempts. *Journal of Consulting and Clinical Psychology, 62*, 297-30S.

Li, G. (199S). The interaction effect of bereavement and sex on the risk of suicide in the elderly: An historical cohort study. *Social Science Medicine, 40*, 825-828.

Liberman, R. P., & Eckman, T. (1981). Behavior therapy vs. insight-oriented therapy for repeat suicide attempters. *Archives of General Psychiatry, 38*, 1126-1130.

Lindqvist, D., Niméus, A., & Träskman-Bendz, L. (2007). Suicidal intent and psychiatric symptoms among inpatient suicide attempters. *Nordic Journal of Psychiatry, 61*, 27-32.

Linehan, M. M. (1993a). *Cognitive-behavioral treatment of borderline personality disorder*. New York: Guilford Press.

Linehan, M. M. (1993b). *Skills training manual for treating borderline personality disorder*. New York: Guilford Press.

Linehan, M. M. (1997). Behavioral treatments of suicidal behaviors: Definitional obfuscation and treatment outcomes. *Annals of the New York Academy of Sciences, 836*, 302-328.

Linehan, M. M., Armstrong, H. E., Suarez, A., Allmon, D., & Heard, H. L. (1991). Cognitive-behavioral treatment of chronically parasuicidal borderline patients. *Archives of General Psychiatry, 836*, 1060-1064.

Linehan, M. M., Comtois, K. A., Murray, A. M., Brown, M. Z., Gallop, R. J., Heard, H., et al. (2006). Two-year randomized controlled trial and follow-up of dialectical behavior therapy vs therapy by experts for suicidal behaviors and borderline personality disorder. *Archives of General Psychiatry, 63*, 757-766.

Linehan, M. M., Goodstein, J. L., Nielsen, S. L., & Chiles, J. A. (1983). Reasons for staying alive when you are thinking of killing yourself: The Reasons for Living Inventory. *Journal of Consulting and Clinical Psychology, 51*, 276-286.

Links, P. S., Heisel, M. J., & Quastel, A. (200S). Is suicide ideation a surrogate end point for geriatric suicide? *Suicide and Life-Threatening Behavior, 35*, 193-205.

Litt, M. D., Kadden, R. M., Cooney, N. L., & Kabela, E. (2003). Coping skills and treatment outcomes in cognitive-behavioral and interactional group therapy for alcoholism. *Journal of Consulting and Clinical Psychology, 71*, 118-128.

Loebel, J. P. (2005). Completed suicide in late life. *Psychiatric Services, 56*, 260-262.

Lönnqvist, J. K. (2000). Psychiatric aspects of suicidal behaviour: depression. In K. Hawton & K. Van Heeringen (Eds.), *The international handbook of suicide and attempted suicide* (pp. 107-120). Chichester, England: Wiley.

Lönnqvist, J. K., Henriksson, M. M., Isometsä, E. T., Marttunen, M. J., Heikkinen, M. E., Aro, H. M., et al. (1995). Mental disorders and suicide prevention. *Psychiatry & Clinical Neurosciences, 49*, S111-S116.

MacLeod, C., Mathews, A M., & Tata, P. (1986). Attentional bias in emotional disorders. *Journal of Abnormal Psychology, 95*, 15-20.

MacMahon, B., & Pugh, T. F. (1985). Suicide in the widowed. *American Journal of Epidemiology, 81*, 23-31.

Malone, K. M., Oquendo, M. A, Haas, G. L., Ellis, S. P., Li, S., & Mann, J.J. (2000). Protective factors against suicidal acts in major depression: Reasons for living. *American Journal of Psychiatry, 157*, 1084-1088.

Mann, J. J. (2003). Neurobiology of suicidal behaviour. *Nature Reviews Neuroscience, 4*, 819-828.

Mann, J. J., Apter, A., Bertolote, J., Beautrais, A., Currier, D., Haas, A., et al. (2005, October 26). Suicide prevention strategies: A systematic review. *JAMA, 294*, 2064-2074.

Mann, J. J., Waternaux, C., Haas, G. L., & Malone, K. M. (1999). Toward a clinical model of suicidal behavior in psychiatric patients. *American Journal of Psychiatry, 156*, 181-189.

Marzuk, P. M., Leon, A. C., Tardiff, K., Morgan, E. B., Stajic, M., & Mann, J. J. (1992). The effect of access to lethal methods of injury on suicide rates. *Archives of General Psychiatry, 49*, 451-458.

Maser, J. O., Akiskal, H. S., Schettler, P., Scheftner, W., Mueller, T., Endicott, J., et al. (2002). Can temperament identify affectively ill patients who engage in lethal or near-lethal suicidal behavior? A 14-year prospective study. *Suicide and Life-Threatening Behavior, 32*, 10-32.

McCabe, S. E., Boyd, C., Cranford, J., Morales, M., & Slayden, J. (2006). A modified version of the Drug Abuse Screening Test among undergraduate students. *Journal of Substance Abuse Treatment, 31*, 297-303.

McCloud, A., Barnaby, B., Omu, N., Drummond, C., & Aboud, A (2004). Relationship between alcohol use disorders and suicidality in a psychiatric population. *British Journal of Psychiatry, 184*, 439-445.

McHolm, A E., MacMillan, H. L., & Jamieson, E. (2003). The relationship between childhood physical abuse and suicidality among depressed women: Results from a community sample. *American Journal of Psychiatry, 160*, 933-938.

McLeavey, B. C., Daly, R. J., Ludgate, J. W., & Murray, C. M. (1994). Interpersonal prablem-solving skills training in the treatment of self-poisoning patients. *Suicide and Life-Threatening Behavior, 24*, 382-394.

McMillan, D., Gilbody, S., Beresford, E., & Neilly, L. (2007). Can we predict suicide and non-fatal self-harm with the Beck Hopelessness Scale? A meta-analysis. *Psychological Medicine, 37*, 769-778.

McNally, R. J. (1995). Automaticity and the anxiety disorders. *Behaviour Research and Therapy, 33*, 747-754.

Mehlenbeck, R., Spirito, A., Barnett, N., & Overholser, J. (2003). Behavioral factors: Substance use. In A. Spirito & J. C. Overholser (Eds.), *Evaluating and treating adolescent suicide attempters: From research to practice* (pp. 113-145). New York: Academic Press.

Meltzer, H. Y. (2003). Reducing the risk for suicide in schizophrenia and affective disorders. *Journal of Clinical Psychiatry, 64*, 1122-1129.

Meltzer, H. Y., Alphs, L., Green, A. L., Altamura, A. C., Anand, R., Bertoldi, A., et al. (2003). Clozapine treatment for suicidality in schizophrenia: International suicide prevention trial (InterSePT). *Archives of General Psychiatry, 60*, 82-91.

Michaelis, B. H., Goldberg, J. F., Davis, G. P., Singer, T. M., Gamo, J. L., & Wenze, S. J. (2004). Dimensions of impulsivity and aggression associated with suicide attempts among bipolar patients: A preliminary study. *Suicide and Life-Threatening Behavior, 34*, 172-176.

Mieczkowski, T. A., Sweeney, J. A., Haas, G. L., Junker, B. W., Brown, R. P., & Mann, J. J. (1993). Factor composition of the Suicide lntent Scale. *Suicide and Life-Threatening Behavior, 23*, 37-45.

Miller, A. L., Rathus, J. H., & Linehan, M. M. (2007). *Dialectical behavior therapy with suicidal adolescents.* New York: Guilford Press.

Minkoff, K., Bergman, E., Beck, A. T., & Beck, R. (1973). Hopelessness, depression, and attempted suicide. *American Journal of Psychiatry, 130*, 455-459.

Moeller, F. G., Barratt, E. S., Dougherty, D. M., Schmitz, J. M., & Swann, A. C. (2001). Psychiatric aspects of impulsivity. *American Journal of Psychiatry, 158*, 1783-1793.

Moher, D., Schulz, K. F., & Altman, D., for the CONSORT Group. (2001, April 18). The CONSORT statement: Revised recommendations for improving the quality of reports of parallel-group randomized trials. *JAMA, 285*, 1987-1991.

Moller, H. J. (1989). Efficacy of different strategies of aftercare for patients who have attempted suicide. *Journal of the Royal Society of Medicine, 82*, 643-647.

Montano, C. B. (1999). Primary care issues related to the treatment of depression in elderly patients. *Journal of Clinical Psychiatry, 60*, 45-51.

Montgomery, D. B., Roberts, A., Green, M., Bullock, T., Baldwin, D., & Montgomery, S. A. (1994). Lack of efficacy of fluoxetine in recurrent brief depression and suicidal attempts. *European Archives af Psychiatry and Clinical Neuroscience, 244*, 211-215.

Montgomery, S. A., Roy, D., & Montgomery, D. B. (1983). The prevention of recurrent suicidal acts. *British Journal of Clinical Pharmacology, 15*, 183-188.

Morgan, H. G., Bums-Cox, C. J., Pocock, H., & Pottle, S. (1975). Deliberate self-harm: Clinical and socioeconomic characteristics of 368 patients. *British Journal of Psychiatry, 127*, 564-574.

Morgan, H. G., Jones, E. M., & Owen, J. H. (1993). Secondary prevention of nonfatal deliberate self-harm. *British Journal of Psychiatry, 163*, 111-112.

Morgenstern, J., & Longabaugh, R. (2000). Cognitive-behavioral treatment for alcohol dependence: A review of evidence for its hypothesized mechanisms of action. *Addiction, 95*, 1475-1490.

Mortensen, P. B., & Juel, K. (1993). Mortality and causes of death in first admitted schizophrenic patients. *British Journal of Psychiatry, 163*, 183-189.

Moœcicki, E. K. (1995). Gender differences in completed and attempted suicides. *Annals of Epidemiology, 4*, 152-158.

Moœcicki, E. K. (1999). Epidemiology of suicide. In D. G. Jacobs (Ed.), *The Harvard Medical School guide to suicide assessment intervention* (pp. 40-51). San Francisco: Jossey-Bass.

Moœcicki, E. K., O'Carroll, P., Rae, D. S., Locke, B. Z., Roy, A., & Regier, D. A. (1988). Suicide attempts in the Epidemiologic Catchment Area Study. *Yale Journal of Biology and Medicine, 61*, 259-268.

Motto, J. A. (1976). Suicide prevention for high-risk persons who refuse treatment. *Suicide and Life-Threatening Behavior, 6*, 223-230.

Motto, J. A. (1980). Suicide risk factors in alcohol abuse. *Suicide and Life-Threatening Behavior, 10*, 230-238.

Motto, J. A., & Bostrom, A. G. (2001). A randomized controlled trial of postcrisis suicide prevention. *Psychiatric Services, 52*, 828-833.

Müller-Oerlinghausen, B., Muser-Causemann, B., & Volk, J. (1992). Suicides and parasuicides in a high-risk patient group on and off lithium long-term medication. *Journal of Affective Disorders, 25*, 261-269.

Murphy, G. E. (1984). The prediction of suicide: Why is it so difficult? *American Journal of Psychotherapy, 38*, 341-349.

Murphy, G. E., & Wetzel, R. D. (1982). Family history of suicidal behavior among suicide attempters. *The Journal of Nervous and Mental Disease, 170*, 86-90.

Nakamura, J. W., McLeod, C., & McDermott, J. (1994). Temporal variation in adolescent suicide attempts. *Suicide and Life-Threatening Behavior, 24*, 343-349.

Negron, R., Piacentini, J., Graae, E., Davies, M., & Shaffer, D. (1997). Microanalysis of adolescent suicide attempters and ideators during the acute suicidal episode. *Journal of the American Academy of Child & Adolescent Psychiatry, 36*, 1512-1519.

Niméus, A., Alsen, M., & Träskman-Bendz, L. (2002). High suicidal intent scores indicate future suicide. *Archives of Suicide Research, 6*, 211-219.

Nock, M. K., Joiner, T. E., Gordon, K. H., Lloyd-Richardson, E., & Prinstein, M. J. (2006). Non-suicidal self-injury among adolescents: Diagnostic correlates and relation to suicide attempts. *Psychiatry Research, 144*, 65-72.

Nock, M. K., & Kessler, R. C. (2006). Prevalence of and risk factors for suicide attempts versus suicide gestures: Analysis of the National Comorbidity Survey. *Journal of Abnormal Psychology, 115*, 616-623.

Nordström, P., Åsberg, M., Åberg-Wistedt, A., & Nordin, C. (1995). Attempted suicide predicts suicide risk in mood disorders. *Acta Psychiatrica Scandinavica, 92*, 345-350.

O'Boyle, M., & Brandon, E. A. A. (1998). Suicide attempts, substance abuse, and personality. *Journal of Substance Abuse Treatment, 15*, 353-356.

O'Brien, G., Holton, A., Hurren, K., & Watt, L. (1987). Deliberate self-harm and predictors of out-patient attendance. *British Journal of Psychiatry, 150*, 246-247.

O'Carroll, P. W., Berman, A. L., Maris, R. W., Moscicki, E. K., Tanney, B. L., & Silverman, M. M. (1996). Beyond the Tower of Babel: A nomenclature for suicidology. *Suicide and Life-Threatening Behavior, 26*, 237-252.

O'Connor, R. C. (2007). The relations between perfectionism and suicidality: A systematic review. *Suicide and Life-Threatening Behaviar, 37*, 698-714.

O'Connor, R. C., Whyte, M.-C., Fraser, L., Masterton, G., Miles, J., & MacHale, S. (2007). Predicting short-term outcome in well-being following suicidal behaviour: The conjoint effects of social perfectionism and positive future thinking. *Behaviour Research and Therapy, 45*, 1543-1555.

O'Donohue, W. T., & Levensky, E. R. (Eds.). (2006). *Promoting treatment adherence: A practical handbook far health care providers*. London: Sage.

Olson, D. H., Portner, J., & Lavee, Y. (1985). *FACES III*. St. Paul: Family Social Science, University of Minnesota.

Olson, L. M., & Wahab, S. (2006). American Indians and suicide: A neglected area of research. *Trauma, Violence, and Abuse, 7*, 19-33.

Oquendo, M. A., Bongiovi-Garcia, M. W., Galfalvy, H., Goldberg, P. H., Grunebaum, M. F., Burke, A. K., et al. (2007). Sex differences in clinical predictors of suicidal acts after major depression: A prospective study. *American Journal of Psychiatry, 164*, 134-141.

Oquendo, M. A., Dragasti, D., Harkavy-Friedman, J., Dervic, K., Currier, D., Burke, A. K., et aI. (2005).

Protective factors against suicidal behavior in Latinos. *The Journal of Nervous and Mental Disease, 193*, 438-443.

Oquendo, M. A., Ellis, S. P., Greenwald, S., Malone, K. M., Weissman, M. M., & Mann, J. J. (2001). Ethnic and sex differences in suicide rates relative to major depression in the United States. *American Journal of Psychiatry, 158*, 1652-1658.

Oquendo, M. A., Galfalvy, H., Russo, S., Ellis, S. P., Grunebaum, M. F., Burke, A., et al. (2004). Prospective study of clinical predictors of suicidal acts after a major depressive episode in patients with major depressive disorder or bipolar disorder. *American Journal of Psychiatry, 161*, 1433-1441.

Oquendo, M. A., Kamali, M., Ellis, S. P., Grunebaum, M. F., Malone, K. M., Brodsky, B. S., et al. (2002). Adequacy of antidepressant treatment after discharge and the occurrence of suicidal acts in major depression: A prospective study. *American Journal of Psychiatry, 159*, 1746-1751.

Orbach, I., Bar-Joseph, H., & Dror, N. (1990). Styles of problem solving in suicidal individuals. *Suicide and Life-Threatening Behavior, 20*, 56-64.

Osman, A., Kopper, B. A., Linehan, M. M., Barrios, F. X., Gutierrez, P. M., & Bagge, C. L. (1999). Validation of the Adult Suicidal Ideation Questionnaire and the Reasons for Living Inventory in an adult psychiatric inpatient sample. *Psychological Assessment, 11*, 115-223.

Pallis, D. J., & Sainsbury, P. (1976). The value of assessing suicide intent in attempted suicide. *Psychological Medicine, 6*, 487-492.

Paris, J. (2006). Predicting and preventing suicide: Do we know enough to do either? *Harvard Review of Psychiatry, 14*, 233-240.

Patsiokas, A. T., & Clum, G. A. (1985). Effects of psychotherapeutic strategies in the treatment of suicide attempters. *Psychotherapy, 22*, 281-290.

Patten, S. B. (2000). Selection bias in studies of major depression using clinical subjects. *Journal of Clinical Epidemiology, 53*, 351-357.

Patton, J. H., Stanford, M. S., & Barratt, E. S. (1995). Factor structure of the Barratt Impulsiveness Scale. *Journal of Clinical Psychology, 51*, 768-774.

Pearson, J. L., & Brown, G. K. (2000). Suicide prevention in late life: Directions for science and practice. *Clinical Psychology Review, 20*, 685-705.

Pearson, J. L., Conwell, Y., & Lyness, J. M. (1997). Late-life suicide and depression in the primary care setting. In I. S. Schneider (Ed.), *Developments in geriatric psychiatry: New directions for mental health services* (pp. 13-38). San Francisco: Jossey-Bass.

Pelkonen, M., Marttunen, M., Pulkkinen, E., Laippala, P., & Aro, H. (1997). Characteristics of out-patient adolescents with suicidal tendencies. *Acta Psychiatrica Scandinavica, 95*, 100-107.

Persons, J. B. (2006). Case formulation-driven psychotherapy. *Clinical Psychology: Science and Practice, 13*, 167-170.

Pfeffer, C. R., Hurt, S. W., Peskin, J. R., & Siefker, C. A. (1995). Suicidal children grow up: Ego functions associated with suicide attempts. *Journal of the American Academy of Child & Adolescent Psychiatry, 38*, 846-851.

Pfeffer, C. R., Newcom, J., Kaplan, G., Mizruchi, M., & Plutchik, R. (1988). Suicidal behavior in adolescent psychiatric inpatients. *Journal of the American Academy of Child & Adolescent Psychiatry, 27*, 357-361.

Pierce, D. (1987). Deliberate self-harm in the elderly. *International Journal of Geriatric Psychiatry, 2*, 105-110.

Pillay, A L, & Wassenaar, D. R. (1995). Psychological intervention, spontaneous remission, hopelessness, and psychiatric disturbance in adolescent parasuicides. *Suicide and Life-Threatening Behavior, 25*, 386-392.

Pokorny, A D. (1983). Prediction of suicide in psychiatric patients. *Archives of General Psychiatry, 40*, 249-257.

Pollock, L. R., & Williams, J. M. G. (2004). Problem-solving in suicide attempters. *Psychological Medicine, 34*, 163-167.

Pope, K., & Tabachnick, B. (1993). Therapists' anger, hate, fear, and sexual feelings: National survey of therapist responses, client characteristics, critical events, formal complaints, and training. *Professional Psychology: Research and Practice, 24*, 142-152.

Posner, K., Brent, D., Lucas, C., Gould, M., Stanley, B., Brown, G., et al. (2007). *Columbia Suicide Severity Rating Scale (C-SSRS)*. Unpublished manuscript, Columbia University.

Posner, K., Oquendo, M., Stanley, B., Davies, M., & Gould, M. (2007). Columbia classification algorithm of suicide assessment (C-CASA). *American Journal of Psychiatry, 164*, 1035-1043.

Pratt, D., Piper, M., Appleby, L., Webb, R., & Shaw, J. (2006, July 8). Suicide in recently released prisoners: A population-based cohort study. *Lancet, 368*, 119-123.

Preuss, U. W., Schuckit, M. A, Smith, T. L., Danko, G. P., Bierut, L, Bucholz, K. K., et al. (2002). Comparison of 3190 alcohol-dependent individuals with and without suicide attempts. *Alcoholism: Clinical and Experimental Research, 26*, 471-477.

Preuss, U. W., Schuckit, M. A., Smith, T. L., Danko, G. P., Bucholz, K. K., Hesselbrock, M. N., et al. (2003). Predictors and correlates of suicide attempts over 5 years in 1,237 alcohol-dependent men and women. *American Journal of Psychiatry, 160*, 56-63.

Priester, M. K., & Clum, G. A. (1993). The problem-solving diathesis in depression, hopelessness, and suicide ideation: A longitudinal analysis. *Journal* of *Psychopathology and Behavioral Assessment, 15*, 239-254.

Prigerson, H. G., Desai, R. A., Lui-Mares, W., & Rosenheck, R. A. (2003). Suicidal ideation and suicide attempts in homeless mentally ill persons. *Social Psychiatry Psychiatric Epidemiology, 38*, 213-219.

Prinstein, M. J. (2003). Social factors: Peer relationships. In A. Spirito & J. C. Overholser (Eds.), *Evaluating and treating adolescent suicide attempters: From research to practice* (pp. 191-213). New York: Academic Press.

Project MATCH Research Group. (1997). Matching alcoholism treatments to client heterogeneity: Project MATCH posttreatment drinking outcomes. *Journal of Studies on Alcohol, 58*, 7-29.

Qin, P., Agerbo, E., Westergård-Nielsen, N., Eriksson, T., & Mortensen, P. B. (2000). Gender differences in risk factors for suicide in Denmark. *British Journal of Psychiatry, 177*, 546-550.

Ramsay, J. R., & Newman, C. F. (2005). After the attempt: Maintaining the therapeutic alliance following a patient's suicide attempt. *Suicide and Life-Threatening Behavior, 35*, 413-424.

Range, L. M., & Penton, S. R. (1994). Hope, hopelessness, and suicidality in college students. *Psychological Reports, 75*, 456-458.

Ranieri, W. F., Steer, R. A., Lavrence, T. I., Rissmiller, D. J., Piper, G. E., & Beck, A. T. (1987). Relationships of depression, hopelessness, and dysfunctional attitudes to suicide ideation in psychiatric patients. *Psychological Reports, 61*, 967-975.

Reid, W. H. (1998). Promises, promises: Don't rely on patients' no-suicide/no-violence "contracts." *Journal of Practical Psychiatry and Behavioral Health, 4*, 316-318.

Reinecke, M. A. (2006). Problem solving: A conceptual approach to suicidality and psychotherapy. In T. E. Ellis (Ed.), *Cognition and suicide: Theory, research, and therapy* (pp. 237-260). Washington, DC: American Psychological Association.

Reinecke, M. A., DuBois, D. L., & Schultz, T. M. (2001). Social problem solving, mood, and suicidality among inpatient adolescents. *Cognitive Therapy and Research, 25*, 743-756.

Remafedi, G., French, S., Story, M., Resnick, M., & Blum, R. (1998). The relationship between suicide risk and sexual orientation: Results of a population-based study. *American Journal of Public Health, 88*, 57-60.

Rich, C. L., Warstadt, G. M., Nemiroff, R. A., Fowler, R. C., & Young, D. (1991). Suicide, stressors, and the life cycle. American *Journal of Psychiatry, 148*, 524-527.

Rifai, A. H., George, C. J., Stack, J. A., Mann, J. J., & Reynolds, C. F. (1994). Hopelessness continues to distinguish suicide attempters after acute treatment of major depression in later-life. *American Journal of Psychiatry, 151*, 1687-1690.

Rogers, P., Watt, A., Gray, N. S., MacCulloch, M., & Gourmay, K. (2002). Content of command hallucinations predicts self-harm but not violence in a medium secure unit. *Journal of Forensic Psychiatry, 13*, 251-262.

Ross, R. K., Bernstein, L., Trent, L., Henderson, B. E., & Paganini-Hill, A. (1990). A prospective study of risk factors for traumatic deaths in a retirement community. *Preventive Medicine, 19*, 323-334.

Rossow, I., & Wichstrom, L. (1994). Parasuicide and use of intoxicants among Norwegian adolescents. *Suicide and Life-Threatening Behavior, 24*, 174-183.

Roth, A., & Fonagy, P. (2005). *What works for whom: A critical review of psychotherapy research* (2nd ed.). New York: Guilford Press.

Rotheram-Borus, M. J., Piacentini, J., Miller, S., Graae, F., & Castra-Blanco, D. (1994). Brief cognitive-behavioral treatment for adolescent suicide attempters and their families. *Journal of the American Academy of Child & Adolescent Psychiatry, 33*, 508-517.

Rotheram-Borus, M. J., Trautman, P. D., Dopkins, S., & Shrout, P. (1990). Cognitive style and pleasant activities among female adolescent suicide attempters. *Journal of Consulting and Clinical Psychology, 58*, 554-561.

Rowe, J. L., Conwell, Y., Schulberg, H. C., & Bruce, M. L. (2006). Social support and suicidal ideation in older adults using home healthcare services. *American Journal of Geriatric Psychiatry, 14*, 758-766.

Roy, A. (2001). Serum cholesteral, suicidal behavior, and impulsivity in cocaine dependent patients. *Psychiatry Research, 101*, 243-247.

Roy, A. (2002). Characteristics of opiate dependent patients who attempt suicide. *Journal of Clinical Psychiatry, 63*, 403-407.

Roy, A. (2003a). Characteristics of drug addicts who attempt suicide. *Psychiatry Research, 121*, 99-103.

Roy, A. (2003b). Distal risk factors for suicidal behavior in alcoholics: Replications and new findings. *Journal of Affective Disorders, 77*, 267-271.

Roy, A., & Janal, M. (2006). Gender in suicide attempt rates and childhood sexual abuse rates: Is there an interaction? *Suicide and Life-Threatening Behavior, 36*, 329-335.

Rubenowitz, E., Waern, M., Wilhelmson, K., & Allebeck, P. (2001). Life events and psychosocial factors in elderly suicides: A case-contral study. *Psychological Medicine, 31*, 1193-1202.

Rudd, M. D. (2000). Integrating science into the practice of clinical suicidology: A review of the psychotherapy literature and a research agenda for the future. In R. W. Maris, S. S. Canetto, J. L. McIntosh, & M. M. Silverman (Eds.), *Review of Suicidology 2000* (pp. 49-83). New York: Guilford Press.

Rudd, M. D. (2004). Cognitive therapy for suicidality: An integrative, comprehensive, and practical approach to conceptualization. *Journal of Contemporary Psychotherapy, 34*, 59-72.

Rudd, M. D. (2006). Fluid Vulnerability Theory: A cognitive approach to understanding the process of acute and chronic suicide risk. In T. E. Ellis (Ed.), *Cognition and suicide: Theory, research, and therapy* (pp. 355-368). Washington, DC: American Psychological Association.

Rudd, M. D., Berman, A. L., Joiner, T. E., Nock, M. K., Silverman, M. M., Mandrusiak, M., et al. (2006). Warning signs for suicide: Theory, research, and clinical applications. *Suicide and Life-Threatening Behavior, 36*, 255-262.

Rudd, M. D., Joiner, T., Brown, G. K., Cukrowica, K., Jobes, D., Silverman, M., et al. (in press). Informed consent with suicidal patients: Rethinking risks in (and out of) treatment. *Suicide and Life-Threatening Behavior.*

Rudd, M. D., Joiner, T., & Rajab, M. H. (1996). Relationships among suicide ideators, attempters, and multiple attempters in a young adult sample. *Journal of Abnormal Psychology, 105*, 541-550.

Rudd, M. D., Joiner, T., & Rajab, M. H. (2001). *Treating suicidal behavior: An effective, time-limited approach.* New York: Guilford Press.

Rudd, M. D., Mandrusiak, M., & Joiner, T. E. (2006). The case against no-suicide contracts: The commitment to treatment statement as a practice alternative. *Journal of Clinical Psychology, 62*, 243-251.

Rudd, M. D., Rajab, M. H., & Dahm, P. F. (1994). Problem-solving appraisal in suicide ideators and attempters. *American Journal of Orthopsychiatry, 58*, 562-564.

Rush, A. J., Beck, A. T., Kovacs, M., Weissenburger, J., & Hollon, S. D. (1982). Comparison of the effects of cognitive therapy and pharmacotherapy on hopelessness and self concept. *American Journal of Psychiatry, 139*, 862-866.

Russell, S. T., & Joyner, K. (2001). Adolescent sexual orientation and suicide risk: Evidence from a national study. *American Jaurnal of Public Health, 91*, 1276-1281.

Rychtarik, R. G., McGillicuddy, N. B., Connors, G. J., & Whitney, R. B. (1998). Participant selection biases in a randomized clinical trial of alcoholism treatment settings and intensities. *Alcoholism: Clinical and Experimental Research, 22*, 969-973.

Salkovskis, P. M., Atha, C., & Storer, D. (1990). Cognitive-behavioral problem solving in the treatment of patients who repeatedly attempt suicide. *British Journal of Psychiatry, 157*, 871-876.

Samuelsson, M., Jokinen, J., Nordström, A-L., & Nordström, P. (2006). CSF 5-HIAA, suicide intent and hopelessness in the prediction of early suicide in male high-risk suicide attempters. *Acta Psychiatrica Scandinavica, 113*, 44-47.

Schotte, D. E., & Clum, G. A. (1982). Suicide ideation in a college population: A test of a model. *Journal of Cansulting and Clinical Psychology, 50*, 690-696.

Schotte, D. E., & Clum, G. A. (1987). Problem-solving skills in suicidal psychiatric patients. *Journal of Consulting and Clinical Psychology, 55*, 49-54.

Schotte, D. E., Cools, J., & Payvar, S. (1990). Problem-solving deficits in suicidal patients: Trait vulnerability or state phenomenon? *Journal of Consulting and Clinical Psychology, 58*, 562-564.

Scott, C., Tacchi, M. J., Jones, R., & Scott, J. (1997). Acute and one-year outcome of a randomised controlled trial of brief cognitive therapy for major depressive disorder primary care. *British Journal of Psychiatry, 171*, 131-134.

Shadish, W. R., Matt, G. E., Navarro, A M., & Phillips, G. (2000). The effects of psychological therapies under clinically representative conditions: A meta-analysis *Psychological Bulletin, 126*, 512-529.

Shaffer, D., Garland, A., Gould, M., Fisher, P., & Trautman, P. (1988). Preventing teenage suicide: A critical review. *Journal of the Academy of Child & Adolescent Psychiatry, 27*, 675-687.

Shaffer, D., & Pfeffer, C. (2001). Practice parameters for the assessment and treatment of children and adolescents with suicidal behavior. *Journal af the American Academy of Child & Adolescent Psychiatry, 40*, 24S- 51S.

Sharma, V., Persad, E., & Kueneman, K. (1998). A closer look at inpatient suicide. *Journal of Affective Disorders, 47*, 123-129.

Shenassa, E. D., Catlin, S. N., & Buka, S. L. (2003). Lethality of firearms relative to other suicide methods: A population based study. *Journal of Epidemialagy and Cammunity Health, 57*, 120-124.

Shneidman, E. (1985). *Definition of suicide.* New York: Wiley.

Silver, M. A., Bohnert, M., Beck, A. T., & Marcus, D. (1971). Relation of depression of attempted suicide and seriousness of intent. *Archives of General Psychiatry, 25*, 573-576.

Silverman, M. M. (2006). The language of suicidology. *Suicide and Life-Threatening Behavior, 36*, 519-532.

Silverman, M. M., Berman, A L., Sanddal, N. D., O'Carroll, P. W., & Joiner, T. E. (2007). Rebuilding the Tower of Babel: A revised nomenclature for the study of suicide and suicidal behaviors. Part 1: Background, rationale, and methodology. *Suicide and Life-Threatening Behavior, 37*, 248-263.

Simon, R. I. (2004). *Assessing and managing suicide risk: Guidelines for clinically based risk management.* Washington, DC: American Psychiatric Publishing.

Simon, R. I. (2007). Gun safety management with patients at risk for suicide. *Suicide and Life-Threatening Behavior, 37*, 518-526.

Simon, T., & Crosby, A. (2000). Suicide planning among high school students who report attempting suicide. *Suicide and Life-Threatening Behavior, 30*, 213-221.

Simon, T. R., Swann, A. C., Powell, K. E., Potter, L. B., Kresnow, M. J., & O'Carroll, P. W. (2001). Characteristics of impulsive suicide attempts and attempters. *Suicide and Life-Threatening Behavior, 32*, 49-59.

Skogman, K., Alsen, M., & Ojehagen, A (2004). Sex differences in risk factors for suicide after attempted suicide-A follow-up study of 1052 suicide attempters. *Social Psychiatry and Psychiatric Epidemiology, 39*, 113-120.

Skogman, K., & Öjehagen, A (2003). Motives for suicide attempters – The views of the patients. *Archives of Suicide Research, 7*, 193-206.

Slaby, A. E. (1998). Outpatient management of suicidal patients. In B. Bongar, A. L. Berman, R. W. Maris, M. M. Silverman, E. A. Harris, & W. L. Packman (Eds.), *Risk management with suicidal patients* (pp. 34-64). New York: Guilford Press.

Slee, N., Arensman, E., Garnefski, N., & Spinhoven, P. (2007). Cognitive behavioral therapy for deliberate self-harm. *Crisis, 28*, 175-182.

Slee, N., Garnefski, N., van der Leeden, R., Arensman, E., & Spinhoven, P. (2008). Cognitive-behavioural intervention for self-harm: Randomised controlled trial. *British Journal of Psychiatry, 192*, 202-211.

Soloff, P. H., Lis, J. A., Kelly, T., Cornelius, J., & Ulrich, R. (1994). Risk factors for suicidal behavior in borderline personality disorder. *American Journal of Psychiatry, 151*, 1316-1323.

Sorenson, S. B., & Rutter, C. M. (1991). Transgenerational patterns of suicide attempts. *Journal of Consulting and Clinical Psychology, 59*, 861-866.

Sosdjan, D., King, R., Brown, G. K., & Beck, A. T. (2002). *Study case management manual for suicide attempters*. Unpublished manuscript, University of Pennsylvania.

Spandler, H. (1996). *Who's hurting who? Young people, self-harm and suicide*. Manchester, England: 42nd Street.

Spirito, A (2003). Understanding attempted suicide in adolescence. In A. Spirito & J. C. Overholser (Eds.), *Evaluating and treating adolescent suicide attempters: From research to practice* (pp. 1-18). New York: Academic Press.

Spirito, A., Brown, L., Overholser, J., & Fritz, G. (1989). Attempted suicide in adolescence: A review and critique of the literature. *Clinical Psychology Review, 9*, 335-363.

Spirito, A., Overholser, J. C., & Stark, L. J. (1989). Common pathways and coping strategies II: Findings with adolescent suicide attempters. *Journal of Abnormal Child Psychology, 17*, 213-221.

Stanford, E. J., Goetz, R. R., & Bloom, J. D. (1994). The no harm contract in the emergency assessment of suicidal risk. *Journal of Clinical Psychiatry, 55*, 344-348.

Steblaj, A., Tavcar, R., & Demovsek, M. Z. (1999). Predictors of suicide in psychiatric hospital. *Acta Psychiatrica Scandinavica, 100*, 383-388.

Steele, C. M., & Josephs, R. A (1990). Alcohol myopia: Its prized and dangerous effects. *American Psychologist, 45*, 921-933.

Steer, R. A., Rissmiller, D. B., Ranieri, W. F., & Beck, A. T. (1993). Dimensions of suicidal ideation in psychiatric inpatients. *Behavior Research and Therapy, 31*, 229-236.

Stein, D., Apter, A, Ratzoni, G., Har-Even, D., & Avidan, G. (1998). Association between multiple suicide attempts and negative affect in adolescents. *Journal of the American Academy of Child & Adolescent Psychiatry, 37*, 488-494.

Stein, D., Witztum, E., Brom, D., DeNour, A., & Elizur, A. (1992). The association between adolescents' attitudes toward suicide and their psychosocial background and suicidal tendencies. *Adolescence, 27*, 949-959.

Stengel, E., & Cook, N. G. (1958). *Attempted suicide: Its social significance and effects*. London: Chapman & Hall/CRC.

Steuer, J. L., Mintz, J., Hammen, C. L., Hill, M. A., Jarvik, L. F., McCarley, T., et al. (1984). Cognitive-behavioral and psychodynamic group psychotherapy in treatment of geriatric depression. *Journal of Consulting and Clinical Psychology, 52*, 180-189.

Stroebe, M., Stroebe, W., & Abakoumkin, G. (2005). The broken heart: Suicidal ideation in bereavement. *American Journal of Psychiatry, 162*, 2178-2180.

Strohmetz, D. B., Alterman, A. L., & Walter, D. (1990). Subject selection bias in alcoholics volunteering for a treatment study. *Alcoholism: Clinical and Experimental Research, 14*, 736-738.

Strosahl, K., Chiles, J. A, & Linehan, M. (1992). Prediction of suicide intent in hospitalized parasuicides: Reasons for living, hopelessness, and depression. *Comprehensive Psychiatry, 33*, 366-373.

Suokas, J., Suoininen, K., Isometsä, E., Ostamo, A., & Lönnqvist, J. (2001). Long-term risk factors for suicide mortality after attempted suicide-Findings of a 14-year follow-up study. *Acta Psychiatrica Scandinavica, 104*, 117-121.

Suominen, K., Henriksson, M., Suokas, J., Isometsä, E., Ostamo, A., & Lönnqvist, J. (1996). Mental disorders and comorbidity in attempted suicide. *Acta Psychiatrica Scandinavica, 94*, 234-240.

Suominen, K., Isometsä, E., Heilä, H., Lönnqvist, J., & Henriksson, M. (2002). General hospital suicides: A psychological autopsy study in Finland. *General Hospital Psychiatry, 24*, 412-416.

Suominen, K., Isometsä, E., Henriksson, M., Ostamo, A., & Lönnqvist, J. (1997). Hopelessness, impulsiveness and intent among suicide attempters with major depression, alcohol dependence, or both. *Acta Psychiatrica Scandinavica, 96*, 142149.

Swann, A. C., Dougherty, D. M., Pazzaglia, P. J., Pham, M., Steinberg, J., & Moeller, G. (2005). Increased impulsivity associated with severity of suicide attempt history in patients with bipolar disorder. *American Journal of Psychiatry, 162*, 1680-1688.

Szanto, K., Gildengers, A., Mulsant, B. H., Brown, G. K., Alexopoulos, G. S., & Reynolds, C. F. (2002). Identification of suicide ideation and prevention of suicidal behavior in the elderly. *Drugs and Aging, 19*, 11-24.

Szanto, K., Prigerson, H. G., Houck, P. R., & Reynolds, C. F. (1997). Suicidal ideation in elderly bereaved: The role of complicated grief. *Suicide and Life-Threatening Behavior, 27*, 194-207.

Szanto, K., Reynolds, C. F., Conwell, Y., Begley, A. E., & Houck, P. (1998). High levels of hopelessness persist in geriatric patients with remitted depression and a history of attempted suicide. *Journal of the American Geriatrics Society, 46*, 1401-1406.

Szanto, K., Reynolds, C. F., Frank, E., Stack, J., Fasiczka, A. L., Miller, M., et al. (1996). Suicide in elderly depressed patients: Is active vs. passive suicidal ideation a clinically valid distinction? *American Journal of Geriatric Psychiatry, 4*, 197-207.

Szanto, K., Shear, M. K., Houck, P. R., Reynolds, C. F., Frank, E., Caroff, K., et al. (2006). Indirect self-destructive behavior and overt suicidality in patients with complicated grief. *Journal of Clinical Psychiatry, 67*, 233-239.

Talbot, N. L., Duberstein, P. R., Cox, C., Denning, D., & Conwell, Y. (2004). Preliminary report on childhood sexual abuse, suicidal ideation, and suicide attempts among middle-aged and older depressed women. *American Journal of Geriatric Psychiatry, 12*, 536-538.

Taylor, E. A., & Stansfeld, S. A. (1984). Children who poison themselves: Prediction of attendance for treatment. *British Journal of Psychiatry, 145*, 132-135.

Teesson, M., Darke, S., Ross, J., Mills, K., Williamson, A., Havard, A., et al. (2005). *The Australian Treatment Outeame Study (ATOS): Heroin*. Retrieved May 2, 2007, from http://notes.med.unsw.edu.au/ndarcweb.nsf/page/Completed%20 Project%20T7%20ATOS

Tejedor, M. C., Diaz, A., Castillon, J.J., & Pericay, J. M. (1999). Attempted suicide: Repetition and survival findings of a follow-up study. *Acta Psychiatrica Scandinavica, 100*, 205-211.

Termansen, P. E., & Bywater, C. (1975). S.A.F.E.R.: A follow-up service for attempted suicide in Vancouver. *Canadian Psychiatric Association Journal, 20*, 29-34.

Thies-Flechtner, K., Müller-Oerlinghausen, B., Seibert, W., Walther, A., & Greil, W. (1996). Effect of prophylactic treatment on suicide risk in patients with major affective disorders: Data from a randomized prospective trial. *Pharmacopsychiatry, 29*, 103-107.

Thompson, L. W., Coon, D. W., Gallagher-Thompson, D., Sommer, B. R., & Koin, D. (2001). Comparison of desipramine and cognitive-behavioral therapy in the treatment of elderly outpatients with mild-to-moderate depression. *American Journal of Geriatric Psychiatry, 9*, 225-240.

Thompson, L. W., Gallagher, D., & Breckenridge, J. S. (1987). Comparative effectiveness of psychotherapies for depressed elders. *Journal of Cansulting and Clinical Psychology, 55*, 385-390.

Torhorst, A., Moller, J. J., Burk, F., Kurz, A., Wachter, C., & Lauter, H. (1987). The psychiatric management of parasuicide patients: A controlled clinical study comparing different strategies of outpatient treatment. *Crisis, 8*, 53-61.

Trautman, P. D., Rotheram-Borus, M. J., Dopkins, S., & Lewin, N. (1991). Psychiatric diagnoses in minority female adolescent suicide attempters. *Journal of the American Academy of Child & Adolescent Psychiatry, 30*, 617-622.

Trautman, P. D., Stewart, N., & Morishima, A. (1993). Are adolescent suicide attempters noncompliant with outpatient care? *Journal of the American Academy of Child & Adolescent Psychiatry, 32*, 89-94.

Trout, D. L. (1980). The role of social isolation in suicide. *Suicide and Life-Threatening Behavior, 10*, 10-23.

Trulsson, K., & Hedin, U-C. (2004). The role of social support when giving up drug abuse: A female perspective. *Internatianal Journal of Social Welfare, 13*, 145-157.

Turvey, C. L., Conwell, Y., Jones, M. P., Phillips, C., Simonsick, E., Pearson, J. L., et al. (2002). Risk factors for late-life suicide: A prospective, community-based study. *American Journal of Geriatric Psychiatry, 10*, 398-406.

Tyrer, P., Thompson, S., Schmidt, U., Jones, V., Knapp, M., Davidson, K., et al. (2003). Randomized controlled trial of brief cognitive behaviour therapy versus treatment as usual in recurrent deliberate self-harm: The POPMACT study. *Psychological Medicine, 33*, 969-976.

Uncapher, H., Gallagher-Thompson, D., Osgood, N. J., & Bonger, B. (1998). Hopelessness and suicide ideation in older adults. *Gerontologist, 38*, 62-70.

Unützer, J., Tang, L. Q., Oishi, S., Katon, W., Williams, J. W., Hunkeler, E., et al. (2006). Reducing suicidal ideation in depressed older primary care patients. *Journal of the American Geriatrics Society, 54*, 1550-1556.

U. S. Department of Health & Human Services. (2001). *National strategy for suicide prevention: Goals and objectives for action*. Rockville, MD: U.S. Department of Health & Human Services, Public Health Service.

Vaiva, G., Ducrocq, F., Meyer, P., Mathieu, D., Philippe, A., Libersa, C., et al. (2006). Effect of telephone contact on further suicide attempts in patients discharged from an emergency department: Randomised controlled study. *British Medical Journal, 332,* 1241-1245.

Vanable, P. A., Carey, M. P., Carey, K. B., & Maisto, S. A. (2002). Predictors of participation and attrition in a health promotion study involving psychiatric outpatients. *Journal of Consulting and Clinical Psychology, 70,* 362-368.

VandeCreek, L., & Knapp, S. (2001). *Tarasoff and beyond: Legal and clinical considerations in the treatment of life-endangering patients.* Sarasota, FL: Professional Resource Press/Professional Resource Exchange.

van den Bosch, L. M. C., Verheul, R., Schippers, G. M., & van den Brink, W. (2002). Dialectical behavior therapy of borderline patients with and without substance use problems: Implementation and long-term effects. *Addictive Behaviors, 27,* 911-923.

Van der Sande, R., van Rooijen, L., Buskens, E., Allart, E., Hawton, K., van der Graff, Y., et al. (1997). Intensive in-patient and community intervention versus routine care after attempted suicide: A randomized controlled intervention study. *British Journal of Psychiatry, 171,* 35-41.

Van Heeringen, C., Jannes, S., Buylaert, W., Henderick, H., De Bacquer, D., & Van Remoortel, J. (1995). The management of noncompliance with referral to outpatient after-care among attempted suicide patients: A controlled intervention study. *Psychological Medicine, 25,* 963-970.

Verkes, R. J., Van der Mast, R. C., Hengeveld, M. W., Tuyl, J. P., Zwinderman, A. H., & Van Kempen, G. M. J. (1998). Reduction by paroxetine of suicidal behavior in patients with repeated suicide attempts but not major depression. *American Journal of Psychiatry, 155,* 543-547.

Verona, E., Patrick, C. J., & Joiner, T. E. (2001). Psychopathy, antisocial personality, and suicide risk. *Journal of Abnormal Psychology, 110,* 462-470.

Verona, E., Sachs-Ericsson, N., & Joiner, J. E. (2004). Suicide attempts associated with externalizing psychopathology in an epidemiological sample. *American Journal of Psychiatry, 161,* 444-451.

Vingoe, L., Welch, S., Farrell, M., & Strang, J. (1999). Heroin overdose among treatment sample of injecting drug misusers: Accident or suicidal behaviour? *Journal of Substance Abuse, 4,* 88-91.

Waern, M., Beskow, J., Runeson, B., & Skoog, L (1999). Suicidal feelings in the last year of life in elderly people who commit suicide. *Lancet, 354,* 917-918.

Waern, M., Rubenowitz, E., Runeson, B., Skoog, I., Wilhelmson, K., & Allebeck, P. (2002). Burden of illness and suicide in elderly people: Case-control study. *British Medical Journal, 324,* 1355-1358.

Waern, M., Rubenowitz, E., & Wilhelmson, K. (2003). Predictors of suicide in the old elderly. *Gerontology, 49,* 328-334.

Wagner, B. M., Wong, S. A., & Jobes, D. A (2002). Mental health professionals' determinations of adolescent suicide attempts. *Suicide and Life-Threatening Behavior, 32,* 284-300.

Waterhouse, J., & Platt, S. (1990). General hospital admission in the management of parasuicide: A randomised controlled trial. *British Journal of Psychiatry, 156,* 236-242.

Weissman, A., Beck, A. T., & Kovacs, M. (1979). Drug abuse, hopelessness, and suicidal behavior. *International Journal of the Addictions, 14,* 451-464.

Wells, K. C., & Curry, J. F. (2000). *Parent and conjoint parent-adolescent sessions.* Unpublished manuscript, Duke University Medical Center. Retrieved January 31, 2007, from https://trialweb.dcri.duke.edu/tads/tad/manuals/TADS_CBT.pdf

Welu, T. C. (1977). A follow-up program for suicide attempters: Evaluation of effectiveness. *Suicide and Life-Threatening Behavior, 7,* 17-30.

Wenzel, A., Jeglic, E. L., Levy-Mack, H. J., Beck, A. T., & Brown, G. K. (in press). Treatment attitude and therapy outcome in patients with borderline personality disorder. *Journal of Cognitive Psychotherapy.*

Wenzel, A., Sharp, I. R., Sokol, L., & Beck, A. T. (2006). Attentional fixation in panic disorder. *Cognitive Behaviour Therapy, 35,* 65-73.

Wetzel, R. D. (1977). Factor structure of Beck's suicide intent scales. *Psychological Reports, 40,* 295-302.

Wetzler, S., Asnis, G. M., Hyman, R., Virtue, C., Zimmerman, J., & Rathus, J. H. (1996). Characteristics of suicidality among adolescents. *Suicide and Life-Threatening Behavior, 26,* 37-45.

Whitlock, J., Eckenrode, J., & Silverman, D. (2006). Self-injurious behaviors in a college population. *Pediatrics, 117,* 1939-1948.

Wilkinson, G. (1994). Controversies in management: Berrer treatment of mental illness is a more appropriate aim. *British Medical Journal, 309,* 860-861.

Williams, J. M. G. (1996). Depression and the specificity of autobiographical memory. In D. C. Rubin (Ed.), *Remembering our past: Studies in autobiographical memory* (pp. 244-267). New York: Cambridge University Press.

Williams, J. M. G., Barnhoffer, T., Crane, C., & Duggan, D. S. (2006). The role of overgeneral memory in suicidality. In T. E. Ellis (Ed.), *Cognition and suicide: Theory, research, and therapy* (pp. 173-192). Washington, DC: American Psychiatric Association.

Williams, J. M. G., & Broadbent, K. (1986a). Autobiographical memory in suicide attempters. *Journal of Abnormal Psychology, 95,* 144-149.

Williams, J. M. G., & Broadbent, K. (1986b). Distraction by emotional stimuli: Use of a Stroop task with suicide attempters. *British Journal of Clinical Psychology, 25,* 101-110.

Williams, J. M. G., & Dritschel, B. H. (1988). Emotional disturbance and the specificity of autobiographical memory. *Cognition & Emotion, 2,* 221-234.

Wolfsdorf, B. A, Freeman, J., D'Eramo, K., Overholser, J., & Spirito, A (2003). Mood states: Depression, anger, and anxiety. In A. Spirito & J. C. Overholser (Eds.), *Evaluating and treating adolescent suicide attempters: From research to practice* (pp. 53-88). New York: Academic Press.

Wood, A., Trainor, G., Rothwell, J., Moore, A., & Harrington, R. (2001). Randomized trial of group therapy for repeated deliberate self-harm in adolescents. *Journal of the American Academy of Child & Adolescent Psychiatry, 40*, 1246-1253.

Wright, J. E., Basco, M. R., & Thase, M. E. (2006). *Learning cognitive-behavior therapy: An illustrated guide*. Washington, DC: American Psychiatric Publishing.

Xie, H., McHugo, G. J., Fox, M. B., & Drake, R. E. (2005). Substance abuse relapse in a ten-year prospective follow-up of clients with mental and substance use disorders. *Psychiatric Services, 56*, 1282-1287.

Yen, S., Shea, M. T., Pagno, M., Sanislow, C. A, Grilo, C. M., McGlashan, T. H., et al. (2003). Axis I and axis II disorders as predictors of prospective suicide attempts: Findings from the collaborative longitudinal personality disorders study. *Journal of Abnormal Psychology, 112*, 375-381.

Young, J. E., & Beck, A. T. (1980). *Manual for the Cognitive Therapy Rating Scale*. Philadelphia: University of Pennsylvania.

Young, M., Fogg, L., Scheftner, W., Fawcett, J., Akiskal, H., & Maser, J. (1996). Stable trait components of hopelessness: Baseline and sensitivity to depression. *Journal of Abnormal Psychology, 105*, 105-165.

Ystgaard, M., Hestetun, I., Loeb, M., & Mehlum, L. (2004). Is there a specific relationship between childhood sexual and physical abuse and repeated suicidal behavior? *Child Abuse & Neglect, 28*, 863-875.

ÍNDICE ONOMÁSTICO

Abakoumkin, G., 34-35
Åberg-Wistedt, A., 37-38
Aboud, A., 240-241
Adams, D. M., 151-152
Addis, M. E., 190
Agency for Health Care Policy & Research, 75-76
Agerbo, E., 46
Aharonovich, E., 239, 243-244
Alexopoulos, G. S., 234-235
Allard, R., 76-77, 86-88
Allebeck, P., 36-37, 224
Allgulander, C., 36-37
Allmon, D., 74-75
Alsen, M., 27-28
Alterman, A. L, 87-88
Altman, D., 86
American Psychiatric Association (APA), 113, 115, 121-124, 186-187
American Psychological Association, 113, 115
Anderson, P. S., 37-38
Anderson, W., 42-43, 64-65
Andréasson, S., 35-36
Andrews, J. A., 200-201
Andriessen, K., 20-21
Anthony, J. c., 225-226
Appleby, L., 45-46
Apter, A., 50, 202
Arensman, E., 74-75, 85-86n1, 87-88
Armstrong, H. E., 74-75
Aro, H., 45-46, 126, 200-201
Asarnow, J. R., 201, 202
Ásberg, M., 37-38
Asnis, G. H., 40-41
Avidan, G., 202
Babor, T. F., 125-126
Baca-Garcia, E., 41-42, 60
Bar-Joseph, H., 42-43, 64-65
Barnaby, B., 240-241
Barnett, N., 200-201
Barnhoffer, T., 62-64
Barraclough, B., 35-38, 223-224, 239-243
Barrart, E. S., 40-42, 244-245
Basco, M. R., 93-95
Bateman, A., 79-80, 86
Bauer, G. B., 194
Baugher, M., 206
Baumeister, R. F., 60
Beautrais, A. L., 33-35, 37-39, 223-224, 240-241
Beck, A.T., 11-14, 20-24, 26-31, 34-40, 50-54, 56-57, 60, 83-85, 88-89, 93-94, 108-109, 112, 118, 122, 124-126, 150-151, 239-241, 243-248, 254-255, 267-268
Beck, J. S., 12, 93-96, 100-101, 110-111, 150-151, 166-168, 190
Beck, R., 11-12, 21-22, 26-28, 40, 124-125
Becker, E. S., 61-62
Bedrosian, R. C., 12
Begg, c., 86
Begley, A. E., 224
Bell, V., 37-38
Bender, M. A., 37-38
Bennewith, O., 78
Bensley, L., 202-203
Berchick, R. J., 13, 40
Beresford, E., 40
Bergman, E., 12, 26-27, 40
Berk, M. S., 38-39, 112, 118
Berman, A. L., 19-21, 45-46, 184, 206, 217-218
Bernstein, L., 224
Bertolote, J. M., 35
Beskow, J., 225-226
Best, D., 243-244
Bhat, S. S., 93-94
Black, D., 37-38, 78
Bloom, J. D., 127-128
Blum, M. c., 202
Blum, R., 199-201
Blumenthal, S., 37-38
Blyer, C. R., 36-37
Boergers, J., 44-45, 202, 204-205, 217-218
Bohnert, M., 26-27
Bondy, B., 39-40, 48-49
Bongar, B., 184, 195-196, 224
Borges, G., 9
Borowsky, L, 199-200
Bostrom, A. G., 72-74, 76-77, 83-84, 86
Bostwick, J. M., 35, 45-46
Bottlender, M., 239-240
Bowen, P., 200-201
Boyd, c., 125-126
Brandon, E. A A, 239, 244-245
Breckenridge, J. S., 226-227
Brent, D., 39-40, 48-49, 124-125, 202-203, 206, 223-224
Bridge, J., 206
Broadbent, K., 61-62, 62-64
Brom, D., 202
Brown, G., 11-15, 21-22, 28-31, 34-35, 37-40, 83-88, 90, 112, 116-118, 120-122, 124-126, 196, 223-226, 239
Brown, J., 38-39, 56-57

Brown, L., 202-203
Bruce, M. L., 28-29, 126, 234-235
Buda, M., 223-224
Buettner, A., 39-40
Buka, S. L., 25
Bunney, W. E., 73-74
Burdick, K. E., 41-42
Bums-Cox, C. J., 78, 117-118, 159-160
Busch, K. A, 56-57, 61, 125-126
Bush, E., 202
Butkus, M., 202-203
Butler, J., 81-82
Byme, G. J., 224
Bywater, C., 76-77, 86
Caelian, C., 43-44
Caine, E. D., 125-126, 223-226
Caldwell, C. E., 36-37
Callahan, B., 201
Callahan, T. S., 50
Callender, L., 44-45, 66-67
Campbell, J. M., 226-227
Cantor, C. H., 34-35
Carey, K. B., 87-88
Carey, M. P., 87-88
Carlson, G. A, 201
Carr, D. S., 224
Carstairs, V., 33-34
Carter, G., 37-38, 76-77, 86-88
Castillon, J. J., 27-28
Castro-Blanco, D., 214-215
Catlin, S. N., 25
CBTTASA Team, 203-204, 207-209, 214-220
Cedereke, M., 76-77
Centers for Disease Contral and Prevention (CDC), 9, 199-200, 222-225
Chang, E. c., 64-65
Chapman, J. E., 38-39
Chemtob, C. M., 194
Chen, C. C., 38-39
Chen, T. H., 38-39, 206
Chen, Y.-W., 35-36
Cheng, A T., 38-39
Chiappetta, L., 206
Chiles, J. A, 46, 126, 165-166
Chowdhury, N., 76-77, 86-87
Cimbolic, P., 89-90
Clark, D. A, 51, 53, 53-54
Clark, D. c., 61, 222-223
Clover, *K.*, 76-77
Clum, G. A, 28-30, 42-43, 64-66, 77
Cohen, P., 38-39
Cohen-Sandler, R., 206
Cole, D., 202
Collins, J. M., 195
Comelius, J., 36-37, 239-241, 243-244
Compton, W. M., 244-245
Comtois, K. A, 74-75, 87-88
Comwell, Y., 32-33
Conner, K. R., 125-126, 240-241
Connors, G. J., 87-88
Conrad, A, 89-90
Conwell, Y., 37-39, 125-126, 223-228, 240-241
Cook, N. G., 9-10
Cools, J., 65-66

Coon, D. W., 227-228
Cooney, N., 245-246, 246-247
Cotgrove, A., 78
Cotton, P. G., 36-37
Cowan, T., 44-45, 66-67
Cox, c., 32-33, 38-39
Crane, c., 62-64
Cranford, J., 125-126
Cranston, *K.,* 200-201
Crits-Christoph, P., 246-247
Crosby, A, 20-22, 201
Crumley, F. E., 200-201
Curry, J. F., 214-218
Curtin, L., 28-30
Dahlsgaard, K. *K.,* 13-14, 29-30, 38-40, 122, 124
Dahm, P. F., 42-43, 64-65
Daly, R. J., 81-82
Darke, S., 239, 241-244, 257-258, 261-262
Davies, M., 23-24, 202-203
Davis, D. D., 93
Davis, M., 202
Dawson, A H., 76-77
Day, N. L., 239-240
Dean, P. J., 66-67
Dean, P. S., 43-44
Deane, F. P., 190
De Leo, D., 27-28, 35
de Man, A F., 28-29
Denning, D., 32-33, 38-39
DeNour, A, 202
D'Eramo, K., 200-201
Demovsek, H. Z., 36-37
Desai, R. A, 35-36
D'Este, C., 76-77
Dettmer, E. L., 195
Diaz, A, 27-28
Dick-Siskin, L., 226-227
DiFilippo, J. M., 219
Dilsaver, S. C., 35-36
Dixon, W., 42-43, 64-65
Dombrovski, A Y., 225-226
Donaldson, D., 44-45, 81-82, 202
Dopkins, S., 200-201
Dougherty, D. M., 40-41, 244-245
Drake, R. E., 36-37, 258
Dritschel, B. H., 62-64
Dror, N., 42-43, 64-65
Drozd, J. F., 89-90
Drummond, c., 240-241
Duberstein, P. R., 38-39, 125-126, 223-226
DuBois, D. L., 64-65
Dubow, E. F., 202-203
Duffy, J., 33-34
Duggan, D. S., 62-64
Dyer, J. A T., 9-10
Dyl, J., 202-203
D'Zurilla, T. J., 64-65
Eckenrode, J., 219
Eckman, T., 77
Elizur, A., 202
Ellis, J. B., 47, 126
Ellis, T. E., 54, 65-67, 150-151
Emery, *G.,* 53-54, 93, 150-151, 247-248
Endick, C. J., 41-42

Endicott, P. G., 40-41, 57, 59
Eriksson, T., 46
Erinoff, L., 244-245
Esposito, C., 201-203, 215-216, 219
Esposito-Smythers, C., 81-82
Evans, J., 78
Evans, K., 81-82, 87-88
Evans, M., 78
Eynan, R., 45-46
Faccini, L., 64-65
Fagg, J., 202
Farberow, N., 9-10
Farley, M., 258
Farrell, M., 35-36
Faulkner, A. H., 200-201
Favazza, A. R., 219
Fawcett, J., 56-57, 61, 125-126
Febbraro, G. A. R., 65-66
Feldman, M., 200-201
Fenton, W. S., 36-37
Fischer, W., 200-201
Fisher, P., 201, 202, 202-203
Fleischmann, A., 35
Flett, G. L., 43-45, 66-67
Flory, M., 201
Fogg, L., 56-57
Fonagy, P., 79-80, 86, 245-246
Forman, E. M., 38-39
Fowler, R. c., 44-45
Fox, C., 219
Fox, M. B., 258
Frankel, S., 72, 74-75
Franzen, M. D., 50
Freedenthal, S., 21-22
Freeman, A., 93
Freeman, J., 200-201
Fremouw, W., 50, 201
French, S., 200-201
Fridell, E. J., 156-157
Fritz, G., 202-203
Gallagher-Thompson, D., 224, 226-228
Gallo, J. J., 225-226
Garfinkel, R., 202-203
Garland, A, 202
Gamefski, N., 85-86n1
Garofalo, R., 200-201
Garrison, B., 13, 28-29, 40
Gdowski, C., 202-203
George, C. J., 224
Gemer, R., 226-227
Getter, H., 245-246
Gibbons, J. L., 81-82
Gibbons, J. S., 81-82, 86-87
Gilbody, S., 40
Gilman, S. E., 33-34
Gispert, M., 202
Gitlin, J. M., 194, 195
Glick, L D., 76-77
Glowinski, A L., 37-38
Goetz, R. R., 127-128
Goggin, W. c., 43-44, *66-67*
Goldberg, J. F., 41-42
Golding, J. M., 258
Goldsmith, S. K., 73-74

Goldstein, R. B., 37-40, 47-48
Goldston, D. B., 20-31, 203-204
Goodstein, J. L., 46, 165-166
Gordon, K. H., 203-204
Gottesman, L L, 36-37
Gould, M., 23-24, 44-45, 201-203, 210-211, 256-257
Goumay, K., 36-37
Graae, F., 202-203, 214-215
Gray, N. S., 36-37
Greenberg, R. L., 108-109
Greil, W., 75-76, 117-118
Griffen-Fennell, F., 47
Grisham, J. R., 13-14, 29-30, 34-35, 122, 124
Gunnell, D., 72, 74-75, 78
Gutherie, D., 201, 202
Guthrie, E., 79-80, 86-88, 117-118
Haas, AP., 194
Haas, O. L., 29-30
Hamada, R. S., 194
Har-Even, D., 202
Haring, M., 66-67
Harrington, R., 78, 78-79
Harris, E. C, 35-38, 223-224, 239-243
Harris, H. E., 25-26, 202
Harriss, L., 27-28, 35-36, 40-41, 225
Hasin, D. S., 239
Hausman, K., 194-195
Haw, C, 35-36
Hawton, K., 27-29, 35-36, 40-41, 73-77, 81-82, 86-88, 124-125, 200-202, 219, 225
Hayes, L. M., 45-46
Hayward, A, 78
Heard, H. L., 74-75
Hedin, n-c, 259
Heikkinen, M., 45-46, 126, 224
Heila, H., 35, 36-37
Heisel, M. J., 225-228
Henderson, B. E., 224
Hendin, H., 194, 195
Henriksson, M., 35, 59-60
Henriques, G. R., 11-14, 21-22, 38-39, 84-85, 112, 124-126
Hepp, U., 74-75
Heppner, P., 42-43, 64-65
Herman, L, 26-27
Hestetun, L, 38-39
Hewitt, P. L., 43-45, 66-67
Hicks, R. C, 76-77
Higgins-Biddle, J. C, 125-126
Hjelmeland, H., 27-28
Hobson, R. F., 79-80
Hollenbeck, J., 202-203
Hollon, S. D., 13-14, 47-48
Holmstrand, C., 27-28
Holton, A, 78, 117-118, 159-160
Horton-Deutsch, S. L., 222-223
Houck, P., 224, 225
Hoyer, O., 46
Huey, S. J., 78-79, 86
Hufford, M. R., 240-241, 244-245, 252-254
Hughes, D., 35
Huguet, N., 33-34
Hull, J., 234-235
Hunter, E. C., 44-45

Hurren, K., 78, 117-118, 159-160
Hurt, S. W., 201
Hustead, L. A T., 89-90
Ingram, R. E., 53-54
Inskip, H. M., 35-36
Ireland, M., 199-200
Isometsa, E., 32-33, 35, 46, 59-60, 126
Jacobs, D., 56-57, 61, 125-126
Jacobson, N. S., 190
Jacoby, A. M., 89-90
James, A, 200-202
Jamieson, E., 37-38
Janal, M., 33-34
Jarvik, L. F., 226-227
Jeglic, E., 38-39, 42-43, 112, 118
Jenkins, R., 38-39
Jobes, D. A, 19-20, 46, 89-90, 217-218
Joe, S., 33-34, 47
Johnson, B., 201, 215-216
Johnson, J., 38-39
Joiner, T., 20-21, 36-39, 54-59, 68-70, 126-128, 203-204, 219, 239, 243
Jokinen, J., 27-28
Jones, E. M., 78
Jones, R., 226-227
Josephs, R. A, 241-242
Joyner, K., 200-201
Juel, K., 36-37
Kabela, E., 245-247
Kadden, R. M., 245-247
Kakuma, T., 234-235
Kaplan, O., 201
Kaplan, M. L., 40-41, 47
Kaplan, M. S., 33-34
Kashden, J., 50, 201
Kaslow, N. J., 37-38
Kausch, n F., 202
Kazantzis, N., 190
Kellerman, A L., 44-45
Kelly, K. T., 127-128
Kelly, T., 36-37
Kendall, P.c., 53-54
Kessler, R. c., 9, 33-34, 50
King, C. A, 78-79, 202-204
King, D., 32-33
King, R., 83-84, 206
Kingsbury, S., 200-202
Kleespies, P., 35, 195
Kleinman, A M., 73-74
Knapp, S., 40-41
Knudson, M. P., 127-128
Koin, D., 227-228
Koller, G., 239-240, 240-241
Kõlves, K., 243-244
Kosky, R., 202-203
Kovacs, M., 11-14, 21-22, 26-30, 40
Kposowa, A J., 34-35
Kraemer, H. C., 32-35, 47
Kravitz, H. M., 56-57
Kreitman, N., 9-10, 33-34, 76-78, 117-118
Krupinski, M., 37-38, 40
Kueneman, K., 61
Kuo, W., 225
Ladame, F., 200-201

Laederach, L., 200-201
Laidlaw, K., 226-227
Laippala, P., 200-201
Lavee, Y., 202-203
Leduc, C. P., 28-29
Lester, D., 11-12, 12
Lettieri, D. J., 20-21
Levensky, E. R., 159-160
Levenson, J. L., 35, 45-46
Levy-Mack, H. J., 118
Lewin, N., 200-201
Lewinsohn, P. M., 200-203
Li, G., 223-224
Liberman, R. P., 77
Liese, B. S., 93, 244-245
Lindqvist, D., 27-28
Linehan, M. M., 46, 74-75, 80-81, 86-88, 117-118, 126, 138, 165-166, 219
Links, P. S., 228
Lipschitz, A, 194
Lis, J. A, 36-37
Litman, R. E., 9-10, 184
Litt, M. D., 245-247, 250-251
Liu, X., 239
Lloyd-Richardson, E., 203-204
Loeb, M., 38-39
Loebe1, J. P., 33-34
Longabaugh, R., 245-246
Lonnqvist, J., 32-33, 35, 45-46, 46, 59-60, 72, 126, 224
Ludgate, J. W., 81-82
Lui-Mares, W., 35-36
Lund, E., 46
Lyness, J. M., 227-228
Lynskey, M., 241-242
MacCulloch, M., 36-37
MacLeod, C., 61-62
MacMahon, B., 224
MacMillan, H. L., 37-38
Maisto, S. A, 87-88
Malone, K. M., 29-30, 46, 126
Maltsberger, J. T., 194
Mandrusiak, M., 127-128
Mann, J. J., 29-30, 34-37, 41-42, 48-49, 72-73, 224, 239-240
Mann, J. S., 39-40
Mann, R. E., 46
Marcus, n, 26-27
Maris, R. W., 19-20, 184
Marsh, L., 202
Marshall, M., 76-77
Marttunen, J. J., 46, 126
Marttunen, M., 200-201
Marzuk, P. M., 208-209
Maser, J. D., 35-36
Matt, G. E., 87-88
Matthews, A M., 61-62
Maydeu-Olivares, A, 64-65
McCabe, S. E., 125-126
McCloud, A, 240-241
McDermott, J., 202
McElroy, M. G., 12, 239-240
McFarland, B. H., 33-34
McGillicuddy, N. B., 87-88
McGlashan, T. H., 36-37

McHolm, A E., 37-38
McHugo, G. J., 258
McLeavey, B. c., 81-82, 86-87
McLeod, c., 202
McMillan, D., 40
McNally, R.]., 61-62
McPherson, M., 37-38
Mehlenbeck, R., 200-201
Mehlum, L., 38-39
Meltzer, H. Y., 36-37, 75-76, 86, 117-118
Michaelis, B. H., 41-42
Michel, K., 74-75
Mieczkowski, T. A, 26-27
Miller, A L., 219
Miller, S., 214-215
Minkoff, J. R., 258
Minkoff, K., 12, 26-27, 40
Mintz, J., 226-227
Mitchell, B., 11-12
Mizruchi, M., 201
Mocecicki, E. K., 19-20, 32, 44-46, 225
Moeller, F. G., 244-245
Moher, D., 86
Moller, H. J., 77
Montano, C. B., 236
Monteiro, M. G., 125-126
Montgomery, D. B., 75-76
Montgomery, S. A, 75-76
Monti, K., 76-77
Moore, A., 78
Morales, M., 125-126
Morgan, H. G., 78, 117-118, 159-160
Morgenstem, J., 245-246
Morishima, A., 204-205
Morris, J. B., 26-27, 124-125
Mortensen, P. B., 36-37, 46
Motto, J. A, 72-74, 76-77, 83-84, 86, 240-241
Müller-Oerlinghausen, B., 35-36, 75-76, 117-118
Mulligan, M., 258
Muraoka, M. Y., 194
Murphy, G. E., 32, 38-39, 47
Murray, C. M., 81-82
Muser-Causemann, B., 35-36
Muthen, B. O., 225-226
Myers, W. c., 25-26, 202
Nakamura, J. W., 202
Nasrallah, A, 37-38
Navarro, A. M., 87-88
Neal-Walden, T., 89-90
Negron, R., 202-203
Neilly, L., 40
Nemiroff, R. A, 44-45
Nesse, R. M., 224
Neumann, N. U., 37-38
Newcom, J., 201
Newman, C. F., 12, 93, 150-151, 184, 195, 244-245
Newsom, J. T., 33-34
Nezu, A., 64-65
Nielsen, S. L., 46, 165-166
Niméus, A, 27-28
Nock, M. K., 9, 33-34, 50, 203-204, 219
Nordin, C., 37-38
Nordstrbm, A-L., 27-28
Nordstrbm, P., 27-28, 37-38

Norton, G. R., 44-45n
Norringham, E. J., 64-65
Nunes, E., 239
O'Boyle, M., 239, 244-245
O'Brien, G., 78, 117-118, 159-160
O'Carroll, P. W., 19-22
O'Connor, R. C., 43-45
O'Donoghue, W. T., 159-160
Ogloff, J. R. P., 40-41, 57, 59
O'Grady, J., 202
Ojehagen, A, 27-28, 56-57, 76-77, 156-157
Olson, D. H., 202-203
Olson, L. M., 33-34
Omu, N., 240-241
Opipari, L., 202-203
Oquendo, M., 23-24, 32-33, 37-38, 47, 75-76
Orbach, I., 42-43, 64-65
Osbome, M., 202
Osgood, N. J., 224
Osman, A, 46
Ostamo, A, 32-33, 35, 59-60
Overholser, J., 151-152, 200-203, 217-219
Owen, J. H., 78
Paganini-Hill, A, 224
Pallis, D. J., 40-41
Pankrantz, V. S., 35
Parides, M., 201
Paris, J., 32
Patrick, C. J., 36-37, 243
Patsiokas, A T., 77
Parren, S. B., 87-88
Parron, J. H., 41-42
Pavyar, S., 65-66
Pearson, J. L., 223-224, 227-228
Pelkonen, M., 200-201
Pellman, T. C., 73-74
Pelowski, S. R., 194
Penton, S. R., 126
Pericay, J. M., 27-28
Persad, E., 61
Persons, J. B., 135
Peskin, J. R., 201
Pfeffer, c., 127-128, 199, 201
Philip, A. E., 9-10
Phillips, G., 87-88
Piaeentini, J., 202-203, 214-215
Pillay, A. L., 204-205
Piper, M., 45-46
Plante, M., 76-77
Platt, S., 77, 86-88
Plutehiek, R., 201
Poeoek, H., 78, 117-118, 159-160
Pokomy, A. D., 34-35, 47-48
Polloek, L. R., 42-43, 64-65
Pope, K., 194
Portner, J., 202-203
Posner, K., 23-24, 124-125
Pottle, S., 78, 117-118, 159-160
Pratt, D., 45-46
Preuss, U. W., 239-241, 243
Price, A. W., 37-38
Priester, M. K., 42-43, 64-65
Prigerson, H. G., 35-36, 225
Prinstein, M. J., 202-204

Projeet MA TCH Researeh Group, 245-246, 258
Pugh, T. F., 224
Pulkkinen, E., 200-201
Qin, P., 46
Quastel, A., 228
Rabins, P. v., 225-226
Rajab, M. H., 37-38, 42-43, 54, 64-65
Ramsay, J. R., 184, 195
Range, L. M., 43-44, 66-67, 126
Ranieri, W., 28-29, 65-66
Raphael, B., 224
Raskin, A., 202-203
Rathus, J. H., 219
Ratliff, K. G., 65-66-66-67
Ratto, c., 84-85, 112
Ratzoni, G., 202
Reay, D. T., 44-45
Reed, J., 202
Reid, W. H., 127-128
Reineke, M. A., 64-66
Reith, D. M., 37-38
Remafedi, G., 200-201
Resniek, M., 199-201
Resnik, H. L., 10-11, 20-22
Reynolds, C. F., 224, 225
Rieh, C. L., 44-45
Rifai, A. H., 224
Rinek, M., 61-62
Rismiller, D. B., 28-29
Rogers, P., 36-37
Rohde, P., 202
Romelsjo, A., 35-36
Ronan, K. R., 190
Rosenheek, R. A., 35-36
Ross, J., 239, 241-244, 257-258
Ross, R. K., 224
Rossow, 1., 202-203
Roth, A., 245-246
Rotheram-Borus, M. J., 200-201, 214-215
Rothwell, J., 78
Rowe, J. L., 126
Roy, A., 33-34, 37-38, 41-42, 243-244
Roy, D., 75-76
Rubenowitz, E., 224
Rudd, M. D., 20-21, 37-38, 42-43, 45-46, 54-57, 59, 64-67, 69-70, 116-118, 127-128
Runeson, B., 225-226
Rush, A. J., 13-14, 93, 150-151
Russell, S. T., 200-201
Rutter, C. M., 38-39
Ryehtarik, R. G., 87-88
Saehs-Eriesson, N., 239
Sainsbury, P., 40-41
Salkovskis, P. M., 81-82
Salloum, r. M., 239-240
Samuelsson, M., 27-28
Sanddal, N. D., 20-21
Sanderson, W. C., 36-37, 40-41
Saunders, J. B., 125-126
Schaffer, D., 201
Schippers, G. M., 246-247
Schmitz, J. M., 244-245
Schnyder, u., 74-75
Schoder, J., 202-203
Schotte, D. E., 42-43, 64-66

Schulberg, H. C., 126
Schultz, T. M., 64-65
Schulz, K. F., 86
Schuttler, R., 37-38
Schuyler, D., 26-27
Scott, c., 226-227
Scott, J., 226-227
Seeley, J. R., 202
Seibert, W., 75-76, 117-118
Shadish, W. R., 87-88
Shaffer, D., 44-45, 127-128, 199, 202-203
Sharma, V., 61
Sharp, r. R., 38-39, 60
Shaw, B. F., 93, 150-151
Shaw, J., 45-46
Shenassa, E. D., 25
Sherry, S. B., 43-44
Shneidman, E., 9-11, 60
Shrout, P., 201
Siefker, C. A, 201
Silbum, S., 202-203
Silver, M. A., 26-27
Silverman, D., 219
Silverman, M. M., 20-22, 24, 60, 217-218
Simon, R. L, 40-41
Simon, T. R., 59-60, 201
Sinclair, J., 35-36
Sirey, J. A, 234-235
Skeie, T. M., 36-37
Skogman, K., 27-28, 56-57
Skoog, L, 225-226
Slaby, A E., 125-126
Slater, P. J., 34-35
Slayden, J., 125-126
Slee, N., 85-86nl
Smailes, E. M., 38-39
Smith, P. C., 47, 126
Sokol, L., 60
Soloff, P. H., 36-37
Sommer, B. R., 227-228
Sorenson, S. B., 38-39
Sosdjan, D., 11-12, 21-22, 83-84
Soyka, M., 239-240
Spandler, H., 219
Spieker, S., 202-203
Spinhoven, P., 85-86nl
Spirito, A, 44-45, 81-82, 199-205, 217-219
Stack, J. A, 224
Stanford, E. J., 127-128
Stanford, M. S., 41-42
Stanley, B., 23-24, 127-128, 219
Stansfeld, S, A, 204-205
Stark, L. J., 217-218
Steblaj, A., 36-37
Steele, C. M., 241-242
Steer, R. A., 12-14, 26-31, 34-37, 40, 122, 124, 126, 239-240, 247-248
Stein, D., 202
Steinhardt, K., 200-201, 202
Stengel, E., 9-10
Steuer, J., 226-227
Stewart, B. L., 13, 40
Stewart, M. O., 47-48
Stewart, N., 204-205
Story, M., 200-201

Strang, J., 35-36
Stroebe, M., 34-35
Stroebe, W., 34-35
Strohbach, D., 61-62
Strohmetz, D. B., 87-88
Strosahl, K., 46, 126
Strunk, D., 47-48
Suarez, A., 74-75
Suokas, L, 32-33, 35, 37-38
Suominen, K., 32-33, 35, 59-60
Sutton, L., 35-36
Swann, A C., 40-41, 244-245
Szanto, K., 28-29, 223-225
Tabachnick, B., 193-194
Tacchi, M. J., 226-227
Talbot, N. L., 38-39
Tanney, B. L., 19-20
Tata, P, 61-62
Tavcar, R., 36-37
Taylor, E. A, 204-205
Teesson, M., 241-243, 246-247, 261-262
Tejedor, M. C., 27-28
Tenhave, T., 14-15, 84-88, 90, 112, 116-117, 120-121, 196, 239
Termansen, P. E., 76-77, 86
Thase, M. E., 93-95, 239-240
Thies-Flechtner, K., 75-76, 86, 117-118
Thompson, L. W., 226-228
Tien, A. Y., 225
Tiro, J. A, 37-38
Tooding, L.-M., 243-244
Torhorst, A., 77
Townsend, E., 74-75
Trainor, G., 78
Traskman-Bendz, L., 27-28, 156-157
Trautman, P, 200-202, 204-205
Trent, L., 224
Trexler, L., 12, 26-27
Trout, D. L., 34-35, n
Trulsson, K., 259
Tsuang, M. T., 223-224
Tumbull-Donovan, W., 43-44, n
T urvey, C. L., 223-224
Tyrer, P, 81-82
Ulrich, R., 36-37
Uncapher, H., 224
Unützer, J., 227-228
Urwin, P, 81-82
U.S. Department of Health and Human Services, 264-265
Vaiva, G., 76-77, 86
Vanable, P. A, 87-88
VandeCreek, L., 40-41
Van den Bosch, L. M. c., 246-247
Van den Brink, W., 246-247
Van der Leeden, R., 85-86n1
Van der Sande, R., 74-75, 76-77
Van Eenwyk, J., 202-203
Van Heeringen, c., 76-77
Van Praag, H. M., 40-41
Vamik, A, 243-244
Verheul, R., 246-247
Verkes, R. J., 75-76, 87-88
Verona, E., 36-37, 125-126, 239-241, 243

Vingoe, L., 35-36
Vistor, B. J., 36-37
Vogel, R., 37-38
Volk, J., 35-36
Volkow, N. n, 244-245
Waem, M., 223-226
Wagner, B. M., 19-31
Wahab, S., 33-34
Walter, D., 87-88
Walters, E. E., 9
Walther, A, 75-76, 117-118
Warman, D. M., 112
Warstadt, G. M., 44-45
Wassenaar, D. R., 204-205
Wasserman, N, 35, 243-244
Waterhouse, J., 77, 86-88
Watemaux, C., 29-30
Watt, A, 36-37, 117-118, 159-160
Watt, L., 78
Weatherall, R., 124-125
Webb, R., 45-46
Weber, C., 43-44
Weissman, A., 11-12, 26-29, 40
Welch, S., 35-36
Wells, K. C., 217-218
Welu, T. C., 76-77, 86-88
Wenzel, A, 13-15, 60, 118, 124-125
Wenzel, K., 239-240
Westergard-Nielsen, N., 46
Wesron, D., 78
Wetzel, R. D., 26-27, 38-39
Wetzler, S., 201
Wheeler, R., 202
Whitlock, J., 219
Whitney, R. B., 87-88
Whynecoop, S., 194
Whyte, L M., 37-38, 76-77
Wichstrom, L., 202-203
Wilhelmson, K., 224
Wilkinson, G., 72
Williams, J. M. G., 42-43, 61-65
Williams, M., 47
Williamson, A, 242-243
Wilson, A, 200-201
Wingate, L. R., 56-57
Winokur, G., 37-38
Wittman, L., 74-75
Witztum, E., 202
Wolfsdorf, B. A, 200-201
Wong, S.A, 19-20, 89-90
Wood, A, 78, 86
Wortman, C. B., 224
Wright, F. D., 93, 244-246, 254-255
Wright, J. H., 94-95
Yen, S., 36-37
Young, D., 44-45
Young, G., 258
Young, J. E., 88-89, 267-268
Young, M., 40
Y stgaard, M., 38-39
Zahl, D., 27-28, 40-41, 124-125
Zill, P, 39-40
Zirinsky, L., 78
Zubrick, S., 202-203

ÍNDICE REMISSIVO

Abertura à experiência, 225-226
Abuso de drogas, 187-189
Abuso infantil, histórico de, como variável, 37-39
Acompanhamento, 76-77, 179-181, 186-187
Adolescentes, e comportamento suicida, 199-204
    protocolo de terapia cognitiva para, 203-204, 219-220
    tratamentos psicossociais para, 78-79-80
Afroamericanos, 33-34, 47, 78-79
Agendamento e mantendo compromissos, 120-121, 159-160
Agressão, e uso de álcool, 240-241
Ambiente familiar, do adolescente, 210-211, 217-219
Ambientes comunitários, 267-268
American Association for Suicidology, 45-46
Amitriptilina, 75-76
Análise de dados, para RCTs, 88-90
Análises de sobrevivência, 88-89
Ansiedade, como variável diagnóstica, 36-37
Apoio dos pares, e adolescentes suicidas, 202-203
Armas de fogo, 44-45
    remoção de, 131-133, 208-209
Armas letais, remoção do acesso a, 131-133
Asiáticos/Ilhéus do Pacífico, 33-34
Atenção seletiva, 61-64
Atitudes disfuncionais, como um construto cognitivo relacionado ao suicídio, 65-67
Atividades prazerosas, 154-157, 213-215
Ato/comportamento suicida, 22-23
    características psicológicas do, 12-14-15
    classificação de, 10-12, 14-15, 23-26
    de adolescentes, 199-204
    e idosos, 222-227
    e o paciente dependente químico, 239-245
    teoria cognitiva do, 54-56
Australian Treatment Outcome Study, 241-243
Autoafirmações positivas, 168-169
Autoagressão, 9-11
Autoalívio cognitivo, 160-162
Autoalívio físico, 160-161
Autoalívio sensorial, 160-162
Autópsias psicológicas, 9-10, 195, 222-226
Avaliação. *Ver também* Avaliação psicológica; Avaliação de risco de suicídio
    cega, 88-89
    das dimensões do suicídio, 25-31
    de adolescentes, 205-207
    de cognições relacionadas ao suicídio, 122, 123-124
    de fatores de proteção, 126
    de idosos, 229-230-231
    de pacientes dependentes químicos, 248-250
    de risco, 122, 124-126, 181, 185-186, 195
    de transtornos psiquiátricos, 151-153
    do uso de drogas, 151-153
    no protocolo de prevenção de recaídas, 180-181
    para ideação e comportamento suicida, 40-41
Avaliação de álcool e drogas, 151-153
Avaliação do programa, necessidade de, 267-268
Avaliação do risco de suicídio/comportamentos relacionados ao suicídio, avaliação dos/ risco de suicídio, determinação do, 55, 113, 115, 121-127, 136-137, 151-153, 181, 185-186, 195
Avaliação e Gerenciamento Colaborativos de Tendência ao Suicídio, 89-90
Avaliação psicológica, 135-142
    de adolescentes, 205-207
Avaliando pensamentos e crenças, 100-107

Benefícios do trabalho com pacientes suicidas, 195-196
Biblioteca de Cochrane, 75-76
Breve verificação do humor, 94-96, 151-153
Burnout, clínico, 193-194

Carbamazepina, 75-76
Cartas de resolução de problemas, 215-217
Cartões de *coping*, 165-167, 171-172, 216-217, 236, 255-256
Casas de recuperação, 247-248
Center for the Study and Prevention of Suicide, 10-11
Centers for Disease Control and Prevention (CDC), 199, 222, 264-265
Centro de Terapia Cognitiva, Universidade da Pensilvânia, 13-14
Centros para idosos, 234-235
Certeza da graduação, em esquemas de classificação, 24
Ciclo de retroalimentação negativa, 68-68
Circunstâncias atenuantes, no esquema de classificação, 24-25
Classificação, 20-21
    da ideação suicida, 23-26
    de atos/comportamentos suicidas, 10-15, 23-26
Cliente. *Ver* Paciente
Clínico. *Ver também* Relação terapêutica
    e a determinação de uma tentativa de suicídio, 20-31
    e a necessidade de paciência, 96
    e a tarefa de casa, 97-100
    e as estratégias de engajamento no tratamento, 118-121

e o estabelecimento da agenda, 96-98, 116-117
e o *feedback*, 100
e o modelo cognitivo de atos suicidas, 70-71
e o paciente que tenta ou comete suicídio, 194-196
e o tratamento baseado em evidências, 89-90
e os benefícios do trabalho com pacientes suicidas, 195-196
e os desafios de trabalhar com pacientes suicidas, 184-196
estilo de escuta do, 139
expressão de cuidado/preocupação pelo, 95-96
Clozapina, 75-77
Cognições/variáveis relacionadas ao suicídio, 40-41, 56-57, 59, 144-145
   avaliação das, 122-124
   para comportamentos suicidas adolescentes, 201-202
   para idosos, 225-227
Colaboração, clínico-paciente, 127-129, 172-175, 189-190. *Ver também* Relação terapêutica
Comportamento intencional autoagressivo não suicida, 22-23, 219
Comportamento preparatório, 23-24
Comunicação
   da intenção suicida, 11-12
   membros da família e, 217-219
   Terapeuta-paciente, 113, 115-118 (*Ver também* Consentimento informado)
Comunicação familiar, 217-219
Conceituação cognitiva do caso/abordagem de conceituação do caso, 133-136, 142-149, 178-179, 184-185, 190
   para adolescentes, 209-213
   para idosos, 231-233
   para pacientes dependentes químicos, 247-248, 251-254, 261-262
Conferências de caso, 195
Confidencialidade, 113, 115-118, 203-205
Conformidade com a medicação, idosos e, 225, 236-237
Consentimento com o tratamento. *Ver* Consentimento informado
Consentimento informado, 113, 115-118
Construtos cognitivos, relacionados ao suicídio, 55-56, 66-67
Contágio, como um fator de risco proximal, 44-45
Contatando membros da família ou amigos
   no plano de segurança, 129-130-130-131
   para acompanhar o paciente até o hospital, 187-188
Contatando profissionais e instituições, no plano de segurança, 130-131
Contato com outros clínicos, 121-122
Continuação do tratamento, 96-97, 181-182
Contrato de não suicídio, 127-128
Correlatos, uso do termo, 32-33
Crenças,
   antecipatórias, 244-246, 252-254
   de alívio, 245-246, 252-254
   de controle, 245-246
   de dependência, 244-246, 252-254, 261-262
   identificando e modificando, 105-107
   intermediárias, 105-106, 142-145
   nucleares, 105-106, 142-145, 163-165
   permissivas, 245-246

sobre a natureza e o tratamento dos problemas, 159-160
Crise suicida, 23-24, 55-56, 65-66, 69-70
   descrição narrativa da, 133-134, 138-142
   revisão da, 174-180
Crises fora da sessão, 185-188

Debriefing, 126-127, 179-181
Déficits na resolução de problemas, 42-44, 64-66, 68
Dependência de múltiplas drogas, 243-244
Dependência do álcool, 10-11, 13, 239-242
Dependência química, 241-244
Depressão, 35-36, 39-40, 200-201, 223-224, 226-228, 240-241
Desafios na implementação do protocolo de terapia cognitiva, 189-194
Desconstrução cognitiva, 60
Desejo de morrer, 13-14
Desejo de viver, 13-14. *Ver também* Razões para viver
Desenhos, uso de, 207
Desesperança, 12-15, 39-40, 55-57, 59-60, 64-66, 181-182, 224
   clínico e a, 193-194
Desesperança de traço, 56-57, 61, 143-144
Desespero, 60
Desipramina, 227-228
Desorientação cognitiva, 60
Diagramas, uso de, 169
Dimensionalidade, do modelo cognitivo, 68-70
Dimensões do suicídio, avaliação de, 25-31
Discussão sobre o suicídio, importância da, 122, 124
Distorções cognitivas, 65-67, 266-267
Doenças médicas, 35, 44-46, 223-224
   idosos e, 236-237
Duração, de cognições relacionadas ao suicídio, 57, 59

Edimburgo, Escócia, 9-10
Efetividade/efetivo, uso do termo, 72-73
Eficácia/eficaz, uso do termo, 72-73
Encaminhamento
   para organizações de pacientes e grupos de apoio, 160-161
   para serviços adjuntos, 158-160
   para tratamento adicional, 181-182
Encaminhamento judicial, para tratamento, 254-255
Encontro com a família, 157-158
Engajamento no tratamento, 117-121
   para adolescentes, 204-206
Ensaio cognitivo, 168-169
Equipe de Apoio Nomeada por Jovens – Versão 1, 78-80
Escala de Classificação da Terapia Cognitiva, 88-89, 267-268
Escala de Classificação de Depressão de Hamilton, 28-29
Escala de Columbia de Severidade de Suicídio (CSSRS), 124-125
Escala de Desesperança de Beck (BHS), 12-15, 85-86, 94-95, 137-138, 171-172, 265-266
Escala de Ideação Suicida (SSI), 11-12, 28-31, 225-226, 265-266
Escala de Ideação Suicida – Pior Momento (SSI-W), 13-15, 29-31
Escala de Ideação Suicida de Beck (BSI), 28-29
Escala de Impulsividade de Barratt (BIS), 41-42

Escala de Intenção Suicida (SIS), 9-12, 26-28, 124-125, 137-138, 225-226, 265-266
Escalas de Letalidade, 28, 137-138
   para Cortes, 28
   para Drogas Indutoras do Coma, 28
   para Saltos, 28
Esperança, criar um senso de, 133
Esquema
   de perigo, 53-54
   de suicídio, 50-51, 53-54, 56-57, 68-68
   depressivo, 53-54
   negativo, 51, 53-54, 66-68, 210-211
Esquizofrenia, 35-37
Estabelecimento de pauta, na sessão de terapia cognitiva, 96-98, 116-117
Estado de desesperança, 56-57, 61, 68
Estilo de vida, caótico, 184-186
Estratégia de intervenção, 148-149, 153-169
Estratégias cognitivas, na fase aguda do tratamento, 163-169, 259-260
Estratégias comportamentais, na fase aguda do tratamento, 93-94, 107-111, 153-161, 259-260
Estratégias da terapia cognitiva, 100-110
Estratégias de *coping*, 129-130, 150, 245-246.
   Ver também Plano de segurança
   na revisão de uma recente/futura crise suicida,
   para adolescentes, 213-218
   para idosos, 236-237
   para pacientes dependentes químicos,
Estratégias de *coping* afetivo, na fase aguda do tratamento, 160-163, 190, 214-215
Estratégias de redução da impulsividade, 255-256, 259-261
Estressores, e fatores de vulnerabilidade disposicionais, 68
Estrutura da sessão, 94-100, 109-110, 150-153, 181-182, 185-186, 189-190
Estudos de efetividade, 72-73
Estudos de eficácia, 72-73, 266-267
Estudos epidemiológicos, de tentativas de suicídio, 264-265
Eventos de vida negativos, como fatores de risco proximais, 45-46
Exemplos de caso
   adolescente, 203-204, 219-220
   adultos mais velhos, 228-237
   atividades prazerosas, 154-156
   avaliação psicológica, 136-137
   comportamento autoagressivo, 19-19-20
   descrição narrativa da crise suicida, 139-142
   engajamento no tratamento, 119-121
   estratégias de *coping* afetivo, 161-163
   experimento comportamental, 108
   identificando pensamentos automáticos, 100-103
   instigar esperança, 133
   manter o foco na prevenção do suicídio, 191-193
   melhorando os recursos sociais, 158-159
   paciente dependente químico, 248-249, 261-262
   processos cognitivos relacionados ao suicídio, 144-146
   questionamento socrático, 103-106, 163-165
   revisão da recente crise suicida, 175-178

   sessão de reforço, 263-264
   técnica da seta descendente, 106-107, 143-144
Exercício de interpretação, 158-159, 178
   para adolescentes, 216-217
   para idosos, 230-231, 234-235
Experiências iniciais, na conceituação cognitiva do caso, 142
Experimento comportamental, 108-109, 157-158, 161-163, 190-191

Fardo, percepção de, 55, 69-70, 125-126
Farmacoterapia, 75-77
Fase aguda do tratamento, 96-97, 107, 110-113, 115, 133-134
Fase avançada do tratamento, 171-183
   para adolescentes, 213-219
   para idosos, 233-237
   para pacientes dependentes químicos, 260-262
Fase de preparação, no protocolo de prevenção de recaídas, 172-175
Fase inicial do tratamento
   para adolescentes, 203-204, 213-214
   para idosos, 181, 233-234
   para pacientes dependentes químicos, 248-249, 255-256
Fase intermediária do tratamento, 150-153, 169-170
   para adolescentes, 213-219
   para idosos, 233-237
   para pacientes dependentes químicos, 255-256, 260-261
Fatores de proteção, 46-47, 126, 265-267
Fatores de risco, para atos suicidas, 13-14, 32-33, 54-59, 69-70, 122, 124-126, 265-267.
   Ver também Fatores de vulnerabilidade disposicionais
   demográficos, 32-35
   diagnósticos, 35-38
   proximais, 44-46
   psicológicos, 39-45
   variáveis do histórico psiquiátrico, 37-40
Fatores de risco distais, para atos suicidas
   variáveis demográficas, 32-35
   variáveis diagnósticas, 35-38
   variáveis do histórico psiquiátrico, 37-40
   variáveis psicológicas, 39-45
Fatores de risco proximais, para atos suicidas, 44-46
Fatores de vulnerabilidade disposicionais, 41-42, 57, 59, 65-70, 144-145, 148
Fatores genéticos, 39-40, 48-49
Feedback, 100, 116-117, 176-178
Fixação atencional, 60-64, 68, 125-126, 144-146, 161-162, 210-211, 240-242, 266-267
Folhetos, uso de, 116-117
Formulário de Estado Suicida, 89-90

Ganhos secundários, do comportamento suicida, 120-121
Gerenciador de caso. *Ver* Gerenciador do Estudo de Caso (GCE)
Gerenciador do estudo de caso (GCE), 83-85, 120-121
Gerenciamento de caso, 76-77, 264-265-266
Gerenciamento do risco, plano clínico para, 185-187

Grau de intenção suicida, na classificação de comportamentos suicidas, 10-11
Grupos de apoio, 160-161
    para clínicos, 195
Grupos etários, necessidade de estudos de, 47-48, 89-90. *Ver também* Variáveis demográficas
Grupos raciais/étnicos, necessidade de estudos de, 47-48. *Ver também* Variáveis demográficas
Guia CONSORT (Padrões Consolidados para o Relatório de Testes), 86-87
Guia de autoajuda, uso do, 150-151

Habilidade de realizar autoagressão letal, 51, 53, 69-70
Habilidades de autoalívio, 160-162
Hierarquia, de problemas de tratamento, 248-249
Hispânicos/Latinos, 33-34, 47
Histórico de tratamento, na avaliação do risco, 125-126
Histórico familiar de suicídio, 38-39
Hospitalização, 115-116, 186-188

Ideação suicida, 10-12, 23-24, 40-41, 89-90, 176-177, 201-202, 225-226, 247-248
    avaliando a, 28-31, 248-250
    classificação da, 23-26
    como foco da terapia, 110-113, 115
    e pacientes dependentes químicos, 239-245
    em idosos, 222-227
Idosos, 222-227
    e tratamentos baseados em evidências, 226-228
    protocolo de terapia cognitiva, 228-237
Imaginação, uso de, 164-165. *Ver também* Imaginação guiada
Imaginação guiada, 172-180. *Ver também* Protocolo de prevenção de recaídas
    para adolescentes, 219-221
    para pacientes dependentes químicos, 260-261
Imaginar o tempo futuro, 164-165
IMPACT (*Improving Mood: Prompting Access to Collaborative Tretment*), 227-228
Implicações para futuras pesquisas, 86-90
Impulsividade, 40-42, 57, 59-61, 169, 244-245, 266-267
    disposicional, 57, 59-61, 68
Impulsividade disposicional, 57, 59-61, 68
Índios americanos/Alasquianos nativos, 33-34
Integridade do tratamento, nos RCTs, 88-89
Intenção ou ideação homicida, 40-41, 125-126, 188-190
Intenção suicida, 12-15, 23-24
    avaliando a, 9-10, 21-23, 26-28
    como variável psicológica, 39-40, 202
    e a letalidade médica, no esquema de classificação, 11-12, 21-22, 24
    explícita, 20-21
    implícita, 20-21-21-22
Interação com outros serviços, 117-118, 152-153, 158-161, 188-189, 254-259
Interpretação reversa, 178, 216-217
Intolerabilidade, percepção de, 56-57, 65-66, 143-144
Inventário de Depressão de Beck - II (BDI-II), 20-31, 94-95
Inventário de Depressão de Beck (BDI), 13, 28-29, 35, 85-86, 137-138, 151-152, 154-155, 171-172, 265-266
Inventário de Razões para Viver, 46, 164-166
Isolamento social, 34-35

Kit de esperança, 165-166, 169-170, 179-180, 182-183, 217-218, 233-235, 255-257

Leis do estado
    sobre a hospitalização involuntária, 187
    sobre o dever de alertar vítimas em potencial de pacientes que expressam o desejo de feri-las, 188-190
Letalidade, da tentativa de suicídio, 202, 225.
    Ver também Letalidade médica
Letalidade médica, no esquema de classificação, 10-12, 21-22, 24-25, 28
Limiar de tolerância, 62-64, 68-68, 145-146, 169-170
Linha do tempo
    da crise suicida, 141-142, 146-147, 172-174, 205-208, 247-248
    de tentativas anteriores de suicídio, 149
Lítio, 75-76, 117-118
Looping de retroalimentação, 50-53
Los Angeles Center for Suicide Prevention, 9-10
Luto, como uma variável psicológica, 224
Luto patológico, 223-224

Manuais de tratamento, uso de, 88-89
Medicações antidepressivas, 75-76. *Ver também* nomes de medicações
Medicamentos letais, 44-45, 152-153
Medidas de competência, 88-89
Medidas de resultado, usadas em RCTs, 88-89
MEDLINE, 75-76
Membros da família, papel dos
    no tratamento dos adolescentes, 203-204, 207-210, 212-214, 219-220
    no tratamento dos idosos, 234-235
Memória supergeneralizada, 62-65, 68
Metanálises, 74-76
Método da tentativa de suicídio, no esquema de classificação, 24-25
Método de caso controlado retrospectivo, 222-223.
    Ver também Autópsias psicológicas
Miopia alcoólica, 240-242
Modelagem linear (ou logito) hierárquica, 88-89
Modelo cognitivo, 138, 185-186
    compreensão do paciente do, 93-94, 100-101
    e conceituação cognitiva do caso, 145-147, 149
Modelo cognitivo do comportamento suicida, 14-15, 67-70
Modelo de conversação da psicoterapia, 79-80
Modelo de saúde pública para a prevenção do suicídio, 263-268
Módulo suicida, 54-55, 66-67
Módulos, 54-55
Monitoramento, 151-152. *Ver também* Avaliação do risco de suicídio
    da ideação suicida, 151-152, 176-177
    pela recorrência de sintomas, 181-183
Monitoramento e programação de atividades, 108-110
Morar sozinho, idosos e, 224

Não conformidade com o tratamento, como uma variável, 38-39
National Comorbity Survey, 38-39
National Institute of Mental Health, 10-11
National Longitudinal Mortality Study, 34-35

National Strategy for Suicide Prevention, 264-265
Neurobiologia dos atos suicidas, 47-49
Nomenclatura, padrão, 19-24, 87-88, 265-266

Objetivos
 da terapia cognitiva, 109-111
Objetivos do tratamento, 96, 146-148, 181
 para adolescentes, 212-214
 para idosos, 232-234
 para pacientes dependentes químicos, 252-256
Organizações de pacientes, 160-161
Orientação sexual, 33-34, 200-201
Overdose, acidental *vs.* intencional, 243-244

Paciente. *Ver também* Adolescentes; Idosos; Pacientes
  dependentes químicos
 alto risco, 86-88, 186-188
 baixo risco, 185-187
 comprometimento com o tratamento, 117-121
 e a descrição narrativa da crise suicida, 133-134,
  138-142
 e a retomada da sessão anterior, 96
 e a tarefa de casa, 99-100
 e as sínteses periódicas, 98-99
 e o abuso de drogas, 95-96
 e o estabelecimento da agenda, 96-98
 e os desafios da vida, 184-190
 e outros protocolos de tratamento, 95-96, 117-118,
  152-153, 158-161, 188-189, 254-255
 risco moderado, 186-187
Pacientes dependentes químicos, protocolo de terapia
  cognitiva para, 246-247, 261-262
Padrão de tratamento da comunidade, 72-73
Pais, de adolescentes, 204-205, 207-208
Parassuicídio, 9-11
Paroxetina, 75-76
Pensamentos automáticos, 100-101, 141-142, 148-149,
 194
 avaliando, 103-107
 identificando, 100-101-103, 138
Perda, 223-224-224
Perfeccionismo, 43-44
 disposicional, 66-67
 auto-orientado, 43-44
 socialmente prescrito, 43-44, 66-67
Pertencimento fracassado, 55, 69-70
Perturbação psiquiátrica, uso do termo, 35
Perturbação psiquiátrica geral, no modelo cognitivo
  dos atos suicidas, 68-68
Pesquisas *postmortem*, 48-49
Pistolas. *Ver* Armas de fogo, Armas letais
Plano de perigo, 127-128
Plano de segurança, 126-128, 131-132, 250-251
 para adolescentes, 207-210
 para idosos, 230-233
 para pacientes dependentes químicos, 249-252
 revisão do, 152-153, 157-158, 171-172, 180-181,
  185-186, 219-220
Plano de segurança da família, 208-210, 218
Plano e planejamento de tratamento, 146-149, 171-172
Poder de generalização, dos achados de RCTs, 87-90
Prevenção do suicídio, 9-12, 72, 96-97
 abordagem de saúde pública para a, 263-268

como foco da terapia cognitiva, 93-94, 190-194,
  263-264
 como objetivo do tratamento, 146-148
 de tentativas de suicídio, 74-86
Princípio da intenção de tratar, 88-89
Priorização dos problemas.
  Ver Estabelecimento da pauta
Problemas de tratamento, hierarquia de, 248-249
Procedimentos hospitalares, familiaridade do clínico
  com, 187-188
Processamento cognitivo, durante crises suicidas, 68
Processos cognitivos relacionados aos atos suicidas,
  68-70
Profissionais especializados em dependentes químicos,
  246-247
Programas de ampla abrangência, 76-77
Programas de doze passos, 257-258-259
Programas de tratamento ambulatorial, 257-259
Programas de tratamento de dependência química,
  242-243, 246-249, 254-259, 261-262
PROSPECT (*Prevention of Suicide in Primary Care
  Elderly: Collaborative Trial*), 227-228
Protocolo de prevenção de recaídas, 141-142, 171-172,
  180-183
 para adolescentes, 219-220
 para idosos, 236-237
 para pacientes dependentes químicos, 260-262
Psicopatologia desinibitória, 41-42
Psicoterapia interpessoal, 117-118
Psicoterapia psicodinâmica, 79-80

Questionamento socrático, 103-104, 164-165,
  174-175, 190-192
Questionário de Intenção Suicida, 26-27
Questões culturais, no engajamento com o tratamento
  engajamento, 118-119
Questões de retenção, em estudos clínicos, 83-85
Questões de tempo, na avaliação do risco, 47-48

Razões para viver, 46-47, 164-166, 182-183, 217-218,
  233-235, 255-257
Recaída, 181-182, 247-248, 261-262
Recaída, de pacientes dependentes químicos, 247-248,
  261-262
Recursos familiares, 157-158
Recursos sociais, 156-159, 259
 para idosos, 234-235
Rede de testes clínicos, desenvolvimento de, 264-265
Rede social, do paciente, como fonte de informação,
  121-122
Redes de apoio, 156-159, 182-183, 259
Registro de Pensamentos Disfuncionais, 150-151,
  166-168
Registro de tentativas de suicídio, proposto, 264-266
Regra da dupla consulta, 259-260
Regra de parada, 174-175
Reino Unido, 9-10
Relação terapêutica, 93-95, 96, 203-204. *Ver também*
  Confidencialidade
Relacionamentos familiares, 156-158, 217-219
Relato dos resultados dos testes, 86-87
Resolução de problemas, 85-86, 168-169
 para adolescentes, 215-217

para idosos, 235-236
para pacientes dependentes químicos, 256-258
Respostas alternativas, no questionamento socrático, 103-104
Retomada da sessão anterior, 95-96
Revisão de habilidades, 171-172, 219-220
Risco iminente, uso do termo, 186-187

Sequência da cognição-emoção-reação, 143
Sessões de reforço, 181-182
Sinais de alerta, 45-46-46. *Ver também* fatores de risco proximais
Sinais relacionados ao suicídio, 145-146
Síntese final, na sessão de terapia cognitiva, 100
Sínteses periódicas, 98-99
Solidão, 224
Suicídio, 10-11, 24
   como problema de saúde pública, 9, 263-268
   definido, 20-21
   o clínico e o, 194-196
Supervisão dos pares, 193-194

Tabela, uso de, 97-98, 154
Tamanho amostral, em testes clínicos, 86-87
Tarefa de casa, 97-100, 108-109, 154-155, 168-169, 185-186, 190-191
Tarefa de Stroop Emocional, 61-62
Taxas de desligamento, em estudos clínicos, 83-84, 89-90
TCC orientada por manual, 81-82
Técnica da seta descendente, 106-107, 143
Técnicas de distração, 160-162
Tendência ao suicídio, história pregressa, 13-14
Tentativa de suicídio, 9-11, 19-24
   abortada, 23-24
   anterior, 13-14, 37-38, 57, 59, 124-125, 202, 243-244
   como fator de risco, 225
   como uma medida representativa do suicídio, 73-75
   e a hospitalização, 187
   e a impulsividade, 59-60
   e o limiar de tolerância, 62-64, 68
   interrompida, 11-12, 23-24
   múltipla, 37-38
   overdose como, 243-244
   passiva, 225
Teoria cognitiva, geral, 50-56
Teoria cognitiva dos atos suicidas, 54-56
Teorias de disseminação, 267-268
Terapia cognitiva, descrição geral, 93-95
Terapia cognitiva para pacientes suicidas, 14-15, 47-48, 112-113, 115, 150-151, 195-196, 266-267
   como uma intervenção de crise breve, 82-85
   para a prevenção de repetidas tentativas de suicídio, 82-83-86, 90
   para adolescentes, 203-204, 219-220
   para idosos, 228-237
   para pacientes dependentes químicos, 244-245, 261-262

Terapia comportamental dialética (TCD), 80-81, 138, 246-247
Terapia de resolução de problemas (TRP), 81-83
Terapia em grupo, para adolescentes, 78-79
Terapia familiar, 78-79
Terapia multissistêmica (TMS), 78-79
Término do tratamento, 181-183
Termômetro de Emoções, 214-215
Teste de Verificação de Abuso de Drogas, 125-126
Teste para Identificação de Transtornos do Uso de Álcool, 125-126
Testes controlados randomizados (RCTs), 72-76, 227-228
Tolerância à frustração, 256-257, 260-261
Transtorno bipolar, como uma variável diagnóstica, 35-36
Transtorno da personalidade *borderline* (TPB), 79-81, 244-245
Transtorno do pânico, 60-61
Transtornos do uso de drogas, 35-36
Transtornos psiquiátricos, avaliação de, 124-126
Transtornos relacionados ao uso de substâncias, 239-240
Tratamento. *Ver também* Tratamentos psiquiátricos
   bem-sucedido, 195-196
   benefícios e riscos, 116-118
   ordenado judicialmente, 254-255
Tratamento ambulatorial, e engajamento do paciente, 117-121
Tratamento em internação, 77-78.
   Ver também Hospitalização
Tratamento usual, como condição de controle, 72-73
Tratamentos baseados em evidências, 74-75, 86, 226-228
Tratamentos em atenção primária, 78
Tratamentos psicossociais, para adolescentes, 78-80
Tratamentos psiquiátricos, e a prevenção do suicídio, 72-75
Tribo Indígena Papago, taxa de suicídio da, 10-11
Unidade de emergência psiquiátrica, 187-188

Universidade da Pensilvânia, 84-85

Variáveis do histórico psiquiátrico, associadas com os atos suicidas, 37-40
Variáveis psicológicas, associadas a atos suicidas, 39-45
   para comportamentos suicidas de adolescentes, 201
   para idosos, 224-225
Variáveis sociais, associadas a atos suicidas adolescentes, 202-203
Viés
   atencional, 61-64
   cognitivo/de processamento de informações, 61-65, 266-267
   de memória, 61-64
   nos resultados dos testes, 86
Viés de participação, em testes clínicos, 87-88
Vigilância, para tentativas de suicídio, 264-266
Visitas domiciliares, 78-79